Psychomotorische Entwicklungsförderung — Band 2

Ernst J. Kiphard

Mototherapie I

Dritte, erweiterte Auflage

vml verlag modernes lernen - Dortmund

Fotonachweis

A. Cvetic: Abb. 11-13, 26, 47, 49
A. Hahnhues: Abb. 19-21, 55-57
T.Irmischer: Abb. 4,9,36
E. J. Kiphard: Abb. 1-3, 8
A. Leger: Abb. 15, 16, 35a, 40-42, 44
K. Miedzinski: Abb. 22-24,48
U. Müller: Abb. 58-63
S. Naville: Abb. 46
W. Pabst: Abb. 33
H.-J. Pade: Abb. 32,34
W. Simon: Abb. 14, 31
H. Sinnhuber: Abb. 50-53
U. Treeß: Abb. 5-7
Viegener-Foto: 35b
H. M. Willetts: 10, 25, 27, 43, 45

Anmerkung: In diesem Buch wurde aus Gründen der sprachlichen Flüssigkeit nur die männliche Nennform für beide Geschlechter verwendet.

1.Auflage 1983
2.Auflage 1986
3. verb. u. erweiterte Auflage 1990

Gesamtherstellung: Löer Druck GmbH, D - 4600 Dortmund 1

Bestell-Nr.1105 ISBN 3-8080-0226-3

Inhaltsverzeichnis

Zur Information und Übersicht wird hier das Inhaltsverzeichnis der Mototherapie Teil II wiedergegeben.

Vorwort

Der vorliegende zweite Band der Schriftenreihe „Psychomotorische Entwicklungsförderung" baut auf den in Band 1: MOTOPÄDAGOGIK beschriebenen Grundlagen auf. Die Aufgaben und Ziele einer Motopädagogik liegen im Präventiven, obwohl die dort angeführten senso- und psychomotorischen Lernprozesse ebenfalls im kinderpsychiatrischen und sonderschulischen Bereich anwendbar sind. Mototherapie ist gegenüber der Motopädagogik ein wesentlich differenzierteres Fachgebiet. Es richtet sich zum einen nach den Behinderungen und Störungen des zu behandelnden Klientels. Zum anderen wird das mototherapeutische Vorgehen durch den Therapeuten selber bestimmt , je nachdem welcher Grunddisziplin er angehört.

Will man eine grobe Zuordnung dieser verschiedenen mototherapeutischen Verfahren vornehmen, so könnte man von den unterschiedlichen disziplinären Ansätzen her drei Hauptrichtungen unterscheiden:

— eine physiotherapeutisch-krankengymnastische
— eine sport- bzw. bewegungspädagogische
— und eine psychotherapeutische Richtung.

Im ersten Kapitel wird der Leser zunächst mit vorbereitenden Grundfragen und praxisnahen Grundlagen einer Mototherapie sowohl bei Erwachsenen als auch bei Kindern bekanntgemacht. Dabei geht es um Abgrenzungen zwischen Pädagogik und Therapie, um das Einbeziehen der Eltern in den Therapieprozeß, um Verhaltensmerkmale des Therapeuten sowie um das Problem der Integration Behinderter.

In einem zweiten, dem eigentlich theoretischen Kapitel, werden einige den mototherapeutischen Prozeß fundierende Handlungsmodelle auf ihre Anwendbarkeit in der Praxis hin überprüft. Es sind dies vor allem humanistische, materialistische, kognitive, psychoanalytische, individualpsychologische, verhaltenstherapeutische, psychoneurologische und biologisch-kybernetische Adaptations-, Spiel- und Lernmodelle. Sie dürften für den mototherapeutischen Alltag von größter praktischer Bedeutung sein. Es geht hier nicht um die Darstellung der Theorie um der Theorie willen, sondern um die Synthese von Wissenschaft und Praxis, das heißt, um die praktische Nutzanwendung wissenschaftlicher Theoriebildung.

Der Hauptteil des Buches ist, wie bereits erwähnt, der Beschreibung von Mototherapieverfahren gewidmet. In diesem Kapitel geht es zum einen um neuromotorische, das heißt physiotherapeutische sowie um senso- und psychomotorische Methoden.

Zum anderen werden eine Reihe sporttherapeutischer und haltungstherapeutischer Übungsverfahren besprochen sowie erlebnis- und ausdruckstherapeutische, körperzentrierte Bewegungspsychotherapieverfahren. Hier gehen Somato- und Psychotherapie ineinander über und verschmelzen zu einer Einheit, welche der Dreieinheit des menschlichen Wesens mit seinen körperlichen, geistigen und seelischen Anteilen am besten gerecht wird. Das Kapitel wird abgeschlossen mit der Darstellung der gebräuchlichsten Entspannungsmethoden in Pädagogik und Therapie.

In einem vierten und letzten Hauptabschnitt geht es ausschließlich um die Praxis der Mototherapie bei Kindern, und zwar sowohl bei solchen mit minimaler cerebraler Dysfunktion (MCD) als auch bei Kindern mit Cerebralparese (CP). Wie auch in den vorangegangenen Kapiteln, so wurde die Literatur auch hier jeweils an Ort und Stelle eingearbeitet, um damit zeitraubendes Nachschlagen zu vermeiden. Fremdworte wurden im Text so weit wie möglich vermieden. Da wo es unumgänglich war, wurden sie in Klammern oder als Fußnote dem fachlich nicht versierten Leser erklärt.

Ich habe mich bei der Darstellung der mototherapeutischen Verfahren und Methoden um eine objektive Beurteilung und Wertung bemüht. Dennoch fließt in jede Art der Beschreibung und Interpretation etwas Persönliches, aus dem Erfahrungsbereich des Beobachters Stammendes ein. So wird das methodische Prinzip der Psychomotorik gerade im Zusammenhang mit der Schilderung einer kindgemäßen Mototherapie sicher überall transparent. Diese Sichtweise ist das Ergebnis einer 25jährigen Zusammenarbeit mit Kinderpsychiatern, Kinderärzten und klinischen Psychologen.

Der Inhalt des Buches versucht eine Brücke zu schlagen zwischen therapeutischen und pädagogischen Ansätzen im Bereich der Hilfen und Fördermöglichkeiten über Bewegung. Statt trennende Abgrenzungen aufzubauen, welche einer interdisziplinären Annäherung im Wege stehen, ist es das besondere Anliegen des Autors, auf Gemeinsamkeiten und notwendige Überschneidungen zwischen den Disziplinen der Pädagogik und insbesondere der Sonder- und Heilpädagogik und der Therapie hinzuweisen, wobei in der Therapie wiederum eine Annäherung zwischen motorisch-funktionalen, neurophysiologischen Methoden auf der einen Seite und bewegungspsychotherapeutischen Methoden auf der anderen Seite als dringend erforderlich angesehen wird.

Die Praxis lehrt, daß im Team zusammenarbeitende Fachkräfte, die ständig gegenseitig ihre Erfahrungen austauschen, in bemerkenswerter Weise voneinander lernen können.

Gerade das beabsichtigt dieses Buch:

— dem Sport- und Bewegungspädagogen einen Teil der Sicht und des notwendigen neuromotorischen Fachwissens seiner bewegungstherapeutisch-krankengymnastisch arbeitenden Kollegen zu vermitteln und andererseits

— dem Physiotherapeuten (Krankengymnasten) die pädagogisch-psychologische Ganzheitsschau des behinderten Menschen im Sinne des psychomotorischen Ansatzes nahezubringen.

Frankfurt, begonnen 1981 im Jahr des behinderten Kindes,
abgeschlossen im Juli 1982

Prof. Dr. E. J. Kiphard

Vorwort zur dritten Auflage

Seit Erscheinen der ersten Auflage im Jahre 1983 hat sich gerade im Bereich der Theorie einer fächerübergreifenden Motologie einiges verändert. Die von SCHILLING publizierte Modellvorstellung ständiger Adaptations- und Interaktionsprozesse zwischen Individuum und Umwelt basiert auf entwicklungs- und kognitionspsychologischen Theorien (u.a. v. WEIZSÄCKER, PIAGET). Sein Adaptationsmodell benützt zur Verdeutlichung menschlicher Anpassungsvorgänge kybernetische Regelkreisvorstellungen innerhalb eines geschlossenen Systems, das nach energetischem Gleichgewicht strebt. Kritiker geben zu bedenken, daß in einer solchen Art naturwissenschaftlichen Denkens die menschliche Subjektivität und emotionale Individualität, wie sie sich im kindlichen Bewegungserleben ausdrückt, eindeutig zu kurz kommt. Wie im Kapitel über die Handlungstheorien deutlich wird, ist eine psychomotorisch begründete, ganzheitliche Motologie derzeit noch nicht existent. Der wissenschaftliche Diskurs ist hier noch voll im Gange.

Im Lehrgebäude der Motologie steht der Begriff MOTORIK für das Bewegungsamt des Menschen. Seine verschiedenen Aspekte sind die Neuromotorik, Sensomotorik, Psychomotorik und Soziomotorik. Die Termini "Psychomotorische Erziehung" und "Psychomotorische Übungsbehandlung" sind heute durch die Begriffe MOTOPÄDAGOGIK und MOTOTHERAPIE weitgehend ersetzt worden. Dennoch wird auch heute verschiedentlich an der Bezeichnung "Psychomotorische Therapie", synonym für MOTOTHERAPIE festgehalten.

Als ich das vorliegende Buch vor nunmehr 10 Jahren konzipierte, verwendete ich den Terminus MOTOTHERAPIE als einen Oberbegriff für alle bewegungstherapeutischen Verfahren, da ja auch MOTORIK als Oberbegriff für das menschliche Bewegungsgesamt gilt. Inzwischen wird jedoch, wie schon erwähnt, unter MOTOTHERAPIE ein ganz spezifischer, nämlich der **psychomotorisch orientierte** Ansatz verstanden, wie er aus der MOTOPÄDAGOGIK (früher psychomotorische Erziehung) hervorgegangen ist. MOTOTHERAPIE als psychomotorisches Verfahren befindet sich genau im Schnittpunkt zwischen Physio- und Psychotherapie. Insofern kommt ihm eine Mittlerrolle zwischen somatisch orientierten und psychisch orientierten Verfahren zu.

Wenn in dem vorliegenden Buch versucht wird, einen Überblick über physiotherapeutische, sporttherapeutische, psychomotorisch-therapeutische und bewegungspsychotherapeutische bzw. körperorientierte Methoden innerhalb der Bundesrepublik Deutschland, der DDR und den europäischen Nachbarländern zu geben, so werden in den theoretischen Kapiteln, vor allem aber in den Anwendungsbereichen der MOTOTHERAPIE bei Kindern mit MCD und CP, psychomotorische Ideen und ganzheitliche Betrachtungsweisen transparent werden. Kennzeichnend für eine psychomotorische Orientierung der MOTOTHERAPIE sind die Prinzipien der Ganzheitlichkeit, der Kindgemäßheit, der Entwicklungs- und Lernbezogenheit sowie der Handlungs- und Kommunikationsorientierung. Neben der humanistischen Grundeinstellung, die von der Achtung menschlicher Subjektivität ausgeht, müssen — und da unterscheidet sich die MOTOTHERAPIE von der MOTOPÄDAGOGIK — klare therapeutische Zielvorstellungen im Sinne einer Sachbezogenheit und Funktionsbestimmtheit vorhanden sein, die sowohl die Schwächen als auch die Stärken der Patienten berücksichtigt.

In einer psychomotorisch geleiteten MOTOTHERAPIE kann es nicht allein darum gehen, Störungssymptome zu diagnostizieren und an ihnen herumzutherapieren. MOTOTHERAPIE muß sich in erster Linie an der individuellen Problemlage des einzelnen Patienten orientieren. Hierzu ist es, wie JAROSCH, GÖBEL und PANTEN (1989), betonen, notwendig, innerhalb eines multidisziplinär zusammengesetzten Teams pädagogische und therapeutische Anteile und Inhalte individuell zu gewichten. Der Mototherapeut muß flexibel genug sein, um seine therapeutische Zielsetzung je nach Sachlage zu modifizieren oder eine andere Methodik anzuwenden. Das setzt ein gehöriges Maß an Erfahrung voraus.

Möge das vorliegende Buch in seiner erweiterten dritten Auflage mithelfen, die Idee einer humanistischen, psychomotorischen MOTOTHERAPIE auch in andere therapeutische Disziplinen hineinzutragen — zum Wohle der betreuten Kinder und Erwachsenen.

Frankfurt, im Januar 1990 *Der Verfasser*

1. Grundfragen der Mototherapie

1.1. Eskalation der Therapieangebote

Noch vor wenigen Jahrzehnten bestand im Behindertenbereich ein allgemeiner Mangel an therapeutischen und rehabilitativen Möglichkeiten. Es gab kaum Behandlungszentren und nur wenige fundierte Behandlungsmethoden. Heute sind für unsere behinderten Mitmenschen erfreulicherweise zahlreiche Therapieangebote vorhanden. Infolge dieser Entwicklung sind auch die Therapieerwartung, ja die Therapiegläubigkeit entsprechend gestiegen. Die Therapeuten werden immer therapeutischer (ALY 1980). Es besteht die Gefahr der Übertherapierung. Zu viele Therapieangebote durch zu viele Therapeuten bedeuten eine Überforderung für Kind und Eltern. Gerade bei Kindern kommt es häufig zu regelrechtem Therapiestreß, wobei sie nach Plan von einem Spezialisten zum anderen hetzen und so jeglicher Therapie überdrüssig werden.

Gezielte Förderung von Behinderten ist notwendig, gerade im Wahrnehmungs- und Bewegungsbereich. Darüber besteht kein Zweifel. Gravierende Defizite, Störungen und funktionale Beeinträchtigungen müssen durch geeignete Übungen ausgeglichen werden, sonst stehen sie der eigenen Persönlichkeitsentfaltung des Behinderten im Wege. Aber muß gleichsam alles an Fördermaßnahmen als Therapie bezeichnet werden? Aus eigener Erfahrung möchte ich behaupten, daß die beste Therapie die ist, die vom Kinde (und von den Eltern) gar nicht als solche empfunden wird. Dann braucht sich beim Kind erst kein Störungsbewußtsein zu entwickeln. Es kommt ja zum Spielen und nicht zur Therapie. Das entbindet den Therapeuten jedoch nicht von der Aufgabe, aufgrund vielseitiger Beobachtung und diagnostischen Informationen einen klaren Behandlungskatalog mit erreichbaren Lernzielen aufzustellen.

Leider ist die oben skizzierte Auffassung von Therapie nicht die Regel. Nur allzuoft wird Behinderung als Krankheit gesehen, die es zu therapieren gilt, damit der Behinderte gesund und „normal" wird. Es ist leider auch eine Tatsache, daß der Betroffene sich häufig als minderwertig und quasi reparaturbedürftig empfindet. SAAL, selbst Spastiker, drückt seine Bedenken gegenüber einer Überbetonung der Therapie durch fanatische Therapeuten so aus: „Sie lassen dem Kind kaum die Möglichkeit zur unbefangenen, zweckfreien Betätigung. So darf für das behinderte Kind das Spiel kein Spiel sein, sondern Therapie; das Turnen kein Turnen, sondern Therapie; das Malen kein Malen, sondern Therapie. Selbst das Singen verliert dann den Charakter als spontane Gefühlsäußerung. Und natürlich gibt es dann auch nur therapeutisches Spielzeug, therapeutische Spielkalender, therapeutische Malbücher und anderes therapeutisches mehr" (1980, Seite 151).

Schon beim flüchtigen Durchsehen der Fachliteratur wird die Gefahr einer Eskalation und Inflation des Therapiebegriffes deutlich. Da erfährt man per Zeitungsnotiz von neueröffneten Instituten für Erziehungstherapie. Da hört man von Kindertherapie, Familientherapie, Identitätstherapie, Ermächtigungstherapie, Sozialtherapie, Umwelttherapie, Freizeittherapie, Arbeitstherapie, Berufstherapie, Sporttherapie, Reittherapie, Schwimmtherapie, Körpertherapie, Kinesitherapie, Atemtherapie, psychotaktiler Therapie, Eutonie-Therapie, Psychomotorik-Therapie, Rhythmik-Therapie, Tanztherapie, Musiktherapie, Ausdruckstherapie, Umkehrtherapie, kreativer Therapie, Kunsttherapie, Logotherapie, Yoga-Therapie, kommunikativer Bewegungstherapie, konzentrativer Bewegungstherapie, integrativer Bewegungstherapie, Integrationstherapie u. a. m.

Wir erleben zur Zeit eine regelrechte Therapieschwemme. Alles scheint auf der Therapiewelle zu reiten. Gewiß, es müssen auch neue therapeutische Möglichkeiten erprobt und erhärtet werden. „Es besteht aber heute eine oft nicht mehr zu verantwortende Leichtfertigkeit, mit welcher der Therapiebegriff überall dort unbedenklich angewandt wird, wo sich etwas nicht mehr ganz innerhalb der Norm bewegt." (Kiphard 1975, Seite 265). Was ist nun aber die Norm? Wie eng oder wie weit kann man ihre Grenzen ziehen? Gehen wir nicht häufig mit unserer therapeutischen Besorgnis zu weit? Sehen wir nicht oft mit diagnostisch übersensibilisiertem Blick etwas hinein, dort wo im Grunde vielleicht nur eine geringfügige Normabweichung vorliegt?

Selbst bei einer einwandfrei diagnostizierten Bewegungsstörung sollte immer danach gefragt werden, ob diese Störung oder Leistungsminderung das betreffende Kind wirklich an der Entfaltung seiner Persönlichkeit hindert und ihm z. B. soziale Lernprozesse in der Kindergemeinschaft erschwert oder unmöglich macht. Ist das nicht der Fall und leidet das Kind offensichtlich nicht unter seiner motorischen Störung, so sind Therapiemaßnahmen kontraindiziert (gegenangezeigt). Die Eltern- und Kinderberatung kann sich hier darauf beschränken, ganz natürliche Fördermöglichkeiten oder Spiel- und Sportangebote aufzuzeigen. Ich habe immer wieder erlebt, daß ein Kind, dessen motorische Koordination beispielsweise beim Trampolin-Körperkoordinationstest schwerste Mängel aufwies, aufgrund seines hohen Selbstwertgefühls und seines Leistungswillens beim KTK[1)] nur im Auffälligkeits- oder sogar im Normbereich lag. Diese Kinder machen auch ohne Therapie ihren Weg.

Während es im Normbereich darum geht, Krankheiten und Störungen mit pädagogischen Mitteln zu verhüten, geht es im Bereich der Behinderung - je schwerer sie ist umso mehr - um therapeutische Maßnahmen, wenngleich auch hier gleichzeitig pädagogische Funktionen vom Therapeuten mit wahrgenommen werden. Nun gibt es im Übergangsbereich kindliche Auffälligkeiten und Störungen, deren Krankheitswert nicht so ohne weiteres zu bestimmen ist. Das gilt vor allem für milieureaktive Verhaltensstörungen.

Unser Leben verläuft heute fraglos wesentlich ruheloser, reizüberladener, streß- und konfliktreicher als der vergleichsweise ruhige und „gesittete" Alltag unserer Eltern und Großeltern. Dafür ist der persönliche Bewegungsfreiraum oft empfindlich eingeengt. Es bleiben kaum Möglichkeiten zu eigenen Umwelterkundungen, vor allem nicht in der freien Natur. Alles ist geregelt, limitiert, eingezäunt, verboten. Dadurch werden vitale Lebensgrundbedürfnisse vieler unserer Kinder unterdrückt. Wir werden später noch auf diese krankmachenden Umwelteinflüsse und die sich daraus ergebenden gesellschaftspolitischen Aufgaben, denen sich Pädagogen und Therapeuten gleichermaßen zu stellen haben, eingehen.

Jeder therapeutisch Tätige sollte sein Handeln selbst immer wieder in Frage stellen und sein didaktisch-methodisches Konzept bei jedem Patienten neu überdenken. Das ist jedenfalls bescheidener und ehrlicher, als in jeder positiven Veränderung seines Patienten gleich einen Erfolg der eigenen Therapie zu sehen. Der Glaube an die eigene Unfehlbarkeit birgt die Gefahr in sich, den Patienten unkritisch in ein Therapieschema zu pressen. Man ist dann eben nicht mehr offen für dessen Bedürfnisäußerungen und für Anzeichen der Überforderung bei eigener therapeutischer Fehlplanung. Zum anderen sollte eben auch das Kind die Therapie selbst mitbestimmen und mitgestalten.

[1)] KTK = Körperkoordinationstest für Kinder (SCHILLING/KIPHARD)

Während der verantwortungsvolle Therapeut abwägt, welche Art des therapeutischen Vorgehens bei einem Klienten die größte Aussicht auf Erfolg verspricht (oder ob gegebenenfalls Therapie ganz zu unterbleiben hat), wird der Pseudo-Therapeut in jedem Fall ,,Therapie machen". Denn er will ja seine Existenzberechtigung jederzeit unter Beweis stellen. Daß er dabei auch gesunde, nicht therapiebedürftige Kinder ,,therapiert", mehrt nur die Erfolgsbilanz seiner Kartei.

Wir treffen leider aber auch mitunter Scharlatane und Geschäftemacher an, die mit dubiösen, undurchsichtigen und angeblich neuen Methoden von sich reden machen. Derartige Pseudo-Therapeuten sind ständig ,,auf Patientenfang" aus. Ihr wildes, unbedachtes ,,Drauflostherapieren" (HÜNNEKENS 1980) ist gewiß auch symptomatisch für den allgemeinen Therapiekult unserer Zeit, der, wie HÜNNEKENS es formuliert, ,,der Utopie einer totalen Harmonie im körperlichen, seelischen und sozialen Bedingungsgefüge des Menschen" entspringt (1981, Seite 195).

Gerade in den oben erwähnten neuen Therapiefeldern gilt es, dem ,,Wildwuchs" selbsternannter Therapeuten, die ohne irgendwelche fundierte Ausbildung in diese lukrative Marktlücke stoßen, energisch zu begegnen. Auf dem Sektor der Mototherapie und insbesondere der Psychomotorik treten sich selbst und ihre Fähigkeiten überschätzende Idealisten, manchmal aber auch eingeengte Fanatiker auf, die, vom Sendebewußtsein erfüllt, nicht mehr differenzieren können.

Im Interesse kindlicher Patienten müssen wir mit allen Mitteln jeder Art von Therapiewütigkeit Einhalt gebieten. Denn hier wird das Kind zum Objekt, auf das, bei Nicht-Funktionieren der therapeutischen Zielsetzung, sich die ganze Enttäuschung und der Ärger des erfolglosen Therapeuten ablädt. Statt dessen sollte im Klienten ein gleichberechtigter Partner gesehen werden, mit dem man vertrauensvoll und ohne herablassende therapeutische Überlegenheitshaltung umgeht.

JANTZEN (1980) spricht in diesem Zusammenhang von den therapeutischen Prinzipien der radikalen Parteinahme für den Patienten und der absoluten Eindeutigkeit des eigenen Handelns. Nur so kann das notwendige Vertrauensverhältnis geschaffen werden, bei dem es keine Lügen, keine Täuschungen und keine Gespräche hinter dem Rücken des Patienten gibt (SCHMID 1977). Wir müssen der therapeutischen Arroganz entgegentreten, die man immer noch bei einigen Kollegen antrifft und die nicht weit entfernt ist von dem überheblichen und unnahbaren Umgangston mancher ,,Halbgötter in Weiß". Es ist an der Zeit, die Therapie zu entmystifizieren und sie auf das zurückzuführen, was sie ihrem Wesen nach ist: selbstloser Dienst am Menschen in Not, am Menschen, der in Schwierigkeiten steckt und Hilfe braucht.

Literatur:

Aly, M.: Verdrängung, Normalität und Therapieglaube. Berlin: Eigenverlag (Stubenrauchstr. 11, Berlin 45), 1980.

Aly, M., Aly, G. und Turnier, M.: Kopfkorrektur oder der Zwang gesund zu sein. Berlin: Rotbuch 1981

Hünnekens, H.: Grundlagen der Mototherapie. In Clauss Hrsg.): Förderung entwicklungsgefährdeter und behinderter Heranwachsender. Erlangen: perimed 1981, 5. 195-201.

Jantzen, W.: Menschliche Entwicklung, allgemeine Therapie und allgemeine Pädagogik. Solms: Jarick 1980.

Kiphard, E. J.: Curriculumentwurf zum Fachstudium der Psychomotorik und Motologie. Sportunterricht 11, 1975. Reprint in Kiphard: Psychomotorik als Prävention und Rehabilitation. Gütersloh: Flöttmann 1979, S. 265

Saal, F.: Ändern oder fördern? Überlegungen zur Einstellung gegenüber Behinderten. Motorik 3, 4, 1980, 5. 149-152

Schmid, S.: Freiheit heilt. Berlin: Wagenbach 1977.

1.2. Pädagogik oder Therapie?

Pädagogik, was wörtlich ,,Knabenführung" heißt, ist die Lehre von der Erziehung gesunder Menschen. Therapie dagegen ist Heilkunde. Sie zielt auf Behandlung kranker Menschen. In ärztlichen Praxen oder in ärztlich geleiteten klinischen Einrichtungen wird selbstverständlich Therapie betrieben, die dann auch von den Krankenkassen honoriert wird. Nun gibt es aber zweifelsohne einen Übergangsbereich zwischen gesund und krank, dort wo die Heilpädagogik ihren Platz hat, ein Terminus übrigens, der Heilen und Erziehen gleichermaßen beinhaltet. In der Schweizer Invalidenversicherung gibt es heute noch den versicherungstechnischen Begriff der pädagogisch-therapeutischen Maßnahme.

Die Grenzen zwischen Pädagogik und Therapie sind in der Tat fließend. ,,Therapeuten sollten sich deshalb als Pädagogen verstehen und nicht als Physiotechniker, zu dem man ein ,,verunglücktes Geschöpf in Reparatur gibt" (Saal 1980, S. 151). Der Pädagoge ist immer auch Animator und Stimulator der gesamten kindlichen Entwicklung, etwas, worauf auch PIAGET hingewiesen hat. Man könnte Therapie in diesem Sinne auch als ,,nachträgliche Pädagogik"auffassen (Ruth COHN 1978). Für die Autorin bilden Pädagogik und Therapie ein Kontinuum, deren exakte Abgrenzung niemals befriedigend gelingen kann. Sie plädiert deshalb für eine Annäherung im Sinne einer ,,Ineinanderführung therapeutischer und pädagogischer Möglichkeiten" (COHN 1978, S. 176).

Arzt und Heilpädagoge, Psychotherapeut, Physiotherapeut und Bewegungstherapeut bilden ein Team, in welchem jeder das Seine an Grundwissen mit einbringt, um gemeinsam von Fall zu Fall zu entscheiden, wie pädagogisch-therapeutisch vorgegangen werden soll. Pädagogik oder Therapie? Die Frage läßt sich nur in einem Miteinander, in einer möglichst flexiblen Funktionseinheit heilpädagogischer, physio- und psychotherapeutischer Erkenntnisse und Erfahrungen lösen. Pädagoge und Therapeut, beide müssen bereit sein, Verantwortung zu tragen für ihr Handeln. Beim therapeutischen Handeln mögen die Konsequenzen falscher Maßnahmen noch wesentlich schwerwiegender sein. Hier wie dort muß in jedem Fall ein hoher Maßstab an die eigene Persönlichkeitsreife angelegt werden (vgl. auch unter 1. 6. ,,Die Persönlichkeit des Therapeuten" S. 37).

Aus dem Gesagten geht hervor, wie wichtig eine interdisziplinäre Verzahnung von Pädagogik und Therapie in der Behindertenarbeit ist. Fehlt das eine Element, so ist etwas falsch an der Bewegungstherapie. Wird z. B. das kindliche Bedürfnis nach lautstarker, überschäumender motorischer Entäußerung über längere Zeit unterdrückt, wie das in einer streng konventionellen Therapie der Fall sein kann, so drohen psychosomatische Spannungserhöhungen mit Neigung zu destruktiv aggressiven Entladungen. Wie viele sog. Fehlverhaltensweisen behinderter Kinder ließen sich vermeiden, wenn man - statt sie in ein rigides Therapieprogramm einzubinden, das ihre Bedürfnisse unberücksichtigt läßt - ihnen außerhalb der therapeutischen Sitzungen genügend Gelegenheit zum Spielen und Toben, zum selbsttätigen Entdecken, Ausprobieren und Erfahrungssammeln einräumte!

Es liegt im Wesen einer mehrdimensionalen Therapie, daß verschiedene Fachrichtungen eng miteinander kooperieren. Das ist allerdings nicht in dem Sinne gemeint, daß das behinderte Kind von einem Spezialisten zum anderen gereicht wird, vor allem, wenn der eine nichts davon weiß, was der andere therapeutisch tut und wie er vorgeht. Es ist vielmehr notwendig, daß sich die an der Gesamttherapie beteiligten Kollegen zusammensetzen, um sich über das Kind auszutauschen. Je mehr diagnostische und anamnestische (die Vorgeschichte betreffende) Informationen vorhanden sind, umso besser. Nur in regelmäßigen Teamgesprächen kann für jeden Fall separat geklärt werden, ob es notwendig ist, daß mehrere Fachtherapeuten sich mit dem Kind befassen (unter laufendem gegenseitigen Austausch selbstverständlich).

Ideal wäre, daß nur ein Teammitglied das Kind therapeutisch versorgt. LORY (1982) weist mit Recht darauf hin, wie wichtig für den Therapeuten Kenntnisse und Erfahrungen aus anderen therapeutischen Disziplinen sind. „Wir sind zwar keine Alleskönner. Aber wir können uns doch in andere Fachbereiche einarbeiten und uns Kenntnisse in benachbarten Gebieten erwerben. Der Weiterbildung sind ja heute keine Grenzen gesetzt. Überdies ist die Zeit für den isolierten Spezialisten vorbei" (S. 81)

Je ganzheitlicher, psychomotorischer und damit kindgemäßer die therapeutische Praxis ist, desto erfolgreicher wird sie sein. Denn Erfolg - das zeigen wissenschaftliche Untersuchungen - hängt nicht allein vom therapeutischen Fachwissen, sondern fast noch mehr vom persönlichen Engagement des Pädagogen oder Therapeuten ab (vgl. 1. 6. „Die Persönlichkeit des Therapeuten" S. 37). Dazu kommt, daß in der therapeutischen Entlastungssituation der Kontakt zwischen Kind und Therapeut viel intimer und enger ist und daß dieser zunächst - im Gegensatz zum Pädagogen - auf Anforderungen und Leistungsbeweise verzichten kann.

In jedem Fall stellen Pädagoge und Therapeut immer auch ein potentielles Nachahmungsmodell für kindliches Verhalten dar. Insbesondere jüngere Kinder neigen dazu, das Erzieher- und Therapeutenverhalten unbewußt zu imitieren oder sich sogar damit zu identifizieren. Man muß allerdings hinzufügen, daß die pädagogische oder therapeutische Situation nur begrenzt wirksam ist und daß andere Umwelteinflüsse sich häufig negativ bemerkbar machen. Dieses Lernen am ungeeigneten Objekt, ob am brutalen Vater oder an ähnlichen Verhaltensweisen der Fernsehakteure, stellt in unserer Gesellschaft ein großes Problem dar.

Angesichts der ständig steigenden Zahl kindlicher Verhaltens- und Leistungstörungen habe ich im Vorwort zum Band 1 (Motopädagogik) die Frage aufgeworfen, ob nicht im Grunde unsere Gesellschaft krank und therapiebedürftig ist. Müßte man diese Frage mit ja beantworten - und viele Anzeichen deuten darauf hin - , so erschiene es wenig sinnvoll, wollte man nur die Kinder als Opfer einer krankmachenden Umwelt therapieren. Denn ihre Bewegungsunruhe, ihre Überaktivität, ihre Konzentrationsstörung, ihr Fehlverhalten wären aus dieser Sicht „natürliche und gesunde Reaktionen auf inhumane äußere Lebensbedingungen" (HÜNNEKENS 1981, S. 195).

In Anbetracht dieses erschreckenden Ursache-Wirkungsverhältnisses muß man sich fragen, welches das Therapieziel sein soll: Anpassung an die gestörte Umwelt oder Auflehnung und Protest? Die Antwort kann nur lauten: sowohl als auch. Mit anderen Worten: Wir müssen die gestörten, entmutigten und verzagten Kinder einerseits stark genug machen für eine Anpassung an schwer zu bewältigende Lebensbedingungen, mit denen sie fertig werden müssen, um zu überleben - körperlich und seelisch. Andererseits soll die Erstarkung des Eigenwillens, das zunehmende Selbstwertgefühl auch dazu genützt werden, gegen krankmachende Umweltgegebenheiten, gegen Hetze, Überstreß, Leistungsdruck und Überbetonung des Rationalen, gegen die sträfliche Vernachlässigung des Körpers, des kindlichen Bewegungsbedürfnisses und der Emotionalität zu protestieren.

Pädagogik und Therapie erfüllen hierbei eine wichtige gemeinsame gesellschaftspolitische Aufgabe, nämlich alles zu tun, um eine sukzessive Veränderung in unserer Industriegesellschaft zum Wohle der umweltgeschädigten Kinder und Jugendlichen zu bewirken. Pädagogik setzt immer weit eher an, als das in der Therapie möglich ist. Letztere kommt erst zum Zuge, wenn etwas kaputt, gestört oder krank ist. Insofern ist Therapie, wenn man es operational definiert, nur das, was die Krankenkassen bezahlen, weil eine ärztliche Verordnung vorliegt. Streng genommen ist Mototherapie, in welcher Form auch immer, eine therapeutische Hilfsdisziplin. Mototherapeutische Verfahren sollen das ärztliche oder psychotherapeutische Inventar ergänzen, flankieren und potenzieren. Psychomotorisch arbeitende Mototherapeuten haben derzeit noch keine Möglichkeit, mit den Kassen direkt abzurechnen. Sie können das nur über einen Kassenarzt tun.

Erziehung wirkt dagegen immer vorbeugend, Krankheiten und Störungen verhütend. Darüber ist im Band 1 dieser Schriftenreihe ausführlich berichtet worden. Wesentlich scheint mir dabei die Aussage zu sein, daß kein genereller, sondern nur ein gradueller Unterschied zwischen den Lerninhalten der Motopädagogik und der Mototherapie besteht. Allein in der Schwerpunktsetzung und der im Störungsbereich notwendigen Akzentuierung und Intensivierung symptomatischer Zielorientiertheit sowie in der Methodik unterscheidet sich die Therapie von der Pädagogik. Davon wird im folgenden Kapitel die Rede sein.

Literatur:

Cohn, R.: von der Psychoanalyse zur themenzentrierten Interaktion. Von der Behandlung einzelner zu einer Pädagogik für alle. Stuttgart: Klett 1978.

Hünnekens, H.: Grundlagen der Mototherapie. In Clauss (Hrsg.): Förderung entwicklungsgefährdeter und behinderter Heranwachsender. Erlangen: perimed 1981, S. 195-201.

Lory, P.: Psychomotorische Therapie im Rahmen der Kinder-Psychotherapie. Praxis der Psychomotorik (Dortmund), 7, 3, 1982, S. 81-87.

Saal, F.: Ändern oder fördern ? Überlegungen zur Einstellung gegenüber Behinderten. Motorik 3, 4, 1980, S. 149-152.

1.3. Symptom- oder Persönlichkeitsorientierung?

Jedes therapeutische Handeln orientiert sich immer zunächst an der gestörten Persönlichkeit des Patienten. Hier besteht kein Unterschied zur Motopädagogik. Daneben dient die Therapie jedoch dem Ziel, verzögerte, eingeschränkte, gestörte oder verloren gegangene Fähigkeiten zu bessern, nachzuvollziehen oder wiederherzustellen. Das kann naturgemäß nur über eine an den Störungssymptomen oder Defekten ansetzende Behandlungs- bzw. Übungsform geschehen. Denn diese Funktionsausfälle im Wahrnehmungs- und Bewegungsbereich oder auch gravierende Lerndefizite im Sozialbereich behindern ja recht eigentlich die Persönlichkeitsentwicklung der davon Betroffenen.

Um hier recht verstanden zu werden: Als Mototherapeuten, deren Arbeitsweise psychomotorisch orientiert ist, wenden wir uns zunächst immer den verbliebenen Stärken eines Patienten zu, um erst sehr viel später die Schwächen aufzuspüren und auszugleichen versuchen. Je behinderter ein Kind ist, desto behutsamer muß die symptomorientierte Arbeit an seinen Schwächen, Störungen, Handicaps und sonstigen Schwierigkeiten ansetzen.

Therapie braucht dabei, wie weiter oben bereits betont, nicht unbedingt als Therapie erkennbar sein. Je fröhlicher und kindgemäßer es dabei zugeht, desto weniger wird sich beim Kind ein Bewußtsein für seine eigene Gestörtheit, für das eigene Anderssein einstellen. Die gezielten Lernangebote, die es aufgrund des einen oder anderen Handicaps braucht, ob nun im Wahrnehmungs-, Bewegungs- oder im emotional-sozialen Bereich, sind eingebettet in die verschiedenen Spielaktivitäten.

So ordnet sich die Symptomorientiertheit letztendlich dem mototherapeutischen Hauptanliegen unter: die kindliche Persönlichkeitsreifung in allen Bereichen zu unterstützen, im motorischen genau so wie im kognitiven und affektiv-sozialen Bereich. Die menschliche Persönlichkeit ist eine unteilbare Einheit von Körper, Geist und Seele. Diese sind nur unterschiedliche Erscheinungsformen, verschiedene Dimensionen ein und desselben Ganzen. Von daher gibt es keine geistige Leistung ohne seelische Beteiligung, ohne Interesse, Motivation, Konzentration usw. Und es gibt keine innerseelische Gefühlsdynamik, welche sich nicht über den Körper, über Haltung und Bewegung ausdrückt.

Der Terminus „Psychomotorik" verdeutlicht diese Einheit von Erleben und Handeln, von Fühlen, Greifen und Be-greifen. Psychomotorische Erziehung findet ihren Anwendungsbereich vor allem im Kleinkind- und Vorschulalter. Sie sollte aber das Kind bis hinein in das frühe Schulalter begleiten, um den Übergang vom Spiel zum Lernen, vom konkret-anschaulichen Denken zu abstrakten operationalen Denkformen möglichst fließend und für das Kind unmerklich zu gestalten. Ganzheitliche, psychomotorische Lernangebote erhalten darüber hinaus eine besondere Bedeutung für die Pädagogik und Therapie behinderter Kinder.

In der Mototherapie bei schwerer behinderten Kindern wird es aber darüber hinaus notwendig werden, einzelne gestörte Funktionsglieder aus dem Strukturzusammenhang von Wahrnehmung und Bewegung herauszudifferenzieren, um sie einer gesonderten Förderung zugänglich zu machen. So z. B. über neurophysiologische Übungsverfahren der Krankengymnastik oder über ein gezieltes Wahrnehmungsfunktionstraining, Sprachtraining usw. , wie es von der Ergotherapie, Heilpädagogik, Motopädie und Logopädie durchgeführt wird. Solche als Sensomotorische Therapie bezeichneten Interventionen laufen jedoch immer Gefahr, zu reinen Manipulationen, ja zu Dressurakten mit Zwangscharakter auszuarten. Es ist deshalb notwendig, symptomatische sensomotorische Therapiemaßnahmen immer in den Gesamtzusammenhang der Persönlichkeitsentwicklung einzubinden.

Das heißt, anders ausgedrückt: keine Sensomotorik ohne Psychomotorik, so wie es im übrigen keine Psychomotorik gibt, die nicht sensomotorische Funktionselemente zum Aufbau von Tätigkeiten und Handlungen verwendet.

Bei Kindern und Erwachsenen kommt es in Prävention (Vorbeugung) und Rehabilitation (Wiedereingliederung) gleichermaßen darauf an, Möglichkeiten zu schaffen, daß sich die innere Gefühlsbewegtheit nicht anstaut, weil ihr das Ventil der Bewegungsäußerung fehlt. Emotion heißt nicht ohne Grund ,,Hinausbewegung" (wörtliche Übersetzung). Unterdrückte, verdrängte Gemütsbewegungen können sich eben nicht hinausbewegen und damit eine psychomotorische Entladung von Bedürfnisspannungen herbeiführen. Statt dessen ,,verkörperlichen" sie sich, d. h. sie schlagen sich als Muskelverspannung in einzelnen Körperregionen nieder. Gerade behinderte Menschen müssen so viel an Demütigung, an Diffamierung und anderen Frustrationen hinnehmen, daß es gerade hier dringend notwendig ist, innerlich befreiende, über die Bewegung ableitende und ausgleichende Maßnahmen einzuleiten, ehe es zu spät ist. Psychohygiene ist billiger als Psychotherapie.

Neurotische Entwicklungen sind bei behinderten Kindern fast die Regel. Das ist eine bedauerliche Tatsache. Hier fällt der Mototherapie - und insbesondere einer psychomotorisch orientierten Mototherapie - die wichtige Aufgabe der Vorbeugung, der Verhütung milieureaktiver Neurosen zu. Wenn sie sich erst manifestiert haben und die neurotische Erlebnisverarbeitung über lange Zeit gelernt und damit fixiert worden ist, wird man ohne langjährige Psychotherapie meist nicht auskommen.

CRATTY sagt in der Einleitung zu seinem Buch ,,Motorisches Lernen und Bewegungsverhalten", daß motorisches Lernen stets unter ganzheitlichem Aspekt angegangen werden muß. In der täglichen Praxis der Mototherapie spielt der enge Wirkungszusammenhang zwischen Körper und Seele eine große Rolle. Er hat bei jeder Form von Behandlung Bedeutung. Man behandelt schließlich nicht Symptome, sondern den ganzen kranken Menschen.

Der italienische Neuropädiater MILANI-COMPARETTI gibt der beobachtenden Betreuung von Kind und Eltern den Vorzug gegenüber isoliert angewandten therapeutischen Techniken und Routinen. Er meint damit das tägliche Beraten der Mütter behinderter Kinder, z. B. wie man reflexhemmende Stellungen in möglichst natürliche alltägliche häusliche Aktivitäten überträgt. Seiner Ansicht nach ist es in der Therapie ebenso notwendig, die Fäden der Normalität aufzugreifen und auf den Stärken der zerebralparetischen (hirngeschädigten) Kindes aufzubauen (übrigens ein alter heilpädagogisch-psychomotorischer Grundsatz!), als sich lediglich auf den Defekt, auf die pathologische (krankhafte) Funktion zu konzentrieren.

Aus diesem Grunde muß der Mototherapeut sich außer mit der motorischen Pathologie auch mit der ,,normalen" Bewegungsentwicklung befassen. Auf die Praxis bezogen heißt das, daß es zwar wichtig ist, reflexhemmende Griffe bei einem spastischen Patienten, dort wo es nötig ist, anzuwenden. Das darf jedoch keinesfalls dazu führen, daß das betreffende Kind außerhalb der therapeutischen Routinen in seinem natürlichen Drang zur Umwelteroberung gehemmt wird, nur weil es dadurch häufiger pathologische Bewegungsmuster produziert. Dann müßte man einem Spastiker auch verbieten, seine Gefühle zu zeigen und sich herzlich zu freuen, nur weil diese Affekte Streckspasmen auslösen.

Der hier betonte Ganzheitsaspekt - nämlich daß ein behindertes Kind ein Wesen aus Fleisch und Blut ist, mit Wünschen und Bedürfnissen, und nicht nur ein klinischer Fall, „eine Spastik", „die Athetose", „eine Ataxie" - diese psychosomatische und psychomotorische Sicht muß Grundlage einer mototherapeutischen Methodik sein. Das sei an einem Beispiel erläutert: Ein sprachentwicklungsgestörtes, motorisch ungeschicktes 8jähriges Mädchen zieht sich entmutigt auf sich selbst zurück und quittiert jede Leistungsforderung mit Regression und Trotz. Hier wird man über symptomatische Therapiemaßnahmen wie Logopädie oder Krankengymnastik allein kaum etwas erreichen. Es fehlt an Motivation, am Willen zur Mitarbeit. Deshalb wird es hier zunächst einmal notwendig sein, das verstockte und tief im Innern resignierte Mädchen im fröhlich übermütigen Spiel zu lockern und für die Therapie aufzuschließen. Es muß überhaupt erst erfahren, daß absolut nichts von ihm gefordert wird. Dazu muß auch der Therapeut zu zweckfreiem Spiel mit dem Kind bereit sein.

Ohne die freudige Mitarbeit oder gar gegen den Willen eines Patienten ist auch in der Mototherapie nichts zu erreichen. Deshalb muß die Bereitschaft zur therapeutischen Kooperation unter allen Umständen herbeigeführt werden. Das ist aber nur möglich über eine ganzheitliche, persönlichkeits- und erlebnisorientierte Methodik, und zwar ganz gleich, ob es sich hierbei um einen primär krankengymnastischen, ergotherapeutischen oder logotherapeutischen Therapieansatz handelt.

Aus dem bisher Dargelegten geht zwingend hervor, daß wir unser therapeutisches Handeln nur unter Einbeziehung der kindlichen Bedürfnisse (und auch der Rechte des Kindes) planen und realisieren dürfen. Dabei werden viele Therapeuten ihren Ansatz überdenken müssen. Vor allem Physiotherapeuten (Krankengymnasten) sind gewohnt, jeweils an der Peripherie, d. h. an der Muskulatur anzusetzen und von dort das kindliche Gehirn zu erreichen. Nach DOBLER (1982) ist aber gerade der umgekehrte Weg der erfolgversprechendere, nämlich vom kindlichen Gehirn auszugehen (sprich: seine Motivation, seine begeisterte Mitarbeit zu aktivieren), um von dort auf dem Nervenwege die muskuläre Koordination zu beeinflussen. Das kann nur über eine ganzheitliche, die Persönlichkeit des behinderten Kindes mit einbeziehende, psychomotorische Übungsbehandlung geschehen.

Literatur:

Cratty, B. J.: Motorisches Lernen und Bewegungsverhalten. Frankfurt: Limpert 1975.

Dobler, H. J.: Persönliche Mitteilung auf dem 10. Internationalen Herbst-Seminar-Kongreß für Sozialpädiatrie, Brixen 1982.

Milani-Comparatti, A.: Spasticity Versus Patterned Postural and Motor Behaviour of Spastics. Excerpta Medica Internat. Congress Series, No. 107, 1964.

1.4. Probleme der Integration

Integration zielt immer auf das Zustandekommen einer Ganzheit. Behinderte und Nichtbehinderte sollen eine gesellschaftliche Einheit bilden. Dabei kann es nicht darum gehen, behinderte Menschen in einem einseitigen Prozeß an unbehinderte anzupassen. Integration ist immer ein gegenseitiger Lernprozeß.

1.4.1 Integration contra Isolation

Lange Zeit hindurch - eigentlich seitdem es Behinderteneinrichtungen gibt - war man bestrebt, behinderte Menschen abzusondern und in Anstalten zu isolieren. Die Gesellschaft empfand einerseits die Gegenwart von Behinderten als unzumutbar. Sie wurden als aussätzig oder zumindest als störend angesehen. Andererseits - und das wurde oft als Entschuldigung gebraucht - sollte den Behinderten in diesen Spezialeinrichtungen Therapie zuteilwerden, was auch immer man darunter verstand.

Heute ist man dabei, Behinderte aus ihren Gettos zu befreien und sie so weitgehend wie möglich am „normalen" Leben teilnehmen zu lassen. JANTZEN (1980) sieht jede Art von Isolation „als grundlegende Bedingung der Störungsgenese" an (S. 88), weil dem Behinderten auf diese Weise soziale Erfahrungen vorenthalten werden, was ihn in seiner Persönlichkeitsentfaltung eindeutig behindert. Die Behinderung wäre demnach nicht Ursache, sondern Folge der sozialen Isolaton, welche das Verhältnis zwischen Individuum und Gesellschaft pathologisch verändert.

Die Barrieren fixierter Vorurteile und Fehleinstellungen bei den Erwachsenen unserer Gesellschaft, ja selbst bei Pädagogen, sind gemäß statistischer Umfrage noch erstaunlich hoch. Sichtbare Behinderung wird in der Öffentlichkeit, z. B. in Schwimmbädern oder anderen Freizeiteinrichtungen als Belästigung, zumindest aber als belastend empfunden. Vor allem die Älteren fühlen sich häufig allein durch den Anblick schwer körperlich oder geistig Behinderter behelligt oder gestört. Aber selbst tolerante und bereitwillige Erwachsene müssen erst ihren inneren Widerstand, aber auch ihre Scheu, ihre Trägheit und Unsicherheit überwinden, um von sich aus mit Behinderten Kontakt aufzunehmen. Viele finden dennoch keinen Zugang zu ihnen. Der gegenseitige Umgang muß gelernt werden, er braucht Zeit.

Wichtig scheint mir, daß die behindertenfeindliche Einstellung in unserem Lande im Abnehmen begriffen ist. Und es besteht kein Zweifel, daß da eine andere, behindertenfreundliche Generation heranwächst. Dennoch fehlt diesen vorurteilsfreien jungen Menschen vielfach die Gelegenheit, um den Randgruppen unserer Gesellschaft zu begegnen. Sie wissen einfach nicht recht, wie sie sich gegenüber Behinderten verhalten sollen. Ihnen muß erst klar werden, daß hier weder Ablehnung, Bevormundung, noch Mitleid oder zu viel Hilfe am Platz sind. Sie müssen erfahren, daß behinderte Menschen so genommen werden wollen, wie sie sind. Dieser völlig selbstverständliche Umgang zwischen unbehinderten und behinderten Partnern bedarf der Übung.

Es ist einfach nicht wahr, daß sich Behinderte stärker behindert fühlen, wenn sie mit Nichtbehinderten zusammen sind. Diese Feststellung trifft Regina SCHIER (1979), eine Psychologin, die selbst behindert ist. Kinder gehen erfahrungsgemäß am ungezwungensten und selbstverständlichsten mit ihren behinderten Partnern um. Sie gehen spontan und völlig unbefangen aufeinander zu und miteinander um. Wenn wir Erwachsenen nur von ihnen lernen könnten, daß ein behindertes Kind in erster Linie ein Kind ist und nichts anderes!

1.4.2. Die trostlose Lage psychisch Kranker

Am hoffnungslosesten ist es fraglos um die Integration erwachsener Geisteskranker oder geistig Behinderter bestellt, jedenfalls in der BRD. Es besteht kein Zweifel, daß ein längerer Anstaltsaufenthalt antitherapeutische Effekte auslöst. Besonders tragisch ist es - und hier gebe ich JANTZEN recht -, daß die Absonderung Kranker, ihre Isolation in einer im wahrsten Sinne des Wortes geisttötenden Umgebung sie erst richtig krank macht.

Ich selbst habe mich längere Zeit intensiv um die motorische Förderung eines 16-jährigen geistig behinderten Spastikers bemüht. Die regelmäßig im Turnraum einer jugendpsychiatrischen Klinik durchgeführten Sportstunden ließen den Jungen förmlich aufleben. Obwohl er sich im Raum nur mit Mühe gehend vorwärtsbewegen konnte (es lagen eine ständige Hüftbeugekontraktur sowie beiderseitige Spitzfußstellung vor), lernte er bald auf dem Trampolin den Sitzsprung sowie Schrauben und andere Routinen. Nach einigen Wochen konnte er sich auf dem federnden Tuch besser bewegen als am Boden. Dabei strahlten nach jeder gelungenen Übung seine Augen, und seine Freude und Spontanität waren direkt ansteckend.

Wie erschüttert war ich ein Jahr später, als ich ihn anläßlich einer Besichtigung in einem sogenannten Landeskrankenhaus wiedertraf. Von mir angesprochen, reagierte er völlig teilnahmslos. Sein sonst so fröhlicher und glücklicher Gesichtsausdruck war verschwunden. Es war, als wäre er völlig erstarrt, als wäre überhaupt kein Leben mehr in ihm. Er bewegte sich automatenhaft und wirkte insgesamt gedrückt, eingeengt. Er schien innerlich abgestorben zu sein, und selbst die Erinnerung an seine sportlichen Erfolge während seines damaligen Aufenthalts bei mir, lösten nicht mal ein Lächeln aus. Es war, als lägen Welten zwischen damals und heute.

Italien praktizierte als erstes Land im Zuge einer alternativen Psychiatriebewegung die Auflösung aller bestehenden geschlossenen psychiatrischen Einrichtungen. Dieser Entwicklung kommt fraglos eine große humanistische Bedeutung zu. Statt der üblichen therapeutischen Gewaltanwendung mittels Elektroschocks, Fesselung und Gummizelle, welche die ,,Isolationskarriere" (KLEE) psychisch Kranker nur noch fixieren, praktiziert man dort ganz einfach Menschlichkeit. Dabei darf nicht verschwiegen werden, daß allein mit der Öffnung geschlossener Anstalten die Probleme nicht gelöst sind. Das gilt insbesondere für über Jahre isolierte und hospitalisierte Kranke. Sie bedürfen weiterhin des Schutzes und der Betreuung. Integration ist gerade hier ein langwieriger Prozeß, der auch Enttäuschungen und Rückschläge bringt.

1.4.3. Der Integrationsgedanke in den Schulen

Nun bestehen ganz sicher Unterschiede hinsichtlich der Situation in geschlossenen Anstalten, wo Patienten Tag und Nacht, jahraus jahrein ,,leben" und der Situation an Sonderschulen, die nur halbtags besucht werden. Am radikalsten hat Italien die Sonderschule per Gesetz abgeschafft. Wenngleich es hier auch anfangs manche Ratlosigkeit und Enttäuschung gab, besonders was die schulische Integration Schwerstbehinderter anbetrifft, so erwies sich doch die Grundidee der Integration als richtig.

Die Abschaffung von Sonderschulen allein genügt aber nicht, wenn nicht gleichzeitig eine Humanisierung der Regelschule betrieben wird (FEUSER). In der BRD müßte die Schule, ja das gesamte Schulsystem entbürokratisiert und für initiatives Handeln von Lehrern und Eltern flexibel gestaltet werden. Die Aufnahme behinderter Kinder in die Regelschule verlangt eine innere und äußere Differenzierung, was wiederum ohne drastischen Abbau der derzeitigen Klassenstärke nicht realisiert werden kann.

Die schon seit 1973 an einer Berliner Grundschule im Rahmen eines integrativen Modellversuchs gemachten Erfahrungen zeigen, daß die gesunden Kinder hier besser lernen als in der Regelschule. Das mag wohl auch an der reduzierten Klassenstärke liegen und an der Tatsache, daß nicht ein, sondern jeweils zwei Lehrer in der Integrativklasse unterrichten. Auch in Italien kennt man den sogenannten „Stützlehrer", einen Sonderschullehrer, der sich vermehrt den behinderten Kindern in der Klasse zuwendet. Denn sie brauchen, wie der Berliner Modellversuch eindeutig beweist, spezielle heil- und sonderpädagogische Betreuung. So ist beispielsweise nicht zu erwarten, daß sprachbehinderte Kinder in einer normalen Umgebung quasi von allein richtig sprechen lernen. Dazu bedarf es spezieller logopädischer Maßnahmen.

Der Deutsche Bildungsrat (1974, S. 78) verabschiedete damals eine Empfehlung, die zunächst eine Teilintegration im Rahmen eines „Kooperativen Schulzentrums" vorsah. Dieses Zentrum besteht aus zwei sich teilweise überlappenden flexiblen Fördersystemen: einer Allgemeinen Schule und einer Schule für Behinderte. Dabei dienen Förderkurse sowie zusätzliche behindertenspezifische Hilfen einer vermehrten inneren Differenzierung des Unterrichts. Eine kooperative Organisationsstruktur besonderer Art ist dem Modellversuch von HELLBRÜGGE zugrundegelegt. Dabei bilden der integrative Montessori-Kindergarten, eine integrative Schule sowie eine Sonderschule für Lern- und Geistigbehinderte eine funktionale und gegenseitig teilweise austauschbare Einheit.

Es gibt in der BRD eine ganze Reihe unbekannt gebliebener, nachahmenswerter Beispiele, in denen Schulleiter und Klassenlehrer einzelne behinderte Schüler in ihre Regelschule aufgenommen haben. Was aber im allgemeinen fehlt, ist die Unterstützung solcher Versuche durch die Schulverwaltung, z. B. durch Bereitstellung von Stützlehrern und Therapeuten.

Bei der Heinrich-Hertz-Schule, einer Hamburger Gesamtschule mit Gymnasialzweig befinden sich unter den etwa 700 Schülern 25 - 28 Blinde und Sehbehinderte, ein mutiger Versuch der Integration, dem voller Erfolg beschieden war bzw. noch ist (vgl. BECKER und NIGGEMEYER 1978, ab Seite 218 „Ein Gymnasium integriert Blinde"). Mit mehr gutem Willen, mehr Mut und Eigeninitiative könnte hier schrittweise auf ein Überflüssigwerden unserer Sonderschulen hingearbeitet werden. Also nicht Integration um jeden Preis, nur weil es zur Zeit „in" ist, sondern ein sukzessives Vorbereiten unserer Regelschulen auf diese Aufgabe, darum geht es, und dafür müssen Mittel bereitgestellt werden, die der Humanisierung und letztlich auch der Ökonomisierung unseres Schulssystems dienen.

Eine pädagogische Bankrotterklärung ist und bleibt die Heimunterbringung körperlich, geistig oder seelisch gestörter Kinder oder Jugendlicher. Beispiele von angeketteten oder hinter Gitter gesperrten Kleinkindern in irgendwelchen privaten oder von Behörden unterstützten Heimen rütteln die Öffentlichkeit auf. Aber es gibt noch viele unentdeckte Mißstände in Heimen. Das gilt auch für bewußt demokratisch und antiautoritär geführte sogenannte Heilpädagogische Heime, in denen verhaltensgestörte Kinder und Jugendliche derart massiert zusammenleben, daß ein Lernen am guten Vorbild unmöglich wird. Hier werden im Gegenteil kriminelle Verhaltensmuster imitiert, wobei derjenige als Held gilt, der die meisten „Dinger dreht". Verhaltenstherapeutische Interventionen werden von den Jungen und Mädchen zuallermeist schnell durchschaut und dadurch häufig ad absurdum geführt. Viele dieser Kinder wären sicher in einer integrativen Normalschule besser aufgehoben; vor allem würde das eigene Störungsbewußtsein in der normalen Umgebung allmählich abgebaut werden.

1.4.4. Integration beginnt im Kindergarten

Da kleine Kinder, wie schon erwähnt, am unbefangensten miteinander umgehen, ist Integration hier kein Problem. Sie vollzieht sich bei den Spielpartnern wie selbstverständlich, ob in häuslicher Umgebung zwischen behinderten und unbehinderten Nachbarkindern oder, was die natürliche Fortsetzung wäre, im integrativen Kindergarten.

Es fehlt nicht an Elterninitiativen wie beispielsweise die seit 1971 bestehenden Berliner integrativen Eltern-Kind-Gruppen, die seit Ende 1972 von der Senatorin für Familie, Jugend und Sport finanziell gefördert wurden. Nach den Beobachtungen von EISELE und PECHSTEIN (1981), zeigen nichtbehinderte Kinder ein ganz natürliches Interesse am Anderssein ihres behinderten Partners. Dabei kommt es anfangs zu einer regelrechten Identifikation, wenn unbehinderte Kinder unbewußt das Verhalten und die Bewegungseigenheit ihres behinderten Gruppenmitgliedes nachahmen, um sie besser verstehen zu können. Dieses Verstandenwerden, das Angenommensein, das echte Interesse, die echte Teilnahme (nicht das Mitleid, wie es Erwachsene oft zeigen) geben dem Behinderten das Gefühl, dazuzugehören.

Es ist also nicht so, daß behinderte Kinder überfordert sind, wenn sie sich in unbehinderter Umgebung befinden. Sie haben im Gegenteil Gelegenheit, ihren gesunden Spielkameraden manches abzugucken. Sie versuchen sich auf ihre Weise an gemeinsamen Unternehmungen zu beteiligen. Und die nichtbehinderten Kinder lernen ihrerseits, das individuelle Unvermögen ihres Mitspielers einzuschätzen, darauf Rücksicht zu nehmen und überhaupt Verständnis für andere Verhaltensweisen aufzubringen. Dabei haben sich besonders altersgemischte, familienähnliche Gruppen bewährt. Denn hier gibt es wie selbstverständlich große Kinder, die schon vieles können und kleine bzw. behinderte, die noch Mängel und Handicaps aufweisen.

Es gibt eine Reihe von Vorstufen auf dem Wege zum integrativen Kindergarten. BUCH (1978) hat ein Vier-Phasen-Modell vorgestellt:

1. Unmittelbare Nachbarschaft von Sonder- und Regelkindergarten
2. Gemeinsame Leitung beider Einrichtungen
3. Kombinierter Kindergarten
4. Integrativer Kindergarten.

So führt beispielsweise der Evang. Kindergarten Torney in Neuwied seit 1978 mit der örtlichen Sonderkindergarten-Tagesstätte nach einer entsprechenden Vorbereitungsphase einen regelrechten gegenseitigen Austausch von Kindergruppen zu bestimmten Aktivitäten, z. B. Turnen oder Schwimmen durch. Außerdem werden gemeinsame Begegnungen und Veranstaltungen für alle Kinder beider Einrichtungen abgehalten (JANTSCH und NOUISSER-WIEBE 1981). Umgekehrt tauscht, wie MEIXNER (1977) berichtet, eine Sonderkindergarten-Tagesstätte in Hofheim/Taunus jeweils einmal wöchentlich zwei bis drei behinderte Kinder aus jeder Gruppe mit einem benachbarten Regelkindergarten aus.

Am bekanntesten ist wohl der von HELLBRÜGGE initiierte integrative Montessori-Kindergarten am Münchner Kinderzentrum der „Aktion Sonnenschein". Daraus entstand in den 70er Jahren ein Schulversuch durch eine private Sonderschule am gleichen Kinderzentrum, welche sich gegen heftigen behördlichen Widerstand durchsetzen konnte. Obwohl für 24 Kinder nur eine einzige Lehrperson zur Verfügung steht und in der Klasse acht behinderte Kinder integriert sind, konnten die gesunden Kinder mittels der Montessori-Pädagogik in vier Jahren Schulbesuch soweit gefördert werden, daß sie in der „normalen" Oberschule durchweg ausgezeichnete Leistungen erbrachten. Und das ohne die üblichen Zensuren, ohne Hausaufgaben bei nur fünf Tagen Vormittagsunterricht, von dem noch genügend Zeit für Spiel, Sport und musische Betätigungen abgezweigt werden konnte. Soweit das Bild, wie es von HELLBRÜGGE (1979) im Beiheft zu dem Film „Helfen und sich helfen lassen. Ein Integrationsmodell" dargestellt wird.

In Mainz richtete PECHSTEIN einen integrativen Kindergarten nach gleichem Muster ein. Das Verhältnis Nichtbehinderter zu den Behinderten sollte 2/3 zu 1/3 oder besser noch 3/4 zu 1/4 betragen. Integrative Einrichtungen bedürfen aber auch der technischen Planung bis hin zu baulichen Veränderungen zugunsten behinderter Kinder (z. B. Rampen für Rollstuhlfahrer, Toiletten mit Haltegriffen usw.).

Vor der Aufnahme eines behinderten Kindes sollte jedoch genau geprüft werden, ob es wirklich schon einen Mindestentwicklungsstand erreicht hat, der es ihm ermöglicht, geistig-seelisch in irgend einer Weise mit anderen Kindern zu korrespondieren. Auch sollte nach BARDORFF und KÜHNE (1981) gefragt werden, ob das Kind in die Gruppe paßt. Das heißt, es müssen die Gesamtsituation der Gruppe, ihre Konflikttoleranz und ihr Lernvermögen mit berücksichtigt werden. Das gilt besonders für die Aufnahme eines schwer behinderten Kindes. Hier schlagen die Autoren eine stufenweise, d. h. zunächst in Teilbereichen sich vollziehende Integration vor, wobei das Kind nur an ausgewählten Aktivitäten teilnimmt.

EISELE und PECHSTEIN (1981) halten eine Integration dann nicht für sinnvoll,

— wenn das Kind noch absolut auf Dauerbetreuung durch einen Erwachsenen angewiesen ist,
— wenn das Kind durch die Größe der Kindergruppe zu stark beunruhigt wird,
— wenn andere Gruppenmitglieder durch unberechenbare Aggressionen gefährdet sind und
— wenn die Gruppe durch eine derzeit schwierige Situation offensichtlich überfordert ist.

Eine von BUCH (1978) durchgeführte Befragung der Erzieher in Regel- und Sonderkindergärten ergab eine breite Skala der Einstellungen zur Integrationsfrage. Sie reicht von Aufgeschlossenheit und Versuchsbereitschaft bis hin zur Hilflosigkeit und Ablehnung. Die Verfasserin plädiert für eine gezielte Sensibilisierung der Kindergärtnerinnen schon während der Ausbildung, damit sie später den praktischen Problemen einer Integration nicht hilflos gegenüberstehen.

Generell bleibt zu hoffen, daß der humanistische Gedanke der Integration auch in der BRD ständig weiter Fuß fassen wird. Dazu bedarf es gewiß weit größerer Initiativen, als sie behördlich bisher angeregt und durchgeführt werden. Es wäre wünschenswert, wenn die Kommunal- und Schulverwaltung hier mehr Freiräume, z. B. auch für Elterninitiativen, schaffen würde.

1.4.5. Integrativgruppen in Sportvereinen

Nachahmenswert sind auch die durchaus erfolgreichen Versuche, Sport- und Turnvereine für Behinderte zu öffnen. So haben Gerda und Siegfried MENTZ 1977 damit begonnen, geistig behinderte und nichtbehinderte Kinder in der ,,Turngemeinde Göttingen von 1846" zusammenzuführen. Die später erreichte ideelle und materielle Unterstützung durch die Göttinger Kirchenkreise - MENTZ ist Sportpfarrer der EKD - legte dann den Grund für das ,,Göttinger Modell", worüber im übrigen ein Film gedreht wurde (vgl. Literatur).

In Bremen - um ein anderes Beispiel zu nennen - fanden seit 1978 hin und wieder Begegnungen zwischen dem ,,Turnverein der Bahnhofsvorstadt Bremen e.V. " und geistig behinderten Kindern der Sonderschule am Waldrahm statt. Aus diesen Anfängen hat sich, vor allem durch die finanzielle Hilfe des Senators für Soziales, Jugend und Sport, eine feste Integrationsgruppe gebildet, an der in einer wöchentlich durchgeführten gemeinsamen Bewegungsstunde zwischen 20 und 30 behinderte Kinder aus allen Stadtteilen Bremens teilnehmen.

Gerade sportlichen Begegnungen zwischen Behinderten und Nichtbehinderten kommt eine hohe kommunikative und integrative Bedeutung zu. Bewegung ist das ursprünglichste Kommunikations- und Kontaktmittel des Menschen. Und nirgends ,,kontaktet" man andere so häufig wie gerade bei Bewegungsspielen. So werden integrativ durchgeführte Spiel- und Sportstunden für beide Seiten zu lustbetonten Gemeinschaftserlebnissen, welche die gegenseitigen Beziehungen von selbst enger werden lassen.

Vor nicht allzu langer Zeit wohnte ich einer integrativen Sportstunde bei, welche ein Kollege in einer großen Spielhalle mit über 100 geistig behinderten Jugendlichen und Erwachsenen und zwei Klassen etwa 12jähriger Jungen und Mädchen durchführte (vgl. FADL 1981). Es war beeindruckend zu erleben, wie selbständig und mit welcher Freude die Schüler, welche im übrigen das erste Mal geistig Behinderten begegneten, sich an den gemeinsamen Spielen und Staffeln beteiligten (vgl. Abbildungen 1 - 3 S. 29).

Literatur:

Aly, M., Aly, G. und Tumler, M.: Kopfkorrektur oder der Zwang gesund zu sein. Berlin: Rotbuch 1981

Arbeitsgruppe Integrative Förderung/Sonderpädagogik (Hrsg.): Gemeinnützige Gesellschaft Gesamtschule. Zur integrativen Förderung von Schülern mit abweichendem Lern- und Sozialverhalten. Projektberichte I und II. Bochum 1975 und 1976.

Bardorff, I. und Kühne, A.: Überraschungen, Erlebnisse und Erfahrungen im Alltag eines integrativen Kindergartens. In Hundertmarck (siehe dort), S. 34 - 50.

Becker, A. und Niggemeyer, E.: Chancen für behinderte Kinder und Jugendliche (Bildband). Stuttgart: Klettcotta 1978.

Deutscher Bildungsrat: Empfehlung der Bildungskommision ,,zur pädagogischen Förderung behinderter und von Behinderung bedrohter Kinder und Jugendlicher". Stuttgart 1974.

Eisele, u. und Pechstein, J.: Erste Erfahrungen über die gemeinsame Betreuung gesunder und behinderter Kinder im Halbtagskindergarten. Moschr. Kinderheilk. , 122, 1974, S. 640 - 642

dieselben: Chancen und Voraussetzungen von Integration am Modell eines heilpädagogischen Montessori-Kindergartens. In Hundertmarck (siehe dort), S. 51 - 64

Evangelische Französisch-reformierte Gemeinde Frankfurt (Hrsg.): Lernziel Integration. Bonn: Rehab. Verlag 1982.

Fadl, I.: Systematischer Aufbau sportmotorischer Fertigkeiten als Sozialisationsfaktor bei geistig Behinderten. Motorik 4, 2, 1981, S. 62 - 70

Fröhlich, A. D.: Projekt zur Integration Behinderter in Florenz. In Schindele (siehe dort).

Göbel, M.: Zur Integration von Behinderten in der „Normalschule" in Dänemark. Behindertenpädagogik, 20, 1, 1981, S. 50-55.

Hahn, M.: Behinderung als soziale Abhängigkeit. München/Basel: Reinhardt 1981.

Hellbrügge, Th.: Unser Montessori-Modell. München: Kindler 1977.

derselbe (Hrsg.): Integrierte Erziehung. München/Berlin/Wien 1975.

derselbe und Reinartz, A.: Helfen und sich helfen lassen. Ein Integrationsmodell. Beiheft zum Film 322988. Grünwald: Institut für Film und Bild 1979.

Hundertmarck, G. (Hrsg.): Leben lernen in Gemeinschaft. Freiburg/Basel/Wien: Herder 1981.

Iben, G.: Integration statt Aussonderung Behinderter - das Beispiel Dänemark und Italien. Behindertenpädag. , 20, 1, 1981, S. 35-38.

Jantsch, H. und Nouisser-Wiebe, H.: Lernen durch Integration - Sonderkindertagesstätte und Regelkindergarten im Austausch. In Hundertmarck (siehe dort), S. 87 - 98.

Jantzen, W.: Menschliche Entwicklung, allgemeine Therapie und allgemeine Pädagogik. Solms-Oberbiel: Jarick1980.

Klee, E.: Behinderten-Report. Frankfurt: Fischer 1974.

Kleiber, D.: Löst die Großkrankenhäuser auf: Irren ist menschlich. Aussondern schadet allen! Behindertenpädag. 20, 1, 1981, S. 55 - 58.

Meixner, I.: Die Mutter und ihr geistig behindertes Kind. Dipl. -Arb. Sonderpädag. Univ. Frankfurt 1977.

Mentz, S.: Das Göttinger Modell. Sport und Spiel für geistig behinderte und nichtbehinderte Kinder und Jugendliche. 18 mm-Tonfilm, Farbe, Laufzeit 15 Min. ASS Göttingen, Nikolausberger Weg 73, 3400 Göttingen.

derselbe und Mentz, G.: Mit Andreas fing alles an. Göttingen: Eigenverlag (Adr. wie oben).

Muth, J., Knie, A. und Topsch, W.: Schulversuche zur Integration behinderter Kinder. Deutscher Bildungsrat, Materialien zur Bildungsplanung, Heft 6. Braunschweig 1978.

Prell, S. und Link, P.: Das Münchner Modell der schulischen Integration behinderter und nichtbehinderter Kinder - Schulversuch nach Maria Montessori. Zeitschr. f. Heilpädag. , 10, 1974, S. 619 - 644.

Reinartz, A.: Italien - Land ohne Sonderschulen. Sonderpädag. , 3, 1979.

Schier, R.: Integration in Elternhaus, Schule, Ausbildung und Beruf. In Pestalozzi-Fröbel-Verband (Hrsg.): Integration behinderter Kinder in Einrichtungen der Jugendhilfe. Berlin 1979.

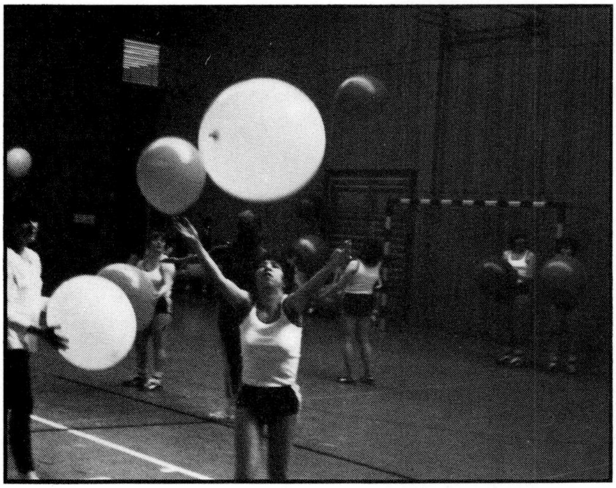

Abb. 1

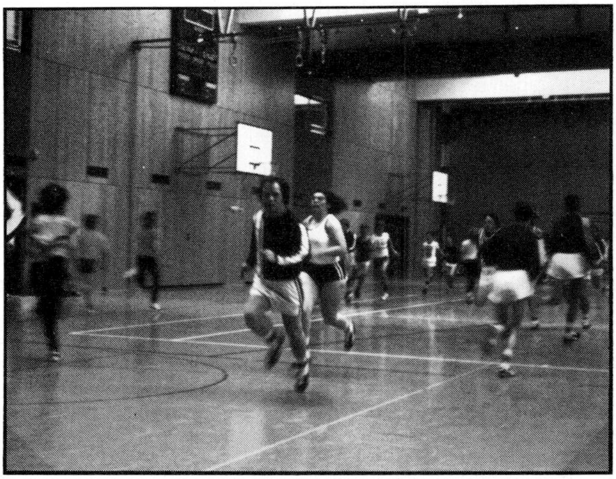

Abb. 2

Behinderte und
Nicht-behinderte
treiben gemeinsam Sport

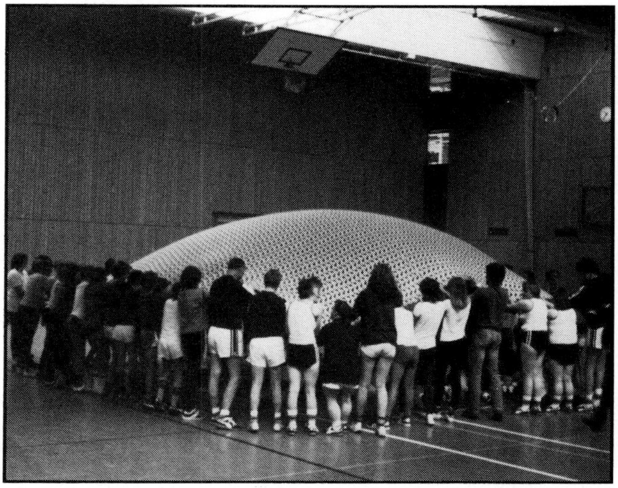

Abb. 3

Schindele, R. (Hrsg.): Unterricht und Erziehung Behinderter in Regelschulen. Rheinstetten: Schindele 1977.

Speck, O., Innerhofer, P., Gottwald, P. und Havars, H. (Hrsg.): Schulische Integration lern- und verhaltensgestörter Kinder. München/Basel: Reinhardt 1978.

1.5. Die Eltern im Therapieprozeß

1.5.1. Vom Umgang mit Eltern

In der Praxis ist man immer wieder erschüttert über den Mangel an ärztlichem Einfühlungsvermögen in die Problemlage von Eltern, die ein behindertes Kind haben. Neben nichtssagenden Beruhigungen und Vertröstungen, mit denen man unbequeme und drängende Elternfragen zu beantworten pflegt, werden den Eltern oft unvermittelt harte und kompromißlose Eröffnungen gemacht: „Ihr Kind hat einen Hirnschaden. Es liegt ein erheblicher Schwachsinn vor. Sie sollten es in ein Heim geben". Solche und ähnliche Formulierungen demonstrieren die unpsychologische Art, in der Therapeuten mit Eltern immer wieder umgehen. Genau so wenig, wie man ihre vorgebrachten Bedenken und eigenen Beobachtungen ernst nimmt, genau so wenig kann man sich gewöhnlich vorstellen, in welchem Zustand der Ratlosigkeit und Verzweiflung sich Eltern befinden, wenn sie mit ihrem Kind den Arzt aufsuchen. Erst in neuerer Zeit sind positive Ansätze jüngerer Ärzte zu erkennen, die im Patienten (oder in diesem Fall in den Eltern eines unmündigen Patienten) gleichberechtigte Partner sehen.

Der Therapeut - und da sind Mototherapeuten nicht ausgeschlossen - neigt dazu, den „pädagogischen Zeigefinger" zu gebrauchen und Eltern kraft seines Wissens zu belehren. Das mag noch hinzunehmen sein. Es ist aber therapeutisch unverantwortlich, den Eltern, um deren Mitarbeit man bemüht ist, irgendwelche Schuld zuzuschreiben. Wie gern, und oft leichtfertig, werden elterliche Erziehungsfehler für die kindlichen Schwierigkeiten verantwortlich gemacht. Ob zu Recht oder Unrecht, es ist einfach psychologisch falsch, eine Zusammenarbeit mit den Eltern mit Kritik oder negativen Feststellungen einzuleiten. So ist es auch grundverkehrt, sich bei Eltern über das schlechte Verhalten ihres Kindes während der Therapiestunden zu beschweren.

Erfahrene Therapeuten leiten Gespräche mit den Eltern immer über positive, mitfühlende Feststellungen ein. Das kann dadurch geschehen, daß sie z. B. etwas Gutes über ihr Kind berichten oder indem sie zu verstehen geben, wie sie die Haltung der Mutter oder des Vaters bewundern oder zumindest die Schwierigkeiten verstehen, mit denen die Eltern all die Jahre zu kämpfen hatten, wie sie mit der Verzweiflung fertiggeworden sind usw.

Ein menschlich empfindender Therapeut wird gewiß einen Weg finden, um auch solche, meist unterprivilegierte Eltern zu erreichen, die voller Ressentiments und Aggressionen gegen alle Obrigkeit stecken. In solchen Fällen habe ich gemeinsam mit Vater und Mutter erst mal kräftig auf Ämter, Behörden und Ärzte geschimpft. Dabei nützt es nichts, wenn man nur so tut als ob! Man muß sich schon gefühlsmäßig mit einbringen und sich echt auf die Seite der Eltern schlagen, wenn man vorhat, mit ihnen zusammenzuarbeiten und ihre Einstellung mit der Zeit positiv zu beeinflussen.

Erst wenn ein solides Vertrauensverhältnis zwischen Eltern und Therapeut hergestellt ist, kann es sinnvoll sein daranzugehen, Eltern anzuleiten. Dabei hat die Praxis den eindeutigen Beweis erbracht, daß weder mündliche, geschweige denn schriftliche Übungsanweisungen und Ratschläge die Eltern in die Lage versetzen, dieselben in die Tat umzusetzen. Der einzig erfolgversprechende Weg ist die praktische Demonstration, wobei zunächst der Therapeut, dann aber zunehmend ein Elternteil, mit dem Kind arbeitet bzw. spielt. So lernen die Eltern am „Modell", d. h. in der Praxis, und nicht nur rein theoretisch, welche täglichen Situationen geeignet sind, bestimmte Lernprozesse spielerisch an das Kind heranzutragen.

1.5.2. Mütterliche Fehlverhaltensweisen

Wie amerikanische Untersuchungen (LACROSSE 1972) an Müttern von Babys und Kleinkindern zeigen (über Väter sind bisher leider keine Forschungsergebnisse greifbar), gibt es ganz bestimmte mütterliche Verhaltensweisen, die, je nachdem, der frühen Entwicklung ihres Kindes förderlich sind oder nicht. Danach gibt es *materiell eingestellte Mütter*, deren Kind trotz Überschüttung mit käuflichem Spielzeug in seiner geistigen Entwicklung nicht gefördert wird, weil es ihm an persönlicher Zuwendung mangelt.

Eine *passive, selbstunsichere Mutter* macht zwar keine gravierenden Erziehungsfehler, gibt aber dem Kind ebenfalls zu wenig Entwicklungsanregungen. Sie wartet tatenlos ab und überläßt die Therapie gern anderen Personen.

Ein fast gegensätzliches Verhalten zeigt die *betriebsam hysterische Mutter*. Aber auch sie wendet sich zuwenig ihrem Kind zu und verunsichert es durch ihre unbeherrschte, leicht erregbare, instabile, inkonsequente Art. Sie eignet sich ausgesprochen schlecht zur Erzieherin.

Negativ zu beurteilen sind nach meinen Erfahrungen vor allem *überehrgeizige Eltern*. Sie fordern zu viel Leistung von ihrem Kind und sehen in ihm den kleinen Erwachsenen. Solche Mütter drillen ihr Kind hinsichtlich Ordnung und Sauberkeit. Sie gehen pedantisch nach Zeitplan vor und kommandieren es den ganzen Tag herum. überehrgeizige Eltern haben kein Gespür für kindliche Bedürfnisse. Bezeichnend dafür ist der viel zu schnelle Schritt, mit dem sie ihr Kind z. B. beim Einkaufen hinter sich herziehen.

Seelisch krank und von daher verhängnisvoll in ihrem negativen Einfluß auf die kindliche Entwicklung sind sowohl *gefühlsarme Mütter* als auch gefühlsüberreiche, überfürsorgliche Mütter. Im ersteren Fall bedeutet das wohl das schlimmste Schicksal für ein Kind. Gefühllose Mütter scheren sich wenig um körperliche und seelische Belange des Kindes. Der generelle Mangel an Fürsorge läßt es leicht verwahrlosen.

Dagegen erdrückt die *gefühlsbetonte, überfürsorgliche Gluckenmutter* ihr Kind förmlich mit ihren neurotischen Schuldgefühlen und ihrer aufgestauten Leidenschaft. Sie engt es ein und macht es von sich abhängig, so daß es nicht zu sich selber kommt und hilflos wird, sobald die Mutter nicht da ist. Im Bestreben der mütterlichen Überfürsorge zu entgehen und sich des mütterlichen Druckes zu erwehren, reagieren gerade behinderte Kinder neurotisch.

1.5.3. Erwünschtes Elternverhalten

Wie sehen nun die ideale Mutter und der ideale Vater aus und welche ihrer Verhaltensweisen verhelfen insbesondere dem behinderten Kind zu einer verbesserten Lebensbewältigung?

— Sie sind überwiegend heiter gestimmt und strahlen echte Herzenswärme aus.

— Sie widmen sich zu bestimmten Tageszeiten ausschließlich ihrem behinderten Kind.

— Die Mutter opfert sich aber nicht auf, sondern behält Zeit für sich selbst übrig.

— Sie schöpft Kraft und Zufriedenheit aus anderen Lebensinhalten und Kontakten.

— Sie läßt sich auch durch ihr behindertes Kind nicht in ihren Persönlichkeitsrechten beschneiden.

— Gerade deshalb sind sie und ihr Mann fähig, ihr Kind mit all seinen Mängeln ganz anzunehmen.

— Sie sind stark genug, immer wieder gegen das lähmende Gefühl der Hoffnungslosigkeit anzukämpfen.

— Sie ermuntern ihr behindertes Kind zu selbständigem Handeln.

— Sie sorgen für ausreichenden Spiel- und Bewegungsraum

— und sie verschaffen ihrem Kind genügend Erfolgserlebnisse.

Eine der wichtigsten therapeutischen Einflußnahmen auf Mütter und Väter liegt in der Befreiung vom Therapiezwang. Nur so ist eine gelöste Atmosphäre innerhalb der Famlie zu erreichen. Allzu strenge Therapieforderungen können die elterliche Beziehung zu ihrem behinderten Kind schwer belasten.

Oft müssen darüber hinaus Schuldgefühle der Mutter abgebaut werden, Schuldgefühle, indem sich die Mutter direkt oder indirekt verantwortlich fühlt für die Behinderung ihres Kindes. Schuldgefühle aber auch durch Nichterfüllen des Therapieplanes.

1.5.4. Probleme im Kindergarten

Leicht behinderte Kinder, die einen normalen Kindergarten besuchen, werden vielfach dort erst auffällig. Während sich Eltern vorher oft nicht der Tatsache bewußt waren, daß ihr Kind Schwierigkeiten in der Wahrnehmung, der Bewegung oder im Verhalten hat, werden sie von der erfahrenen Erzieherin im Kindergarten erstmalig erkannt. Ihr fällt es beispielsweise auf,

— wenn sich ein Kind im Vergleich zu anderen ungeschickt anstellt,

— wenn es den Malstift noch mit der Faust packt,

— wenn es Schwierigkeiten beim Basteln oder Handarbeiten hat,

— wenn es manche Tätigkeiten links ausführt,

— wenn es öfters hinfällt und überall aneckt,

— wenn es nicht die Kraft hat, sein Stühlchen hochzuheben,

— wenn es Sprachschwierigkeiten hat,

— wenn es schlecht sieht oder hört,

— wenn es geräuschüberempfindlich reagiert,

— wenn Tastsinn und Körperschema schlecht entwickelt sind,

— wenn es ständig herumrennt und bei keiner Sache verweilt,

— wenn es ablenkbar ist und sich nicht konzentrieren kann,

— wenn es sich von den anderen Kindern absondert,

— oft Streit mit ihnen hat

— oder distanzlos zu Erwachsenen ist.

HELLBRÜGGE und Mitarbeiter fanden 1975 in einer Untersuchung an 1500 als völlig gesund geltenden Kindern im Vorschulalter in 22% der Fälle bislang unentdeckte Entwicklungsstörungen. Das bedeutet, daß bei knapp einem Viertel leichte Behinderungen des Sehens, Hörens, Sprechens, der Motorik und des Sozialverhaltens gefunden wurden.

Die vielfältigen Anregungen des täglichen Lebens mögen in vielen dieser Fälle ausreichen, Entwicklungsdefizite mit der Zeit auszugleichen. Leider beanspruchen die üblichen Kindergärten nur in einseitiger Weise die perzeptiven, kognitiven und manuellen[1] Fähigkeiten der Kinder. In unseren „Sitzkindergärten" ist kaum Platz für ganzkörperliche Bewegungserfahrungen. Die Möglichkeiten zum Balancieren, Klettern, Springen, Fahren, Bauen, Graben und zu kreativer Umweltveränderung sind denkbar gering. Hier müssen Eltern initiativ werden, um geeignetes Spielgelände, Robinson- und Abenteuerspielplätze ausfindig zu machen oder auch nur ein Stück Natur, ein Wäldchen, eine Sandmulde, einen steilen Hang oder eine Wiese mit Bach.

Je mehr das spielerische Umwelterobern in Interaktion und Kooperation mit anderen Kindern vor sich geht, desto eher wird soziales Verhalten geübt. Bei schwer behinderten Kindern sind der Sozialisation anfangs jedoch Grenzen gesetzt. Hier muß erst der Prozeß der Individuation, der Selbstwerdung vollzogen werden, ehe das behinderte Kind in die Gemeinschaft hineinwachsen kann.

Leider wird Immer wieder von Eltern, aber auch von wohlmeinenden Beratern versucht, das zweite vor dem ersten zu erreichen. Man sagt dann: Das Kind ist nun

[1] perzeptiv = die Wahrnehmung betreffend
kognitiv = die Intelligenz betreffend
manuell = die Handbewegung betreffend

schon 4 oder 5 Jahre alt und ist noch so gemeinschaftschwierig. Es müßte unbedingt in den Kindergarten - in einen normalen Kindergarten natürlich -, um dort soziales Verhalten zu lernen. Solche Versuche sind häufig allein schon deshalb zum Scheitern verurteilt, weil das betreffende Kind sowohl in seiner Körperbeherrschung als auch in seiner sprachlichen Kommunikationsfähigkeit noch nicht den Leistungsstand erreicht hat, um wirklich dazuzugehören und integriert zu sein.

Was nützt es, wenn keiner das behinderte Kind versteht, wenn niemand mit ihm spielen will, weil es nicht fest genug auf seinen Beinen steht oder weil es aufgrund geistiger Leistungsminderung den Sinn eines gemeinsamen Spiels nicht begreift. Hier wäre es besser, lieber noch ein Jahr zu warten und in der Zwischenzeit die funktionalen Voraussetzungen für eine aktive Teilnahme an der Kindergemeinschaft durch kindgemäß gebotene Übungsreize zu schaffen. Anders ist es allerdings, wenn am Ort die Möglichkeit des Besuchs eines integrativen Kindergartens vorhanden ist, in welchem unbehinderte und behinderte Kinder miteinander spielen und beidseitig eine Menge von einander lernen können (vgl. 1. 4. ,,Probleme der Integration", S. 24).

Literatur:

Aly, M., Aly, G. und Turnier, M.: Kopfkorrektur oder der zwang gesund zu sein. Berlin: Rotbuch 1981.

Häusler, J.: Kein Kind zum , 'Vorzeigen? Reinbek: rororo 1979.

Merz, Ch.: Im Kontakt mit Eltern. Ratschlage für die Elternarbeit. Freiburg i. Br. 1981.

1.6. Die Persönlichkeit des Therapeuten

1.6.1. Therapeutische Qualifikationen

Im therapeutischen Prozeß ist nicht nur das Was des Therapieangebotes entscheidend, sondern das Wie der Durchführung. Mit anderen Worten: Das Verhalten des Therapeuten, die Art, wie er dem Patienten begegnet, bestimmt ganz wesentlich den Therapieerfolg.

Welche Fähigkeiten und Eigenschaften zeichnen den Therapeuten aus? Wir wollen die Frage zunächst aus der Sicht des Patienten beantworten. Erwachsene, aber auch jugendliche Patienten, besonders aber Kinder sagen nach erfolgreicher Therapie auf Befragung etwa folgendes aus:

— Sie fühlten sich beachtet und ernst genommen,
— sie spürten, daß das Interesse an ihnen echt war,
— sie waren überzeugt, daß der Therapeut an sie glaubte und
— sie beantworten das echte Engagement des Therapeuten mit Vertrauen und tiefer Zuneigung.

ROGERS (1961) spricht die Überzeugung aus, ,,daß der effektivste Therapeut derjenige ist, der warm, menschlich und authentisch ist" (S. 265)[1]. BARRETT-LENNARD (1959) führte eine höchst interessante Studie mit dem von ihm entwor-

[1] authentisch = echt, glaubwürdig

fenen „Beziehungsinventarium" durch. Es handelt sich dabei um einen Fragebogen, der über die therapeutische Beziehung Auskunft gibt. Die Beantwortung der darin aufgelisteten Fragen durch die Patienten ergab, daß die positive Beantwortung folgender Beziehungsvariablen hoch mit dem Therapieerfolg korreliert:

1. Therapeutisches Verständnis und Einfühlungsfähigkeit (Empathie)
2. Persönliches Engagement des Therapeuten
3. Positive Zuwendung, unabhängig vom Verhalten des Patienten
4. Echtheit (Authentizität) und Ehrlichkeit des Therapeutenverhaltens im Sinne der Übereinstimmung (Kongruenz) von Worten und Gefühlen.

Zu übereinstimmenden Ergebnissen kommt HALKIDES (1958) aufgrund umfangreicher statistischer Analysen. So wurden u. a. signifikante (bedeutsame) Korrelationen (Wechselbeziehungen) auf dem 1 %-Niveau zwischen psychotherapeutischer Effektivität und dem einfühlenden Verständnis des Therapeuten, seiner bedingungslosen Zuwendung und der Echtheit und Ehrlichkeit des Verhaltens gefunden.

Auch DREIKURS (1967) betont die Wichtigkeit der Echtheit und Aufrichtigkeit therapeutischen Verhaltens. „Kinder sprechen auf jeden an, der den Mut hat, so zu sein, wie er ist, mit all seinen menschlichen Fehlern und Schwächen" (S. 71). Vor allem ist wichtig, daß der Therapeut in der Lage ist, die therapeutische Situation mit den Augen des Kindes zu sehen. Echtes Mitgefühl setzt die Fähigkeit voraus, sich in die Lage anderer zu versetzen. Nur so wird man dem Patienten in seinen Schwierigkeiten wirklich helfen können (vgl. auch unter 2. 8. „Psychoanalytische und individualpsychologische Therapien").

Es wird sicher nicht immer leicht sein, den hier aufgestellten Erfordernissen gerecht zu werden. Die für die mototherapeutische Arbeit mit erziehungsschwierigen, sozial unangepaßten Kindern notwendigen Persönlichkeitsmerkmale sind vor allem durch ein besonderes Durchstehvermögen gekennzeichnet. Das „US-Department of Health, Education and Welfare" hat in einer Studie die folgenden persönlichen Attribute für die Arbeit mit verhaltensgestörten Kindern in Form einer groß angelegten Umfrage ermittelt. Sie werden hier auszugsweise gekürzt wiedergegeben. Jeder Motopädagoge und Mototherapeut mag für sich selbst überprüfen, inwieweit er über diese Voraussetzungen verfügt. Studenten, die hier in echter Selbstprüfung feststellen, daß ihnen mehr als ein Drittel dieser Eigenschaften fehlen, sollten ernstlich ihre Berufsentscheidung in Frage stellen und sie gegebenenfalls neu überdenken.

1. Körperliche Leistungsfähigkeit, Gesundheit und Durchhaltekraft
2. Erhöhte innere Tragfähigkeit und Konflikttoleranz
3. Hohe Vitalität, Ausstrahlungskraft und Begeisterungsfähigkeit
4. Gesundes Selbstvertrauen und innere Ausgeglichenheit
5. Einfühlungsvermögen, Geduld und Verständnis
6. Kontaktfähigkeit, Herzlichkeit und Humor
7. Flexibilität und Kreativität
8. Gewinnendes und sympathisches Äußeres.

1.6.2. Die therapeutische Beziehung

Die zuletzt angesprochene Fähigkeit des Sich-hinein-Projizierens in ein anderes Individuum ist Grundvoraussetzung für den Aufbau einer tragfähigen therapeutischen Beziehung. Der dabei entstehende Affektbezug zwischen Klienten und Therapeuten wird seitens der Psychoanalyse als ,,Übertragung" bezeichnet. Damit ist gemeint, daß der Patient dem Therapeuten nunmehr die gleichen positiven oder negativen Gefühle entgegenbringt wie früher seinen Eltern gegenüber. Die Übertragung wird als Grundbedingung für den Psychotherapieerfolg angesehen.

Nur nach Vollzug eines solchen engen Vertrauensverhältnisses wird der Patient bereit sein, Fähigkeiten in sich selbst zu entdecken und den Mut zur Handlung aufzubringen. Ob es im therapeutischen Prozeß zur Übertragung im Sinne der oben angedeuteten Gefühlsmobilisierung kommt oder ob sich ein Übertragungswiderstand von seiten des Patienten entwickelt, das hängt weitgehend von den im vorigen Kapitel besprochenen Persönlichkeitsvariablen des Therapeuten ab. ,,Der Grad, in dem ich Beziehungen eingehen kann, die die Entfaltung anderer Menschen fördern, entspricht dem Maß der Entfaltung, die ich in mir selbst erreicht habe" (ROGERS 1961, S. 70).

Wir sehen, daß der Therapeut in der Therapie nicht ohne Arbeit an sich selbst, ohne eigene Persönlichkeitsreifung auskommt. Einem Therapeuten mit menschlicher Ausstrahlung, mit Wärme und Herzlichkeit wird es eher gelingen, eine gute therapeutische Beziehung herzustellen als einem rational distanzierten Therapeuten.

Es ist in der Therapie beileibe nicht immer leicht, sich nicht persönlich getroffen zu fühlen, wenn ein Kind sich wütend gegen den Therapeuten stellt und ihn zum Objekt seiner Aggressionen macht. Erst wenn man sich vor Augen hält, daß man hier nur als ,,Ersatzzielscheibe', für einen Elternteil fungiert, wird es möglich sein, trotzdem Verständnis, Sympathie und Mitgefühl für das ,,unartige", Kind aufzubringen.

Es ist nach DREIKURS (1967) unumgänglich notwendig, daß der Therapeut die psychologischen Mechanismen erkennt, die hinter negativem und destruktivem Störverhalten stecken. Man muß wissen, warum manche Kinder um jeden Preis Aufmerksamkeit erregen wollen, aus welchem Grund und mit welchem Ziel sie nach Überlegenheit streben oder ihre eigene Minderwertigkeit als Mittel benützen, um bemuttert und verwöhnt zu werden (vgl. unter 2. 8. ,,Psychoanalytische und individualpsychologische Therapien").

Nur so entgeht der Therapeut der Versuchung, dem ersten Impuls, (der für gewöhnlich falsch ist) zu folgen und damit so zu reagieren, wie es das Kind von ihm erwartet. DREIKURS empfiehlt deshalb, immer genau das Gegenteil des ersten spontanen Impulses zu tun. Dadurch, daß er entgegen den vom Kinde provozierten Reaktionen handelt, entzieht der Therapeut dem Kinde den gewohnten ,,Verstärker" und bahnt somit eine Verhaltensänderung an (vgl. unter 2. 7. ,,Lernmodelle der Verhaltensmodifikation").

Das alles dient der Erhaltung einer tragfähigen therapeutischen Beziehung. Erst gegen Ende des Therapieprozesses sollte eine behutsame Ablösung des Patienten von seinem Therapeuten vorgenommen werden. Inzwischen hat das Kind im allgemeinen so viele positive eigene Handlungserfahrungen gemacht, daß es nach Einleitung des Ablösungsprozesses gut auf eigenen Beinen zu stehen vermag.

Um im Einzelfall wirklich helfen zu können, muß der Mototherapeut über eine ausreichende klinische Erfahrung verfügen. Er muß mit den „klassischen" Krankheitsbildern und Störungsformen vertraut sein. Nur so wird er auch bei Mischformen und überlagerten Symptomen in der Lage sein zu erkennen, wo bei einem Kind der therapeutische Hebel angesetzt werden muß und welche Zusammenhänge man gleichzeitig zu berücksichtigen und zu beobachten hat.

1.6.3. Die Aufgaben des Therapeuten

Der Mototherapeut organisiert und arrangiert die therapeutische Situation nur in soweit, als er aktionsanregende sensorische, motorische sowie soziale Lernprozesse in Gang setzt und die dazu benötigten Geräte und Materialien bereitstellt. Da die Eigenaktivität und Kreativität der Kinder im Vordergrund des therapeutischen Bemühens steht, sollte jede Idee zur Veränderung oder Erweiterung der motorischen Situation aufgegriffen und der Realisierung zugeführt werden. Hier wird vom Therapeuten neben den von ihm ins Auge gefaßten Lernzielen ein großes Maß an Flexibilität verlangt.

Der Psychomotorik-Therapeut versteht sich als Animateur, als der Ermutigende und an das Kind Glaubende. Dennoch sollte er sich so lange im Hintergrund halten, bis ein Kind auf unlösbare Schwierigkeiten bei einer selbstgewählten Aufgabe stößt. Es ist für eine echte therapeutische Beziehung notwendig, an dem teilzunehmen, was den Patienten bewegt. Dazu braucht er nicht einmal seine „Hintergrundposition" aufzugeben.

Die emotional mitschwingende Teilnahme des Therapeuten an den explorativen[1)] Unternehmungen der Kinder, aber auch an ihren kleinen Leistungssteigerungen oder an dem ein oder anderen Mißerfolg, all das erweckt auf der Seite der Kinder Vertrauen. Je schwächer sie sind, desto mehr vertrauen sie dem Therapeuten; je stärker sie werden, desto mehr vertrauen sie sich selber. Insofern ist es das Ziel des Therapeuten, sich entbehrlich zu machen.

Das Sich-offen-Halten, das Auf-Empfang-geschaltet-Sein gegenüber dem Patienten, gegenüber seinen Äußerungen und Reaktionen ist wohl eine der wichtigsten therapeutischen Eigenschaften. Man muß - ob Vater, Mutter oder Therapeut - seine „emotionalen Antennen" ständig „auf Empfang schalten". Man muß spüren, was ein behindertes Kind in seinem Inneren an Konflikten erlebt. Ja, man sollte sich ganz in das Kind hineinfühlen, hineinprojizieren, um es auch wirklich verstehen zu können. Intensive Zuwendung beruhigt und schafft eine instinktive Vertrauensbasis zwischen Kind und Erwachsenem. Dazu muß man sich aber innerlich von

---

1) explorativ = forschend, entdeckend

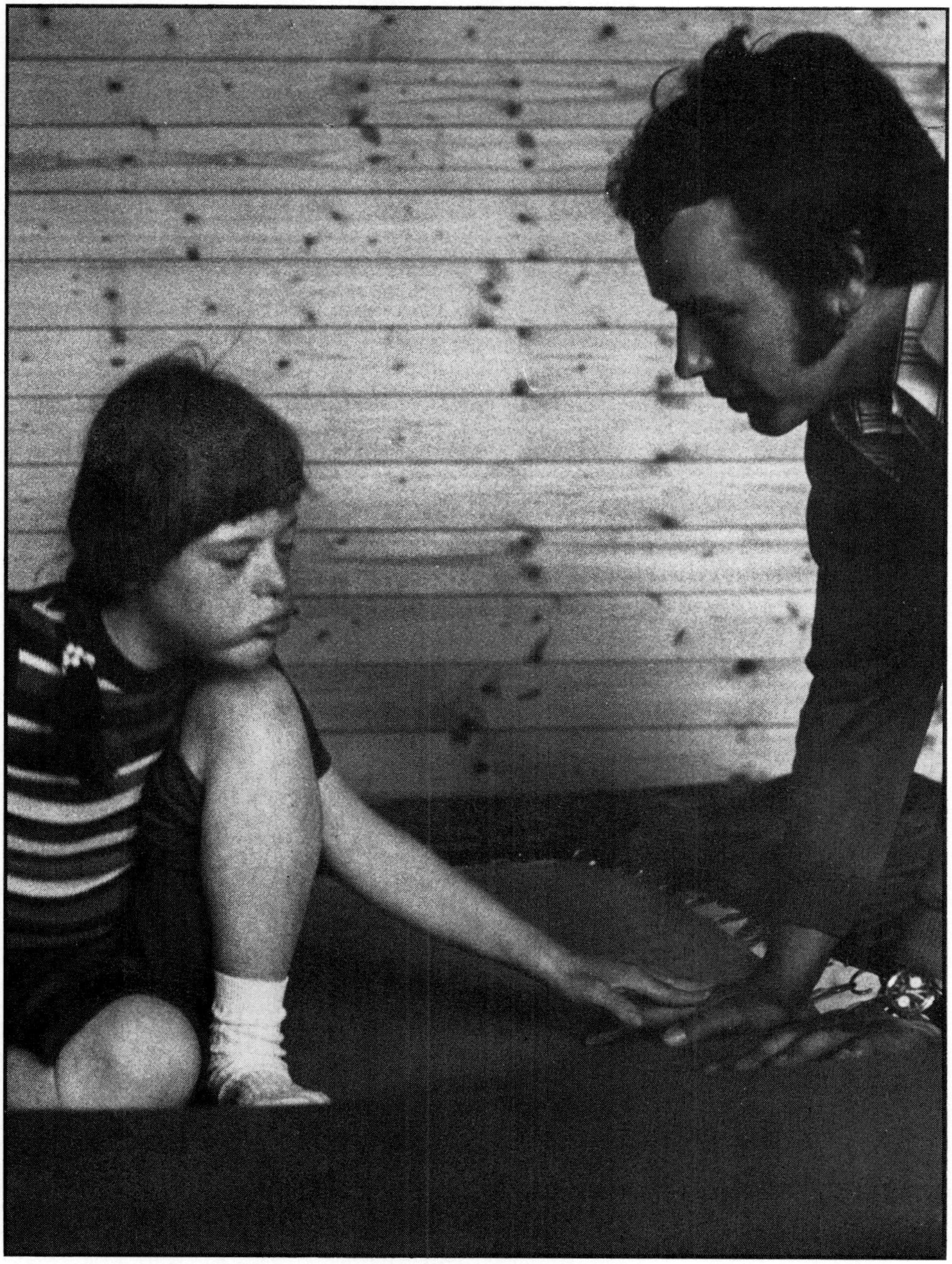

Abb. 4 **Das Kind soll den ersten Schritt zum Kontakt selbst vollziehen**

allem anderen frei machen, um voll und ganz für das Kind dazusein, wenn es Hilfe, Verständnis und echte emotionale Zuwendung braucht (Abb. 4).

Es dürfte klar sein, daß Zurechtweisungen und Tadel für ein behindertes Kind, das hart um sein bißchen Selbstbewußtsein ringt, unangebracht sind. Sie rufen oft eine Assoziation an eine Flut ähnlicher Vorwürfe z. B. im familiären oder schulischen Bereich hervor. Deshalb reagiert es unter Umständen übersensibel. Seine Reaktion bezieht sich dann im Grunde auf die Summe ähnlich frustrierender Erlebnisse aus seiner Vergangenheit. So kann ein behindertes Kind auch auf Ausgelachtwerden seitens seiner Gruppenmitglieder sehr heftig und empfindlich reagieren. Hier ist es Pflicht des Therapeuten, die Leistungsstärkeren unmißverständlich aufzufordern, dem Schwachen beizustehen und zu helfen, statt ihn zu verspotten. Dabei kann ein Appell an den Beschützerinstinkt Wunder wirken.

1.6.4. Therapeutische Mittel

Die therapeutischen Methoden und Verfahrensweisen sind so verschiedenartig wie die Grunddisziplinen, denen sie entstammen. Sie richten sich aber auch nach Alter, Störungsart und Störungsgrad des betreffenden Patienten. Außerdem gibt es einzel-, und gruppentherapeutische Mittel. Im Kapitel 3 werden bei Besprechung der Verfahren der Mototherapie einige dieser Aspekte näher beleuchtet werden.

In jeder therapeutischen Zielgruppe gibt es spezielle und allgemeine Therapiepraktiken. Spastiker, um nur ein Beispiel zu nennen, brauchen die speziellen Mittel der neurophysiologischen Therapiemethoden von B0BATH oder V0JTA. Sie bedürfen aber auch allgemeiner Fördermaßnahmen, um ihre behinderte Entwicklung anzuregen. Dazu gehört Gelegenheit zum Erproben eigener Kräfte und potentieller Möglichkeiten. Dazu gehört aber bis zu einem gewissen Grade auch Anleitung oder zumindest Hinführung zu entwicklungsmäßig anstehenden Lernschritten.

Mit welchen Mitteln das geschieht, hängt wiederum von der jeweiligen Disziplin ab, aus welcher der Therapeut hervorgeht. Das heißt, er kann beispielsweise verhaltenstherapeutisch oder tiefenpsychologisch orientiert sein. In dem ersten Fall wird er bestrebt sein, negatives, unerwünschtes Verhalten weder negativ (durch Strafe) noch positiv (durch Lob) zu verstärken, sondern es völlig zu ignorieren, bis es mangels Verstärkung ganz von selbst aufhört. Positives, erwünschtes Verhalten wird statt dessen bei jeder sich bietenden Gelegenheit schon im Ansatz verstärkt. Dabei wird man gerade zu Anfang das verhaltensverstärkende Mittel Lob reichlich einsetzen. Später wird man sparsamer damit umgehen können, um das Kind an kürzere oder längere ,,Durststrecken', zu gewöhnen (vgl. unter 2. 7. ,,Lernmodelle der Verhaltensmodifikation").

Von tiefenpsychologischer bzw. individualpsychologischer Seite wird man wohl auch kaum auf das therapeutische Mittel des Lobens verzichten. Dennoch warnt DREIKURS (1967) vor einem zu freizügigen Gebrauch. Gerade mit dem Lob bringt man zum Ausdruck, daß man etwas Bestimmtes vom Kinde erwartet. Dadurch kann es Angst bekommen, der Erwartungshaltung des Therapeuten nicht zu entsprechen. Mit dem Lob unterstützen wir somit unbewußt den Konkurrenzgedanken und schüren den Ehrgeiz, was nach DREIKURS als kardinaler Erziehungsfehler unserer Zeit anzusehen ist.

Der Autor empfiehlt statt dessen, den Kindern positive Erfahrungen in der Gruppe zu vermitteln. Vor allem aber soll sie der Therapeut dadurch ermutigen, daß er an das einzelne Kind glaubt. Dem therapeutischen Mittel der ,,Ermutigung als Lebenshilfe" kommt deshalb so große Bedeutung zu, weil Entmutigung die Wurzel aller Verhaltensstörungen darstellt (DREIKURS).

Die optimale Entfaltung kindlicher Handlungsmöglichkeiten ist somit gebunden an das rechte psychologische ,,Klima". Damit ist eine entspannte, humorvolle Lernatmosphäre gemeint. Der Therapeut muß Vertrauen, Güte und Wärme ausstrahlen und fröhlichen Optimismus verbreiten. Er tut dies meist unbewußt mit Hilfe der Mimik, Stimme und der Augen. Wir sehen hieran, wie der Einsatz der ,,therapeutischen Mittel" doch in hohem Maße von der Persönlichkeit des Therapeuten abhängt.

1.6.5. Ist Therapie lehrbar?

Wie schon in den vorangegangenen Kapiteln mehrfach betont, steht und fällt der Therapieerfolg mit der Persönlichkeit des Therapeuten. Es gibt fraglos pädagogisch-therapeutische ,,Naturtalente", die sich spontan in die Situation und die spezifischen Probleme eines behinderten Menschen einfühlen können. Nicht jeder aber bringt derartige Qualifikationen mit, und es ist die Frage, inwieweit derartige intuitive Verhaltensweisen trainiert werden können.

Es erscheint mir höchst schwierig, wenn nicht gar unmöglich, vor Beginn einer therapeutischen Ausbildung eine Selektion gemäß therapeutisch erwünschter Persönlichkeitsvariablen vorzunehmen und nur einen Teil der Bewerber zuzulassen. Gewiß, es ist sicher so, daß die oben genannten ,,Naturtalente" bessere Therapeuten werden als solche, denen die Gabe der persönlichen Ausstrahlung, die ,,Antennen" der Empathie (Mitgefühl) fehlen. Aber ihre Zahl ist nicht allzu groß; sie scheinen eher die Ausnahme zu sein. Deshalb ist es notwendig dafür zu sorgen, daß bei den letzteren, weniger intuitiven und weniger extravertierten Persönlichkeiten sich ein allmählicher Sensibilisierungsprozeß entwickeln kann.

Freilich ist es nicht damit getan, stoffliches Wissen zu vermitteln. In wievielen Ausbildungsgängen kommt man nicht über reine Wissensvermittlung hinaus, meist noch dazu ohne allen Bezug zur Praxis. Bei den dort Lehrenden kann man sich manchmal des Eindrucks nicht erwehren, als benützten sie ihre Vormachtstellung (Wissen ist Macht), um ihren Schülern mit ihrem zusammengetragenen Wissen zu imponieren. Sie pflegen damit einen nicht geringen moralischen Druck auf die Lernenden auszuüben.

Was ich hier anprangere, ist die Illusion, man könne Schüler oder Studenten durch möglichst kritikloses, nachvollziehendes Sich-Aneignen von Wissen in die Lage versetzen, dasselbe nachher in der Praxis des pädagogischen oder therapeutischen Alltags adäquat anzuwenden. Natürlich brauchen wir wissenschaftliche Erkenntnisse, Theorien und Modelle. Was aber genauso vonnöten ist, das sind eigene Erfahrungen. Sie können nicht durch pures Nachvollziehen, sondern allein durch originelles Denken und schöpferisches Handeln gewonnen werden.

Wie BECKMANN, MÜLLER-BRAUNSCHWEIG und PFLAUM (1974) feststellen, korreliert der Erfahrungsreichtum des Therapeuten positiv mit dem Therapieerfolg. Wo anders soll ein theoretisch gut vorbereiteter angehender Therapeut Erfahrungen sammeln als in der therapeutischen Praxis? Dabei kommt es entscheidend darauf an, daß er von dem, was er tut, persönlich berührt, ja betroffen ist. ROGERS (1961, S. 270/271) mißt dem Selbst-Entdecken und Selbst-Erfahren größte Bedeutung zu. Auf andere Weise ist es unmöglich, jemanden zu lehren, wie er therapieren soll. Statt seinen Lehrmeister zu kopieren, soll der junge Therapeut den Mut haben, eigene Wege und individuelle Methoden im Umgang mit Klienten verschiedener Art zu entwickeln.

Einen allgemein verbindlichen Ausbildungsgang in Mototherapie wird es in dem Sinne nicht geben können, daß damit eine allgemeine therapeutische Qualifikation erworben wird. Mototherapie kann m. E. nur an speziellen klinischen Einrichtungen in längeren Praktika für die betreffenden Zielgruppen von Patienten, z. B. MCD- oder CP-Kinder, vermittelt werden. Ein solches Praktikum würde darüber hinaus sicher schon nach l/4 oder 1/2 Jahr eine Beurteilung der therapeutischen Eignung des Praktikanten ermöglichen.

Literatur:

Barnett-Lennard, G. T.: Dimensions of the Client's Experience of his Therapist Associated with Personality Change. biss. Uni". of Chicago 1959

Beckmann, D., Müller. Braunschweig, H. und Pflaum, F. G.: Forschung in der Psychoanalyse. In Schraml, W. J. (Hrsg.): Klinische Psychologie II, Bern 1974

Dreikurs, R.: Psychologie im Klassenzimmer. Stuttgart: Klett 1967

Halkides, G.: An Experimental Study of Four Conditions Necessary for Therapeutic Change. biss. Univ. of Chicago 1958

Petzold, H. (Hrsg.): Die Rolle des Therapeuten und die therapeutische Beziehung. Paderborn: Junfermann 1980

Rogers, C. R.: Entwicklung der Persönlichkeit. Stuttgart: Klett 1961

1.7. Therapie und Wissenschaft

1.7.1. Theorie und Praxis

> ,,Theorie ist, wenn man alles weiß und nichts klappt;
> Praxis ist, wenn alles klappt, und keiner weiß warum. "

Dieser volkstümliche Aphorismus zeigt in satirischer Form das Dilemma zwischen zwei gegensätzlichen Verfahrensweisen auf, deren Annäherung oder wenigstens deren gegenseitiges Verständnis so schwer vollziehbar zu sein scheint.

In der Theorie versucht man zunächst über Hypothesenbildung Aussagen über Zusammenhänge und Gesetzmäßigkeiten bestimmter Phänomene zu machen. Dabei werden mit Hilfe abstrakter Formulierungen verschiedene Erklärungsversuche unternommen. Hiernach werden einzelne Relationen in einen Gesamtzusammenhang gestellt, um möglicherweise daraus ein geschlossenes Erklärungsprinzip abzuleiten. Eine Theorie laßt sich im allgemeinen schwerlich beweisen. Das gelingt nur, wenn die ihr zugrunde liegenden Hypothesen (Annahmen) experimentell verifiziert (bewiesen) werden können.

Theoriebildung ist die Grundlage jeder Wissenschaft. Theoretische Lehrgebäude helfen unklare Zusammenhänge in ein System zu fassen und sie im Idealfall vereinfacht darzustellen. Das geschieht meist in Form eines veranschaulichenden Modells. Es dient der übersichtlich strukturierten Darstellung und Klärung vielfältiger funktionaler Mechanismen. Mit Hilfe von Modellen wird aber auch die praktische Anwendung theoretischer Annahmen systematisch vorbereitet. Insofern stellt das Modell ein Bindeglied zwischen Theorie und Praxis dar.

In diesem Zusammenhang sei ein Wissenschaftszweig erwähnt, dessen Ziel es ist, Erkenntnisse und Erfahrungen aus der Praxis experimentell nachzuprüfen und abzusichern. Es ist dies die Empirie. Sie ist als Erfahrungswissenschaft aber auch beteiligt an der Konstruktion von Modellen, um diese danach wieder in Versuchen wissenschaftlich zu analysieren und zu verifizieren.

Danach stellen sich Theorie und Praxis nicht so sehr als unüberbrückbare Gegensätze dar, wie das vielfach angenommen wird. Der Unmut vieler Praktiker resultiert jedoch zum einen daraus, daß wissenschaftliche Theorien, die zumeist von Universitätsleuten aufgestellt werden, für den Praktiker schon wegen der für Laien unverständlichen Fachsprache nicht übersetzbar und in die Praxis übertragbar sind. So fehlt es einfach an konkreten Möglichkeiten der Umsetzung und Nutzanwendung für den pädagogisch-therapeutischen Alltag. Zum anderen kann sich der Praktiker oft des Eindrucks nicht erwehren, daß empirisch (durch Erfahrung) gewonnene Ergebnisse von den Universitätsleuten nur gering geschätzt werden und daß sich Wissenschaftliche Forschungsprojekte im allgemeinen recht wenig um die Fragen und Probleme der Praxis scheren.

Jeder praktisch arbeitende Pädagoge oder Therapeut würde sich jedoch glücklich schätzen, wenn seine Arbeit wissenschaftlich begleitet würde. Dadurch würde er per Experiment erfahren, welche seiner Methoden oder Vorgehensweisen wirklich erfolgreich sind. Umgekehrt ermöglicht das praktische Experiment aber auch das Überprüfen wissenschaftlicher Hypothesen. Deshalb ist es von der Sache her nicht einzusehen, warum Theorie und Praxis nicht auf effektivste Weise kooperieren sollten.

1.7.2. Subjektivität und Objektivität

Wissenschaftliche Verfahren ,,existieren nicht für sich, sondern sind Hilfen bei dem Versuch, die subjektive Empfindung, Ahnung oder Hypothese eines Menschen an der objektiven Gegebenheit zu prüfen" (R0GERS 1961, S. 216). Gerade für den Therapeuten ist es praktisch unmöglich, objektiv zu sein. Er ist selbst viel zu sehr in den therapeutischen Prozeß einbezogen, als daß er wie ein Außenstehender in der Lage wäre, Einzelheiten in diesem Geschehen zu analysieren. Er kann nicht gleichzeitig Teilnehmer und Beobachter sein. Gerade weil er sich als erfolgreicher Therapeut auf sein Gefühl, auf sein therapeutisches Gespür (was immer das sein mag) verlassen muß, kann er nicht gleichzeitig kognitiv reflektieren. R0GERS bezeichnet das tranceartige Sich-Einfühlen-Können in den Patienten als ,,außerirdische" Eigenschaft des Therapeuten.

Es ist einleuchtend, daß hierin einerseits eine der wesentlichen Voraussetzungen für eine erfolgreiche Therapie zu sehen ist, daß aber andererseits diese intuitive Fähigkeit des Therapeuten immer auch die Gefahr der Selbsttäuschung mit sich bringt.

R0GERS hat diesen Zwiespalt eines Menschen, der zugleich Therapeut und Wissenschaftler ist, mit folgender Feststellung zum Ausdruck gebracht: „Je besser ich als Therapeut geworden bin (wie ich glaube), desto klarer wurde mir, wie völlig subjektiv ich bin, wenn ich als Therapeut mein Bestes gebe. In dem Maße wie ich ein besserer Forscher wurde, „nüchterner" und wissenschaftlicher (wie ich hoffe), verspürte ich ein zunehmendes Unbehagen angesichts der Distanz zwischen meiner rigorosen Objektivität als Wissenschaftler und meiner fast mystischen Subjektivität als Therapeut" (ROGERS 1961, S. 198).

1.7.3. Therapeutische Effektivitätskontrollen

Die Wissenschaft beschreibt, vergleicht, ordnet ein, erläutert, interpretiert, reflektiert, quantifiziert, begründet, hinterfragt, leitet ab, deutet, spekuliert, postuliert, kontrolliert, evaluiert, verifiziert, erkennt, entwirft, sagt aus, stellt dar, formuliert, untersucht und überprüft praktische Sachverhalte mit theoretischen Mitteln. Dennoch kann man auch von der gründlichsten Untersuchungstechnik niemals erwarten, dadurch die absolute Wahrheit zu erfahren. Gerade bei der statistischen Überprüfung, z. B. mittels Faktorenanalyse, besteht durch die Art der willkürlichen und intuitiven Verarbeitung und Deutung der Ausgangsdaten immer auch die Gefahr der Fehlinterpretation. Das ist umso bedenklicher, als die auf diese Weise per elektronischer Datenverarbeitung gewonnenen Aussagen kaum in Zweifel gezogen und als unfehlbar akzeptiert werden.

Der wissenschaftliche Nachweis der Effektivität psychomotorischer Förderinterventionen erweist sich als äußerst schwierig. Die Variable Psychomotorik läßt sich leider nicht so ohne weiteres operationalisieren, da sie in vielerlei Gestalten und Formen auftritt. Eine große Unbekannte ist weiterhin die Persönlichkeit desjenigen oder derjenigen, die die Förderstunden durchführen. Wir wissen bis heute noch nicht, was bedeutsamer ist: die Zusammenstellung und Aufbereitung der Lernangebote oder die spezifische Methodik bzw. die Ausstrahlung der Therapeutin oder des Therapeuten. Auch ist es schwierig, wenn nicht unmöglich, andere, die Effektivität mit beeinflussende Variablen, z.B. Elternhaus, Schule, Heim, Sportverein oder andere, gleichzeitig laufende Therapien befriedigend zu erfassen und zu beurteilen.

Weitere intervenierende Variablen sind das Alter und Geschlecht der Kinder bzw. sicher auch der Erwachsenen, die die Förderstunden erteilen. Nach EGGERT (1988) ist die therapeutische Effizienz umso größer, je jünger die Kinder sind. Die Altersgrenze für positive Transfereffekte liegt seiner Erfahrung nach etwa bei 10 Jahren. Ich denke, daß es weitgehend darauf ankommt, in welchen Persönlichkeitsbereichen sich Fördereffekte zeigen. Jüngere Kinder machen ganz andere, mehr allgemeine Lernerfahrungen, während bei älteren Kindern spezifischere Effekte, z.B. durch einen signifikanten Anstieg der Leistungen in der Körperkoordination auftreten. Ein weiterer Faktor ist die Größe des Übungsraums. Es ist einleuchtend, daß großräumige Geräte- und Materialangebote in erster Linie die grobmotorische Körperkontrolle verbessern. Kleinere Räume regen, wie schon erwähnt, insbesondere die Entwicklung des Hand- und Fingergeschicks an. Sie unterstützen aber auch die Aufnahme engerer Beziehungen zwischen Kind und Therapeut.

Es kommt aber auch auf die Frequenz und Dauer der Fördermaßnahmen an. Einmal pro Woche bringt — selbst über einen längeren Zeitraum — nicht die gleichen Effekte wie zwei bis dreimal wöchentlich stattfindende oder en bloc angebotene Übungsstunden. Was die Förderung der Motorik anbetrifft, so haben sich tägliche Übungsanwendungen von insgesamt 15 bis 20 Stunden als besonders effektiv erwiesen (vgl. GÜTTINGER-WILLETTS 1976).

Schlüssige therapeutische Erfolgsbeweise in Form von Effektivitätskontrollen sind naturgemäß am ehesten über motorischen und physiologischen Datenvergleich vor und nach Anwendung einer Therapie zu erhalten. So lassen sich beispielsweise mit Hilfe des Vergleichs von MQ-Werten[1] im KTK[2] vor und nach einer bestimmten Übungstherapie Verbesserungen nachweisen. Bei den hierüber schon vorliegenden reichhaltigen Ergebnissen lassen sich unter anderem Aussagen machen über die günstigste Therapiedauer.

Tabelle 1 bringt eine Übersicht über die bei einzelnen Untersuchungen gemessenen Steigerungen des motorischen Quotienten (MQ) gemäß den Testungen mit dem KTK[2] vor und nach einer psychomotorischen Förderung. Die Ergebnisse fallen dabei recht unterschiedlich aus, je nach Einfluß der oben besprochenen Variablen. So kommt es beispielsweise bei der Untersuchung von HECKLAU nicht zu einem statistisch signifikanten MQ-Anstieg, und zwar aus folgenden Gründen: Es handelt sich um Vorschulkinder und Schulanfänger, bei denen eher allgemeine Lernerfahrungen erwartet werden können. Der Übungsraum war klein, es stand kein Trampolin zur Verfügung. Es wurde nur einmal wöchentlich therapiert. Der Schwerpunkt lag auf der graphomotorischen Förderarbeit.

HECKLAU (1989) bei **5- bis 7jähr.** nach 6 Monaten (20 St.) **MQ-Anstieg:** ***2,2 Pkte.*** **(n.s.)**	**N = 28**
SCHUCK u. ADDEN (1971) bei 7jähr. LB nach 28 St. (MQ-)**Anstieg s.s. 1% Niveau** (HMKTK)	**N = 13**
RETH-SCHOLTEN (1989) bei **6- bis 10jähr.** (Grundschule) 20 St. **MQ-Anstieg:** ***5,5 Pkte.***	**N = 101**
KESSELMANN (1989) bei **9- bis 12jähr. Jungen** nach 14 Wo. **MQ-Anstieg:** ***9,0 Pkte.*** (von 87 auf 96)	**N = 40**
KIPHARD u. BRINKMANN (1978) bei **6- bis 13jähr.** nach 15 St. **MQ-Anstieg:** ***11,5 Pkte.***	**N = 25**
GÜTTINGER-WILLETTS (1978) bei **7- bis 12jähr.** nach 15-20 St. **MQ-Anstieg:** ***11,9 Pkte.***	**N = 95**
PANTEN (1979) bei **8- bis 14jähr.** nach 31 St. **MQ-Anstieg:** ***18,0 Pkte.*** (von 64,3 auf 82,3)	**N = 10**

Tabelle 1: Effizienz psychomotorischer Förderung bei MCD auf die Motorik

---

1) MQ = motorischer Quotient

2) KTK = Körperkoordinationstest für Kinder (SCHILLING/KIPHARD) (vgl. unter Motodiagnostik in Band 1: Motopädagogik)

Entgegen der allgemeinen Erfahrung, daß der infolge einer psychomotorischen Intervention angestiegene motorische Quotient ohne weitere Interventionen innerhalb eines halten Jahres etwa auf die Hälfte zurückgeht, konnte KESSELMANN (1989) in seiner Langzeitstudie zeigen, daß es innerhalb von 1 1/2 Jahren nach Beendigung der Therapie zu einem nochmaligen signifikanten MQ-Anstieg um 8 Punkte kam. Es handelt sich dabei um eine Gruppe 9- bis 12jähriger Jungen (N = 40), die aufgrund einer 14wöchigen psychomotorischen Übungsbehandlung ihre KTK-Leistungen um 9 Punkte verbesserte (von 87 im Mittel auf 96). Ein halbes Jahr später wurde ein weiterer Anstieg des MQ um gute 4 Punkte auf 100,7 — ohne weitere Interventionen — festgestellt, und nach einem weiteren Jahr (1 1/2 Jahre nach Beendigung der Psychomotorik) kam es noch einmal zu einem MQ-Anstieg um 4 Punkte auf 104,8. Insgesamt fand also ein Zugewinn um 17 KTK-MQ-Punkte statt, wohingegen eine Kontrollgruppe ohne psychomotorische Förderung ihren durchschnittlichen MQ-Wert von 96 nicht zu steigern vermochte. Hier kann bei der Versuchsgruppe nur vermutet werden, daß sich das Bewegungsverhalten der Kinder nach diesen 14 Wochen grundlegend geändert hat, daß sie Sport trieben und auch vom Elternhaus her darin unterstützt wurden, ihre Geschicklichkeit zu üben.

Auf Tabelle 2 ist versucht worden, positive Transfereffekte einer psychomotorischen Förderung auf *Wahrnehmung und Kognition* aufgrund mehr oder weniger repräsentativer Untersuchungen aufzuzeigen. Die visuellen Wahrnehmungsleistungen wurden über den Frostig-Test (FEW)[3] erfaßt, wobei sich bei der schon erwähnten Studie von HECKLAU eine hochsignifikante Verbesserung nachweisen ließ. Verschiedentlich wird in diesem Zusammenhang über eine Verbesserung der *Konzentration* berichtet. Was die Verbesserung der *Intelligenz* anbetrifft — etwas, das nicht ausgesprochenes oder alleiniges Ziel der Psychomotorik ist —, so konnte EUNICKE-MORELL (1989) nach 18 Monaten bei 10 lernbehinderten Sonderschülern zwischen 10 und 12 Jahren einen IQ-Anstieg um durchschnittlich 28,8 Punkte nachweisen, ein unerwartet hohes Ergebnis, das sicher nicht zu verallgemeinern ist.

HECKLAU (1989) bei **5- bis 7jähr.** nach 20 St. s.s. Anstieg der visuellen **Wahrnehmungsleistung** 1% Niveau **(FEW)**	**N = 28**
FREISE-TIMM u.a. (1978) bei **6- bis 8jähr.** (Sprachbeh.) nach 50 St. Verbesserung der **Konzentration** u. **Motivation**	**N = 12**
OLBRICH (1975) bei **7jähr.** (LB) nach 20 St. Anstieg der **Konzentration**	**N = 5**
PANTEN (1979) bei **8- bis 14jähr.** nach 31 St. Anstieg der **Konzentration**	**N =10**
KESSELMANN (1989) bei **9- bis 12jähr.** (Jungen) nach 14 Wo. Anstieg der **Konzentration**	**N = 40**
SCHUCK u. ADDEN (1971) bei **7jähr. (LB)** nach 28 St. **Anstieg der Intelligenz** (CMM)	**N = 13**
EUNICKE-MORELL (1989) bei **10- bis 12jähr. (LB)** nach 18 Mo. **IQ-Anstieg: 28,8 Pkte.** (S.S.O.N.) (STARREN/SNIJDER 1978)	**N = 10**

Tabelle 2: Perzeptiv-kognitive Transfer-Effekte aufgrund psychomotorischer Förderung

[3] FEW = Frostigs Entwicklungstest der visuellen Wahrnehmung

Verhaltensänderungen sind nicht mit der gleichen Exaktheit wie perzeptive oder motorische Leistungsverbesserungen registrierbar. Das liegt vor allem am Mangel an psychomotorisch einwandfreien, den üblichen Testgütekriterien genügenden Tests. Immerhin existiert hier — obwohl noch nicht in jeder Hinsicht befriedigend — die von SCHILLING entwickelte „Checklist motorischer Verhaltensweisen (CMV)". Außerdem kann auf Neurotizismus- und Angsttests für Kinder zurückgegriffen werden, z. B. HANES (Hamburger Neurotizismus- und Extraversionsskala, 1968), KAT (Kinder-Angst-Test, 1969), AFS (Angstfragebogen für Schüler, 1980).

Zumindest gelingt es über Persönlichkeitsfragebögen, Angsttests und Beobachtungsbögen Tendenzen hinsichtlich eines **verbesserten Selbstwertgefühls**, einer **Abnahme der Ängstlichkeit**, eines **erhöhten Motivations- und Aktivationsniveaus**, einer **emotionalen Stabilität** sowie einer **erhöhten Kontakt- und Kommunikationsfähigkeit** aufzuzeigen (vgl. Tabelle 3).

JOHANNKNECHT u. LÜTGE (1987) bei **6- bis 8jähr.** (Sprachbeh.) nach 44 St. **Signif. Verbesserung im emotionalen und sozialen Verhalten**	**N = 14**
HECKLAU (1989) bei **5- bis 7jähr.** nach 20 St. **sign. Abbau von Hemmungen** 1% Niveau (CMV,6) und **Zunahme der Bewegungsfreude** (CMV,1)	**N = 28**
EGGERT u.a. (1975) bei **9- bis 10jähr.** (LRS) nach 9 Wo. verbessertes **Selbstkonzept**, erhöhte **emot. Stabilität**, geringere **Angstwerte**, erhöhte **Motivation**, verbesserte **Kommunikationsfähigkeit** (HANES, KAT)	**N = 34**
BETTELS (1987) bei **8- bis 12jähr.** (Jungen) nach 15 St. **sign. Abbau von Angst und Schulunlust** (1% Niv. AFS, PFK, SB 1), **sign. Anstieg von Selbstsicherheit u. Selbstvertrauen** (PFK, SB 2% Niv.) (WILCOXON)	**N = 25**
KESSELMANN (1989) bei **9- bis 12jähr.** (Jungen) nach 14 Wo. **sign. Abbau von Ängsten** (AFS 1) **sign. Anstieg des Selbstwertgefühls** (AFS 1)	**N = 40**
PANTEN (1979) bei **8- 14jähr.** (Jungen) nach 31 St. **Abbau von Neurotizismen** **Anstieg von Selbstbewußtsein** } (HANES) **Akivitäten und Kontaktfreude**	**N =10**
BECKMANN u. BECKMANN (1980) bei **10- bis 12jähr.** (Sprachbeh.) 12 Wo. **verbessertes Selbstkonzept**, erhöhte Motivation und Sozialkompetenz	**N = 17**

Tabelle 3: Affeltiv-soziale Transfer-Effekte aufgrund psychomot. Förd.

Trotz des offensichtlichen Dilemmas einer mangelhaften wissenschaftlichen Nachweisbarkeit und Meßbarkeit psychomotorischer Effizienz hinsichtlich des emotional-sozialen Verhaltens, sollten wir nicht in den Fehler verfallen, jegliche Wirksamkeit der Psychomotorik auf das kindliche Verhalten anzuzweifeln. Andererseits sollte man ihre Möglichkeiten auch nicht in euphorischer Weise überschätzen (PAN-

TEN 1980). Zu hohe Erfolgserwartungen an die Veränderbarkeit kindlichen Verhaltens, vor allem innerhalb kurzer Zeiträume, sind gewiß irreal. Dennoch wäre es falsch, den pädagogischen Optimismus und Idealismus der vor Ort arbeitenden Kolleginnen und Kollegen zu dämpfen, indem behauptet wird, Psychomotorik schade zwar nichts, bewirke aber auch nicht mehr, als daß die Kinder aufgrund der intensiveren persönlichen Zuwendung nunmehr glücklich sind, auch ohne meßbare Therapieerfolge (McKINLAY 1985). Psychomotorik ist gewiß keine Zauberformel und gewiß kein Schlüssel zur Heilung jeglicher Auffälligkeiten (JETTER 1977). Dennoch sind Erfolge, wie die Abbildungen zeigen, nachweisbar.

Einen anderen Weg schlug THETFORD (1952) ein, indem er die physiologischen Korrelate psychischer Variablen überprüfte. Dabei gelang es ihm, die Veränderungen einiger vegetativer Streßreaktionen (Puls- und Atemfrequenz sowie galvanische Hautreaktion) nach einer klientzentrierten Therapie zu messen. Bei experimentell erzeugter Frustration durch Mißerfolg zeigte sich die Therapiegruppe gegenüber der Vergleichsgruppe frustrationstoleranter und konnte ihr psychisches und physisches Gleichgewicht schneller wieder erreichen.

BUTLER und HAIGH (1954) sowie auch ROGERS (1950 - 1954) gingen der psychologischen Variablen „Selbstbild" nach und erbrachten mit Hilfe verschiedener Testmethoden (u. a. auch Selbsteinschätzung durch die erwachsenen Klienten selbst) den Nachweis positiver therapeutischer Effekte nach Anwendung einer klientzentrierten Therapie. Die teilnehmenden erwachsenen Patienten erwiesen sich als emotional ausgeglichener, sozial angepaßter und zeigten eine höhere Frustrationsschwelle als die nicht therapierten Versuchspersonen einer Vergleichsgruppe.

Auch bei Kindern ist über eine ganze Reihe von Erfolgskontrollen nach Anwendung der klientzentrierten Spieltherapie berichtet worden. Während AXLINE (1948) bei ihren Untersuchungen an Kindern mit sozialen Schwierigkeiten und Rassenproblemen noch keine objektiven psychodiagnostischen Daten erhebt, wurden in der nachfolgenden Zeit immer differenziertere Untersuchungskriterien verwendet (COX 1953, DORFMAN 1958, KRAAK 1961, SCHMIDTCHEN 1972). SCHMIDTCHEN kommt in seiner Studie an 15 verhaltensgestörten Neun- bis Zwölfjährigen sowie einer homogenen Kontrollgruppe nach Anwendung von je 14 - 15 nicht direktiven Einzeltherapien zu folgenden Ergebnissen:

1. Hochsignifikante Intelligenzerhöhung (Verbesserung der Umweltwahrnehmung und verbalen Flexibilität) auf dem 1 %-Niveau
2. Signifikante Verringerung emotionaler Schwierigkeiten (Abbau von Neurotizismen) auf dem 5%-Niveau.

Dagegen konnte - im Gegensatz zur Psychomotorik - Therapie - ein Abbau von Angst und sozialer Isoliertheit nicht nachgewiesen werden.

Was die positive Transferwirkung psychomotorischer Programme auf die *Sprache* anbetrifft, so konnten EGGERT und seine Mitarbeiter SCHUCK und WIELAND (1975) bei 34 legasthenischen Kindern über einen Betreuungszeitraum von 12 Wochen eine signifikante Verbesserung der Sprachleistungen, gemessen an der *Abnahme der Fehlerhäufigkeit bei der Lautartikulation*, nachweisen, und dies bei einer Verfahrenskombination von 75% Motorik und 25% kognitiv-verbalem Übungsangebot (vgl. Tab. 4). Ingrid OLBRICH (1978) fand nach einer 20stündigen psychomotorischen Förderpraxis eine *Zunahme der Sprachmotivation* und Sprechfreudigkeit sowie des *Sprachumfanges*, gemessen am Verbalteil des HAWIK und WSS 1. In Einzelfällen gelang es darüber hinaus, sowohl das *Stottern* als auch *Dysgrammatismus* abzubauen. Lediglich Stammelfehler blieben therapieresistent.

Zu gleicher Zeit (1978) veröffentlichte Sabine HERM-HAAK ihre Untersuchungen an 26 Berliner Krippenkindern im Alter zwischen 1 1/2 und 3 Jahren während eines sechsmonatigen psychomotorischen Spielprogramms. Etwa die Hälfte der Kinder wiesen zu Beginn *Sprachentwicklungsrückstände* auf. Anhand des Sensomotorischen Entwicklungsgitters (KIPHARD) konnte nach Ablauf der psychomotorischen Interventionen festgestellt werden, daß alle Kinder ihren *Sprachrückstand aufgeholt* hatten, und zwar sowohl die *aktive Sprache* als auch das *Sprachverständnis* anbetreffend. Interessant ist der dabei beobachtete *generalisierte Entwicklungsschub*, der sich praktisch auf alle Persönlichkeitsbereiche, einschließlich der optischen Wahrnehmung sowie der körpermotorischen und handmotorischen Geschicklichkeit, auszuwirken schien.

HERM-HAAK (1975) bei **1 1/2jähr. - 3jähr.** (Krippe) nach 6 Mo. *Aufholen von Sprachentwicklungsrückständen* **(sensomotor. Entwicklungsgitter) aktive Sprache, Sprachverständnis**	**N = 26**
OLBRICH (1975) bei **7jähr.** (LB) nach 20 St. *Zunahme von Sprechfreude u. Sprachumfang* **Rückgang von Stottern u. Dysgrammatismus** (HAWIK, WSS 1)	**N = 5**
EGGERT u.a. (1975) bei **9- bis 10jähr.** (LRS) nach 26 Do.St. *sign. Verbesserung der Sprachleistungen* (Abnahme der Fehlerhäufigkeit bei der Artikulation) **sign. Verbesserung der Rechtschreibung**	**N = 34**

Tabelle 4: Transfer-Effekt psychomotor. Förderung auf die Sprache

Literatur:

Axline, V. M.: Kinder-Spieltherapie im nicht-direktiven Verfahren. München: Reinhardt 1972

Butler, J. M. and Haigh, G. V.: Changes in Relation between Self-Concepts and Ideal-Concepts Consequent on Client-Centered counseling. In Rogers, C. R. and Dymond, R. F. (ed.): Psychotherapie and Personality Change. Univ. of Chicago Press 1954

Eggert, D. (Hrsg.): Psychomotorisches Training. Weinheim/Basel: Beltz 1975

derselbe und Lütje, B.: Zur Frage der Effektivität psychomotorischer Förderung im Schulalter. Unveröff. Manuskript, Univ. Hannover, Fachbereich Erziehungswissensch. 1988

Eunicke-Morell, C.: Untersuchung zum Zusammenhang von Motorik und Intelligenz. Zschr. Motorik, 2, 1989, 57-65

Güttinger-Willetts, H. M.: Statistische Effektivitätsüberprüfung der Psychomotorischen Übungsbehandlung. Unveröff. Manuskript. San Francisco/Berkely (USA) 1978

Hecklau-Seibert, S.: Effizienzüberprüfung psychomotorischer Fördermaßnahmen bei "MCD"-Kindern. Diss. phil., Univ. Frankfurt a.M., Fachber. Erziehungswiss. 1990

Herm-Haak, S.: Psychomotorische Spiele als Möglichkeit zur Förderung der Sprachentwicklung von Krippenkindern. Zschr. Motorik, 2, 1978, 53-60

Kesselmann, G.: Untersuchungen zur Effektivität und Stabilität psychomotorischer Programme (Arbeitstitel). Diss. Sportwiss. Univ. Osnabrück, in Vorbereitung 1990

McKinlay in **Gordon, N. und McKinlay, I.** (Hrsg): Das ungeschickte Kind. Stuttgart: Hippokrates 1985

Olbrich, I.: Sprache und Bewegung unter sonderpädagogischem Aspekt. Ebd. 42-52

Panten, D.: Untersuchung zur Effektivität einer therapeutisch orientierten Bewegungserziehung. Dipl.-Arb. Pädag., Univ. Osnabrück 1979

Rogers, C. R.: Entwicklung der Persönlichkeit. Stuttgart: Klett 1961

Schmidtchen, S.: Effekte von klientzentrierter Spieltherapie. Zschr. f. klin. Psychol. (1972, 49-63)

Thetford, W. H.: An Objective Measurement of Frustration Tolerance in Evaluating Psychotherapy. In Wolff, W. and Precker, J. A. (ed.): Success in Psychotherapy, Hew York 1952

2. Handlungstheorien in der Mototherapie

2.1. Einführung in die Handlungstheorie

Wir sehen im menschlichen Handeln einen ständigen Austauschprozeß zwischen Individuum und Umwelt. Das Ausmaß und die Qualität kindlicher Handlungserfahrungen bestimmt weitgehend die Art und Weise der Persönlichkeitsentwicklung. Denn der Handelnde ist immer aktiv, er agiert (was nichts anderes als handeln heißt), und zwar zumeist zielgerichtet. Außer dem aktiven, zielgerichteten Verhalten kennen wir aber auch das reaktive Verhalten, welches auf Grund von Außenreizen, sog. sensorischen Stimuli, entsteht. Für Kinder ist dieses reizbeantwortende Handeln, beispielsweise in der Nachahmung erwachsener Tätigkeiten, ein wichtiger entwicklungsfördernder Lernreiz.

Um handelnd tätig zu werden, bedarf es der Motivation. Ein Kind kann sowohl von außen als auch von innen motiviert werden. Je spontaner das Verhalten ist, desto eher wird es durch innere Bedürfnisse ausgelöst worden sein. Ein starkes Agens (treibende Kraft) ist beispielsweise das Bewegungsbedürfnis. Aber auch Geltungsbedürfnis und soziales Kontaktbedürfnis können handlungsauslösend sein. Menschliches Handeln läßt sich von daher als Verhaltensglied innerhalb einer Motivationskette begreifen. Nach HACKER (1973) und VOLPERT (1974) besteht eine Handlung aus drei ineinander übergehenden Phasen:

— der Initialphase (Anfangsphase), einer antizipierenden, die Handlung vorweg nehmenden Zielgerichtetheit,
— der Hauptphase des eigentlichen Realisierens des Vorgenommenen
— und der reflektiven Endphase, in welcher der Handlungsentwurf mit dem tatsächlichen Handlungsergebnis verglichen wird.

Insofern benötigt der Handelnde nicht nur die Fähigkeit zu bewußtem Planen, sondern auch Erfahrung und Einsicht. Beim Kinde werden kognitiv-motorische, aber auch affektiv-soziale Lernerfahrungen im wesentlichen auf dem Wege über das Spiel vollzogen.

Wie HEISS (1964) betont, unterliegen menschliche Verhaltens- und Handlungsmuster frühkindlichen (und ich meine auch vorgeburtlichen) Prägungseinflüssen. Sie können sehr bestimmend sein für die Art und Weise, in welcher ein Mensch z. B. ein Problem zu lösen versucht.

Menschliches Handeln unterliegt bis zu einem gewissen Grade immer auch sozialen Normen und Regeln. Trotzdem sollte diese oft traditionelle Regelgebundenheit nicht dazu führen, daß kindliches Handeln sich in eingeengten, stereotypen und routineunterworfenen Verhaltensschablonen erschöpft. Sonst kämen für die kindliche Entwicklung wichtige Grundbedürfnisse der Expansion (Machterweiterung) sowie der emotionalen Bewegungsäußerung (wozu auch laute stimmliche und sprachliche Äußerungen gehören) einfach zu kurz. Andererseits sind einige wenige, die freie individuelle Handlungskompetenz einschränkende Gebote und Verbote als haltgebende „Grenzpfähle", innerhalb derer sich die Kinder frei entfalten können, durchaus sinnvoll.

Unter allen Verhaltensweisen ist das Bewegungsverhalten das am offensten und klarsten zutage tretende und deshalb am ehesten beobachtbare Phänomen. Bewegung ist das Medium für jede Art von Handlung. Für einfache, stereotype und sich oft wiederholende Handlungsmuster wie das Gehen, Kauen usw. werden nur wenige motorische Handlungsglieder benötigt. Komplexe Bewegungshandlungen bestehen dagegen aus hochdifferenzierten Innervationsketten und Handlungsstrukturen, wie das in höchster Integration beim Sprechen der Fall ist (Lenneberg 1967). Innerhalb der Sprachentwicklung kommt interaktionalen und kommunikativen Handlungserfahrungen größte Bedeutung zu. Für die gesunde Persönlichkeitsentwicklung eines Kindes spielt, neben der motorisch-pragmatischen Handlungskompetenz, die verbale oder sprachliche Handlungskompetenz eine überragende Rolle.

Die Erziehung zum sinnvollen Handeln im Umgang mit der Welt steht innerhalb der Motopädagogik und Mototherapie gleichermaßen im Mittelpunkt der Persönlichkeitserziehung. Dabei gilt es, die Kinder über Erfahrungs- und Lernprozesse zu folgenden Handlungsqualifikationen zu führen:

— sinnvoll mit sich selbst umgehen
— sinnvoll mit der Natur und den Kulturtechniken umgehen
— mit anderen Menschen sozial umgehen.

Auch das behinderte Kind lernt innerhalb der ihm verbliebenen Möglichkeiten, mit sich und seiner Umwelt handelnd umzugehen. Nur richtet sich sein Handeln nicht nach den Vorstellungen und Routinen Nicht-Behinderter aus. Es muß eigene, ihm gemäße Formen der Selbstbehauptung und Umweltaneignung finden. Dabei bindet es seine Behinderung auf positive Weise mit in sein Handeln ein, ja es macht sie gleichsam zu einem Bestandteil seines Handelns. Insofern birgt zuviel „handling" von seiten des Therapeuten oder der Eltern immer die Gefahr der Handlungsbeschränkung in sich.

Selbstverständlich sind heute viele der technischen Hilfen - von orthopädischen Stützapparaten bis zum Rollstuhl - unentbehrlich geworden. Sie sind aus den modernen Berufsleben unserer Behinderten einfach nicht mehr wegzudenken und machen in vielen Fällen eine menschenwürdige Lebensbewältigung überhaupt erst möglich. Wir müssen uns aber besonders beim bewegungsbehinderten Kind hüten, der Inaktivität dadurch Vorschub zu leisten, daß es infolge zu gut gemeinter orthopädischer Versorgung zusätzlich gehandikapt wird. Mir sind Beispiele bekannt, wo behinderte Kinder vor lauter korrektiven Stützen, Schienen und Schalen in ihrem natürlichen Bewegungsdrang empfindlich eingeengt wurden. Dadurch kommen wichtige motorische Entwicklungsvollzüge eindeutig zu kurz.

Die Gefahr liegt meiner Ansicht nach eher in der Über- als in der Unterversorgung. Hilfsmaßnahmen dürfen keinesfalls der Entfaltung von Funktionen hinderlich sein. Wenn z. B. während einer krankengymnastischen Betreuung jede motorische Initiative aus Angst vor pathologischen Bewegungsmustern unterdrückt wird, dann geschieht hier eine Entwicklungsbehinderung, die pädagogisch nicht zu verantworten ist.

Der Arzt und Heilpädagoge CARLSON, selbst Spastiker, berichtet eindrucksvoll, wie er — von den Erbsen in Nachbars Garten magisch angezogen — erstmals eine große Strecke krabbelnd zurücklegte. Genauso stolz war er einige Jahre später, als er in der Erregung seine Stöcke vergaß und völlig frei einen ganzen Häuserblock entlangrannte, nur weil ihn die durchgegangenen Pferde eines Brauereigespannes so unerwartet fasziniert und motiviert hatten.

Gliedmaßengeschädigte Kinder legen ein beredtes Zeugnis darüber ab, wie ungewohnte Bewegungssituationen selbst unter schwierigsten Voraussetzungen mit Bravour gemeistert werden. Wichtig ist die Handlungsmotivation. Ob Armlose das Sich-Aufrichten zum Stand dadurch bewerkstelligen, daß sie sich aus dem Sitz mit dem Rücken blitzschnell an der Wand emporschieben oder das Greifen von Gegenständen infolge fehlender Hände zwischen Kinn und Schultern mit bemerkenswertem Geschick ausführen; immer zeigt es sich, daß der menschliche Organismus über erstaunliche Anpassungsmöglichkeiten verfügt.

Je leichter wir die Umweltbedingungen für den behinderten Menschen gestalten, desto weniger braucht er sich bemühen. Das bedeutet vor allem für den jungen, lernhungrigen und anpassungsbereiten Behinderten, daß er seine psycho-physischen Potenzen aus Mangel an Lernerfahrungen nicht genügend aktualisieren kann. Von daher ist es methodisch wichtig, behinderten Kindern solche Aufgaben der Umweltbewältigung zu stellen, die sie gerade noch zu bewältigen in der Lage sind. Die Treppenstufen im Übungsraum werden z. B. gemäß den begrenzten Bewegungsmöglichkeiten des behinderten Kindes anfangs flacher sein, die Neigung einer zu erklimmenden Rutsche geringer, das Kastenhindernis niedriger und vieles andere mehr. Aber schon bald sollten Situationsänderungen vorgenommen werden. Denn nur ein variierendes Übungsangebot vermag die Anpassungsfähigkeit des kindlichen Organismus an die Außenwelt genügend herauszufordern. Dabei kann auch die Schwierigkeit langsam gesteigert werden, aber nur so weit, als der Übende noch erfolgreich sein kann.

Wir sind in der Praxis immer wieder verblüfft, wie bewegungsmotiviert auch schwer behinderte Kinder sind. Trotz vieler Mißerfolge und trotz offensichtlich geringer Erfolgswahrscheinlichkeit mobilisieren sie immer wieder neue Willenskräfte, um das intendierte Bewegungsziel am Ende noch zu erreichen. Selbst geistig behinderte Kinder bringen durch Gesten zum Ausdruck, daß sie eine vorgezeigte Bewegungsaufgabe ausführen wollen. Bei Sprungaufgaben z. B. machen sie die entsprechenden Ausholbewegungen, obwohl sie die vorgegebene Sprunghöhe niemals überspringen können (KREBS und KURTH, 1972). Oder sie nehmen die Arme hoch, wenn es gilt, einen aufgehängten Ball im Sprung zu erreichen (SCHODER, 1970). Sie zeigen damit, daß sie es den Gesunden oder weniger Geschädigten gleichtun wollen.

Unter Anerkennung und Wertschätzung seiner Persönlichkeit geht es therapeutisch darum, dem Behinderten Handlungsfelder aufzuzeigen. Es wäre allerdings unrealistisch, wollte man als Therapeut nicht die absoluten Grenzen erkennen, welche durch schwere und schwerste Behinderungen der Handlungsfähigkeit immer wieder gesetzt werden. Permanente Handlungseinschränkung, wie sie beispielsweise durch Tetraspastik, durch gravierende geistige Behinderungen, durch Antriebslosigkeit oder schwerste autistische Verhaltensstörungen gegeben sind, lassen sich im allgemeinen auch durch noch so intensive und langdauernde Therapiemaßnahmen nur graduell und teilweise verbessern. Die große Chance liegt hier allein in der Frühtherapie, wenigstens was die körperliche bzw. die motorische Behinderung anbetrifft (vgl. Kapitel 3. 1. „Neuromotorische Übungsverfahren").

Naturgemäß sind schwer geistig behinderten Menschen hinsichtlich der Selbstbestimmung engere Grenzen gesetzt. Bei ihnen liegen regelrechte Handlungsstörungen vor, die der Fachmann als Apraxie bezeichnet. Es mangelt ihnen an der Fähigkeit, die Einzelglieder eines komplexen Handlungsablaufs aneinanderzufügen, weil sie kein Strukturbewußtsein für das Ganze besitzen. Sie leiden an einer Störung in der Weg-Ziel-Vorstellung, was sie hinsichtlich der Umweltbewältigung oft empfindlich einengt. Anderen geistig Behinderten sind jedoch genügend pragmatische Fähigkeiten verblieben, um sich in der Umwelt zurechtzufinden.

Um zu einer eigenen autonomen Lebensgestaltung (nach den jeweiligen individuellen Möglichkeiten) zu kommen, muß der Behinderte erstens über genügende Verstandeskräfte sowie über das notwendige Erkennungs- und Urteilsvermögen verfügen. Zum zweiten müssen ihm neben Achtung und Anerkennung seitens Unbehinderter ausreichende Handlungsfelder zur Verfügung stehen. Unter diesen Voraussetzungen ist auch manchem Behinderten eine freiheitliche und selbstbestimmte Lebensgestaltung möglich. Selbstbestimmung bedeutet auch hier, daß er darin seine eigenen Normen, Wertmaßstäbe und Handlungsinhalte realisiert.

Normal intelligente bewegungsbehinderte Kinder haben das Bestreben, ihre funktionellen Schwächen durch Stärken auf einem anderen Sektor zu kompensieren. So setzen die an ihren unteren Extremitäten Behinderten kompensatorisch Arme und Oberkörper ein. Ein von mir über längere Zeit betreuter zehnjähriger, beidbeinig poliogelähmter Junge lernte dank seiner überaus kräftigen Rumpf-, Arm- und Schultermuskulatur das Kraulschwimmen. Er turnte vollendet am Trapez und vollführte als Bodenakrobat zur Verblüffung seiner Kameraden Hand- und Kopfstände am laufenden Band. Es waren die gleichen Kameraden, die ihn Monate vorher wegen seines watschelnden Ganges verlacht hatten.

Ich erinnere mich noch sehr lebhaft daran, wie ich anfangs im Bemühen, ihm die ständigen Frustrationserlebnisse zu ersparen, didaktisch-methodische Kapriolen schlug. So war unser Übungsschwerpunkt über längere Zeit Oberkörperarbeit in jeder Form: Medizinballstoßen im Sitzen, Hangeln an der Horizontalleiter, Hindernisturnen am Lüneburger Stegel sowie Wettkämpfe, bei denen die Teilnehmer, bäuchlings auf flachen Rollbrettern liegend, diese mit weit ausgreifenden Armzügen vorwärtstrieben.

Indem hier der Sportunterricht als Umweltreiz im weitesten Sinne der Behinderung angepaßt wurde, fand dieser bewegungsbehinderte Junge Gelegenheit, sich in einer Gruppe Unbehinderter zu bewähren und damit Gleichberechtigung, Anerkennung und Wertschätzung zu erlangen. Dadurch gelang es, seine schwere neurotische Fehlhaltung und die damit einhergehenden sozialen Verhaltensstörungen mit der Zeit abzubauen.

Es ist mir im Laufe meiner langjährigen mototherapeutischen Praxis bewußt geworden, wie viele Theorien doch in diese Arbeit einfließen. Wohl jeder Praktiker übernimmt - wenn er sich reflektierend mit psychologischen und pädagogischen Theorien beschäftigt - die eine oder andere theoretische Erkenntnis. So fließen ganz verschiedene Theorieaspekte in das alltägliche motopädagogische oder mototherapeutische Handeln ein. Je vielseitiger, d. h. von unterschiedlichen theoretischen Positionen aus die Hinterfragung und Gegenstandsbestimmung der psychomotorischen Arbeit geschieht, desto eher wird sie dem einzelnen Klienten oder Patienten gerecht werden können. Es sind oft ganz verschiedene therapeutische Interventionen notwendig, um bisher verkümmerte, blockierte Persönlichkeitsbereiche anzuregen und endogene oder exogene Behinderungen der Handlungsfähigkeit zu beseitigen.

So ist es vorerst kaum zu erwarten, eine einzige übergreifende psychomotorische bzw. motologische Handlungstheorie zu finden, welche alle Aspekte in einem System vereinigt: den anthropologischen Aspekt, den kybernetischen, den biologischen, den neurophysiologischen Aspekt, den behavioristischen, den tiefenpsychologischen, den kognitiven Entwicklungsaspekt und vieles mehr. Dennoch erscheint es sinnvoll, einige der genannten Aspekte hinsichtlich ihrer Anwendbarkeit im motopädagogischen und mototherapeutischen Alltag zu überprüfen. Das soll im folgenden wenigstens ansatzweise versucht werden. Dabei wird der Leser Überschneidungen feststellen können. Jede Theorie geht von einer unterschiedlichen Grundposition aus. Demgemäß bestehen Unterschiede in der Schwerpunktbildung auf dem Wege zu gemeinsamen pädagogischen und therapeutischen Zielen.

Theoriebildung fungiert als eine Art Klammer für das, was in der Praxis geschieht. Wenn der Mototherapeut oder die Mototherapeutin über ihr Tun Reflektieren, wenn sie Zusammenhänge erkennen und Systematiken erstellen, so ist dies schon ein initialer Beitrag zur Theoriebildung. Insofern wird mit den im folgenden dargestellten Konzepten nichts anderes beabsichtigt als eine Reflexion der mototherapeutischen Praxis im Spiegel naturwissenschaftlicher, entwicklungs- und persönlichkeitstheoretischer Modelle.

Eine motologische Gesamttheorie, welche allen Aspekten einer psychomotorischen Praxis gerecht wird, d.h. neben allgemeinen Aussagen über den kindlichen Entwicklungsprozeß auch die menschliche Subjektivität mit ihren individuellen psychomotorischen Äußerungsformen berücksichtigt, ist bisher nicht existent. Das mag insbesondere daran liegen, daß an Anfang der Psychomotorik nicht — wie üblich — die Theorie stand, deren Modellvorstellung dann in der Praxis erprobt wird, sondern eine offenbar höchst erfolgreiche Praxis, für die man im nachhinein bemüht ist, eine adäquate Theorie zu finden.

Das augenblickliche wissenschaftstheoretische Dilemma scheint zu sein, daß zwar mit dem Adaptationsmodell SCHILLINGs eine übergreifende Theorie vorhanden ist, deren naturwissenschaftlicher und kybernetischer Erklärungsansatz jedoch eine Reduktion auf weitgehend abstrakte und objektive Entwicklungskriterien bedeutet. Der individuell-subjektive Aspekt psychomotorischer "Dialoge" und affektiv-dynamischer Interaktionsprozesse kommt dabei leider zu kurz. Das kindliche Bewegungserleben, seine Gefühle, sein Ausdrucksverhalten, seine Bedürfnisse, seine Motivationen und Handlungsintentionen, seine Probleme, seine Hemmungen und Ängste, seine Frustration und Depression, seine Resignation und Isolation, aber auch die Freude über Erfolge, das steigende Selbstvertrauen, die verbesserte soziale Kommunikationsfähigkeit — all dies findet zu wenig Beachtung.

So bedarf es über das Adaptationsmodell hinaus sicher weiterer Theorieansätze, mit deren Hilfe kindliches Verhalten und Handeln nicht nur kognitiv einsichtig gemacht wird, sondern auch affektiv verständlich und empathisch nachvollziehbar. Einiges davon wird in den folgenden Beiträgen anklingen. Dennoch kann es sich dabei nur um Teiltheorien aus zum Teil recht unterschiedlichen wissenschaftstheoretischen Standpunkten handeln.

Literatur

Carlson, E. R.: So geboren. Stuttgart 1969

Hacker, W.: Psychische Struktur und Regulation von Arbeitstätigkeiten. Berlin-Ost 1973, 1978

Heiß, R.: Über den Begriff des Verhaltens und das Modell der Persönlichkeit in der diagnostischen Psychologie. In: Handbuch der Psychologie, Bd. 6, 1964

Krebs, H. und Kurth, B.: Untersuchungen der statischen und dynamischen Koordination. 16 mm-Film c 1076. Göttingen: Institut für den Wissenschaftl. Film 1972

Lenneberg, E. H.: Biologische Grundlagen der Sprache. Frankfurt 1967
Mattner, D.: Angewandte Motologie als ganzheitliche Therapie. Zschr. Motorik, 2, 1985, 67-72

ders.: Zum Problem der Ganzheitlichkeit in der Motologie. Ebd. 1, 1987, 19-29

ders.: Minimale cerebrale Dysfunktion - Abschied von einem bewährten Konzept? Ebd., 2, 1988, 64-73

ders.: Anthropologische Bestimmung der Mototherapie. Ebd., Ebd., 4, 1989, 142-149

Prechtl, S.: Kommt der Aspekt des subjektiven Bewegungserlebens in der Theorie der Motopädagogik zu kurz? Ebd., 4, 1986, 120-126

Schoder, G.: Springen und Sprungerleben. Diss. Phil. Tübingen 1970

Stehn, M. und Eggert, D.: "Ganzheitlichkeit". Zur Verwendung gestalt- und ganzheitspsychologischer Konzepte in der Psychomotorik. Zschr. Motorik, 1, 1987, 4-18

Volkamer, M. und Zimmer, R.: Kindzentrierte Mototherapie. Ebd., 2, 1986, 49-58

Volpert, W.: Handlungsstrukturanalyse. Köln: Rugenstein 1974

2.2. Pädagogisch-humanistische Bildungskonzeption

Humanistisches Denken und Handeln stellt ein Bildungs- und Erziehungsideal dar, welches sich um die Wahrung der Würde des Menschen und um die Anerkennung seines Rechtes auf sinnvolle individuelle Lebensgestaltung innerhalb seines sozialen Umfeldes bemüht. Ausgehend vom Vorbild der griechischen und römischen Antike, hat sich die humanistische Geisteshaltung bis heute immer wieder erneuert und ist gleichsam zur Maxime pädagogischen Handelns geworden. Obwohl wir es hier nicht mit einer streng wissenschaftlichen Modellvorstellung zu tun haben, sollte die humanistische Leitidee der bedingungslosen Achtung vor der Persönlichkeit des Menschen und seines Rechtes auf Freiheit doch Anlaß zur Besinnung über unsere motopädagogischen und mototherapeutischen Ziele und Inhalte sein.

Dem humanistischen Grundgedanken der Selbstverwirklichung folgend, ist eine Reihe von pädagogischen Werten und Zielvorstellungen formuliert worden, deren wissenschaftliche Überprüfung jedoch Schwierigkeiten bereitet. Der humanistischen Philosophie und Psychologie geht es im wesentlichen um folgende, stichwortartig aufgeführte Erziehungsideale:
- idealistische Lebenseinstellung statt materieller Wertorientierung
- Betonung der Gefühlswerte (Herzensbildung) gegenüber dem rein Rationalen
- Bewußtsein für die Sinnhaftigkeit menschlichen Lebens
- Entfaltung aller Fähigkeiten als Grundlage eines befriedigenden Daseins
- Einklang zwischen persönlicher Freiheit und sozialer Verantwortung.

Es sollte in der Motopädagogik und Mototherapie neben allem funktionalkompensatorischen Denken immer auch darum gehen, dem zu betreuenden Kind ein Gefühl für den eigenen Wert zu vermitteln. Es soll durch die engagierte Einstellung des Therapeuten einen Begriff davon bekommen, was echte liebevolle Zuwendung bedeutet und wie wichtig Einfühlungsvermögen, Rücksichtnahme und Verständnis für andere im menschlichen Zusammensein sind. Nur wenn der andere sich verstanden fühlt, wird er sich öffnen. Das größte Hemmnis auf dem Wege zur Kommunikation ist die Gewohnheit, andere Menschen und deren Verhalten zu bewerten und zu beurteilen. Wie leicht wird aus dem Urteilen ein Verurteilen?

ROGERS (1961) hat in seinem Buch „Entwicklung der Persönlichkeit" überzeugend dargestellt, wie bitter notwendig humanistische Ideen und Praktiken für jede Art pädagogischen und therapeutischen Vorgehens sind. Dabei steht der Mensch, das Kind, der Klient im Mittelpunkt. Kennzeichnend für ROGERS' klient-zentrierten Ansatz ist der Respekt vor der Individualität des Menschen und das Vertrauen in die Selbstentfaltung des Kindes. Jedem Individuum wohnt eine latente Fähigkeit inne, sich fortzuentwickeln. Dieser Drang zur Selbstaktualisierung ist eine den Menschen vorwärtstreibende Gerichtetheit. Sie wird als Haupttriebfeder des Lebens angesehen. Es ist der Drang „sich auszuweiten, auszudehnen, zu entwickeln, autonom zu werden, zu reifen" (ROGERS 1961, Seite 49).

Mit KIERKEGAARD wird angenommen, daß es für die seelische Gesundheit des Menschen notwendig ist, sich zu sich selbst, zu seinem Wesenskern zu bekennen. Dazu muß schon das Kind Gelegenheit finden, sein eigenes Sein zu entdecken, zu erfahren und zu bejahen. ROGERS betont, daß diese Lernprozesse nicht direkt vermittelt, sondern nur angebahnt zu werden brauchen. Allerdings — und das gilt für jede Form des Lernens — muß dem Kind das Lernziel sinnvoll erscheinen. Es muß dazu gebracht werden, daß es sich selbst für die Lernprozesse, welche seiner Persönlichkeitswerdung dienen, verantwortlich fühlt. Dann treten weder Furcht, Leistungsangst noch oppositionelle Abwehr auf. Denn da, wo das Kind die Verantwortung für sich selber übernommen hat, kann es keine disziplinären Probleme geben.

Eine gesunde und harmonische Persönlichkeitsentwicklung bedarf der Unterstützung des Pädagogen und - wenn Störungen aufgetreten sind - des Therapeuten. Pädagoge und Therapeut sollen das Kind als Persönlichkeit mit eigenem Recht und eigenem Wert akzeptieren. Dazu benötigen sie nach ROGERS folgende Verhaltensweisen (vgl. auch 1. 6. „Die Persönlichkeit des Therapeuten"):

1. *Kongruenz (Authentizität)*
   Die Worte des Therapeuten dürfen kein Lippenbekenntnis sein. Er soll sich nicht hinter einer Fassade verbergen, sondern so sein, wie er ist. Äußeres und Inneres müssen kongruent sein. Echtheit und Glaubwürdigkeit schaffen eine tragfähige Vertrauensbasis und regen über Identifikationsprozesse die Persönlichkeitsreifung des Klienten an.

2. *Bedingungslose Zuwendung*
   Jeder einzelne Patient soll bedingungslos akzeptiert und respektiert werden. Diese positive Beziehung zwischen „Lehrer und Schüler" stärkt ebenfalls das Selbstwertgefühl des letzteren, weil er sich anerkannt und bestätigt fühlt.

3. *Emphatisches Verstehen*
   Hierunter wird die Fähigkeit des Pädagogen/Therapeuten verstanden, die Gefühle seines Klienten zu erkennen, zu verstehen und mit ihm zu teilen. Dabei praktiziert er echte menschliche Wärme, echtes Mitgefühl - Eigenschaften, welche man nicht heucheln, sondern tief empfinden muß (vgl. 1. Kongruenz).

Besonders bei verhaltensgestörten, selbstunsicheren, neurotischen Patienten gilt es, diese drei therapeutisch wirksamen Verhaltensweisen unabhängig vom (Fehl-) Verhalten dieser Personengruppe einzusetzen (vgl. 1. 6. „Die Persönlichkeit des

Therapeuten"). Denn erst auf Grund einer stabilen therapeutischen Beziehung wird der Klient oder Patient seine eigenen Fähigkeiten entdecken und sie nützen. Das verlangt wiederum vom Pädagogen bzw. Therapeuten ein hohes Maß an eigener Persönlichkeitsreifung.

Humanistische Erziehung oder Therapie weisen dem in ihrer Persönlichkeitsentfaltung behinderten Menschen, und besonders dem Kind einen Weg, auf dem sie selbst folgende Lernerfahrungen machen können:
— ihre Probleme zu erkennen,
— sich und ihre Gefühle zu akzeptieren,
— sich selbst anders als vorher zu sehen,
— selbstüberzeugter und selbtsicherer zu sein,
— ihre Umwelt feinfühliger als bisher wahrzunehmen,
— eigene Einstellungen und eigenes Verhalten zu ändern,
— mit eigenen Problemen auch allein fertig zu werden,
— sich für jede ihrer Handlungen verantwortlich zu fühlen,
— und mit anderen nachsichtiger und kooperativer umzugehen.

Humanistische Erziehungspraktiken sollten in Elternhaus, Schule und Universität prägenden Einfluß auf Kinder, Schüler und Studenten haben. Wie aber sieht die Wirklichkeit aus? ,,Wir haben nicht nur bei der Förderung der Werte und Einstellungen versagt, die zu einer gerechteren, glücklicheren und mit mehr Sinn erfüllten Gesellschaft führen; wir haben auch bei der Erfüllung der persönlichen Bedürfnisse unserer Kinder und Jugendlichen versagt" (FROSTIG und MASLOW 1978, Seite 69).

Fragen wir uns zunächst, inwieweit die *Handlungsfelder Bewegung, Spiel und Sport* humanistischen Erziehungszielen dienen können. BRODTMANN (1979) unterscheidet in Erweiterung der von TREBELS (1975) vorgelegten Analysen folgende fünf Handlungsintentionen für sportliche Betätigung innerhalb und außerhalb der Schule:

1. Die auf Überbietung ausgerichtete Handlungsintention,
2. die auf Gesundheit abzielende Handlungsintention,
3. die auf sinnliche Körper- und Umwelterfahrung gerichtete Handlungsintention,
4, die auf kommunikatives Erleben ausgerichtete Intention und
5. die auf Spiel, Risiko und Abenteuer abzielende Betätigung.

In seinen pädagogisch-didaktischen Rahmenüberlegungen kommt GRUPE (1978) zu der resignierenden Feststellung, daß man in unserer gegenwärtigen, vorwiegend kognitiv lernorientierten Bildungskonzeption über zu viel Theoretisierung, Intellektualisierung, rationaler Curriculumplanung und operationaler Lernzieldefinierung die Ganzheit des Menschen zu vergessen scheint. Auch entstünden aufgrund dieser kopflastigen Einstellung leider viel zu viele Vorbehalte gegenüber zweckfreier spielerischer Tätigkeit.

Die meisten pädagogischen Überlegungen gehen vom Erwachsenen, und nicht vom Kinde aus. Deshalb berücksichtigen sie auch selten seine Bedürfnisse nach Spiel und überschäumender Bewegungslust. Das Kind muß Gelegenheit erhalten, seinen Körper als elementares Ausdrucksmittel zu gebrauchen. Im Sinne humanistischen Verständnisses ist die Persönlichkeitserziehung wichtiger als Leibes- oder Geisteserziehung. Auch die sportliche Leistung ist lediglich ein Mittel zur Selbstverwirklichung, aber nur dann, wenn das Kind, der Jugendliche selbst Leistungen erbringen will.

FROSTIG und MASLOW (1978) haben einige höchst bemerkenswerte Vorschläge für den pädagogischen Alltag gemacht. Sie gehen davon aus, daß Selbstvertrauen und Selbstachtung sich beim Schüler nur entwickeln können, wenn der Lehrer ihnen das Gefühl vermittelt, daß er sie anerkennt, daß sie etwas gelten. Dabei ist es überaus wichtig und pädagogisch notwendig, die individuellen Möglichkeiten des einzelnen Kindes zu erkennen, seine Eigenart zu verstehen und beim Lernprozeß zu berücksichtigen. Es soll ihm Gelegenheit gegeben werden, etwas allein zu tun und selber Lösungsmöglichkeiten zu finden. Wir werden darauf noch zurückkommen.

Eine so verstandene Leibes- und Bewegungserziehung führt das Kind einerseits zu einer verbesserten Ich-Kompetenz, zu Einfallsreichtum, Phantasie und Kreativität. Andererseits macht es immer auch soziale Lernerfahrungen. Es entwickelt Verständnis für andere, lernt Kontakt zu Gruppenmitgliedern anknüpfen, eigene Bedürfnisse zu artikulieren wie auch Bedürfnisse und Meinungen anderer zu respektieren. Humanistische Erziehung gibt Gelegenheit, auf andere Rücksicht zu nehmen, Hilfsbereitschaft zu üben und Verantwortung für andere zu übernehmen. Gerade spielerische und sportliche Situationen sind dazu angetan, Fairneß, Gerechtigkeit aber auch Risikofreude und Zivilcourage zu üben und Unstimmigkeiten gewaltlos zu lösen.

Im herkömmlichen Sport- und Bewegungsunterricht traten diese humanistischen Lernziele zurück zugunsten produkt- und leistungsorientierter Zielvorstellungen. Es scheint sich aber heute doch eine wesentliche Neubesinnung und kritische Neuorientierung anzubahnen, die den Leib nicht mehr nach dem dualistischen Prinzip als Counterpart der Seele begreift. *So der handlungsorientierte gesellschaftspolitische Ansatz* von v. HENTIG (1972) und FUNKE (1973, 1974, 1979) mit seinen fächerübergreifenden Lernprojekten, wie sie an der Bielefelder Laborschule in der Praxis erprobt wurden. Dabei wird der Pädagoge nicht nur zum Vermittler von Lernprozessen, sondern zum Modell, dem man nachstrebt bzw. mit dem man sich sogar identifiziert. Damit können positive Lehrerhaltungen, Überzeugungen, Wertvorstellungen und Verhaltensschemata vom Schüler übernommen werden.

Die heutige bewegungsdidaktische und sportdidaktische Entwicklungstendenz ist einmal gekennzeichnet durch diese Art von Modell-Lernen (vgl. auch ZIMMER und VOLKAMER, 1981). Zum anderen wird gemäß der 1977 von EHNI vorgelegten Handlungsanalyse des Schulsports der sozial- anthropologische Aspekt besonders betont. Dazu zählt u. a. der weitgehend *situationsoffene und kommunikative Ansatz,* wie er von BRODTMANN, BERNSDORFF u. a. vertreten wird. In diesen gleichzeitig persönlichkeitsorientierten und sozialisationstheoretisch fundierten pädagogischen Vorgehensweisen steht die Erziehung zur Kritik- und Entscheidungsfähigkeit im Vordergrund. Bewegung und Sport werden hier zum Mittel, um den Schüler zum kreativen, verantwortlichen Handeln zu motivieren.

Die ganzheitliche Entwicklungsförderung der kindlichen Persönlichkeit über Kind-Umwelt-Interaktionen, in der die Bewegung als pädagogisches Mittel eingesetzt wird, steht auch im Mittelpunkt einer *psychomotorisch-motopädagogischen Therapieposition.* Sie unterscheidet sich faktisch nicht oder nur graduell von den modernen situations- und umweltorientierten sportdidaktischen Modellen für den Lernbereich der Grundschule (KRETSCHMER, SCHERLER, ZIMMER u. a.). Da Psychomotorik und Motopädagogik im heilpädagogisch-therapeutischen Raum entstanden sind, werden hier kindliche, emotionale und motorische Bedürfnisse, Schwierigkeiten und Probleme allerdings noch zentraler und weitgehender als in der Sportpädagogik beachtet.

Die Ziele und Inhalte der *Motopädagogik*, wie sie im Band 1 dargestellt wurden, haben vornehmlich präventiven Charakter. Sie gelten aber uneingeschränkt auch für die *Mototherapie*. In beiden Fällen geht es um Entwickungsförderung und Persönlichkeitsstabilisierung, Entfaltung und Selbstrealisierung mit den Mitteln psychomotorischer Körper-, Ich- und Umwelterfahrungen, und zwar sowohl bei unbehinderten als auch bei behinderten Kindern.

Von der Grundlagenkommission des *Aktionskreises Psychomotorik eV.* wird Motorik als Oberbegriff für das bewußte und unbewußte Haltungs- und Bewegungsgesamt des Menschen gesehen. Psychomotorik stellt als Teilaspekt die Funktionseinheit von Erleben und Sich-Bewegen in den Vordergrund. Nach KIPHARD (Band 1: -Motopädagogik, Seite 18/19) betont der Terminus Psychomotorik „nicht nur die Aspekte der Gefühlsbefindlichkeit während des Bewegungserlebnisses. In ihr sind auch kognitive Anteile enthalten, je nachdem, wie stark die betreffende Bewegungsaufgabe das kindliche Problemlöseverhalten herausfordert." Ähnlich erschöpft sich die Motopädagogik für BACH (1975) nicht allein in motorischer Förderung. Sie bedeutet auch „Förderung der Personalisation, Enkulturation und Sozialisation durch Motorik".

J. SCHULKE (1981) unternahm in ihrer Dissertation den Versuch einer *Gegenstandsbestimmung der Psychomotorik.* Dieses noch relativ junge Forschungsfeld konnte bisher nur in rudimentären Ansätzen und Einzelaspekten einen theoretischen Findungsprozeß einleiten. Psychomotorik stellt bisher mehr ein methodisches Prinzip dar als ein wissenschaftlich begründetes einheitliches pädagogisches Konzept.

Trotz erfolgreichem Wirken in der täglichen Praxis der Motopädagogik und Mototherapie steht eine wissenschaftliche Begründung der psychomotorischen Erziehung noch aus. Wir können auch nicht mit Bestimmtheit sagen, durch welche Variablen die Therapieerfolge im emotionalen, sozialen und kognitiv-motorischen Bereich zustandekommen, ob durch die Lerninhalte des Unterrichts, die starke Gefühlsbeteiligung innerhalb der Bewegungslernprozesse oder durch die intensive Zuwendung seitens des Pädagogen oder Therapeuten.

Die Bedeutung des Spiels im kindlichen Lernprozeß herausstellend, kommt SCHULKE zu der Aussage: „Gegenstand Psychomotorischer Erziehung ist die (dominierende) Tätigkeit Spiel" (Seite 178). Und zwar versteht sie Spiel im Sinne materialistischer Handlungstheorie (vgl. nächstes Kapitel) als Vorstufe zum Lernen und zur Arbeit, wobei das Kind sich in seinen Orientierungsfunktionen und im konkret-anschaulichen Denken übt. *Spielbestimmte Psychomotorische Erziehung* findet ihren Anwendungsbereich demgemäß vor allem im Elementar- und Primarbereich.

LEMPP (1979) betont neben dem Erlebniswert der Psychomotorik für die Ich-Identität vor allem ihre soziale und kommunikative Bedeutung. Auf die Beteiligung der Psychomotorik an der kognitiven Entwicklung - man könnte hier m. E. von „Kogno-Motorik" sprechen -, soll im Kapitel 2. 4. ausführlich eingegangen werden.

Verglichen mit den ebenfalls ganzheitlich ausgerichteten pädagogischen Zielsetzungen der *Rhythmischen Erziehung*, weichen psychomotorische und motopädagogische curriculare Vorstellungen trotz einer Reihe von Übereinstimmungen und

Interdependenzen (gegenseitige Abhängigkeit) in einigen entscheidenden Punkten ab. Die in der Rhythmischen Erziehung angestrebten Stabilisierungsprozesse in der Persönlichkeitsentwicklung wie auch die handelnde Umweltauseinandersetzung des Kindes vollziehen sich in einem anderen Rahmen, als das in der psychomotorischen „Erziehung durch Bewegung" der Fall ist. Statt einer Turnhalle wird im allgemeinen ein kleinerer Raum (Gymnastikraum) benützt. Die Ausstattung besteht zumeist aus dem (obligatorischen) Klavier sowie diversen Rhythmik- und Handgeräten. In der Turnhalle sind dagegen neben sportlichen Kleingeräten und neuerdings auch sog. psychomotorischen Übungsgeräten immer auch Großgeräte wie Turnkästen usw. zum Aufbau von Hindernissen sowie eine Reihe von Klettergeräten vorhanden.

Entsprechend unterschiedlich sind die Lernangebote. Vor allem wird in der Psychomotorik/Motopädagogik großer Wert auf großräumige Umwelteroberung, auch unter gelegentlichem Einschalten leistungsbetonter Bewegungsaufgaben, gelegt. Da sich der gesamte Prozeß der Persönlichkeitsreifung in der tätigen Auseinandersetzung mit der Umwelt vollzieht, ist es notwendig, diese Lernumwelt (wozu auch die Turnhalle, der Gymnastikraum und der Pausenhof gehören) so lebenswirklich wie nur möglich zu gestalten (vgl. Abb. 5-7).

Die *„Frankfurter Arbeitsgruppe"* (1981 , 1982), die sich aus Lehrenden und Studierenden des Instituts für Sportwissenschaften der Universität Frankfurt zusammensetzt, hat sich seit 1978 im Rahmen eines Modellprojektes mit einer Reform der Sportlehrerausbildung befaßt. Sie wendet sich gegen die heute übliche rigide Festschreibung der Lehrwege und Lehrziele im Sportunterricht. Dafür werden kindgemäße Wege aufgezeigt, wie die Schüler selbst aktiv in weitgehend offene Bewegungssituationen einbezogen werden. Die angebotenen Lernerfahrungen negieren jede Art genormter sportmotorischer Übungsabläufe und Reglements. Statt dessen werden die Schüler von Anfang an am *Planungsprozeß der Unterrichtsvorbereitung* beteiligt. Die Planung geschieht themenzentriert, wobei die vorzubereitenden und zu realisierenden Themen die motorische Auseinandersetzung des Menschen mit seiner Umwelt zum Inhalt haben:

— z. B. Schleudern, Springen, Fliegen
— Gleiten, Rutschen, Ausrutschen
— Balancieren auf Materialien und Geräten zwischen Körper und Boden (vgl. Abb. 8 und 9)
— Siebenmeilenstiefel (verlängerte Beine, vergrößerte Füße)
— auf einem anderen Stern
— Zirkus
— starr wie ein Holzklotz
— weich wie eine Gummipuppe
— ein neues Spiel erfinden
— Laufen auf unterschiedlichem Grund
— sich mit geschlossenen Augen bewegen (vgl. Abb. 10)
— mein Körper, meine Bewegung
— Mensch und Wasser usw.

Im Rahmen der unterrichtlichen Realisierung eines vorgenommenen Themas werden zunächst über Ideensammlungen Inszenierungspläne erstellt. Dabei werden evtl. benötigte Materialien und Geräte herbeigeschafft und entsprechend der Unterrichtsidee gezielt bearbeitet bzw. verändert. An diese Vorbereitungsphase schließt sich das praktische Erproben, Explorieren und Experimentieren an. Hier können die Kinder eigene Lösungsmöglichkeiten realisieren. Es bedarf wohl keiner Frage,

Einfache Materialien fördern die Kreativität

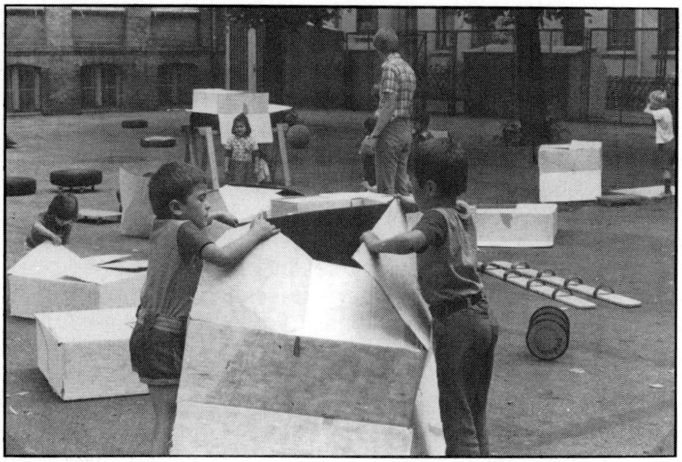

Abb. 5

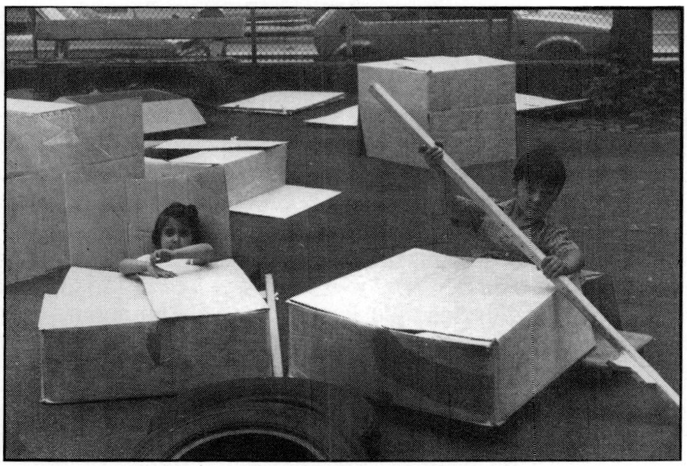

Abb. 6

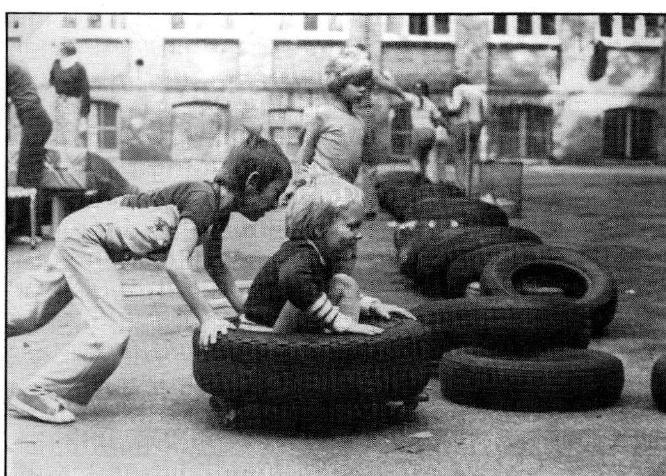

Abb. 7

daß bei derartigen themenzentrierten Unterrichtsprojekten selbsttätiges, eigenverantwortliches, kreatives und kooperatives Handeln in einer Weise geübt wird, wie das im Regelunterricht niemals möglich wäre.

In offenen Bewegungssituationen geht es — entgegen der traditionellen Vorstellung von einem geordneten, von außen disziplinierten Bewegungs- und Sportunterricht — wesentlich lauter und unruhiger zu. Dafür herrschen selbstinitiierte und selbstbestimmte Schüleraktivitäten in Form von Vorschlägen, Absprachen und zielorientierten Handlungsproduktionen vor. Dabei findet, wie HILDEBRANDT, LAGING und Mitarbeiter (1981) betonen, ein gemeinsamer Interessenfindungsprozeß innerhalb größerer Handlungsspielräume statt, wobei entdeckende und problemlösende Aufgaben am motivierendsten zu sein scheinen (vgl. "Konstruktive Aufgabenlösung (Problemlöseverhalten)" in Band 1: Motopädagogik).

SCHMUHL (1987) hat in einer Studie an zwei verschiedenen Versuchsgruppen — Schulkindergartenkinder (N = 14) und Lernbehinderten der Eingangsstufe (N = 9) — zeigen können, daß die Kinder fast durchweg in der Lage waren, allein, zu Partnern oder in Dreiergruppen sinnvolle Strategien und Lösungswege für die jeweiligen motorischen Handlungsprobleme (Haus, Brücke, Turm usw. bauen) zu entwickeln. Die 7- bis 10jährigen Lernbehinderten erwiesen sich dabei gegenüber den 6- bis 7jährigen Schulkindergartenkindern sogar als etwas überlegen; sie waren konzentrierter und nahmen ihre Problemlöseaufgaben noch gezielter in Angriff. Insgesamt konnte mit dieser Untersuchung bei beiden Gruppen eine Steigerung der Leistungsmotivation, der Anpassungsfähigkeit an unbekannte Aufgaben durch Bildung neuer Handlungspläne sowie eine Verbesserung der Interaktion und Kommunikation nachgewiesen werden.

Es soll hier noch angemerkt werden, daß sich bei älteren Kindern, Jugendlichen und Erwachsenen die Prinzipien der *Themenzentrierten Interaktion* (TZI) nach Ruth COHN (1975) innerhalb des Aktionsdreiecks: Gruppe — Therapeut — Thema erfolgreich anwenden lassen. Die Hauptpostulate für jede Art pädagogischer oder therapeutischer Interaktionen können etwa wie folgt formuliert werden:
— Akzeptiere dich und bestimme dich selbst (be your own chairman)
— Eigene (auch negative) Gefühle müssen jederzeit spontan geäußert werden (Störungen haben Vorrang).

Diese Postulate werden ergänzt durch eine Reihe von Regeln als Verständigungshilfe untereinander sowie durch Festlegung persönlicher Rechte jedes einzelnen.

Literatur:

"An Problemen lernen". Schwerpunktheft der Zschr. Sportpädagogik, 3, 1982. Seelze: Friedrich-Verlag

Brodtmann, D.: Sportunterricht und Schulsport. Bad Heilbrunn/Obb.: Klinkhardt 1979

Cohn, R.: Von der Psychoanalyse zur themenzentrierten Interaktion. Stuttgart: Klett 1975

Ehni, H. W.: Sport und Schulsport. Schorndorf: Hofmann 1977

Frankfurter Arbeitsgruppe: Sportunterricht realisieren lernen. 3. Bericht zum Frankfurter Teilprojekt eines Modellversuchs. Frankfurt, Institut für Sportwissenschaften 1981

dieselbe: Offener Sportunterricht - analysieren und planen. Reinbek: Sachbuch rororo, Rowohlt 1982

Frostig, M. und Masiow, P.: Lernprobleme in der Schule. Stuttgart: Hippokrates 1978

Funke, J.: Körpererziehung, Sport und Spiel in der Bielefelder Laborschule. In: Schulprojekte der Univ. Bielefeld, Heft 4, 5. 298 - 312, Stuttgart 1974

Grupe, 0.: Sport in der Schule. Vortrag zum Tag des Schulsports in Kiel am 2. 0kt. 1978

derselbe: Grundlagen der Sportpädagogik. München 1969

Hentig, H. v.: Lerngelegenheiten für den Sport. Sportwissenschaft 2, 3, 1972, 239 - 257

Hildebrandt, R. und Laging, R.: Offene Konzepte im Sportunterricht.Bad Homburg: Limpert 1981.

Irmischer, T. und Fischer, K. (Red.): Psychomotorik in der Entwicklung.

Lempp, R.: Die Entwicklung der Psychomotorik. Zschr. Sportwissenschaft, 4, 1979.

Maraun, H. -K.: Analysieren und Planen als Handlungsprobleme des Sportlehrers. Schorndorf: Hofmann 1981

Möckelmann, H.: Leibeserziehung und Jugendliche Entwicklung. Schorndorf: Hofmann 19819

Paschen, K.: Didaktik der Leibeserziehung. Frankfurt: Limpert 1961

Rogers, C. R.: Entwicklung der Persönlichkeit. Stuttgart: Klett 1985

Scherler, K.: Sensomotorische Entwicklung und materielle Erfahrung. Schorndorf: Hofmann 1975

Schilling, F.: Bewegungsentwicklung, Bewegungsbehinderung und das Konzept der „Erziehung durch Bewegung". Sportwissenschaft 7, 4, 1977, 361 - 373

Schmitz, J. H.: Studien zur Didaktik der Leibeserziehung. Schorndorf: Hofmann 1972

Schmuhl, A.: Die Bedeutung motorischen Problemlösens für die Handlungsfähigkeit lernbehinderter Kinder. Ex.-Arb., Sonderpädag., Univ. Frankfurt a.M. 1987

Schulke, J.: zur Gegenstandsbestimmung Psychomotorischer Erziehung. Diss. phil. Univ. Bremen 1981

Torgesen, J. K.: The Role of Non-specific Factors in the Task Performance of Learning Disabled Children. Report 65, Developmental Program, Univ. of Michigan, Ann Arbor 1975

2.3. Materialistische Handlungstheorie

Die von der sowjetischen dialektisch-materialistischen Psychologie, insbesondere von RUBINSTEIN, GALAPERIN und ELKONIN in den 60er und 70er Jahren formulierte theoretische Position geht vom gesellschaftlichen und geschichtlichen Determiniertsein des menschlichen Lebens aus. Dabei wird der Person-Umwelt-Bezug weitgehend vom Erwachsenen her bestimmt, der dem Kind das historische Erbe vermittelt. D. h. er bringt ihm die im Laufe der Menschheitsgeschichte entwickelten typischen Fähigkeiten, Kulturtechniken und Fertigkeiten nahe. Das Kind eignet sich im Zuge seiner Entwicklung die während vieler Generationen gesammelten Erfahrungen, Errungenschaften und Produkte per pädagogischer Vermittlung aktiv lernend an.

Dieser *Aneignungsprozeß* verläuft von außen nach innen. Er geht von pragmatischen Handlungsoperationen aus, wird durch sprachliches Handeln ergänzt und führt schließlich zum gedanklichen Handeln. Jede dieser Handlungsformen wird erst ermöglicht durch die Auswahl- und Regulationsprozesse der *Orientierung.* Orientierung ist mehr als nur Wahrnehmung. Orientierung stellt ein aktives, auf die Umwelt gerichtetes Tätigsein dar, einschließlich notwendig werdender Entscheidungs-, Programmierungs- und Kontrollprozesse. Die Orientierungstätigkeit wird außerdem mitbestimmt durch motivationale Faktoren wie Gefühle, Bedürfnisse, Antriebe und Strebungen.

Theoretisch werden drei Regulationsebenen innerhalb des menschlichen Aneignungsprozesses unterschieden:
— die sensomotorische, wahrnehmungs-handlungsbezogene Ebene,
— die wahrnehmungs-begriffliche Regulationsebene und
— die intellektuelle, komplexe Handlungen steuernde Ebene.

LEONTJEW (1973) verwendet zur Charakterisierung der Orientierungsfunktion und des umweltaneignenden Tätigwerdens sowohl sozialisationstheoretische, biologische bzw. kybernetische als auch neurophysiologische Modellvorstellungen. Danach wird der Mensch in eine Welt hineingeboren, die sich gleichzeitig gesellschaftlich und biologisch repräsentiert. Diese seine Umwelt ermöglicht es dem Menschen, vielfältige Signale in Form von Licht- und Schallwellen, Tastreizen, Düften usw. , die seiner Orientierung dienen, wahrzunehmen und handelnd darauf zu antworten. Aufgrund dieser Wechselbeziehung zwischen Organismus und Umwelt bildet sich die höhere Nerventätigkeit des 1. und 2. Signalsystems (PAWLOW) aus, und zwar in Form mobiler physiologischer Hirnsysteme und -strukturen.

Das 1. *Signalsystem* reguliert dabei die sensomotorischen Anpassungsvorgänge der frühkindlichen Entwicklung und führt das Kind zur Entfaltung seiner Individualität. (Hier sind Parallelen zu erkennen zu den später zu besprechenden Entwicklungs- und Adaptionstheorien.) Das 2. *Signalsystem* reguliert auf sprachlicher Ebene während der vorschulischen und schulischen Entwicklung die Aneignungsprozesse über Spielen, Lernen und Arbeiten. Dabei trägt die Sprache ganz wesentlich dazu bei, abstrahierende Denkakte einzuleiten.

Das folgende Schaubild versucht die beschriebenen Phänomene einander zuzuordnen. Dabei weist die vorgenommene Zweiteilung in der Praxis naturgemäß Übergänge und Überschneidungen auf.

1. Signalsystem **Sensomotorische Regulation**	**2. Signalsystem** **Psychomotorische Steuerung**
wahrnehmungsgebunden pragmatische Anpassung bedürfnisgebundenes Tätigsein Bewegungslernen Funktionsspiele **= frühkindliche Entwicklung**	orientierungsgebunden semantische Aneignung sprachgebundenes Zielhandeln geistiges Lernen Rollenspiele **= vorschulische und schulische Entwicklung**

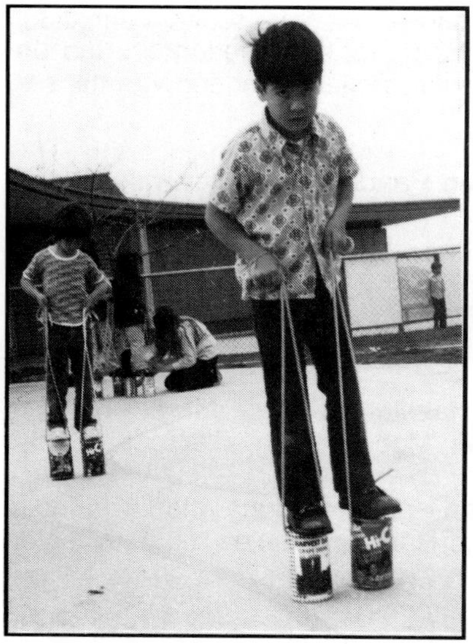

Abb. 8

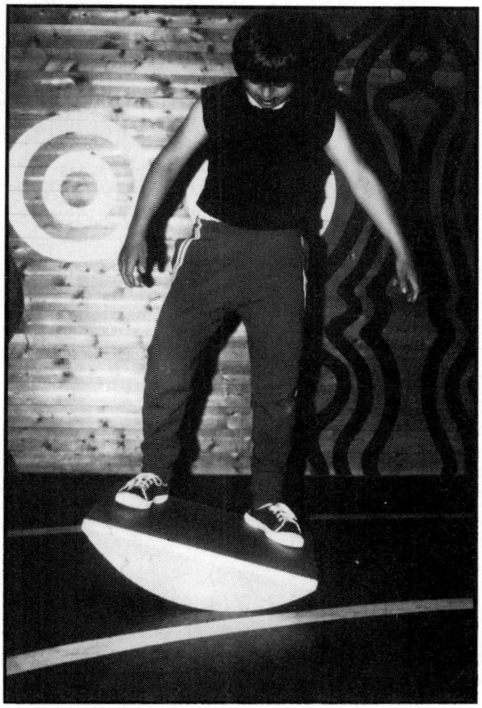

Abb. 9

selbsterdachte
Balanciermöglichkeiten

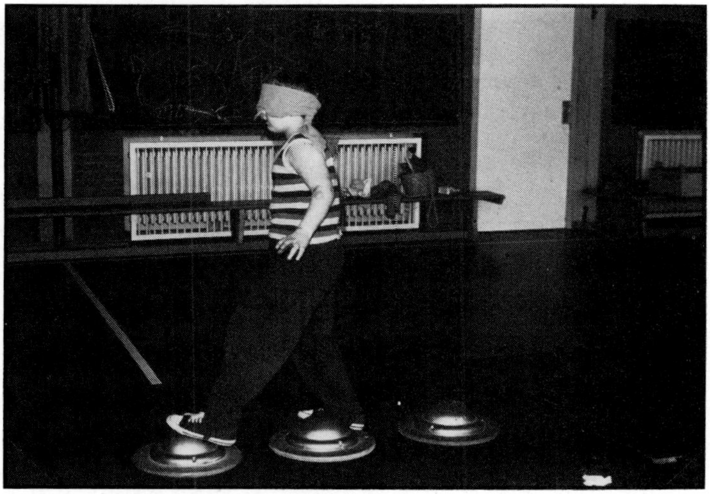

Abb. 10

J. SCHULKE (1981, S. 197) betont die Wichtigkeit der pädagogischen Vermittlung eines systematischen Aufbaus der *Orientierungsfähigkeit* beim gesunden und behinderten Kind. Sie schlägt dabei folgende, in diesem Zusammenhang von mir neu formulierte Lernschritte vor:

1. Neue Objekte innerhalb der räumlich-zeitlichen Handlungssituation visuell identifizieren,
2. gleiche Objekte als gleich identifizieren,
3. den objektiven Funktionswert von Objekten erkennen (auch subjektiv im spielerischen So-Tun-als-ob: der Stab wird zum Pferd)
4. ein Handlungsziel antizipierend bestimmen und die Handlungsentscheidung treffen,
5. einen Handlungsplan mit Hilfe gespeicherter Handlungsmuster entwerfen,
6. die räumlich-zeitliche Handlungsabfolge unter Modifizierung alter oder Schaffung neuer Handlungsmuster planen sowie
7. Umsetzung der geplanten Sequenzen in eine Gesamthandlung und ihre Modifizierung per Reafferenz durch Vergleichen des Handlungszieles mit dem realen momentanen Stand der Handlung.

Bei den angegebenen Lernsequenzen ist es besonders bei lernschwachen Kindern anfangs notwendig, daß der Pädagoge oder Therapeut ihnen vor Orientierungsbeginn eine Orientierungsgrundlage In Form sprachgebundener situativer Information gibt. Dadurch hilft er, eine Verknüpfung zwischen Ziel der Aufgabe, ihren Bedingungen und den zur Verfügung stehenden Mitteln herzustellen. An diesem Beispiel wird die pädagogische Relevanz materialistisch-handlungstheoretischer Modellvorstellungen deutlich. Desgleichen bestehen bemerkenswerte Übereinstimmungen mit Formen des Symbolischen Interaktionsmus, wie er von MEAD, GOFFMAN, HABERMAS, PAROW u. a. vertreten wird.

Betrachten wir abschließend die von GALPERIN (1967) vor allem für das schulische Lernen entwickelte *Interiorisationstheorie* im Hinblick auf ihre Praxisrelevanz für motopädagogische und mototherapeutische Lernprozesse. Nach GALPERIN ist das menschliche Handeln dreiphasig strukturiert, und zwar in eine Vorbereitungs- eine Handlungs- und eine Überprüfungsphase.

1. Vorbereitungsphase (als Orientierungsgrundlage für das Kind)
   1.1. Der Lehrer führt das Handlungsergebnis vor
   1.2. Er zeigt den Handlungsweg auf
   1.3. Der Schüler führt die Handlungsanalyse durch

2. Handlungsphase (Handlungsverlauf)
   2.1. Handeln mit realen Gegenständen
   2.2. Das Handeln wird durch Sprechen begleitet
   2.3. Handeln allein auf sprachlicher Ebene
   2.4. Handeln als Denkprozeß (innere Sprache)
   2.5. Rein begriffliches Denken

3. Überprüfungsphase (Kontrollhandlung)
   3.1. unter Einsatz realer Kontrollmittel (z. B. Bandmaß)
   3.2. aus dem Gedächtnis (z. B. Entfernung abschätzen)

Beleuchten wir im folgenden anhand eines Beispiels aus der psychomotorischen Förderpraxis mit behinderten Kindern die Möglichkeit zur Nutzanwendung der Interiorisationstheorie.

Lernziel: Das physikalische Prinzip der Waage erkennen
Material: Eine Wippe (oder eine auf eine niedrige Reckstange gebundene Langbank)

Hier ist die Frage, ob der Lehrer gleich zu Anfang gemäß Punkt 1. 1. das Handlungsergebnis dadurch vorwegnehmen soll, indem er an zwei gleich schweren Kindern das Waageprinzip demonstriert. Im Sinne des induktiven Selbstfindens wäre es sicher sehr reizvoll, die Kinder zunächst frei experimentieren zu lassen. Dabei werden sie die Erfahrung machen, daß man ein auf dem einen Ende der Wippe sitzendes schweres Kind nur hoch bekommt, wenn sich zwei Kinder auf das andere Ende setzen. Ein weiterer experimenteller Erfahrungsprozeß könnte sein, daß die Kinder entdecken, daß sich das Gewicht einer Person um so stärker auswirkt, je weiter außen sie plaziert ist und daß sie scheinbar leichter wird, wenn sie etwas nach innen rückt.

Das Lernen vollzieht sich hier per motorischer Handlung, und zwar noch auf nonverbaler (nicht-sprachlicher) Ebene. Die dabei unbewußt mobilisierten visuellen Wahrnehmungsprozesse betreffen das räumliche und gestaltliche Sehen. Es handelt sich dabei um Funktionen der nicht-dominanten Hirnhemisphäre, wobei man auch vom *„topologischen"* Lernen spricht. Diesem non-verbalen, mit Experimentier- und Explorationsmotorik verbundenen Lernprozessen wird von GALPERIN zu wenig Beachtung geschenkt.

Selbstverständlich wird der Motopäde oder Mototherapeut hier auch an einem bestimmten Punkt die Sprache erklärend und strukturierend mit einsetzen. Er kann z. B. die gezielte Anregung geben, mit Backsteinen (in Tuch eingenäht) oder anderen genormten Gewichten zu experimentieren, indem man sie jeweils auf einen markierten Punkt der Waageschenkel auflegt. Mit gezielten Fragen wird es dann sogar möglich sein, konkret-anschauliche Handlungserfahrungen je nach begrifflichem Denkvermögen der Kinder in der Art von Schlußfolgerungen zu abstrahieren (z. B. drei Backsteine sind schwerer als zwei; also brauche ich noch einen, dann halten sie sich die Waage).

Der Handlungsaufbau, der zu diesen immerhin schon recht differenzierten Orientierungsprozessen führt, könnte, abweichend von dem Modell der Interiorisation, etwa wie folgt skizziert werden:

1. *Freie Experimentier- und Erkundungsphase* anhand einer neuen Situation (hier das Beispiel der Wippe)
2. *Handlungshilfen durch den Lehrer,* wobei die Erkenntnisprozesse der Schüler kommentarlos angeregt werden (z. B. durch Dazunehmen eines zweiten leichten Kindes, wenn der Waagehebel mit einem schweren Kind sich nicht nach oben bewegen läßt)
3. *Handlungsbegleitende Sprachhilfen,* z. B. durch gezielte Handlungsanregungen („probiert es doch mal so")
4. *Handlungsanalysierende Lehrerfragen zur Problemlösung* (Abstrahierungsphase)

4.1. *retrospektiv* (nach Abschluß einer Handlung): „Wie kommt es, daß. . ?" Z. B. „Wie haben wir den schweren Franz trotzdem hochbekommen? Was mußten wir zu diesem Zweck verändern? Wie hätten wir es noch anders machen kön nen?

4.2. *prospektiv* (vor Beginn der Handlung): Was muß man an der Situation ändern, damit ein bestimmtes, vom Lehrer formuliertes Handlungsziel erreicht wird? Z. B. „Wann übt man mehr Gewicht aus: wenn man weiter innen oder außen auf der Wippe sitzt?"

Hier sind fraglos Gemeinsamkeiten und Überschneidungen mit den vorgenannten sportdidaktischen bzw. motopädagogischen Problemlöseaufgaben wie auch mit den später zu besprechenden Adaptionsmodellen festzustellen.

Literatur:

Brandt, R. (Hrsg.): Handlungstheorie in Bildung und Erziehung Behinderter. Bd. 3, Schriftenreihe FHS Ostfriesland, Emden 1979

Brehm, W.: Handeln und Lernen im Sportunterricht. Bad Homburg: Limpert 1981

Galperin, P. J., Leontjew, A. H. u. a.: Probleme der Lerntheorie. Berlin-Ost 1972

Jantzen, W.: Grundriß einer allgemeinen Psychopathologie und Psychotherapie. Köln: Pahl-Rugenstein 1979

derselbe: Menschliche Entwicklung, allgemeine Therapie und allgemeine Pädagogik. Solms-Oberbiel: Jarick1980

Leontjew, A. H.: Probleme der Entwicklung des Psychischen. Frankfurt: Fischer-Athenäum 1973

derselbe: Tätigkeit, Bewußtheit, Pesönlichkeit. Stuttgart: Klett 1977

Mann. I.: Lernen durch Handeln. München: Urban und Schwarzenberg 1977

dieselbe: Schlechte Schüler gibt es nicht. Ebd. 1977

Mead, G. H.: Geist, Identität und Gesellschaft. Frankfurt: Suhrkamp 1968

Rubinstein, S. L.: Sein und Bewußtsein. Berlin-Ost 1973

Schulke, J.: zur Gegenstandsbestimmung psychomotorischer Erziehung. Tätigkeitspsychologische Analyse zum Verhältnis von Psychomotorik und Sensomotorik. Diss. phil. , Univ. Bremen 1981

Schulka-Vandre, J.: Grundlagen Psychomotorischer Erziehung. Köln: Pahl-Rugenstein 1982

2.4. Kognitive Entwicklungsmodelle

Es sind in letzter Zeit gerade in den USA eine Reihe theoretischer Modellversuche von seiten der Entwicklungspsychologie unternommen worden. Dabei wird versucht, Hypothesen über das Ineinanderwirken motorischer, perzeptiver und kognitiver Variablen innerhalb des Entfaltungs-, Differenzierungs- und Strukturierungsprozesses der menschlichen Entwicklung aufzustellen. Manche Autoren beschreiben einen in Phasen oder Stufen hierarchisch gegliederten Ausdifferenzierungsprozeß. So unterscheidet beispielsweise KEPHART (1977) folgende Entwicklungsstufen:

1. Motorische Stufe (frühes Reflexstadium)
2. Motorisch-sensorische Stufe (die Motorik löst sensorische Begleitaktionen aus)
3. Sensorisch-motorische Stufe (die Sinneswahrnehmung geht den motorischen Aktionen voraus)
4. Sensorische Stufe (das Kind nimmt vergleichend wahr, ohne die Motorik dazu zu gebrauchen)
5. Perzeptiv-begriffliche Stufe (ähnliche Wahrnehmungen werden nun abstrahiert)
6. Sprachlich-begriffliche Stufe (Oberbegriffbildung mit Hilfe von Worten)
7. Begrifflich-perzeptive Stufe (Denkoperationen mit Hilfe abstrakter Symbole).

J. SCHULKE (1981) beschreibt für die frühkindliche Entwicklung gemäß den Vorstellungen der materialistischen Entwicklungspsychologie folgende drei dominierende Tätigkeitsstufen:

— Perzeptives Lernen (sensorische Kontrolle von Bewegungen)
— Manipulation von Objekten (stereotype Tätigkeiten wie schütteln, klopfen usw.)
— Gegenständliche Tätigkeiten (Prozeß der aktiven Erkundung des Neuen).

Nach ELKONIN (1980) verallgemeinert das Kind seine Handlungen dadurch, daß es schon gekonnte Fertigkeiten in neuen Situationen anwendet. Andererseits lernt es auch, das gleiche Handlungsschema, die gleiche Fertigkeit mit anderen, ähnlichen Gegenständen auszuführen. Im ersten Fall benützt es beispielsweise seine Fertigkeit Kämmen in der Spielsituation mit einer Puppe, indem es die Puppe gleichfalls kämmt. Im zweiten Fall benützt es z. B. eine Bürste, um sich damit, wie vorher mit seinem Kamm, zu kämmen. Hier bahnen sich gleichzeitig erste Spielhandlungen an (vgl. 2. 9. „Spieltheoretische und spieltherapeutische Ansätze", ab Seite 95).

Am bekanntesten ist in Deutschland das *kognitive Entwicklungs- und Interaktionsmodell* von PIAGET. Unter Interaktion wird hierbei der ständige Austausch und gegenseitige Anpassungsvorgang zwischen dem kindlichen Organismus und der Umwelt verstanden. Dabei geht es um zwei sich ergänzende Prozesse, die er als *Assimilation* und *Akkommodation* bezeichnet. In der *Assimilation* vollzieht das Kind eine Angleichung der wahrgenommenen Umwelterscheinungen an seine eigenen, anfangs noch rigiden (starren) Denkschemata und Handlungsschablonen. Es wendet, um beim Beispiel ELKONINs zu bleiben, das vorher erlernte Bewegungsmuster Kämmen auch in der neuen Situation mit der Puppe an. *Akkommodation* bedeutet dagegen eine Angleichung der kindlichen Denk- und Verhaltensmuster an veränderte Umweltbedingungen. Wenn das Kind z. B. keinen Kamm vorfindet, so benützt es einen anderen Gegenstand, in diesem Fall die Bürste, um zum gleichen Handlungsziel zu gelangen. In beiden Beispielen haben wir es mit reziproken (wechselseitigen) interaktionalen Anpassungsleistungen zwischen Organismus und Umwelt zu tun. Im ersten Beispiel vollzieht sich die Anpassung von außen nach innen, im zweiten geht die Richtung von innen nach außen. Intelligenz entsteht nach PIAGET durch das ständige Sich-Überlagern beider Prozesse.

Obwohl sein entwicklungspsychologisches Modell biologische Begriffe wie Assimilation usw. benützt, enthält sein Ansatz dennoch pädagogische Elemente. Wenn auch der kognitive Aspekt bei PIAGET überwiegt, ist er sich andererseits doch der affektiv-energetischen Seite der Interaktion zwischen Kind und Welt bewußt. Allerdings kommt bei ihm, dessen Erkenntnisse weitgehend anhand ständiger Beobachtung seiner eigenen Kinder gewonnen wurden, der soziale Aspekt zu kurz. Soziale Nachahmung wie auch das Spiel sind für PIAGET nicht-adaptive Verhaltensweisen. Im Spiel assimiliert das Kind zwar die (soziale) Realität, es bedarf dabei jedoch keiner Akkommodation.

Kritiker der PIAGETschen Aussagen (z. B. BALL 1966) bezweifeln ihre Allgemeingültigkeit, weil sie sich auf Beobachtungen an einer zu geringen Zahl von Versuchspersonen beziehen und nicht durch statistisch orientierte Studien gewonnen wurden. BALL, die PIAGETs Ansatz eher philosophisch einordnet, vermutet, daß PIAGETs Experimente mit ihren ständigen Handlungsanweisungen wesentlich zur Entwicklungsförderung dieser Kinder beigetragen haben, welchen PIAGET einen entelechischen[1] Erkenntnis- und Entfaltungsdrang zuschreibt.

---

[1] Entelechie = im Organismus selbst liegende Kraft

Die ungewohnt harte Kritik BALLs, die sich auf umfangreiche statistische Analysen von Entwicklungs-Items stützt, bezieht sich auch darauf, daß PIAGET die motorische Entwicklung generell unterschätzt habe und von seinem Beobachterstandpunkt aus geistige und körperliche, verbale und motorische Kategorien zu Unrecht unterscheide. Auch laufe die künstliche Einteilung der interagierenden und gemäß BALLs Untersuchungsergebnissen hoch interkorrelierenden (miteinander in Wechselbeziehung stehenden) Reifungsvollzüge in Objektbegriffe, Raum-, Zeit- und Kausalbegriffe (Ursachenbegriffe) einer ganzheitlichen Betrachtungsweise der kindlichen Entwicklung zuwider. Letztlich halte sie es für willkürlich und unrealistisch, daß Kontinuum einer ganzheitlichen kindlichen Entwicklung durch Stufen und Phasen zu zerreißen.

Verschaffen wir uns im folgenden einen globalen Überblick über die wichtigsten, von PIAGET beschriebenen Entwicklungsstadien und fragen wir anschließend danach, in wieweit diese Einteilungen für die motopädagogische und -therapeutische Praxis Bedeutung haben.

— Sensomotorische Entwicklungsperiode (bis 1 1/2 bzw. 2 Jahre)
— Präoperationale Periode des vorbegrifflichen Denkens (1 1/2 - 4 Jahre)
— Präoperationale Phase des anschaulichen Denkens (4 - 6/7 Jahre)
— Operationale Phase des logisch-konkreten Denkens (6/7 - 11 Jahre)
— Operationale Phase des formalen Denkens (ab 11 Jahre).

Die ersterwähnte sensomotorische Intelligenzentwicklungsphase, auf deren nochmalige Unterteilung in 6 aufeinanderfolgende Stadien (das 6. als Übergangsstadium zur präoperationalen Periode) hier verzichtet werden kann, besitzt fraglos eine immense Bedeutung für die motopädagogische bzw. mototherapeutische Frühförderung. Denn hier sind intelligentes und motorisches Verhalten zunächst kaum zu trennen. Die Wahrnehmungs- und Intelligenzleistungen eines Säuglings lassen sich nur anhand seiner Bewegungsreaktionen überprüfen und feststellen. Am Ende dieser sensomotorischen Entwicklungsperiode, die von Reflexen, Reaktionen und einfachen Gewohnheiten ausgeht und über Wiederholungshandlungen und Imitationen bis zum akiven Experimentieren fortschreitet, steht das Erfinden eigener Wege der Problemlösung durch eigenes Kombinieren.

In der darauf folgenden Entwicklungsphase bildet sich beim 2- bis 4jährigen Kind die Fähigkeit aus, sich etwas innerhalb des Hier und Jetzt vorstellen zu können. Zwar denkt es zunächst noch in Bildern, aber im Zuge der Sprachentwicklung gelangt es allmählich zum begrifflichen und symbolischen Denken.

Dennoch schreitet die Entwicklung keinesfalls gradlinig fort, sondern eher spiralenförmig, wobei ein vorübergehender Stillstand in dem einen Funktionsbereich mit einer Beschleunigung in einem anderen Bereich gekoppelt ist. GESELL (1971) weist darauf hin, daß jedes Kind einem individuellen biologischen Entwicklungsrhythmus unterworfen ist, wobei ausgeglichene Phasen mit unausgeglichenen abwechseln. Es ist im Grunde ein immer wiederkehrender Dreierrhythmus, der von der Phase des Neuerwerbs über die Verarbeitungsphase zum Gleichgewichtszustand führt.

Auch PIAGET kennt den Begriff des Gleichgewichts bzw. der Gleichgewichtssteuerung, die er *Äquilibration* nennt. Dieser Antriebsprozeß reagiert auf jede Störung von außen und bringt das dadurch entstandene Ungleichgewicht selbstregulierend wieder ins Gleichgewicht. Als ehemaliger Biologe verwendet er den Begriff der Homöostase, nämlich der biologischen Gleichgewichtssteuerung per Anpassung, auch für geistige Strukturen.

Ähnlich wie bei der biologisch-kybernetischen Auffassung (vgl. nächstes Kapitel), nach der es gerade das Ungleichgewicht zwischen Organismus und Umwelt ist, welches, durch Handlungsmotivation ausgelöst, Lernprozesse in Gang setzt, ist die Äquilibration für PIAGET die dynamische Kraft, die die kindliche Entwicklung vorantreibt. Sie bedient sich dabei der weiter oben besprochenen Mechanismen der Assimilation und Akkommodation.

Was nun die Nutzanwendung und Übertragung der PIAGETschen Entwicklungsmodelle betrifft, so halte ich die Kenntnis einiger dieser Grundvorstellungen gerade für den mototherapeutischen Umgang mit schwer retardierten Kindern für unentbehrlich. Es kann zwar nicht alleiniges Ziel der Motopädagogik und -therapie sein, die kognitive Entwicklung behinderter Kinder zu fördern. Dennoch sind die insbesondere in der sensomotorischen Phase ablaufenden Strukturierungsprozesse von größter Bedeutung für die frühe Entwicklungsförderung geistig Behinderter. Bei aller Fragwürdigkeit der Anwendung von chronologischen Entwicklungsdaten (vgl. auch die Kritik BALLs) ist ein entwicklungsgemäßes motopädagogisches Stimulations- und Übungsangebot nur über die Kenntnis typischer sensomotorischer und psychomotorischer Entwicklungsverläufe in bestimmten Altersbereichen zu leisten. Dabei spielen die zur Aufgabenbewältigung notwendigen kognitiven Voraussetzungen eine wichtige Rolle.

SCHERLER (1979) macht die Arbeiten PIAGETs über die sensomotorische Entwicklung zur Grundlage seiner sportdidaktischen Theorie der situationsgebundenen materialen Erfahrung im Vorschulalter. Über teils offene, teils durch Materialangebote strukturierte Lernsituationen sollen die Kinder zum selbsttätig handelnden, experimentierenden und erfindungsreichen Umgang mit der materialen und sozialen Umwelt angeregt und hingeführt werden (Abb. 11 - 13). Wie ZIMMER (1981) betont, sollen Situationsoffenheit und Zielorientiertheit nicht als Gegensätze gesehen werden. Auch sie geht über die bei PIAGET im Mittelpunkt stehende Förderung der Intelligenz hinaus und bezieht kommunikative Aktivitäten für das Vorschulkind mit ein. Nach ihrer Erfahrung ist gerade die bewußte Verknappung des Materialangebotes geeignet, um soziale Interaktionen zu initiieren.

Gemäß dem *kommunikationstheoretischen Ansatz* RADIGKs (1986) ist der Aufbau geistiger Leistungen in erster Linie abhängig von der Kommunikation als aktive Auseinandersetzung mit der Umwelt, und diese hängt wiederum weitgehend von der Motorik ab. So gesehen "ist eben das Denken motorischen Ursprungs" (Seite 68). Menschliche Kommunikationssysteme bauen sich nach RADIGK dreistufig auf: Auf der ersten *Stufe der Realerfahrung* entwickeln sich im Laufe des ersten Lebensjahres die für spätere Handlungsprozesse grundlegenden sensomotorischen Leistungen. Die nachfolgende zweite Informationsstufe ermöglicht über die Entwicklung der *Lautsprache* den Aufbau einer neuen Dimension geistiger Handlungen. Auf der dritten Stufe entwickelt sich dann als höchste Codierungsform die *Schriftsprache*. Hinsichtlich der Anbahnung psychomotorischer Handlungsfähigkeit gewinnen vor allem die ersten beiden Informationsstufen an Bedeutung.

Ein hervorragendes Mittel der kreativen und kommunikativen Handlungserziehung stellen motorische Problemlöseaufgaben dar (vgl. Kapitel 2.2). Der Prozeß des handelnden Problemlösens läuft dabei in 4 Phasen ab:

1. *Das Problem erkennen*, z. B. die Aufgabe, einen mit Medizinalbällen gefüllten Turnkasten abzubauen und an anderer Stelle wieder aufzubauen.
2. *Strategien der Problemösung finden* und gemeinsam mit anderen diskutieren (z. B. auch, welche Hilfsmittel evtl. einzusetzen sind)

3. Das Problem handelnd lösen
4. *Handlungsplan und Handlungserfolg miteinander vergleichen*, z. B. durch verbales (sprachliches) Reflektieren und Kommentieren des im einzelnen beschrittenen Weges.

Der Mangel an Strategiebildung und Problemlösefähigkeit ist eines der hauptsächlichsten schulischen Lernhindernisse. TORGESEN (1975) stellte aufgrund seiner Untersuchung fest, daß Lernbehinderte deshalb schlechte Schulleistungen zeigen, weil ihnen nur in ungenügendem Maße Problemlösestrategien zur Verfügung stehen. Daraus ergibt sich die Notwendigkeit, diese Kinder in einer Art von praktischem Handlungsintelligenztraining systematisch an motorische Problemlöseaufgaben heranzuführen (vgl. im Band 1: Motopädagogik: „Konstruktive Aufgabenlösung" ab Seite 138).

So kann es mit der Zeit gelingen, Begriffe aus der konkreten Handlungssituation abzuleiten und diese bestimmten Denkkategorien zuzuordnen. Dabei kommt es zu einer mehrdimensionalen Verankerung der individuellen Handlungserfahrungen: Die Situation muß zunächst in ihrer Komplexität visuell wahrgenommen werden. Zusätzlich müssen die Instruktionen des Lehrers akustisch aufgenommen und richtig interpretiert werden. Und schließlich gibt die Handlung selbst Gelegenheit, die eigenen Handlungsabsichten und Ausführungspläne immer wieder an der Realität rückzukoppeln.

Fassen wir abschließend die *motopädagogischen und mototherapeutischen Konsequenzen* hinsichtlich einer kindgemäßen Entwicklungsanregung stichwortartig zusammen:

— Anerkennung des Rechtes eines Kindes zur Selbstbestimmung
— Förderung der selbsttätigen Umweltauseinandersetzung
— Anregende Umgebung mit attraktiven Materialangeboten
— Möglichkeiten zum Erproben, Entdecken und Verändern
— Gezielte spielerische Anregungen, wo dem Kind nichts mehr einfällt
— Dabei die motorischen und kognitiven Voraussetzungen berücksichtigen
— Sich als Spielpartner zur Verfügung stellen
— Auf Eigeninitiativen und Ideen der Kinder eingehen
— Soziale Interaktion mit anderen Kindern anregen.

Literatur:

Ball, R. S.: Irreversible Maturity Indicators in Menfal Test Items. A Longitudinal Study Testing Piagetian Hypotheses. Dept. Psychol. , Arizona State Univ. , Temple 1966

Elkonin, D. B.: Psychologie des Spiels. Köln 1980

Gesell, A.: Säugling und Kleinkind in der Kultur der Gegenwart. Bad Nauheim 1971

Kephart, N. C.: Das lernbehinderte Kind im Unterricht. München 1977

Piaget, J.: Psychologie der Intelligenz. Zürich 1947

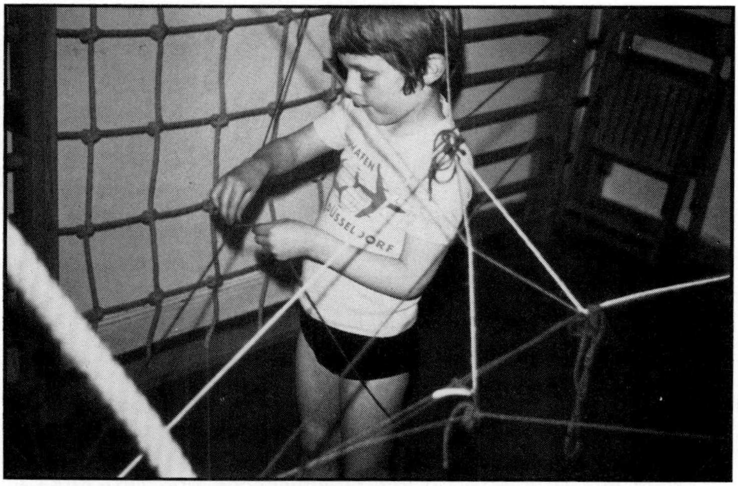

Abb. 11

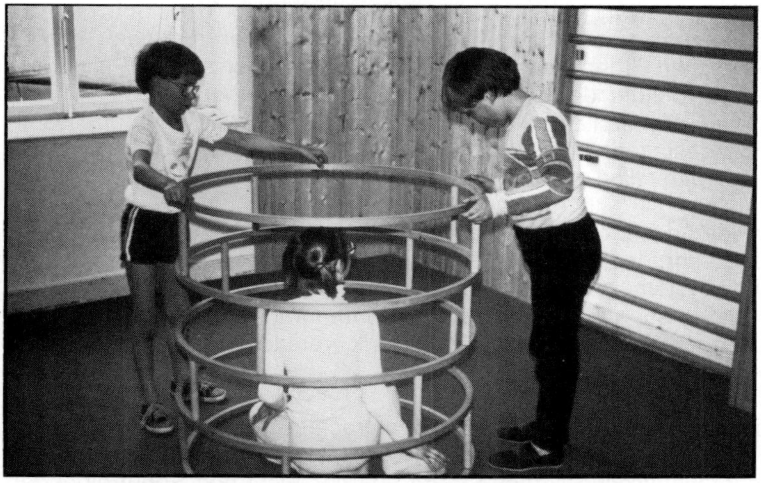

materiale Erfahrung

Abb. 12

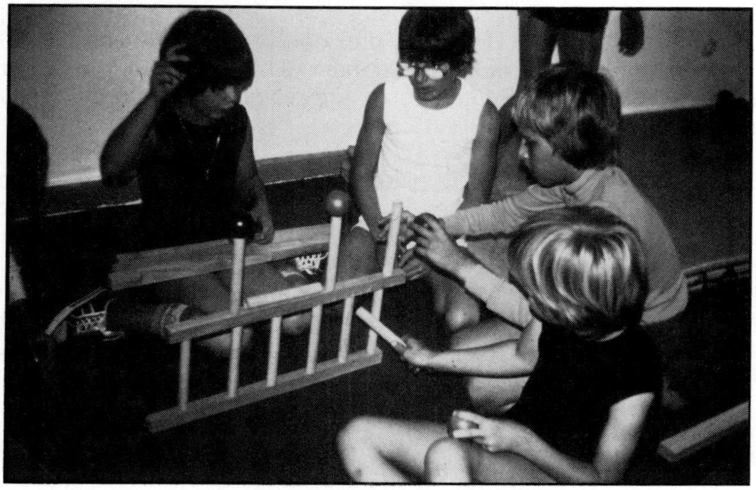

Abb. 13

Piaget, J. u. Imhelder, B.: Die Psychologie des Kindes. Frankfurt 1977

Radigk, W.: Kognitive Entwicklung und zerebrale Dysfunktion. Dortmund: modernes lernen 1986

Scherler, K.: Sensomotorische Entwicklung und materiale Erfahrung. Schorndorf 1975

Schulke-Vandre, J.: Sensomotorisches Lernen als Konzept für die Frühförderung geistigbehinderter Kinder. In Größing (Hrsg.): Bewegungserziehung und Sportunterricht mit geistig behinderten Kinder und Jugendlichen, Seite 79 - 111, Bad Homburg 1981

Zimmer, R.: Motorik und Persönlichkeitsentwicklung bei Kindern im Vorschulalter. Schorndorf 1981

2.5. Biologische und kybernetische Adaptationsmodelle

Während das PIAGETsche interaktionistische und strukturalistische Adaptionsmodell besonders den kognitiven Verhaltens- und Handlungsaspekt betont, geht es bei den im folgenden zu besprechenden Adaptionsmodellen mehr um den Gesamtprozeß sensomotorischer Organismus-Umwelt-Anpassung. Hier sind vor allem die Vertreter der Berliner Schule der *Gestaltpsychologie* zu nennen wie WERTHEIMER, KÖHLER, KOFFKA, METZGER u. a. Man spricht von Wahrnehmungsgestalten und Bewegungsgestalten (KLEMM), die jeweils ein gegliedertes, in sich geschlossenes Ganzes darstellen.

Ein bedeutungsvoller Ansatz der Gestaltpsychologie stellt die Feldtheorie dar. Ihr liegt die Vorstellung zugrunde, daß in enger dynamischer Wechselwirkung stehende feldartige Energiesysteme, ähnlich wie bei einem Magnetfeld, auch zu physikalischen Energieveränderungen führen. So können Sinneswahrnehmungen den Muskeltonus beeinflussen wie auch durch die Motorik veränderte Wahrnehmungen bewirkt werden.[1)]

Sensomotorisches Lernen löst, feldtheoretisch betrachtet, immer Änderungen im Gesamtfeld aus. Für KOHL (1956) ist dieses Gesamtfeld nicht ein physikalisches, sondern ein phänomenologisches. dem gerade aus der Sicht des Sporttreibenden ein hoher *Erlebnisgehalt* innewohnt. Dabei ,,verwachsen" ursprünglich getrennt erlebte Teile zu einer Einheit. Nicht nur, daß der Tennisspieler mit dem Schläger eins geworden ist oder der Skiläufer mit seinem Ski. Man verwächst auch mit dem Mitspieler, ja selbst mit dem Raum, wobei sich verschiedene Wahrnehmungseindrücke miteinander verschmelzen.

Schon KÖHLER (1920) betont die Strukturgleichheit psychischer und neurophysiologischer Feldvorgänge (vgl. nächstes Kapitel). Damit fragt die Gestaltpsychologie immer auch nach dem hirnorganischen Korrelat psychisch erlebter Beziehungen des Individuums zu seinem Umfeld. V. WEIZSÄCKER war es schließlich, der als Neurologe den feldtheoretischen Ansatz der Sensomotorik aufgriff und seine Lehre vom *Gestaltkreis* vorlegte. Sie besagt, daß Wahrnehmung und Bewegung kreisförmig interagieren. Das bedeutet, daß beide als Mittler des menschlichen Organismus zur Umwelt funktionieren: über die Wahrnehmung bildet der Mensch, das Kind

---

[1)] In der Feldtheorie des sozialen Verhaltens von LEWIN, auf die hier nicht gesondert eingegangen wird, finden physiologische Komponenten keine Berücksichtigung.

die Außenwelt in sich ab; und über seine Motorik handelt er auf seine Umwelt hin. So sind Organismus und Umwelt als Glieder oder Teile eines Funktionsganzen zu sehen, die in wechselseitiger Abhängigkeit voneinander stehen.

V. WEIZSÄCKER (1950) gebraucht hier das Wort *Kohärenz* (was soviel wie Zusammenhängen, Zusammenkleben bedeutet), um damit die Eingebundenheit des Menschen in die Umwelt zu verdeutlichen. Auch die Umwelt kommt dem Menschen entgegen, indem sie Licht- und Schallwellen, Tastreize, Duftstoffe usw. ,,aussendet". Wenn der Wind die Tastrezeptoren unserer Haut berührt oder der Blumenduft die Duftknospen unserer Nasenschleimhäute zum riechenden Wahrnehmen anregt, so wird dadurch eine mehr oder weniger kohärente (zusammenhängende) Verbindung zwischen Organismus und Umwelt hergestellt. Denn auch das Wahrnehmen der gasförmigen chemischen Substanzen des Blumenduftes ist ein aktiver Vorgang, genau wie das Reagieren der Tastkörperchen der Haut oder wie die optischen Adaptions- und Akkommodationsvorgänge des Auges beim Aufnehmen der von den verschiedenen Gegenständen ausgehenden Lichtwellen. Beides steht in einem Wirkungszusammenhang: die aus der Umwelt uns entgegengebrachten Wahrnehmungsreize (z. B. in Form von elektromagnetischen Lichtwellen oder als Luftschwingungen erzeugende Schallwellen) und unser aktives Darauf-Reagieren, zunächst durch Wahrnehmen, dann aber auch durch Handeln.

Dabei betont v. WEIZSÄCKER, daß der Weg im Sinne des Kreisgeschehens auch genau umgekehrt gehen kann. D. h. der Mensch handelt in diesem Falle zuerst, und die Umwelt reagiert darauf, indem sie sich verändert. Mit der Möglichkeit der Umweltveränderung, der Umweltgestaltung gewinnt der Mensch zusehends Macht über die Natur; er erobert sie. (Daß diese Umwelteroberung und Umweltveränderung auch die Gesetze der Natur beachten muß, scheint der Mensch der Industriegesellschaft erst heute allmählich zu begreifen.)

Nach v. WEIZSÄCKER gibt es in diesem Kreisgeschehen keinen Anfang und kein Ende. Ein Jäger sucht beispielsweise intentional so lange mit den Augen den Waldrand ab, bis sein Blick ein Wild ,,trifft". (Dieses Treffen mit den Augen geht dem Treffen mit dem Gewehr voraus.) Es kann aber auch sein, daß ein Spaziergänger absichtslos den Wald betrachtet, und ein herausspringendes Reh trifft nun plötzlich seinen Blick. Im ersten Fall ging die Aktivität, und zwar in diesem Fall die Wahrnehmungsaktivität, vom Menschen selbst aus, im zweiten Fall ging die Initiative von der Umwelt aus.

Von seiten der Biologen wird der *,,Funktionskreis"* als Modell benützt, um die oben genannte Funktionseinheit, das Ineinandergepaßtsein von Organismus und Umwelt zu verdeutlichen. V. UEXKÜLL (1970) bezeichnet die von der Umwelt ausgehenden Wahrnehmungsreize als *Merkwelt*, die per Handlung vom Menschen ausgelösten Wirkungen auf die Umwelt als Wirkwelt. Merkwelt und Wirkwelt sind als zwei biologische Systeme anzusehen, die in mutueller (gegenseitiger) Abhängigkeit reziprok (wechselseitig) funktionieren (vgl. Kap. 1.4 in Motopädagogik).

Die *"Sensory-Tonic-Theory"* von WERNER und WAPNER (1952) besagt, daß durch jede Wahrnehmung ein Gleichgewichtszustand zwischen dem menschlichen Organismus und seinem Wahrnehmungsobjekt hervorgerufen wird. In Anlehnung an die Gestalt-Theorie bezeichnen die Autoren dieses Wahrnehmungsobjekt (in unserem Beispiel das Reh) als ,,Figur", alles andere drum herum als Hintergrund. Der bei der Wahrnehmung entstandene Gleichgewichtszustand wird durch jede Veränderung der Umweltsituation oder eine plötzlich entstehende Handlungsabsicht gestört. Der menschliche Organismus hat jedoch, wie jeder andere Organismus auch, das Bestreben, das Gleichgewicht zwischen ihm und der Umwelt wieder herzustellen. Der biologisch-physiologische Terminus dafür ist die Homöostasie.

Von Homöostasie bzw. homöostatisches Gleichgewicht wurde erstmalig in der Medizin gesprochen. CANNON (1932) verstand darunter die Gesundungstendenz des geschädigten oder kranken Organismus. Während man die Umwelt dabei noch unberücksichtigt ließ, bezieht DUNBAR (1944) das homöostatische Geschehen auf die Funktionseinheit von Organismus und Umwelt. In der *Kybernetik wird Homöostasie* als Regulation zur Aufrechterhaltung eines Systemgleichgewichts bezeichnet (WIENER, WAGNER, GEHLEN u. a.).

Sowohl die Biologen als auch die Gestaltpsychologen haben sich in letzter Zeit mehr und mehr kybernetischer, d. h. nachrichtentechnischer Vorstellungen und Begriffe bedient. Wir werden im nächsten Kapitel sehen, daß auch die neurophysiologischen Konzepte auf kybernetische Grundlagen zurückgreifen. Auch konnten wir im Zusammenhang mit den Theorievorstellungen der materialistischen Psychologie bei LEONTJEW (vgl. unter 2. 3. auf Seite 68) feststellen, daß selbst hier kybernetische, informationstheoretische Modelle verwendet werden. Sie versuchen sowohl die Wechselwirkung zwischen Mensch und Umwelt als auch von Mensch zu Mensch quantitativ und strukturell zu erfassen.

Gemäß kybernetischer *Informationsverarbeitungstheorie* (WIENER 1963, 1964) agiert und reagiert der menschliche Organismus als ein selbstregulierendes Steuersystem, das über sensorische Rückmeldungen (Feedback) mit der biologischen, materialen und sozialen Umwelt interagiert. Jede Handlung wird demgemäß über die Sinne kontrolliert und durch entsprechende Modifizierung (Selbstkorrektur) den augenblicklichen Umweltgegebenheiten angepaßt.

Obwohl hier das menschliche Gehirn mit einem Computer verglichen wird, unterliegt jede Handlung dennoch ganz persönlichen Entscheidungsprozessen. Insofern sind Kinder während eines Lernvorgangs keineswegs reine Reaktionsmaschinen, in welche man nur entsprechende kybernetische Programme einzugeben braucht. Sie sind gefühlsabhängige Wesen aus Fleisch und Blut, die deshalb noch wesentlich komplizierter und störungsanfälliger ,,funktionieren" als ein Computer. Hier enden die Vergleichsmöglichkeiten kybernetischer Sichtweisen und Modelle, weswegen man letztendlich ohne tiefenpsychologische Erkenntnisse nicht auskommen wird (vgl. 2. 8. ,,Psychoanalytische und individualpsychologische Therapien").

Dennoch sind kybernetische Modellvorstellungen geeignet, den Ablauf menschlicher Lernprozesse zu verdeutlichen. Wie beim Computer auch, kann man dabei folgende Funktionen unterscheiden:

— Mensch und Computer mobilisieren Energien, die in eine bestimmte Richtung, auf ein bestimmtes Ziel hin eingesetzt werden.
— Die Effekte dieser Aktionen werden mit der ursprünglichen Zielvorstellung verglichen, wodurch Fehler in der Ausführung erkannt werden.
— Gemäß einer solchen Fehlerinformation wird eine neue, nunmehr modifizierte Einsatzrichtung der mobilisierten Energien vorgenommen.
— Kybernetisch ausgedrückt, ist der gleichbleibende Balancezustand (Homöostasie) eine Anpassungsleistung aufgrund der Feedback-Eigenschaften in einem sich selbst steuernden Regelkreissystem.
— Treten nun innere oder äußere Störungen (Stressoren) z. B. in Form eines unangenehmen Innenreizes oder einer stresserzeugenden Umweltbedingung auf, so reagiert der Organismus mit Adaptaten.

— Adaptate sind Korrekturmechanismen, welche den Stressoren entgegenstehen und die Homöostasie wieder herzustellen versuchen.
— Dieser zur Modifikation bestehender Zustände in Gang gesetzte kybernetische Regelvorgang wird als Adaptation (Anpassung) bezeichnet.

Allerdings muß auch hier wieder einschränkend gesagt werden, daß Denken und Fühlen verändernd auf diesen kybernetischen Mechanismus einwirken können, so daß menschliches Handeln nicht immer (wie beim Computer) vorhersagbar ist. Dennoch sind wir prinzipiell in unserem Handeln feedback-unterworfen. Das heißt, wir reagieren in irgendeiner Weise auf die Konsequenzen, die unser Handeln auf die materiale oder soziale Umwelt hat.

UNGERER (1971, 1975) hat kybernetische Modellvorstellungen für eine Theorie des sensomotorischen Lernens im Bereich der Sportpädagogik benützt. Dabei wird der Mensch als „offenes, dynamisches und selbstregulierendes System" (1975, Seite 253) gesehen. *Lernen* ist gemäß der kybernetischen Systemtheorie als Verhaltensänderung über gezielte Informationen zu begreifen, die auf dieses System einwirken. Die Lernprozesse verlaufen einmal über innere Funktionskreise im Menschen selbst. Zum anderen laufen sie auch auf dem Wege über äußere Funktionskreise zwischen Mensch und Umwelt ab. UNGERERs systemtheoretische Analysen stellen als angewandte Kybernetik nach seinen eigenen Aussagen keinesfalls schon eine abgerundete Theorie des sensomotorischen Lernens dar. Die von ihm aufgezeigten praktischen Übertragungsmöglichkeiten anhand von Beispielen aus dem Sportunterricht sind in der Mototherapie in dieser Form wohl kaum anwendbar.

Für die Motopädagogik hat SCHILLING (1975) die biologisch-kybernetischen Erkenntnistheorien einschließlich der PIAGETschen Interaktionstheorie zu einem *„Adaptationsmodell"* zusammengefaßt. Danach wird die gesamte kindliche Entwicklung als Anpassungsprozeß gesehen. Der Mensch strebt nach möglichst weitgehender Unabhängigkeit von der Umwelt. Während der Säugling noch in symbiotischer Abhängigkeit von seinem Umfeld (meist seine Mutter) lebt, erreicht das ältere Kind eine ständig wachsende Unabhängigkeit und Handlungsfreiheit. D. h. es adaptiert sich im Laufe seiner Entwicklung immer mehr an die Umwelt.

Adaptation, was soviel wie Funktionsmodifikation heißt, ist somit eine „von Kindesbeinen an" gelernte Fähigkeit. Die Bedingungen, Erfordernisse und „Herausforderungen", die das Kind aus der Umwelt erfährt, bestimmen, neben Anlagefaktoren, weitestgehend die Güte der psychomotorischen Umweltbewältigung. Da diese Fähigkeit, wie wir gesehen haben, im Laufe der Kindheitsentwicklung beständig zunimmt, ist der Grad wahrnehmungs-motorischer und emotional-sozialer Anpassungsfähigkeit ein Hauptkriterium der kindlichen Entwicklung.

Nach SCHILLING (1978), KIPHARD (1979) und IRMISCHER (1980) will die Motopädagogik der kindlichen Persönlichkeit zu einer handlungsfähigen Ich-Kompetenz, Sachkompetenz und Sozialkompetenz verhelfen. Durch Bewegung und Wahrnehmung soll das Kind:

— seinen Körper erfahren, erleben und mit ihm umgehen können,
— sich an die materialen Umweltgegebenheiten anpassen und damit verändernd umgehen können und schließlich
— sich an andere anpassen und andere an sich anpassen lernen.

Bei behinderten Kindern kann, wie SCHILLING in seinen motographischen Untersuchungen nachgewiesen hat, der Adaptationsprozeß aufgrund endogener (innerer) oder exogener (äußerer) Ursachen gestört sein. Es kommt dann zu falschen Anpassungsversuchen, sog. Fehladaptaten. Damit ist gemeint, daß der Organismus irgendwelchen auftretenden Störgrößen (Stressoren) mit ungeeigneten Mitteln begegnet. Solche *Fehladaptate* können sich z. B. in Form von Bewegungsstörungen oder Bewegungsunruhe, Hyperaktivität, Stereotypen, Sprachstörungen oder Verhaltensstörungen zeigen. Die genannten Störungen stellen unzureichende biologische Anpassungsversuche bei Vorliegen eines diskrepanten Verhältnisses zwischen eigenem Vermögen und Umweltanforderung dar.

GRAICHEN (1973) und LEMPP (1979) haben gezeigt, daß kindliche Teilleistungsstörungen und -schwächen wie beispielsweise Konzentrationsstörungen oder erhöhte Ablenkbarkeit auf *"Programmsteuerungsschwächen"* zurückzuführen sind, welche Auswirkungen einer Hirnfunktionsstörung oder Hirnentwicklungsstörung sein können. Die Autoren legen dar, wie das stotternde Kind (wie übrigens auch jedes motorisch gestörte Kind) bemüht ist, trotz der auftretenden Werkzeugstörungen, sein sprachliches Handlungsprogramm auf jeden Fall durchzuführen und dabei während der Programmlücken zu stottern beginnt. Auch hier haben wir es im kybernetischen Sinne mit Programmsteuerungsstörungen zu tun.

Es darf bei all dem nicht vergessen werden, daß ein Kind immer auch affektiv an seinen Handlungsprogrammen beteiligt ist und sie nicht einfach neurologisch „durchfeuert". Dieser von RUDOLF (1981) als *affekt-dynamischer Prozeß* bezeichnete psychomotorische Vorgang bezieht die kindlichen Bedürfnisse, Erwartungen, Motivationen, Frustrationen, Ängste usw. mit ein. In der kybernetischen Sichtweise unterliegt man nur allzu leicht der Gefahr, den funktionalen Aspekt innerhalb der Motopädagogik und Mototherapie überzubetonen. Kindliche Lernstörungen sind eben nicht nur neurologische Programmstörungen, *sondern neuropsychologische Schwächen* und Störungen. Wir werden uns diesem Aspekt im nächsten Kapitel zuwenden.

Während es sich bei den bisher besprochenen Adaptationstheorien um die Modellvorstellung nach außen geschlossener Systeme handelt, soll am Ende dieses Kapitals auf die Theorie *offener Systeme* eingegangen werden. In jüngster Zeit hat BURMEISTER (1989) auf ihre pädagogische und therapeutische Relevanz hingewiesen. Der kindliche Entwicklungsverlauf wird nach dieser Theorie nicht als Anpassungsprozeß an die Bedingungen der Umwelt angesehen, sondern als ein (ebenfalls selbstregulativer) *Eigenstimulationsprozeß* in einer Umwelt, an die sich das Kind gemäß der Modellvorstellung offener Systeme schon zu Beginn seiner Existenz weitgehend angepaßt hat (sonst könnte es nicht existieren). Dabei schöpft es aus seiner phylogenetisch überlieferten Erfahrung, die es von innen heraus aktualisiert. Entwicklung geschieht hier nicht durch Anpassung, sondern durch Einpassung seines ererbten historischen Programms in die Umwelt. Das bedeutet, daß das sich entwickelnde Subjekt spontan und von sich aus aktiv wird und sich handelnd auf die Umwelt zubewegt.

Der innerhalb eines geschlossenen Systems gebräuchliche Begriff *Homöostasie* wird durch den Terminus *Fließgleichgewicht* ersetzt. Fließgleichgewicht ist ein Begriff der organischen Biologie L. v. BERTALANFFs, demgemäß ein Organismus nicht statisch begriffen werden kann, sondern als ein sich selbst steuernder, ständig in Wandlung befindlicher Vorgang. Es ist ein fließender energetischer Prozeß, der sich um einen gedachten Gleichgewichtszustand herum abspielt. Ebenso wie bei der Homöostasie wird dabei eine Konstanz der Kräfte zwischen innen und außen aufrechterhalten. Jedoch ermöglicht die dynamische Stabilität des Fließgleichgewichts weit größere Freiheitsspielräume und wird dadurch offener für das

Auffangen vielfältiger, vom Kinde selbst initiierter Interaktionsprozesse. Das Symbol offener, sich stets verändernder und wandelbarer Systeme ist nicht der geschlossene (Gestalt)Kreis, sondern eine nach oben offene Spirale (BURMEISTER 1989).

Bezogen auf pädagogische oder therapeutische Interventionen bedeutet dieser Ansatz einen weitgehenden Verzicht auf Druck, autoritäre Lenkung und Leitung von außen. Im Vertrauen auf die Eigenrealisierung seiner genetisch überlieferten Strukturen, kann den Kindern nach dieser Auffassung jederzeit ein genügend großer Freiraum und Handlungsspielraum unter weitestgehender Selbstbestimmung gelassen werden. "Die Kinder besitzen ein in ihrer psychogenetischen Evolution vorgegebenes Programm, und wir vertrauen ihm" (LAPIERRE 1978, S. 45). Demgemäß benötigen sie eigentlich keine von Erwachsenen vorgeplanten entwicklungsanregenden Übungsreize. Nach RIEDL (1976, S. 206) braucht das Kind nicht auf irgendwelche Lernanregungen von außen zu warten; es sucht sie sich selbst. Kinder sind — so gesehen — ihre eigenen Lehrmeister. "Je mehr wir davon ausgehen, daß Entwicklungsprozesse planbar, organisierbar und operationalisierbar sind, umso weiter entfernen wir uns von der intuitiven Ebene" (BURMEISTER 1989, S. 137). Anregungen, Hilfen zur Selbsthilfe sind erlaubt, purer pädagogisch-therapeutischer Aktionismus sollte jedoch vermieden werden. (Vgl. die offenen Bewegungssituation in Kap. 2.2)

Literatur:

Bertalanffy, L. v.: Biophysik des Fließgleichgewichts. Braunschweig: Vieweg 1953

Burmeister, A.: Konturen einer psychomotorischen Entwicklungstherapie. In Irmischer/Fischer (Red.): Psychomotorik in der Entwicklung. Schorndorf: Hofmann 1989, 131-146

Cannon, W. B.: The Wisdom of the Body. New York: Norton 1932

Dunbar, F.: Psychosomatic Diagnosis. In Lorand (Ed.): Psychoanalysis Today. New York: Internat. Univ. Press 1944

Graichen, J.: Teilleistungsschwächen, dargestellt aus dem Bereich der Sprachbenutzung. Zschr. Kinder- und Jugendpsychiatr. 1, 1973, 113 - 143

derselbe: Zum Begriff der Teilleistungsstörungen. In: Lempp, R.: Teilleistungsstörungen im Kindes- und Jugendalter. Bern/Stuttgart/Wien: Huber 1979

Kohl, K.: Zum Problem der Sensomotorik. Frankfurt 1956

derselbe: Gestalttheorie bei der Behandlung des motorischen Lernens im Gebiet des Sports. In Guss (Hrsg.): Gestalttheorie und Fachdidaktik. Darmstadt 1977, Seite 64 - 83

Lapierre, A.: Die psychomotorische Erziehung — Grundlage jeder Vorschulerziehung. In Müller/Decker/Schilling (Red.): Motorik im Vorschulalter. Schorndorf: Hofmann 19782, 42-46

Lempp, R.: Teilleistungsstörungen im Kindes- und Jugendalter. Bern/Stuttgart/Wien: Huber 1979

Leontjew, A. H: Probleme der Entwicklung des Psychischen. Frankfurt: Fischer-Äthenäum 1973

Riedl, R.: Die Strategie der Genesis. München/Zürich: Piper 1976

Rudolf, H.: Psychomotorische Entwicklung als affekt-dynamischer Prozeß. Motorik 4, 3, 1981, 90-94

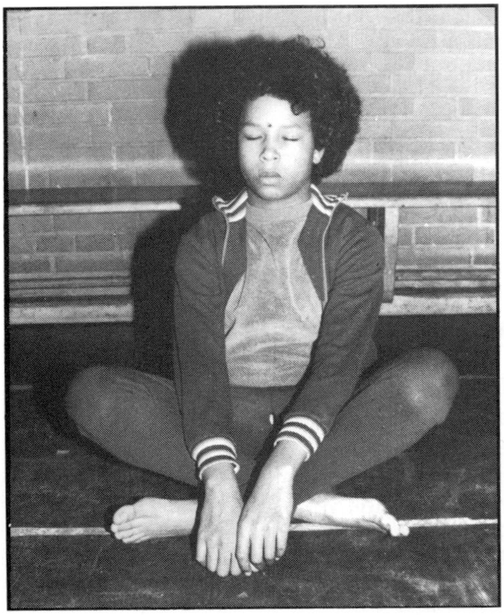

Abb. 14 **sich selbst erfahren**

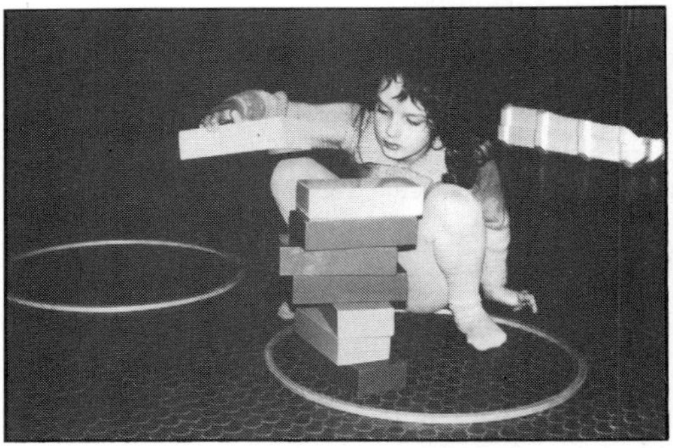

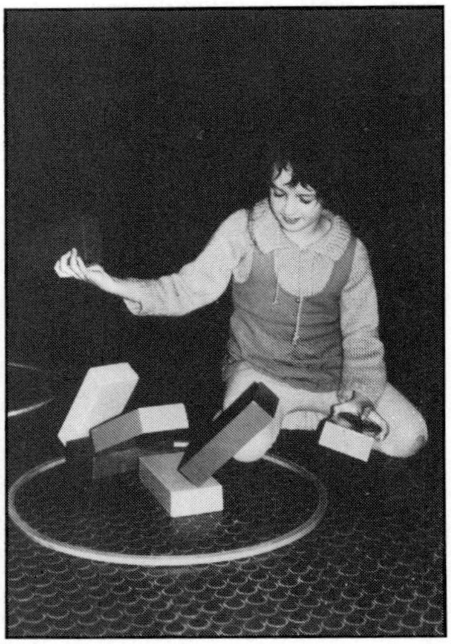

Abb. 15a **Material erfahren** Abb. 15b

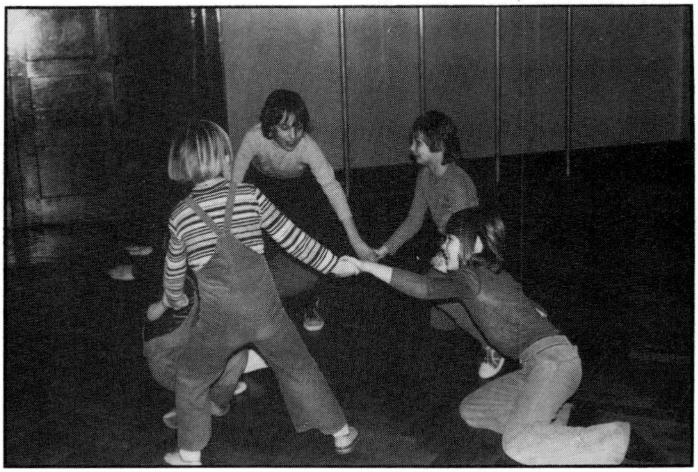

den Sozialpartner erfahren

Abb. 16

Schilling, F: Motorische Entwicklung als Adaptationsprozeß. In Müller/Decker/Schilling (Red.): Motorik im Vorschulalter. Schorndorf: Hofmann 1975

Uexküll, T.: Grundfragen der psychosomatischen Medizin. Reinbek: Rowohlt 1970

Ungerer, D.: Sensomotorische Selbststeuerung und Lernzielstrategie. In Thaller/Recla (Hrsg.): Signale der Zeit. Schorndorf: Hofmann 1975

derselbe: Zur Theorie des sensomoforischen Lernens. Ebd. 1973

Weizsäcker, V. v.: Der Gestaltkreis. Theorie der Einheit von Wahrnehmen und Bewegen. Baden-Baden: Suhrkamp1972

Werner, H.: Einführung in die Entwicklungspsychologie. München: Barth 1953

Wiener, N.: Mensch und Menschenmaschine. Frankfurt: Fischer-Athenäum 1964

2.6. Neuropsychologische Modellvorstellungen

Unter Neuropsychologie versteht man ein Forschungsgebiet, das den Zusammenhängen und Verbindungen zwischen Nervensystem und Psyche nachgeht. Wir werden uns im folgenden daher mit der Frage zu befassen haben, auf welche Weise psychische Funktionen neurophysiologisch bzw. hirnanatomisch repräsentiert sind. Im einzelnen geht es um folgende Teilaspekte des ,,neuralen Verhaltens" (THATCHER und JOHN 1977): Gefühl, Empfindung, Wahrnehmung, Gedächtnis, Bewußtsein, Handlungsprogrammierung, Denken und Sprechen. Dabei muß einschränkend vermerkt werden, daß es sich bei der Neuropsychologie um ein relativ junges Fachgebiet handelt und bisher nur spärliche, größtenteils in Tierversuchen gewonnene Forschungsergebnisse vorliegen. Ein zoologisches bzw. biologisches Grenzgebiet ist die Verhaltensphysiologie (vgl. auch nächstes Kapitel).

FEUDEL (1965, Seite 34) bezeichnet die Bewegung als *,,Sprache der Seele"*. Und in der Tat drücken sich in der Motorik eines Menschen Stimmungen, Gefühlsbefindlichkeiten und Affekte aus. Gefühle können sich innen abspielen (dann sind sie sensorisch). Sie können aber auch nach außen wirken und das Verhalten eines Menschen beeinflussen (dann sind sie motorisch). Gefühle erzeugen auch physiologische Reaktionen. Sie können neuraler, hormonaler, muskulärer und vaskulärer (die Blutgefäße anbetreffend) Art sein. Alle für diese psychosomatischen und psychomotorischen Wechselwirkungen verantwortlichen ,,Schaltungen" und Regulationen passieren im menschlichen Gehirn.

Unsere rund 15 Milliarden Gehirnzellen können, jede einzelne für sich, weit über 10000 Verbindungen zu anderen Zellen anknüpfen. Dabei kann die unvorstellbare Zahl von 500 Billionen Synapsen (Schaltstellen) erreicht werden. Obwohl bereits eine Reihe detaillierter Untersuchungsergebnisse über die chemo-elektrischen Vorgänge im Zentralnervensystem vorliegen, gibt das menschliche Gehirn noch weit mehr Rätsel auf, als bereits gelöst sind. Es kann sinnvoll nur als ein unübersehbarer Komplex von miteinander in Verbindung stehenden Mechanismen, Funktionseinheiten und Regelkreisen verstanden werden (vgl. voriges Kapitel).

Was man gemeinhin als Hirnzentren bezeichnet, sind keine morphologischen (gestaltmäßigen), sondern lediglich physiologische Funktionseinheiten. Wie FI-

SCHEL (1972) betont, gibt es keine histologischen (gewebemäßigen) Strukturunterschiede in den einzelnen Arealen (Flächen) der Hirnrinde, obwohl z. B. in der vorderen Zentralwindung der flächenmäßige Anteil von Kopf und Hand ungleich größer ist als beispielsweise für das Bein. Der Autor weist darauf hin, daß man sich die Gehirnfunktionen nicht nur flächenhaft vorstellen darf. Es kommt dabei ebenso auf die Zahl der sich im Inneren der Rindenfelder abspielenden Erregungskreise an und auf deren qualitative Eigenschaften, z. B. in Form von Frequenz und Geschwindigkeit. „Denn alles spricht dafür, daß es viel mehr auf die Prozesse ankommt als auf den Ort, an dem sie sich abspielen" (FISCHEL, Seite 89).

Andere Autoren betonen dagegen die erheblichen histologischen (gewebemäßigen) Variationen innerhalb der Hirnrinde. PFEIFER (1940) weist auf die unterschiedlichen Gefäßmuster (vascular patterns), d. h. auf die differenzierte angioarchitektonische Struktur des Cortex (Hirnrinde) hin. 1931 haben schon ECONOMO und KOSKINAS die Hirnrindenfläche in fünf verschiedene architektonische Zellstrukturen eingeteilt.

Es ist allerdings so, daß die Hirnrinde die ihr zugeleiteten sensorischen Informationen nicht nur in ihren primären kortikalen Zentren speichert, sondern sie ebenfalls an eine Reihe anderer Hirnrindenregionen weiterleitet. Man spricht hier von der Plastizität der sensorischen Repräsentation innerhalb des motorischen Cortex. Die außerordentliche Anpassungsfähigkeit des menschlichen Gehirns zeigt sich auch in der Tatsache, daß die Reaktionen der einzelnen Zellen dieses motorischen Cortex sich sowohl aufgrund ihrer unterschiedlichen physikalischen Natur unterscheiden als auch durch die Bedeutung und Wichtigkeit der jeweiligen Sinnesinformation.

Im Sinne einer *dynamischen Lokalisationstheorie* nimmt jeder einzelne Hirnabschnitt an jedem Denk-, Gefühls- und Handlungsprozeß mehr oder weniger spezifisch teil. So nehmen einzelne intellektuelle Funktionen nicht im eigenlichen Sinne von bestimmten Hirnregionen ihren Ausgang; die verschiedenen Hirnabschnitte spielen jedoch dabei eine jeweils bedeutende Rolle, obwohl sie alle in unvorstellbarer Vielfalt miteinander in Verbindung stehen (RUBINSTEIN 1975).

LEONTJEW (1973) weist mit Recht darauf hin, daß wir es im Falle einer umschriebenen Hirnverletzung nicht (nur) mit dem Ausfall einer Funktion dieses betreffenden Hirnabschnittes zu tun haben, sondern daß es infolge Zerstörung eines seiner Glieder zum Zerfall und zur Destruktion des gesamten zentralen Hirnfunktionssystems kommt. Dem menschlichen Hirnfunktionssystem, das aus mitunter weit voneinander entfernt liegenden Elementen besteht, liegt sicherlich ein für uns weitgehend unergründlicher „Bauplan" zugrunde.

Unsere *Erinnerungen* z. B. werden wahrscheinlich in stofflicher Form überall im Gehirn, d. h. an vielen Punkten gleichzeitig, chemisch gespeichert. So werden, wie man heute annimmt, alle individuell bedeutsamen Informationen (über uns selbst, wie auch über die Außenwelt) multipel (vielfältig) in unserem Hirn repräsentiert.

Mit anderen Worten: am *Lernen* sind jeweils anatomisch weit auseinanderliegende Hirnregionen beteiligt. Es ist aber so, daß alle Hirnstrukturen dynamisch angelegt und dauernden chemoelektrischen Veränderungen unterworfen sind. Obwohl man darüber auch heute noch nicht über wissenschaftlich exakte Nachweise verfügt, gilt es als wahrscheinlich, daß regelkreisartig ablaufende neurale Aktivitäten sowohl räumlich als auch zeitlich strukturiert sind. Nach MONAKOW ist die Lokalisation der Hirnrinde eine vorwiegend chronogene, d. h. sie bezieht sich auf den zeitlichen Ablauf der Erregungen, die zu einer bestimmten Leistung gehören.

Wie auch die zerebrale Repräsentation psychischer Inhalte im einzelnen ablaufen mag, so können wir eins mit Sicherheit feststellen: *Es gibt keinen Dualismus (Gegensätzlichkeit) Geist - Gehirn.* Mentale (geistig-seelische) Prozesse sind auch neurale (Nerven-)Prozesse. Das gilt für kognitive (geistige) Leistungen genauso wie für Emotionen und Affekte. *Menschliches Verhalten* ist nach THATCHER und JOHN (1977) lediglich die sichtbare Darstellung nervlicher Aktivitäten im Sinne des organisierten Zusammenwirkens von Zelleinheiten aus den verschiedenen Hirngebieten.

Es wäre jedoch einseitig, wollte man bei der Besprechung neuropsychologischer Wechselwirkung nicht auf die Verflochtenheit des Zentralnervensystems mit dem *Hormonsystem* hinweisen. Ihre überaus engen Beziehungen kann man besonders am Beispiel der funktionalen Verbindung zwischen Hypophyse (Hirnanhangdrüse) und Hypothalamus (Teil des Zwischenhirns) aufzeigen. Durch diesen Hirnteil wird die Hirnanhangdrüse zur Hormonproduktion angeregt, wodurch wiederum die Schilddrüse ihr Hormon ausschüttet, das dann seinerseits die Ausschüttung des Hypophysenhormons wieder bremst. Auch hier ist das homöostatische Prinzip wirksam. Denn das hormonale Gleichgewicht ist Voraussetzung für ein ausgeglichenes Verhalten des betreffenden Menschen.

Wir wissen beispielsweise, daß ein Zuviel an Schilddrüsenhormon (z. B. bei der sog. Hyperthyreose) motorische Unruhe und Überregbarkeit hervorruft. Umgekehrt bewirkt eine Unterfunktion der Schilddrüse Unlust und Trägheit. Im frühen Kindesalter kann daraus sogar ein geistiges Zurückbleiben resultieren. Weiter sind die Nebennierenhormone Adrenalin und Nor-Adrenalin besonders verhaltensrelevant[1] und bestimmen in außerordentlichem Maße unsere geistige (und körperliche) Leistungsfähigkeit sowie den Leistungswillen. Auch die Sexualhormone beeinflussen unser Verhalten. Denken wir nur an die periodischen Stimmungsschwankungen der Frau während der Menses, welche mit dem Wechsel von Follikel- und Gelbkörperhormon zusammenhängen. Generell kann gesagt werden, daß die Hormone als chemische Substanzen eine bedeutende Rolle für das menschliche Verhalten und die Umweltanpassung spielen.

Chemische Stoffe - wir brauchen nur an Drogen zu denken - greifen überaus intensiv in den Stoffwechsel des Gehirns ein und beeinflussen und verändern die nervale Reizleitung. Das wird klar, wenn man daran denkt, daß die Impulsübermittlung über die zahlreichen Synapsen (Schaltstellen) des Gehirns auf der Grundlage chemisch-hormoneller Reizung beruht. Auch experimentell ist die chemische Stimulation der elektrischen Hirnreizung überlegen. Während auf elektrischem Wege nur einzelne Nervenleitungen zu erreichen sind, werden durch chemischen bzw. hormonellen Einfluß auch solche neuralen Einheiten gereizt, die nicht streng lokalisiert sind, sondern sich über weite Teile des Gehirns erstrecken. Dabei hat man im Tierversuch herausgefunden, daß verschiedene chemische Zusammensetzungen, in die gleiche Stelle des Gehirns injiziert, jeweils unterschiedliche, in manchen Fällen sogar gegensätzliche Verhaltensweisen auslösen. Damit verbindet sich - im Verein mit operativen Eingriffen im Hirn - die schreckliche Vision einer totalen Verhaltensmanipulation beim Menschen.

---

[1] relevant = wichtig, bedeutsam

Uns interessiert im Hinblick auf eine praktische Nutzanwendung neuropsychologischer Erkenntnisse besonders die Frage, inwieweit bestimmten Zonen des Zentralnervensystems bestimmte Verhaltensweisen zugeordnet sind. Wo entstehen z. B. Gemütsbewegungen und Motivationen und in welcher Weise sind diese mit dem menschlichen Handeln verflochten?

Unser Gehirn ist *hierarchisch* aufgebaut. Mit anderen Worten: die niederen, stammesgeschichtlich älteren Funktionseinheiten befinden sich weiter innen und unten im Gehirn, die höhere Nerventätigkeit ist weiter oben angesiedelt. Ganz unten, d. h. im verlängerten Rückenmark, werden vegetative Vorgänge gesteuert. In den darüber angeordneten Basalganglien geschehen schon grundlegende sensorische Integrations- und psychomotorische Antriebsprozesse. Je höher die Hirnteile aufsteigen, desto mehr Modifizierungsprozesse finden statt und desto mehr Hemmungs- und Kontrollfunktionen üben sie auf die niederen Hirnerregungen aus. Dabei kommt es schon im Zwischenhirn (genau gesagt: im Thalamus und Hypothalamus) zur Affektfärbung von Sinnesreizen.

Wie sieht es nun mit der *"Anatomie der Gefühle"* aus, gibt es ein ,,emotional brain" (MACLEAN 1955)? Es ist von seiten der klassischen Hirnforschung immer wieder versucht worden, den Ort, die ,,Nahtstelle" zu ermitteln, wo Somatisches (Körperliches) sich in Psychisches (Seelisches) wandelt. MORGAN (1965) bezeichnet den Hypothalamus (eine unterhalb des Sehhügels gelegene Hirnregion) als den eigentlichen Sitz der Emotionen. Hier erfolgt die gefühlsmäßige Stellungsnahme zu unseren Wahrnehmungen. So empfinden wir - je nach Inhalt der perzeptiven (Wahrnehmungs-)Information - Freude, Stolz, Trauer oder Schmerz. Wie schon erwähnt, findet auch im Thalamus (Sehhügel), der größten grauen Kernmasse des Zwischenhirns, die Gefühlsfärbung und die Affektbetonung einzelner Empfindungen statt. Diese Umschaltstelle leitet alle sensorischen Innen- und Außenreize zur Auswertung an die Hirnrinde weiter. Insofern wird der Sehhügel auch als das ,,Tor zum Bewußtsein" bezeichnet. Das Zwischenhirn mit Thalamus und Hypothalamus beherbergt im übrigen emotionale Zentren für die menschliche Gestik, für die Gefühlsbetonung der Sprache und für das Sozialverhalten.

Heute setzt sich hinsichtlich der neuropsychologischen Entstehung des Gefühlerlebens allerdings eine *homöostatische Auffassung* durch, welche die Emotionalität als Teil eines Gesamtregelsystems begreift, das ein biologisches Gleichgewicht im menschlichen Organismus herzustellen bestrebt ist (GUTTMANN 1982). Innerhalb dieses nicht streng topologisch gebundenen Balancesystems kommt vor allem zwei Subsystemen größte Bedeutung für die Gefühlsbildung und Gefühlssteuerung zu. Es sind dies die Formatio reticularis und das Limbische System.

Die *retikuläre Formation* ist ein Nervengeflecht, das sich vom Hirnstamm durch das gesamte Mittelhirn bis hinauf zur Großhirnrinde hinzieht. Es handelt sich dabei nicht um ein Hirnzentrum, sondern um ein als Funktionseinheit wirkendes zusammenhängendes Netz von Nervenzellen. Diese Formatio reticularis erzeugt den als Vigilanz bezeichneten *Wachheits- und Aufmerksamkeitszustand*. Zerstörungen in diesem Hirnbereich bewirken Absence (geistige Abwesenheit), Teilnahmslosigkeit und Stummheit. Über die retikuläre Formation wirken sog. Weckamine auf die Hirnrinde und beeinflussen Aktivität und Bewußtseinshelligkeit. Wir haben es hier mit dem *Hauptaktivierungssystem* zu tun, ohne das überhaupt keine Gefühle möglich wären. Jeder Aktivierungszustand bedarf im Grunde allerdings einer kognitiven Zusatzinformation, um zur Emotion zu werden (GUTTMANN 1982, Seite 349). Wir werden darauf noch zurückkommen.

Die grobe Struktur des menschlichen Gehirns

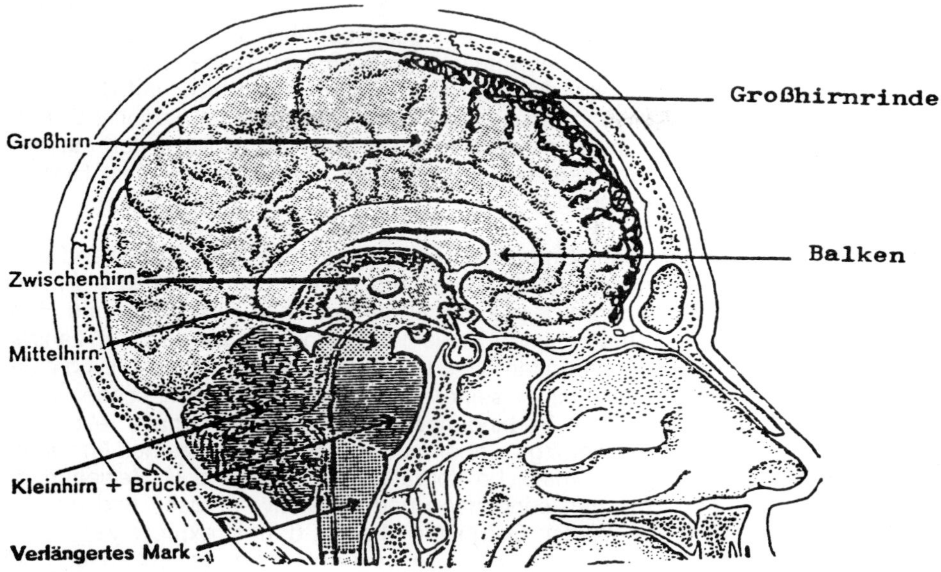

Funktionen der Großhirnrinde:

Hemmung, Dämpfung, Filterung sowie „Startsignal"
Gedächtnisspeicherung von Bewegungsmustern
Kontrolle gezielter Hand- und Fingermotorik

Funktionen des Zwischenhirns:

Motivationsbildung, Antrieb, normative Zielsetzung
angeborene motorische Verhaltensprogramme
Affektfärbung von Sinnesreizen

Funktionen des Mittelhirns:

untergeordnete Reflexzentren
„Starterfunktion für rasche Bewegungen"

Funktionen des Kleinhirns:

Tonusregulation, Haltungs- und Balancesicherung
reflektorische Bewegungskoordination
„Mischpult" für alle Input- und Outputgrößen

Abb. 17

Die hemmende Wirkung der retikulären Formation sorgt außerdem dafür, daß unser ,,Computer Hirn" nicht zuviel Sinnesreize auf einmal zugeführt bekommt. Hier im retikulären Bereich des Mittelhirns passiert die eigentliche *Selektion (Auswahl) von Wahrnehmungsinhalten.* D. h. hier wird darüber befunden, welche Empfindungen wichtig genug sind, um in Wahrnehmungen überführt zu werden, indem sie dem Cortex (der Hirnrinde) zur Interpretation - im Vergleich zu bereits gespeicherten Informationen - weitergeleitet werden. So können Sinnesreize, auf die bisher lediglich durch nervale Erregung unspezifisch reagiert worden ist, kognitiv bewußt verarbeitet werden. In diesem Sinne verstehen wir unter *Bewußtsein* den momentanen Prozeß erhöhter Aufmerksamkeit und erhöhten Gewahrwerdens im Hinblick auf Wahrnehmung und Bewegung.

Wenden wir uns nun kurz dem *Limbischen System* zu, einer teils kortikalen Funktionseinheit aus stammesgeschichtlich älteren Strukturen (deshalb auch als ,,alter Cortex" bezeichnet). Sie legen sich wie ein Gürtel zwischen Hirnstamm und Hirnrinde und sind durch Nervenfaserbündel sowohl untereinander als auch mit zahlreichen anderen Hirnregionen verbunden. Das Limbische System ist dem Hypothalamus direkt übergeordnet, den wir in seiner Relevanz zur Emotion schon weiter oben erwähnt haben. Besondere Verbindungen bestehen zur Formatio reticularis. Beide Hirnsysteme sind Aktivierungs-, aber auch Integrationssysteme. Im Limbischen System werden psychosomatische Vorgänge reguliert, so z. B. Beziehungen und Wechselwirkungen zwischen endokrinen und vegetativ-nervösen und emotionalen Prozessen. Auch hier werden Gefühle in Motorik, d. h. in expressives Bewegungsverhalten übersetzt. Wir sprachen davon weiter oben bei der Erwähnung der emotionalen Zentren des Zwischenhirns. HENATSCH (1976) spricht in diesem Zusammenhang vom ,,psychophysischen Initialsprung" (Seite 400).

Was ist nun aber Emotion? LINDSLEY (1951) legt eine *Aktivierungstheorie* über die Entstehung von Gefühlen vor. Danach werden emotionale Veränderungen nicht durch bestimmte, spezifische Gefühlszentren bewirkt. Sie sind ganz einfach Ausdruck einer kortikalen Aktivierungsveränderung über die besprochenen Aktivierungssysteme der Formatio reticularis, einiger Kerngebiete des Thalamus und der aufsteigenden Bahnen des Limbischen Systems. In jedem Fall spielt aber die Hirnrinde, welche die kognitive Zusatzinformation liefert, eine ausschlaggebende Rolle für die Art des durch unspezifische Aktivierung entstehenden Gefühls. Mit anderen Worten: Erst die gleichzeitig mit der Aktivierung des Cortex in Gang gesetzten *kognitiven Prozesse* des Deutens, Interpretierens und Situationserfassens entscheiden darüber, ob sich in einer bestimmten Situation ein Gefühl der Freude, der Enttäuschung, der Wut oder Trauer einstellt. -

Wir haben in der didaktischen Aufarbeitung neuropsychologischer Inhalte eine Reihe von Theoriebildungen kennengelernt, die versucht haben, das menschliche Gehirn als komplexe Funktionseinheit zu begreifen. Die Ergebnisse der modernen Hirnforschung machen jedoch deutlich, daß wir es nicht mit dem menschlichen Hirn zu tun haben, sondern mit *zwei Hirnhälften,* von denen - obwohl über den sog. Balken durch Nervenleitungen miteinander verbunden - jede ganz spezielle Aufgaben zu erfüllen hat.

Wie die folgende Übersicht (Abb. 18) zeigt, liegt hier eine Arbeitsteilung vor. D. h. die eine (beim Rechtshänder die linke) Hemisphäre ist sprachdominant. Sie beherbergt unsere logische und abstrakte Denkfähigkeit. Die andere Hirnhälfte ist gefühlsdominant. In ihr wohnen künstlerische Phantasie und Kreativität. Auch unsere Träume sind als eine Art unbewußter seelischer Verarbeitungsmechanismus an die

Übersicht der Funktionsteilung menschlicher Hirnhemisphären (beim Rechtshänder)	
LINKE (dominante) HIRNHÄLFTE	**RECHTE (subdominante) HIRNHÄLFTE**
sprachgebundene Leistungen Sprachverständnis Sprachgedächtnis Sprachvermögen	**non-verbale** (emotionale) **Tonalität** klangliche Lautunterscheidung Musikalität gestische Kommunikation
konstruktive Kreativität planendes Problemlösen	**intuitive Kreativität** Imagination, Phantasie
sprachlich-abstraktes Denken „Denken = Sprechen mit sich selbst" (KANT) = theoretische Intelligenz	**konkret-anschauliches Denken** präoperationales und operationales, praktisch-intelligentes Handeln (PIAGET)
Differenzierung von Farben	**Differenzierung von Formen**
rechnerische Operationen (Algebra)	**Gestalt- und Raumbewußtsein** (Geometrie)
Lesen und Schreiben	**Körperschema/Zeitbewußtsein**
rechtshändige Aktivitäten	**linkshändige Aktivitäten**

Abb. 18

rechte(nicht-sprachdominante) Hemisphäre gebunden. Und das Verdrängen psychischer Probleme findet ebenfalls in der *"Gefühlshemisphäre"* statt. Hier bleibt alles unbewußt, während die *"Sprachhemisphäre"*, allein über ein Bewußtsein verfügt. Rechtshemisphärische (Gefühls-)Aktivitäten erreichen erst nach erfolgter Überleitung auf die andere Hirnseite Bewußtheit. Bei Kindern allerdings sind die Hirnhälften noch nicht in dieser Weise spezialisiert. Hier ist eine Hemisphäre noch weitgehend zur Übernahme der Funktionen der anderen Seite, z. B. nach einer einseitigen Hirnschädigung, in der Lage.

Was passiert nun, wenn bei einer *"Split-Brain-Operation"*, der die beiden Hemisphären verbindende Balken durchgetrennt wird? Man macht dies in einzelnen Fällen bei starkem und unkontrollierbaren epileptischem Anfallsleiden, das durch diesen Eingriff zumeist eliminiert werden kann. Dadurch ist der Informationsfluß zwischen den beiden Hemisphären künstlich unterbrochen. Das zeigt sich durch eine merkliche Verarmung an Träumen, aber auch an sprachgebundener Phantasie. Die linke, für die Sprache zuständige Hirnhälfte ist von der Gefühls- und Kreativitäts-Hemisphäre im wahrsten Sinne des Wortes abgeschnitten, so daß die Patienten z. B. keine spontanen Wortspiele mehr zustande bringen und sprachlich nur realitätsbezogen, sachlich und einfallslos reagieren.

Während die Versuchspersonen Gegenstände im linken Gesichtsfeld, das von der rechten (nicht-verbalen) Hirnseite gesteuert wird, nicht benennen können, sind sie doch in der Lage, gestisch richtig zu reagieren, z. B. indem sie auf eine Abbildung mit dem gleichen Objekt zeigen. Ähnlich ist es mit dem taktilen Identifizieren von Objekten. Während hier anfangs die gesamte linke Körperseite bei Berührungen wahrnehmungstaub ist, werden Tastempfindungen später doch grob lokalisiert, wenn auch qualitative, die Art des Hautreizes anbetreffende Unterschiede nicht erkannt werden. Immerhin ist bei diesen Patienten die rechte Hemisphäre bei räumlichen Aufgaben der linken (sprachdominanten) überlegen, indem die rechtshändigen Versuchspersonen beim dreidimensionalen Nachzeichnen mit ihrer linken, ungeschickteren Hand wesentlich bessere Ergebnisse erzielen.

Was die neurophysiologischen und neuropsychologischen Theorien zur Entstehung und Steuerung von *Bewegungshandlungen* anbetrifft, so soll hier am Ende dieses Kapitels wenigstens in aller Kürze darauf eingegangen werden. Zwar sind die biologisch-psychologischen Mechanismen der menschlichen Motorik noch kaum befriedigend erforscht worden, doch nimmt man an, daß planendes motorisches Handeln an die Intaktheit des Stirnhirns gebunden ist. Das Hirn, und besonders das *Stirnhirn* funktioniert und aktualisiert sich nur in Wechselwirkung zur Umwelt. So ist alles Planen, Programmieren, Regulieren und Kontrollieren umwelt-, ziel- und zukunftsbezogen.

Jeder *Zielhandlung* liegen aber immer auch subkortikale Anteile in Form von Antrieb und Wille zugrunde. „Der Trieb sucht und der Wille bestimmt sein Ziel" (JUNG 1976, Seite 38). Die sich innerhalb eines Motivationsprozesses abspielende Triebmobilisierung ist dabei nicht etwa von bestimmten „Triebzentren" abhängig, wie es auch kein „Willenszentrum" gibt. Man nimmt eher an, daß es sich bei der *Motivation* - wie bei der Emotion auch - um eine „unspezifische Aktivierung mit entsprechender Tönung" handelt (GUTTMANN 1982, Seite 336). Sie kommt z. B. aufgrund optischer oder akustischer Umweltinformationen zustande. Wenn man einmal von raschen motorischen Reaktionen absieht, die von untergeordneten Reflexzentren im Mittelhirn in Gang gesetzt werden, so geschieht die *motorische Primäraktivation* im Zwischenhirn, wo dem Menschen eine Reihe primitiver, angeborener motorischer Verhaltensprogramme zur Verfügung stehen.

Hierbei ist die tonusregulierende und gleichgewichtssichernde Mitwirkung des *Kleinhirns* von größter Wichtigkeit. Es erzeugt zwar selbst keinen eigenen motorischen Antrieb, korrigiert, modifiziert und koordiniert jedoch aufgrund seiner zahlreichen Nervenverbindungen zum Mittelhirn und zur Formatio reticularis jede Art von Handlungsmotorik.

Die eigentliche motorische, oder besser *psychomotorische Verhaltenssteuerung* wird aber vom Limbischen System geleistet, während die *Hirnrinde* noch als letzte bewertende, beratende und zustimmende Kontrollinstanz in Erscheinung tritt. Nur gezielte, manuelle Geschicklichkeitsleistungen sowie die Sprachmotorik werden vornehmlich direkt kortikal gesteuert, wie auch der Cortex alle Wahrnehmungsvorgänge kognitiv steuert, integriert, auswertet und, zusammen mit neu erlernten Bewegungsprogrammen, auf Abruf speichert.

Über die beim menschlichen Handeln in Aktion tretenden komplexen neuropsychologischen Mechanismen liegen bisher, wie wir gesehen haben, nur unzusammenhängende Einzelergebnisse vor. Aus diesen fragmentarischen neuropsychologischen Theorieversuchen läßt sich beim heutigen Stande unseres Wissens noch kein befriedigendes übergeordnetes Modell ableiten. Auch ist es schwierig, aus alldem praxisrelevante Schlüsse zu ziehen. Allein beim Vorliegen organischer oder psychogener motorischer Störungen wird dieses Grundwissen ohne Frage bei der

Planung individueller neuromotorischer, sensomotorischer oder psychomotorischer Fördermaßnahmen eine Hilfe sein. Das gleiche gilt selbstverständlich auch für das vorherige Erstellen einer exakten motodiagnostischen Analyse (vgl. unter den Abschnitten der Motodiagnostik und Mototherapie bei MCD und CP, 4.1 u. 4.2).

Literatur:

Deegener, G.: Neuropsychologie und Hemisphärendominanz. Stuttgart: Enke 1979

Erhardt, K. J.: Neuropsychologie motivierten Verhaltens. Stuttgart: Enke 1975

Feindel, E.: Durchbruch des Rhythmischen in der Erziehung. Stuttgart 1965

Fischel, W.: Grundzüge des Zentralnervensystems des Menschen. Stuttgart: Fischer 1972

Guttmann, G.: Lehrbuch der Neuropsychologie. Bern/Stuttgart/Wien: Huber 1982

Henatsch, H. -D.: Zerebrale Regulation der Sensomotorik. In Haase, Henatsch, Jung, Strata und Thoden: Sensomotorik, S. 265- 420. München/Berlin/Wien: Urban & Schwarzenberg 1976

Jantzen, W.: Grundriß einer allgemeinen Psychopathologie und Psychotherapie, ab S. 206. Köln: Pahl-Rugenstein 1979

Jung, R.: Einführung in die Bewegungsphysiologie. In Haase et al. Sensomotorik. S. 1 - 98. München/Berlin/Wien 1976

Leontjew, A. H.: Probleme der Entwicklung des Psychischen. Frankfurt: Fischer-Athenäum 1973

Lindsley, D. B.: Emotion. In Stevens (d.) Handbook of Experimental Psychology. New York/London/Sidney: Wiley1951

MacLean, P. D.: Psychosomatic Disease and the „Visceral Brain". Psychosomatic Med. 11, 1949, 338 - 353

Morgen, C. T.: Physiological Psychology. New York: McGraw-Hill 1943

Perret, E.: Gehirn und Verhalten. Bern/Stuttgart/Wien: Huber 1973

Pfeifer, R. A.: Die angioarchitektonische Art der Großhirnrinde. Leipzig: Thieme 1940

Remschmidt und Schmidt (Hrsg.): Neuropsychologie des Kindesalters. Stuttgart: Enke 1978

Rubinstein, S. L.: Grundlagen der allgemeinen Psychologie. Berlin-Ost: Volk und Wissen 1975

Thatcher, R. W. and John, E. R.: Functional Neuroscience. Vol. 1: Foundation of Cognitive Processes. Hillsdale, New Jersey: LEA 1977

2.7. Lernmodelle der Verhaltensmodifikation

Nicht jeder lernt auf gleiche Weise. Es gibt *visuelle und auditive Lerntypen*, und bei schwerer behinderten Kindern muß man sogar oft den Tast-, Bewegungs- und Lagesinn, z. B. beim Bewegungslernen zu Hilfe nehmen. Wir dürfen also dem Kind nicht irgendeine Lernmethode überstülpen. Jeder Lernvorgang muß immer an die Persönlichkeit des Lernenden angepaßt werden, wobei es gilt, individuelle Persönlichkeitsvariablen wie Vitalität, Aktivität, Antrieb, Motivation, Konzentration, Wille, Selbständigkeit, Selbstvertrauen, Kommunikationsfähigkeit usw. mit zu berücksichtigen. So wird der gute Pädagoge oder Therapeut immer über mehrere Lehrmethoden verfügen. Kommt er bei einem Kind auf dem einen Weg nicht voran, so wird er das Lernziel auf einem anderen Weg zu erreichen suchen. Dabei kann er auf visuelles Imitationslernen zurückgreifen, auf experimentierendes Lernen durch Versuch und Irrtum, auf einsichtiges (verstehendes) Lernen oder im Notfall auf geführtes, stark gelenktes Dressurlernen.

Sehen wir uns zunächst einmal an, was die Wissenschaft dazu zu sagen hat und definieren wir Lernen als eine durch Erfahrung gewonnene, relativ überdauernde Verhaltensänderung. Auf der Suche nach Erklärungen über die vielfältigen Mechanismen, welche dem menschlichen Lernen zugrundeliegen, wurde im Laufe fortschreitender wissenschaftlicher Forschungen eine Reihe modellhafter Konstrukte, sog. *Lerntheorien* entwickelt. Unter maßgeblichem Einfluß russischer Physiologen (PAWLOW, BECHTEREW) entstand das heute als *klassisches reaktives Konditionieren* bezeichnete Lernschema des bedingten Reflexes. Die Ergebnisse der bekannten Versuche an Hunden wurden später auf die Humanpsychologie übertragen, wobei man heute noch der Auffassung ist, daß ein Großteil der Lern- und Gewöhnungsprozesse in Erziehung und Beruf über bedingte Reflexe zustandekommt.

Diese Erkenntnisse bildeten die Grundlage, auf welcher die *behavioristische Lerntheorie* aufbaut. Bei dieser auch als Verhaltensforschung bezeichneten Richtung der Psychologie bestehen enge Beziehungen zu der von LORENZ begründeten Vergleichenden Verhaltensforschung und Verhaltensphysiologie. Für die Behavioristen (Verhaltensforscher) ist das Lernen lediglich eine Frage des Setzens von richtigen Lernreizen, auf welche der Mensch, ähnlich wie die Ratten in SKINNERs Labor-Käfigen, in ganz bestimmter, immer gleicher Weise reagiert. Die Reiz-Reaktionstheoretiker sind als „Psychotechnologen" im Grunde nicht an den innerseelischen Ursachen einer bestimmten Verhaltensweise interessiert. Man sucht statt dessen nach den Auslösern und Verstärkern eines Verhaltensmusters. D. h. menschliches Handeln wird hier auf ein nach außen sichtbares, reaktives Verhalten reduziert.

Es war SKINNER, der in den 30er Jahren neben das rein reaktive Verhalten das operante oder operative, d. h. subjektgesteuerte Verhalten stellte. Im Experiment spricht man vom *operanten Konditionieren*, was soviel heißt, daß das Reagieren auf einen bestimmten (erwünschten) Reiz anschließend durch eine Art von Belohnung verstärkt wird. Dadurch entsteht mit der Zeit das Verlangen, durch das gleiche Verhalten wieder in den Genuß der gewohnten Belohnung, dem sog. Verstärker zu kommen. Das können im einzelnen Nahrungsverstärker sein oder bestimmte lusterzeugende Handlungen sowie auch „Streicheleinheiten" als soziale Verstärker. Hier unterscheidet sich der Mensch im Grunde nicht vom Tier: beide wollen Lust gewinnen und Schmerz vermeiden. Damit hat der geschulte „Verhaltenstechniker" es in der Hand, erwünschtes Verhalten experimentell zu erzeugen.

Fragen wir nun zunächst, wie der pädagogische Alltag in Elternhaus und Schule aussieht und mit welchen Mitteln dort im allgemeinen das Verhalten der Kinder und Schüler „zum Guten" hin verändert wird. Vielfach sieht die Praxis leider auch heute noch so aus, daß mit Strafen als einer Form negativer Verstärkung gearbeitet wird. Wir finden solche mit Strafe arbeitenden Erziehungspraktiken zwar heutzutage weniger in Form schmerzhafter körperlicher Züchtigung. Der den Kindern zugefügte seelische Schmerz, z. B. bei elterlichem Liebesentzug („ich mag dich nicht mehr, wenn du das tust"), ist jedoch ebenso grausam. Genauso unpädagogisch ist die Bestrafung von Schülern durch schlechte Noten, was dann wiederum Leistungsstreß und Angst erzeugt.

Soll ein bestimmtes (Fehl-)Verhalten beseitigt werden, so darf dieser Verhaltensweise im Sinne des operanten Konditionierens keinerlei Beachtung geschenkt werden. Sie darf also weder positiv (durch Lob, Anerkennung, Auszeichnung), noch negativ (durch Bestrafung) verstärkt werden. Geschieht dies über einen längeren Zeitraum, so wird die nicht beachtete Handlungsweise von dem betreffenden Individuum immer seltener produziert werden und zuletzt ganz aufhören. Wird sie aber nur ein einziges Mal positiv oder negativ verstärkt, so ist der gesamte *Prozeß der Auslöschung* unterbrochen und damit hinfällig.

Das Gesagte gewinnt besondere Bedeutung für die mototherapeutische Arbeit mit schwer behinderten Kindern, deren Fehlverhalten z.B. schwerste Autoaggressionen (Selbstverletzungen), durch Stimuluskontrolle verhindert werden kann. Hier wird man also einerseits nach einem *Auslöser* (beispielsweise für das selbstverletzende Kopfschlageneines autistischen Kindes) suchen, den man in Zukunft zu vermeiden sucht. Das kann durch wiederholtes genaues Beobachten der Situation geschehen: z. B. daß ein Kind immer dann durch Autoaggressionen reagiert, wenn es durch ein unvorhergesehenes Hindernis (ein plötzlich auftauchendes Kind, eine Anforderung usw.) an der Fortführung seines lustvoll empfundenen stereotypen Spiels gehindert wird. Andererseits gilt es herauszufinden, was für das betreffende Kind als *Verstärker* eingesetzt werden kann, d. h. welche Handlung, welches Spielzeug, welchen Leckerbissen es besonders gern mag. Der sofortige Einsatz dieses Verstärkers muß immer genau in dem Moment erfolgen, in dem das Kind in erwünschter Weise reagiert.

Das ist theoretisch durchaus einleuchtend. Dennoch bestehen in der Praxis oft große Schwierigkeiten in der konsequenten Durchführung - denn nur sie garantiert eine erfolgreiche Verhaltensmodifikation. Wie soll es z.B. eine Mutter seelisch durchhalten, die schweren Autoaggressionen ihres Kindes zu ignorieren? Und selbst in einer klinischen Einrichtung läßt sich schwerlich eine Praktikantin finden, die sich beispielsweise einem solchen, sich selbst verletzenden Kind ständig annimmt. Es müßte fortlaufend durch Auf-den-Schoß-Nehmen, durch beständiges Streicheln, Spielen usw. sozial verstärkt werden. Bei der nächsten autoaggressiven Handlung allerdings sollte die Praktikantin das Kind spontan stehenlassen, um ihm damit den Verstärker zu entziehen. Das läßt sich praktisch kaum irgendwo mit der notwendigen Konsequenz durchführen. Dazu kommt die Tatsache, daß nur ein einziger Fehler, wie er leicht durch eine andere, nicht direkt an der Verhaltenstherapie beteiligte Person geschehen kann (die eben nicht auf die gleiche Weise wie der Therapeut reagiert), alles bisher Erreichte schlagartig zunichte machen kann.

Es soll damit keinesfalls angezweifelt werden, daß mit der Verhaltenstherapie Erfolge zu erreichen sind. Sie sind im übrigen durch die einschlägige Literatur hinreichend belegt (KRAIKER 1974, KUHLEN 1974). Wie REDLIN (1974) *für den Anwendungsbereich der geistigen Behinderung* eindrucksvoll darlegt, müssen vor Beginn verhaltenstherapeutischer Interventionen genaue Informationen über das Störverhalten vorliegen und ihre Darstellung in Verhaltens- und Lernmodellen analysiert werden. Erst aufgrund dieser Verhaltensanalysen kann es sinnvoll sein, Entscheidungen über die Art des therapeutischen Vorgehens und die Therapiemedien zu treffen. Dazu kommt ein *therapeutischer Stufenplan*, der z. B. folgende Lernschritte im Aufbau von Lautimitationen bei einem geistig behinderten Kind vorsehen kann:

1. Verstärkung, wenn es spontan vokalisiert

2. Verstärkung, wenn es innerhalb kurzer Zeit die Laute des Therapeuten imitiert,
3. Verstärkung nur dann, wenn seine Laute denen des Therapeuten wirklich ähneln (REDLIN, Seite 500).

Die präzise Anwendung solcher Verhaltensmodifikationen ist in der Einzelsituation naturgemäß leichter. Dennoch ist es auch in der Gruppensituation möglich, z. B. *aggressive, störende und destruktive Verhaltensweisen* operant zu konditionieren. ORME und PURNELL (1968) berichten in einer Studie über eine Klasse mit 18 völlig außer Kontrolle geratenen, etwa l0jährigen Schülern, die nur noch randalierten und fast nicht mehr zu unterrichten waren. Auf der Suche nach äußeren Auslösern für diese unhaltbare Situation fanden die Autoren ungünstige Reizwirkungen, die sowohl vom Klassenraum selber ausgingen als auch vom Lehrerverhalten und letztlich von der Art des Curriculums (Lehrprogrammes) und dessen Vermittlung. Hier wurden entscheidende Änderungen vorgenommen. Sie dienten dazu, die Lehrerkontrolle (z. B. durch U-Form der Schulmöbel) zu verbessern und alle zur Zerstörung reizenden Gegenstände und Lernmaterialien zu entfernen. Auch wurde die Art des Unterrichts derart verändert, daß Interesse und Neugier an der Lösung schulischer Lernprobleme und entsprechende aktive Mitarbeit an die Stelle von Desinteresse, Störverhalten und Boykott traten.

Das Wichtigste allerdings war ein all diese Neuerungen begleitendes, *klar strukturiertes Verstärker-System.* Es bestand darin, daß der Schüler sich durch bestimmte kooperative, kommunikative und kreative Verhaltensweisen „Punkte" verdienen konnte. Für 15 Wertpunkte konnten sie schon eine kleine Süßigkeit im gemeinsamen „Kaufladen" erwerben. Er enthielt aber auch teuere Spielzeuge, Bastel-Sets und Ähnliches. Damit nun die Schüler überhaupt eine Anfangsmotivation für den Wert solcher Punkte bekamen, wurden ihnen 25 Punkte gleich zur freien Verfügung gestellt. Die meisten lösten 15 davon für eine Süßigkeit, Kaugummi usw. ein. Die restlichen 10 Punkte dienten als „Startkapital", wobei es nur wenig Anstrengung (weitere 5 Punkte) bedurfte, um erneut in den Genuß des Kaufens und Verzehrens zu kommen.

Die ersten Schüler, die es verstanden, nicht gleich alles für Süßigkeiten auszugeben, sondern ihre Punkte z. B. für ein Schiffs- oder Flugzeugmodell zu sparen, wurden bestaunt und reizten zur Nachahmung. Im übrigen wurden die Punktlisten, jeweils mit dem Namen des Schülers darüber, für jeden sichtbar, an der Tafel geführt. Auch dies wirkte als Ansporn für das gewünschte Lern- und Sozialverhalten. Dem Lehrer wurde beigebracht, jeden vergebenen Punkt mit Lob und Anerkennung als sozialem Verstärker zu kombinieren.

Damit das Vergeben von Punkten nicht von der subjektiven Lehrermeinung abhängig ist und Ungerechtigkeiten oder Vergünstigungen ausgeschlosssen sind, stellten die Schüler selbst gemeinsam eine Liste mit erwünschten und zu belohnenden Verhaltensweisen auf, die das genaue Gegenteil des bisher gezeigten Fehlverhaltens waren. Die effektive aufgabengebundene Unterrichtszeit stieg infolge dessen von vorher 50% auf nunmehr 80%.

Das angeführte Beispiel verdeutlicht, daß auch Gruppenverhalten (z. B. in der Psychomotorik-Therapie) durch positive, d. h. den Kindern begehrenswert erscheinende Verstärkungen, modifiziert werden kann. Dabei können die angestrebten Ziele motorischer, personal-emotionaler, sozialer oder auch kognitiver Art sein. Sind z. B. emotional-soziale Verhaltensstörungen der Grund dafür, daß keine explorative (forschende), pragmatisch-motorische Auseinandersetzung mit den angebotenen Materialien oder Geräten erfolgt, so wird es einerseits notwendig sein, kommunikatives Sozialverhalten zu verbessern. Andererseits müssen jedoch auch alle äußeren Bedingungen beseitigt werden, welche geeignet sind, negativen, z. B. aggressiven Sozialkontakt auszulösen: zu enger Körperkontakt, Wettstreit, Kampfspiele usw.

Meiner Erfahrung nach ist es für den Mototherapeuten notwendig, um die Prinzipien des Modells der Verhaltensmodifikation zu wissen. Rechtzeitiges Herausfinden bestimmter ungünstiger Konstellationen oder Situationen, welche, wie oben geschildert, negatives Verhalten stimulieren, gehört ebenso zu seinen Aufgaben wie das Nicht-Registrieren und Nicht-Beachten unerwünschter Verhaltensweisen, um sie mit der Zeit zur Extinktion (Auslöschung) zu bringen (wenn kein anderer sie wieder verstärkt!).

Die *pädagogischen Vorbehalte* gegenüber dem operanten Konditionieren bleiben dennoch bestehen: Die Kinder verhalten sich nur deshalb gut, weil sie dafür belohnt werden. Es sollte aus diesem Grunde zunächst immer versucht werden, über persönlichen Kontakt, über echtes Engagement für das behinderte oder verhaltensgestörte Kind (ein Kind hat ein Gespür dafür, was echt ist) eine Verhaltensänderung zu erreichen. Die Grenzen der Verhaltenstherapie sind im übrigen dann erreicht, wenn das sog. Fehlverhalten Ausdruck eines ungelösten inneren Konfliktes ist. Hier würde man mit verhaltenstherapeutischen Mitteln lediglich eine *Symptomverschiebung* erreichen.

In einem mir persönlich gut bekannten Fall konnte ein 11jähriger neurotischer Junge in relativ kurzer Zeit von seinen zwanghaft ausgestoßenen unflätigen sexuellen Schimpfworten befreit werden. (Sie waren ein notwendiges Ventil für das unverarbeitete Schreckerlebnis eines sexuell Mißbrauchtwerdens durch einen Geisteskranken gewesen). Statt dessen suchte sich der ungelöste Konflikt nach „gelungener" Verhaltenstherapie ein anderes Ventil; der Junge zerbiß sich die Lippen derart, daß die Haut in Fetzen herunterhing. In solchen Fällen wird nur der analytische Therapieansatz Aussicht auf Erfolg haben. Es ist eben irrig zu meinen, daß man durch verhaltenstherapeutische Techniken den Kern der Persönlichkeit erreichen und verändern könne.

Literatur:

Gottwald, P. und Redlin, W.: Verhaltenstherapie bei geistig behinderten Kindern. Göttingen: Hogrefe 1972

Kuhlen, V.: Verhaltenstherapie im Kindesalter. München: Juventa 1974,

Orme, M. und Purnell, R.: Behavior Modification and Transfer in a Out-of-Control Classroom. Chicago, AERA Convention 1968

Redlin, W.: Praktische und theoretische Probleme der Verhaltenstherapie bei geistig behinderten Kindern. In Kraiker (Hrsg.): Handbuch der Verhaltenstherapie. München: Kindler 1974, Seite 487 - 511

Skinner, B. F.: The Behavior of Organisms. New York: Aplleton-Century-Crofts 1938

2.8. Psychoanalytische und individualpsychologische Therapien

Ganz allgemein basiert die tiefenpsychologische Theorie auf der Annahme, daß menschliches Verhalten nicht völlig frei ist, sondern ursächlich auf innerseelische, weitgehend unbewußte Inhalte zurückgeht. Diese Determiniertheit (Bestimmtheit) unseres Handelns im Sinne eines Kausalzusammenhangs (ursächlichen Zusammenhangs), der uns zumeist völlig verborgen bleibt, war der Ausgang psychoanalytischer Modellvorstellungen.

Am bekanntesten sind die Lehren FREUDs. Danach entstehen *Neurosen* durch unbewältigte, aus dem Bewußtsein verdrängte Triebwünsche (das sog. ,,Es"), die das bewußte ,,Ich" nicht in Einklang zu bringen vermag mit seinem als ,,Über-Ich" bezeichneten, meist anerzogenem Gewissen. Diese zum großen Teil aus der frühesten Kindheit stammenden Antriebe sind nach FREUD sexueller Natur (Libido). Sie bleiben das ganze Leben über im Unterbewußten des Menschen wirksam und beeinflussen sein Handeln. In der *Psychoanalyse*, einem überaus langwierigen Therapieverfahren wird versucht, verdrängte libidinöse Trieberlebnisse wieder bewußt zu machen.

Fußend auf den bahnbrechenden Arbeiten FREUDs zu Anfang unseres Jahrhunderts, haben sich eine Reihe mehr oder weniger voneinander abweichender psychoanalytischer Schulen und Forschungsrichtungen entwickelt. Allen gemeinsam ist die Annahme, daß der Mensch schon von frühester Kindheit an lustbetonte Gefühlserlebnisse sexueller oder vorsexueller Art anstrebt.

In der sog. *oralen Phase* des Säuglingsalters geht es vornehmlich um die Lust am Saugen und Lutschen bei der Nahrungsaufnahme, aber auch um Bedürfnisse nach Wärme und Geborgenheit.

Die orale Phase wird etwa mit 1-1 1/2 Jahren abgelöst von der *analen Phase*. Das Kind interessiert sich nun für die Region des Afters und die Ausscheidungsvorgänge. Nach FREUD geht die ,,Analerotik" der genitalen Sexualentwicklung voraus.

Die anale Phase wird abgelöst von der sich gegen Ende des 4. Lebensjahres ausbildenden *phallischen Phase,* in welcher sich Jungen und Mädchen für ihre Geschlechtsteile zu interessieren beginnen.

Der *Ödipuskomplex* entsteht (meist gut ein Jahr später) dadurch, daß das Kind den gleichgeschlechtlichen Elternteil als Rivalen empfindet, weil es sich zum Elternteil des anderen Geschlechtes hingezogen fühlt. Je nachdem, wie stark dieser Gefühlskonflikt ist, wird es unterschiedlich lange dauern, bis ein Kind sich am Ende doch mit dem gleichgeschlechtlichen Elternteil identifiziert.

Nach ERIKSON (1971) vollzieht sich die *Entwicklung* des Menschen in acht Phasen, von denen die ersten fünf hier referiert werden sollen:

1. In der oral-sensorischen Phase bildet sich das ,,Urvertrauen".
2. In der muskulär-analen Phase übt das Kind Willensstärke und Autonomie.
3. In der lokomotorisch-genitalen Phase bilden sich Initiative und Zielgerichtetheit aus.
4. In der nachfolgenden Latenzphase lernt das Kind, sich durch Leistung Anerkennung zu verschaffen.
5. Während der Pubertät und Adoleszenz findet der Mensch seine ,,Ich-Identität".

ERIKSONs *analytische Ich-Psychologie* gewinnt gerade in letzter Zeit immer mehr an Bedeutung. Wir werden darauf noch im Abschnitt über die Theorie des Spiels zu sprechen kommen.

SPITZ, ein FREUD-Schüler, der besonders durch seine Arbeiten über die ersten Objektbeziehungen des Kindes und - neben BOWLBY - zum Verlassenheits-Syndrom hospitalisierter Kinder bekannt geworden ist, nennt für die frühe kindliche Entwicklung in den ersten zwei Lebensjahren folgende drei *pädagogischen Schritte:*

— 0 bis 6 Monate: Uneingeschränkte Fürsorge und Gewährung
— 6 bis 12 Monate: Langsames Gewöhnen an Versagung von Bedürfnissen
— 1 bis 2 Jahre: Spracherwerb als Beginn der Sozialisation.

Bis etwa zum Zeitpunkt der Schulfähigkeit lernt das Kind mehr und mehr, auf sofortige Bedürfnis- und Triebbefriedigung zu verzichten. Vor allem im phantasiereichen Spiel gelingt es ihm, mit seinen Konflikten fertig zu werden und sich langsam und behutsam an die Lebensrealität anzupassen. Seine im Vorschulalter noch magische Vorstellungskraft läßt es Ängste und Bedrohungen spielerisch überwinden. Deshalb ist es falsch, die blühenden Phantasieprodukte des Kindes in diesem Alter allzu schroff in die Schranken zu weisen. Im Schulalter allerdings sollte die Trennung von Phantasie und Wirklichkeit vom Kinde vollzogen werden, was aber keinesfalls bedeutet, daß das ältere Kind nicht mehr phantasievoll zu spielen braucht. Das Gegenteil ist der Fall. Neue Eindrücke und Erlebnisse, müssen, um nicht verdrängt zu werden, spielerisch, zeichnerisch und szenisch verarbeitet werden.

Eins der wichtigsten Therapieziele der Psychoanalyse ist die *Reduktion von Ängsten.* Deshalb werden Strafen (weil sie Ängste verstärken) abgelehnt. Aggressionen werden häufig durch Angst erst hervorgerufen. Ein tiefenpsychologisch geschulter oder zumindest belesener Motopädagoge oder Mototherapeut wird eher Verständnis für kindliche Verhaltensstörungen zeigen. Ihm ist klar, welche nachhaltigen Konflikte ein Kind im Laufe der oben geschilderten Entwicklungsphasen überwinden muß: Konflikte, die auf der Versagung eigener Bedürfnisse beruhen. Ihm wird aber auch bewußt sein, daß unangemessenes kindliches Handeln und gestörtes Verhalten ihre Ursachen nicht nur in der momentanen Situation haben. Überschießende Reaktionen, Wutausbrüche, aggressive oder autoaggressive (selbstverletzende) Handlungen können zwar durch ungünstige derzeitige Milieuwirkungen hervorgerufen werden. Ihre Wurzeln reichen aber oft bis tief in die früheste Kindheit zurück. Dort gemachte und inzwischen verdrängte, im Unterbewußten gespeicherte Erlebnisse der Angst, der Enttäuschung, der Wut, des körperlichen oder seelischen Schmerzes, können in ähnlichen Situationen wieder wirksam werden.

Der Weg der orthodoxen, von FREUD geprägten Psychoanalyse ist inzwischen von seinen Mitarbeitern, Schülern und Nachfolgern längst verlassen und seine Thesen sind neu überdacht und abgewandelt worden. So hat sich C. G. JUNG im Zuge der Entwicklung einer *"Komplexen Psychoanalyse"* mehr der positiven Auffassung zugewandt, wonach das Unbewußte den „schöpferischen Mutterboden" des Bewußtseins bildet und als innerseelisches Strukturelement den Reifungsprozeß der Psyche eines Menschen bestimmt.

ADLERs *"Individualpsychologie",* geht von der Annahme aus, daß das Kind während des sozialen Anpassungsprozesses häufig Unterlegenheits- und Minderwertigkeitsgefühle entwickelt. Es antwortet darauf mit erhöhtem Geltungsstreben. Im Bestreben, die eigene Minderwertigkeit als Mangelerlebnis auszugleichen, versucht der Mensch, sich durch individuelle und soziale Leistungen Geltung zu verschaffen. Wir werden darauf später noch zurückkommen.

Anna FREUD, die Tochter Sigmund FREUDs, die im übrigen ERIKSONs Lehrerin war, begründete in den 20er Jahren eine eigenständige Psychoanalyse des Kindes. Sie war, im Gegensatz zu Melanie KLEIN, mit der sie zum großen Teil in Widerspruch stand, die Wegbereiterin einer *"pädagogischen Psychotherapie"* Auf ihren Berufserfahrungen als Volksschullehrerin fußend, war es ihr Anliegen, kindgemäße pädagogische Gedanken und Gesichtspunkte mit in das therapeutische Handeln einzubringen. Sie betont die Wichtigkeit der Beachtung gesunder Entwicklungstendenzen im kindlichen Organismus. Ihrer Ansicht nach sind Kinder mit gravierenden neurotischen Fehlentwicklungen, die wirklich einer Therapie bedürfen, in der Minderzahl. Die meisten Störungen sind entwicklungsbedingt und klingen durch den fortschreitenden Entwicklungs- und Reifungsprozeß auch ohne therapeutische Maßnahmen wieder ab oder verschwinden ganz spontan. Sie wendet sich ausdrücklich gegen neuere, nach dem Kriege unter Einfluß Melanie KLEINs entstandene Tendenzen zur prophylaktischen psychoanalytischen Behandlung gesunder Kinder.

Während die klassischen Analytiker naturgemäß Psychiater, also Ärzte waren, finden wir in der analytischen Kinderpsychotherapie viele prominente Vertreter, die aus pädagogischen bzw. psychologischen Grundberufen kommen, unter ihnen nicht nur Anna FREUD selber, sondern ebenso AICHHORN, ERIKSON, ZULLIGER u. a. m.

Ruth COHN, die Begründerin der in den 60er Jahren entstandenen *"Themenzentrierten Interaktion* (TZI)" hat psychoanalytische Therapie und Gruppentherapie miteinander verbunden, wobei sie die Couch des Psychoanalytikers mit dem Fußboden vertauscht, auf welchem sie die Patienten zu gemeinsamem Körpererleben führt. Das Wesen ihres sowohl analytischen als auch *pädagogisch-körperzentrierten Ansatzes* kommt in der Feststellung zum Ausdruck: ,,Die Analyse von Gefühlen ohne ein tiefes Wissen um ihre körperlichen Aspekte beruht auf einem unbewußten leibfeindlichen Vorurteil" (COHN 1978, Seite 17).

Wenn auch FREUD (1923) betonte, das Ich sei vor allem ein körperliches, so entfernte sich die klassische Psychoanalyse in der Praxis immer weiter von dieser Aussage. Erst REICH (1927) wandte sich als Analytiker intensiv dem Körper zu (vgl. auch unter Kapitel 3. 7. 5.). Seine Arbeiten sind m. E. von grundlegender Bedeutung für eine Theorie der Psychomotorik. In seiner ,,Charakteranalyse" (1978) legt er dar, wie lustvolle Emotionen vom Zentrum nach außen drängen und sich über die Ausdruckssprache des Körpers psychomotorisch manifestieren. Dagegen sind Unlustgefühle von außen nach innen gerichtet. All das, was der Mensch erdulden muß an Schmerz-, Angst- und Enttäuschungserlebnissen, hat die Tendenz, innen festgehalten und verkörperlicht zu werden. Das gleiche gilt für zurückgehaltenen Haß, für Wut und andere aggressive Gefühle. Sie führen mit der Zeit zu regelrechten Verhärtungen, die REICH als *"Muskelpanzerungen"* bezeichnet. Sie sind Ausdruck von Verdrängungsmechanismen. Solange der neurotische Mensch seine Affekte unterdrückt, ist er außerstande zu weinen oder seine Wut hinauszuschreien.

Hier setzt auch JANOVs *Urschrei- oder Primär-Therapie* an. Nach JANOV (1971, 1973) leidet der Neurotiker unbewußt unter schmerzlichen und ihn ängstigenden

Gefühlen. Er wehrt sie ab und verdrängt sie, weil sie, wenn er sie bewußt erleben würde, zu stark wären, um sie zu ertragen. Ähnlich wie für REICH ist auch für ihn jede von außen nach innen wirkende Therapieform wirkungslos. Psychische Probleme können nur von innen, vom Körper aus, gelöst werden. Das geschieht bei JANOVs Primär-Therapie durch sog. Urerlebnisse, in denen der Patient seinen Schmerz körperlich durchlebt und ihn förmlich aus sich herausschreit.

In der *Bioenergetik*, einer neoreichianischen Therapieform, werden durch das Lösen chronischer segmentaler Muskelpanzerungen bisher blockierte Ausdrucksimpulse des Körpers wieder freigesetzt (vgl. unter 3. 7. 6. auf Seite 206). LOWEN (1967, 1971) bedient sich zu diesem Zweck einer Reihe von Techniken, wobei aggressionsentladende Bewegungsübungen wie Schlagen, Stoßen und Treten einen großen Raum einnehmen. Auch hierbei werden verdrängte Affekte wieder ins Bewußtsein gehoben und Spontan kathartisch verarbeitet (vgl. 3. 7. 6. „Bioenergetische Therapie"). Ähnliche Prozesse lösen auch die von BHAGWAN praktizierten dynamischen Meditationsformen mit ihren rhythmischen Schüttelbewegungen aus.

In neuerer Zeit wird der sozialen und kulturellen Verwurzelung des Menschen mehr und mehr Rechnung getragen (FROMM, HORNEY, SCHULTZ-HENCKE). Diese Richtung versucht u. a. Antwort zu geben auf philosophisch-anthropologische Lebensfragen, wobei auf die Ursache der Neurose oder auf Entfremdungserlebnisse bei Liebes- und Wärmeentzug eingegangen wird. Die angebotenen Hilfen sind ausgesprochen humanistisch und zielen auf die Vermittlung aktiver Lebensbewältigung und -gestaltung und auf Versöhnung des Menschen mit seiner Umwelt im Sinne einer Psychosynthese (vgl. 2. 2. „Pädagogisch-humanistische Bildungskonzeption").

Ähnlich setzt auch die *individualpsychologisch-pädagogische Sichtweise* von DREIKURS und Mitarbeitern (1967, 1979) an, welche sich besonders um Probleme des Schulalltags bemüht. Der theoretische Hintergrund (auf ADLERs Erkenntnissen fußend) soll im folgenden zusammengefaßt und sodann die sich daraus ergebenden *Konsequenzen für die Praxis* der Motopädagogik und Mototherapie aufgezeigt werden.

Im Laufe des Entwicklungsprozesses der Sozialisierung entstehen sehr häufig Minderwertigkeitsgefühle. Um diese zu kompensieren - denn das Kind fühlt sich gegenüber Erwachsenen immer unterlegen -, strebt der Mensch nach Geltung. Diese kann er erlangen, indem er Leistungen vollbringt. *Minderwertigkeitsgefühle* sind somit die Triebkraft zur Leistung.

Gelingt es dem Kind nicht, sich über Leistung Geltung und Anerkennung zu verschaffen, so versucht es dies über Unarten und Störverhalten zu erreichen (Pseudo-Leistungen). Dadurch wird das Geltungsstreben niemals echt befriedigt. Deshalb bleiben die Minderwertigkeitsgefühle weiter bestehen. Ja, sie steigen weiter an. Es kommt zur Überkompensation. Die Verhaltensmuster der Überkompensation haben den Zweck:

— *Aufmerksamkeit* um jeden Preis zu erregen
— *Überlegenheit und Macht* zu erlangen
— bei Mißerfolg Rachegelüste zu befriedigen und/oder
— die eigene *Unfähigkeit* und Hilfsbedürftigkeit herauszustellen.

Alle genannten Fehlverhaltensweisen sind Hilfeschreie. Unter der Verhaltensfassade sind alle Kinder tief entmutigt.

Während Minderwertigkeitsgefühle an sich etwas Positives sind, weil sie als dynamischer Faktor die Entwicklung vorantreiben, wirkt sich der neurotische *Minderwertigkeitskomplex* hemmend auf die Persönlichkeitsentwicklung aus, weil das Kind sich hierbei hinter seiner angeblichen Minderwertigkeit verschanzt und damit weitere Entwicklungs- und Aneignungsprozesse unmöglich macht.

Der kardinale Erziehungsfehler ist nach DREIKURS die dem Kind von Eltern und Lehrer gleichermaßen vermittelte Ehrgeizhaltung. Sie hat zur Folge, daß die Kinder als etwas Besonderes gelten wollen. Das gelingt allerdings nur wenigen auf konstruktiver Ebene. So wird die Mehrheit sich auf destruktive Weise Geltung verschaffen.

Nachfolgend werden die wichtigsten motopädagogischen und mototherapeutischen Konsequenzen stichwortartig aufgeführt:

— *Eine tragfähige Beziehung herstellen*
  Zur therapeutischen Beeinflussung bedarf es zunächst immer einer freundlichen, herzlichen und echten Beziehung.
— *Beobachten lernen*
  "Man muß zuerst die Situation mit den Augen des Kindes sehen, um ihm zu helfen" (DREIKURS 1967, Seite 78). Kindliches Verhalten ist niemals Einzelverhalten, sondern muß immer im sozialen Zusammenhang der Gruppe gesehen werden.
— *Die Tat vom Täter unterscheiden*
  Nicht das Kind, sondern sein Fehlverhalten ablehnen.
— *Ermutigung als Lebenshilfe*
  Ermutigen heißt an das Kind glauben. Dennoch vorsichtig sein mit unbedachtem Lob. Loben heißt etwas vom Kind erwarten. Damit wird der Konkurrenzgedanke unterstützt.
— *Durch Aufrichtigkeit Vertrauen schaffen*
  Der Pädagoge soll echt (authentisch) sein. Er soll so sein wie er ist, mit seinen Fehlern und Schwächen.
— *Engagement und Mitgefühl zeigen*
  Das Kind muß spüren, daß es für den Pädagogen wichtig ist. Mitgefühl (nicht Mitleid) stärkt das sich minderwertig fühlende Kind bei seinen Schwierigkeiten.
— *Humor und „Atmosphäre" schaffen*
  Mit echtem Herzenshumor lassen sich hochgespannte Situationen am leichtesten „entschärfen" und Machtkämpfe vermeiden. Eine entspannte Atmosphäre animiert zum Lernen.
— *Güte mit Festigkeit paaren*
  Übermäßige Gewährung, zu große Nachgiebigkeit bewirken Entmutigung. Dagegen ist eine mit Güte verbundene, konsequente Lehrerhaltung Ausdruck gegenseitiger Achtung.
— *Gruppengeist statt Konkurrenzdenken*
  Das Mittel der Wahl: gemeinsam zu lösende Gruppenaufgaben. Dabei kann jeder seinen eigenen, wichtigen Beitrag leisten, ohne ihn mit dem, was andere beitragen, zu vergleichen.
— *Verhaltensänderungen herbeiführen*
  Will man das Verhalten ändern, so muß man zuvor die *Absichten und Ziele kindlichen Handelns* erkennen lernen.

Für psychoanalytisch geschulte Mototherapeuten sind darüber hinaus folgende verhaltensändernde Maßnahmen wichtig, die den Sinn haben, das sich fehlverhaltende Kind zur Erkenntnis zu bringen, *wozu* es das tut. DREIKURS weist mit Recht darauf hin, daß jeder Verhaltensänderung zuerst eine Änderung der Einstellung des Klienten vorausgehen muß. D. h. , das Kind muß dazu gebracht werden, die eigenen Absichten und Ziele als Motivquelle seines Handelns zu durchschauen, um sie selbsttätig zu ändern. Zu diesem Zweck muß der Therapeut mit dem Kind in einer ganz bestimmten Weise sprechen.

Es darf nicht Ziel des Gesprächs sein, das Warum des kindlichen Handelns zu ergründen. Der einzige Gesprächsgegenstand ist *die Frage nach dem Wozu.* Dem Kind muß einsichtig werden, zu welchem Zweck und mit welchem Ziel es z. B. die Mittel des Sich-in-den-Mittelpunkt-Spielens gebraucht. Dazu ist es gut, im vertraulichen Zwiegespräch unvermittelt zu fragen, ob es denn wissen möchte, wozu es sich so und so verhalte. Wenn das Kind, weil es neugierig ist, diese einleitende Frage bejaht, so kann man weiterfragen: ,,Könnte es evtl. sein, daß du solche Dummheiten machst, damit sich der Lehrer mehr mit dir beschäftigt?"

Es mag sein, daß das Kind spontan antwortet und die Vermutung des Therapeuten bestätigt: ,,Ja, das kann sein. Wenn ich ihn ärgere, dann muß er sich eine Weile mit mir allein befassen. " Nach den langjährigen Beobachtungen von DREIKURS tritt- egal ob das Kind den ihm auf den Kopf zugesagten Zweck seines Verhaltens zugibt oder nicht - in jedem Fall ein sog. *"Erkennungsreflex"*, auf, und zwar in Form eines typischen schelmischen Lächelns, häufig begleitet von einem eigenartigen Augenzwinkern.

War der Therapeut mit seiner Vermutung auf der falschen Spur, so tritt der genannte Erkennungsreflex nicht auf. Ansonsten kann man sich ziemlich eindeutig auf diese Reaktion verlassen. DREIKURS nennt nur eine Ausnahme. Es gibt ,,Pokergesichter", die niemals ihr wahres Gesicht zeigen und zu allem nur verlegen lächeln.

Therapeutisch wichtig ist vor allem das Nicht-Reagieren und Nicht-Beachten kindlicher Fehlverhaltensweisen. Hier sind Parallelen zu den verhaltenstherapeutischen Praktiken der Extinktion (Auslöschung) unverkennbar (vgl. das vorhergehende Kapitel). Wir werden auf die hier geschilderten, auf die Individualpsychologie ADLERs zurückgehenden Methoden noch weiter unten bei der Besprechung der Psychomotorischen Therapie bei verhaltensgestörten Kindern einzugehen haben.

Literatur:

Adler, A.: Studie über die Minderwertigkeit von Organen. Wien: Deuticke 1909

Aichhorn, A.: Verwahrloste Jugend. Bern/Stuttgart: Huber 1965

Biermann, G.: Zur Geschichte der analytischen Kinderpsychotherapie. In Biermann (Hrsg.): Handbuch der Kinderpsychotherapie, Bd. I, München/Basel: Reinhardt 1976,

Cohn, R.: Von der Analyse zur themenzentrierten Interaktion. Stuttgart: Klett-Cotta 1978

Dreikurs, R.: Psychologie im Klassenzimmer. Stuttgart: Klett 1967

Dreikurs, R. , Grunwald, B. B. und Pepper, F. C.: Schülern gerecht werden. ebd.

Erikson, E. H.: Kind und Gesellschaft. Stuttgart: Klett 1976

Freud, Anna: Die Schriften der Anna Freud, Band 1 - 10, München: Kindler 1980

Freud, S.: Gesammelte Werke, Band 1 - 14, Frankfurt: Fischer 1965

Friedrich-Barthel, M.: Rhythmik zwischen Pädagogik und Psychotherapie. Frankfurt: Fachbuchhandlung für Psychologie, Verlagsabteilung 1979

Janov, A.: Anatomie der Neurose. Die wissenschaftliche Grundlegung der Urschrei-Therapie. Frankfurt: Fischer1971

derselbe: Der Urschrei. Ein neuer Weg der Psychotherapie. Stuttgart: Fischer 1973

Reich, W.: Die Entdeckung des Orgons. Frankfurt: Fischer 1976

derselbe: Charakteranalyse. ebd. 1978

Spitz, R. A.: Vom Säugling zum Kleinkind. Stuttgart: Klett 1962

2.9. Spieltheoretische und spieltherapeutische Ansätze

Es kann hier nicht darum gehen, die gesamte Literatur über Spiel und Spielen zu referieren, noch ist es möglich, das Wesen des Spiels in einer allgemeingültigen Definition zu erfassen. „Alle Theorien über das Spiel des Kindes sind rationale, aus der Erwachsenenwelt entnommene Deutungsversuche, welche den ganzheitlich-naiven Spielcharakter des Kindes nie ganz erfassen. . . Für das Kind ist das Spiel das Leben selbst" (MÖCKELMANN 1981, Seite 85).

Es ist keine Frage, daß dem kindlichen Spiel biologisch-psychologische Bedürfnisse zugrunde liegen. ERIKSON (1976) teilt die Spieltätigkeit des Kindes in drei Sphären ein:

— In der Autosphäre konzentriert sich das Spiel auf den eigenen Körper. Dabei werden sensorische und motorische Erfahrungen gemacht.

— In der Mikrosphäre handhabt das Kind kleine Spieldinge seines näheren Umfeldes. Es gewinnt Freude daran, sie allmählich zu beherrschen.

— In der Makrosphäre schließlich stößt es in ein weiteres Umfeld vor, in eine Welt, die es mit anderen teilen muß.

Im Spiel ist man - um mit ERIKSON zu sprechen - „auf Ferien von der Wirklichkeit". Das Kind meint in seiner Spielphantasie sich selbst und die Welt zu beherrschen. PIAGET spricht von der *Symbolfähigkeit des Spiels*, indem es die Welt abbildet. Während der Säugling in der sensomotorischen Entwicklungsphase lediglich Übungs- oder Funktionsspiele ausführt, welche seine praktisch-anschauliche Intelligenz schulen, spielt das Kleinkind Imitationsspiele und Rollenspiele mit kollektiver Symbolik. Erst das Schulkind unterwirft sich Regelspielen.

Gemäß materialistischer Theorievorstellungen sowjetischer Psychologen (ELKONIN, RUBINSTEIN, WYGOTSKI u. a.) wird das Spiel im Vorschulalter zur „dominierenden Tätigkeit". Als Vorstufe zum Lernen und zur Arbeit läuft im Spiel ein *semantischer*[1] Aneignungssprozeß auf konkret-anschaulicher Ebene ab. Lernen ist

[1] semantisch = die Bedeutung von Zeichen und Worten betreffend

dagegen ein operativer Aneignungsprozeß im Formal-Intellektuellen (J. SCHULKE 1981). Nach WYGOTSKI ist die entwicklungsanregende Wirkung daran zu erkennen, daß das Kind im Spiel immer schon weiter ist, als es seinem augenblicklichen Entwicklungsstand entspricht.

Für MOOR (1962) ist das Wesentliche am kindlichen Spiel die *Erlebnisfülle* und Gemütsbildung. Spiel ist aber auch ein Mittel der Ich-Erweiterung. Dem selbstverlorenen Spiel des Kindes liegt ein tiefer Ernst zugrunde. Insofern ist Spiel keine nutzlos vertane Zeit, wie manche Erwachsene meinen, sondern eine durchaus sinnvolle Tätigkeit, der ein hoher psychohygienischer Wert zuzusprechen ist. Denn das Spiel ist eine kindgemäße Möglichkeit der Erlebnis- und Konfliktverarbeitung und damit der Lebensbewältigung. Das International Council for Children's Play (ICCP) kam 1960 zu folgenden Resolutionen, von denen einige Passagen wörtlich wiedergegeben werden sollen:

„Angemessene Befriedigung des kindlichen Bedürfnisses zu spielen, fördert:

— seine physische Entwicklung und körperliche Gesundheit,

— sein seelisches Gleichgewicht und seine seelische Gesundheit,

— Seine geistige Entwicklung und seine Lernfortschritte,

— seine Anpassung an andere Menschen bei der Begegnung mit anderen Kindern und gemeinsamen Unternehmungen der Kindergruppe. "

„Welche besondere Hilfe verschafft das Spiel dem Kind?

1) Es ist schwer für ein Kind, wenn es wegen seiner unentwickelten Geschicklichkeit Unheil anrichtet, z. B. etwas zerbricht, was nicht wieder zu reparieren ist. Und weil es weiter affektgeladen bleibt, richtet es noch mehr Unheil an und gerät mit der Umgebung in sich ständig steigernde Schwierigkeiten. Im Spiel kann es Unrecht wieder gut machen, einen Turm umwerfen und wieder aufbauen, ein geknetetes Figürchen zerquetschen und neu formen.

2) Im Spiel kann sich das Kind Wünsche erfüllen. Es entdeckt seinen eigenen Bereich, seine eigene Existenz. Hier kann es auch einmal - obwohl es klein ist - Meister sein, seinen eigenen Wert erleben, so handeln, wie es selbst möchte, eigenen Interessen folgen, Kämpfe siegreich bestehen und alle Rollen übernehmen, die ihm sonst vorenthalten werden. Es kann mächtig (wie die Großen) sein und Schicksal spielen. Damit gleicht es Minderwertigkeitsgefühle aus, die ihm die Umgebung aufnötigt.

3) Abreagieren von Furcht und Angst. In der Zeit der Fliegerangriffe war in der Spielgruppe ein Spiel besonders beliebt: Das Fliegeralarmspiel. Kinder, die die Aufgeregtheit und die schreckliche Angst wiederholt erlebt hatten, spielten stundenlang Fliegeralarm. Dadurch wurde der erlebte Schrecken allmählich spielerisch verarbeitet, und wie nachträglich festgestellt werden konnte, benahmen sich die Kinder dann im Ernstfall weniger verschreckt und ängstlich als vor diesem verarbeitendem Spiel.

4) Im Rollen- und Verkleidungsspiel schlüpft das Kind in andere Personen und läßt alles hinter sich, was ihm in der eigenen Person Schwierigkeiten bereitet hat. Auch hier wird der seelische Ausgleich gesucht und gefunden.

5) Spiel ist auch Medizin und Heilfaktor. Miss Gardener richtete eine Spielgruppe für 3- bis 5jährige ein, um ihren Lehrerstudenten Gelegenheit zu geben, Kinder dieser Altersstufen in der Freizeit zu beobachten. Um auch schwierige Kinder in ihrem Betragen kennenzulernen, wurden auch solche in die Kindergruppe aufgenommen. Dabei ergab sich - unbeabsichtigterweise -, daß alle diese Kinder wesentlich ruhiger wurden, in der Schule besser lernten und sogar kriminelle Neigungen - wenn sie vorher solche gezeigt hatten - verloren. Selbst unzugängliche, isolierte Schüler wurden im Laufe des Besuchs der Spielgruppe umgänglicher, freundlicher und aufgeschlossener, auch wenn sonst keinerlei therapeutische Möglichkeiten ergriffen wurden. (Damit war die sogenannte ,,Spieltherapie" entdeckt worden, die heute in den meisten Erziehungsberatungsstellen angewendet wird.)"

Soweit der Bericht der ICCP. Wenden wir uns vor der Frage, welche Arten von Spieltherapie es gibt, noch einem gesellschaftspolitischen Thema zu, das m. E. von erheblicher Brisanz ist.

HETZER (1960) weist auf eine *Wandlung des Spielverhaltens* hin von ehemals weit ruhigeren Spielgewohnheiten (verglichen mit Erhebungen aus dem Jahre 1926) zu den heute üblichen wilden, wenig konstruktiven und vermehrt bewegungsgeladenen (und ich würde hinzufügen: aggressiven) Spielen. Man muß darin deutliche Anzeichen für eine zunehmende Behinderung des Bewegungsdranges in unserer Umwelt sehen. Hinzu kommen die gegen früher wesentlich erhöhten Reizwirkungen, denen unsere Kinder tagtäglich ausgesetzt sind. Denken wir nur an den stundenlangen optischen Televisionsstreß, an Lärmüberlastung, Verkehrsstreß, ,,sozialen Dichtestreß" (VESTER 1976), an die allgemeine Hektik unserer Zeit, Streßwirkungen, denen die Kinder meist bewegungslos, d. h. sitzend (Auto, Schule, Fernsehsessel) ausgesetzt sind.

Nach den von SELYE (1974) entdeckten biologischen Streßgesetzlichkeiten kann der mit Hormonausschüttung (,,Fluchthormon" Adrenalin und ,,Aggressionshormon" Nor-Adrenalin) einhergehende streßbedingte Alarmzustand nicht ungestraft einfach übergangen werden, ohne daß der Mensch (wie es natürlich wäre) mit starken Bewegungsimpulsen reagiert. Als Folge der ständigen Unterdrückung dieses biologischen Mechanismus wächst bei unseren Kindern die (innere) *Nervosität* und (äußere) *Bewegungsunruhe.*

Von daher sind die Beobachtungen HETZERs zu verstehen, daß heute das reine Funktionsspiel das frühere Konstruktionsspiel abgelöst hat. Die inneren Spannungen vieler unserer Kinder sind derart angewachsen, daß sie z. B. den Sandkasten mehr umwühlen, als daß sie, wie es früher üblich war, mit Sand Burgen, Gänge und Höhlen bauen. Dadurch wird auch erklärlich, warum, wie HETZER berichtet, heute so viele Spiele in bloßes Abreagieren und *Entladen von Bedürfnis- und Triebspannungen* ausarten. Dabei scheinen gerade Bewegungs- und Aggressionsbedürfnisse im Zunehmen begriffen zu sein.

Angesichts dieser Fakten ist dringend zu fordern, nicht erst abzuwarten, bis die Kinder emotional so behindert sind, daß sie Spieltherapie benötigen, sondern vorbeugend genügend Spielzeit und Spielraum zur Verfügung zu stellen. Es ist keine Frage, daß hier bei den meisten Kindern (und sicher auch bei den meisten Erwachsenen) ein ungeheurer *Nachholbedarf an wilden Bewegungsstürmen* vorliegt, der erst einmal befriedigt werden muß, ehe das konstruktive Spielmoment wieder zum Zuge kommen kann. Deshalb sind auch noch so ungestüme, ungezügelte Bewegungsentladungen anfangs unbedingt notwendig. Sie dürfen keinesfalls zu früh abgeblockt werden, sondern müssen „konzessioniert" werden , damit sie von den Kindern nicht als schuldhaft empfunden werden (vgl. Verhaltensstörungen in MOTOTHERAPIE II).

Die Art und Weise, wie Kinder spielen, verrät dem geschulten Beobachter sehr viel über ihre Probleme und Schwierigkeiten. Es ist klar, daß hierzu eine spieldiagnostische Sensibilisierung notwendig ist, welche nur über intensive Ausbildung oder Fortbildung (z. B. individualpsychologisch oder tiefenpsychologisch) zu erreichen ist. Außerdem gibt es genormte Spielsituationen, die gleichzeitig psychodiagnostisch beurteilt und bewertet werden.

Beispiele für *Spieltests sind der Sceno-Test* von STAABS und der *Welt-Test* von Ch. BÜHLER. Beides sind Projektionstests (auch Persönlichkeitstests genannt), die aber auch spieltherapeutisch verwendet werden können. Sie arbeiten mit standardisiertem Spielmaterial, bestehend aus biegsamen kleinen Puppenfiguren (Vater, Mutter, Oma, Kinder), Tieren, Zäunen, Bäumen, Häusern usw.). Hiermit bauen die Kinder Szenen auf, die ihre Phantasien, Wünsche, Befürchtungen und unbewußte Ängste offenbaren. Der Spieltherapeut versucht diese vom Kind in das Spiel hineinprojizierte Problematik zu deuten.

Bei *Projektionstests* ist aufgrund der Subjektivität des Deutens die diagnostische Valenz umstritten. Bei aller Vorsicht, die bei der Bewertung subjektiver Deutungen geboten ist, wird man in der analytischen Spieltherapie auf das Deuten und Interpretieren nicht verzichten können. Es ist lediglich die Frage, ob diese Deutungen den Kinder auch mitgeteilt werden sollen. Während Melanie KLEIN in dieser Hinsicht keinen Unterschied zwischen Kinder- und Erwachsenentherapie macht, steht Anna FREUD diesem Standpunkt zumindest skeptisch gegenüber. ZULLIGER (1970) verzichtet dagegen ganz auf das Äußern eigener Spielinterpretationen dem Kind gegenüber. Er hat die Erfahrung gemacht, daß die in Spieltherapie befindlichen Kinder schon vor Beginn des Deutens von ihren Störungen geheilt wurden.

Die „Heilenden Kräfte im kindlichen Spiel" (so lautet ein Buchtitel ZULLIGERs) bewirken anscheinend auch in der direkten, deutungsfreien Form psychotherapeutische Effekte. Es bedarf dabei keines Umweges über verbales Deuten. Dennoch muß der Therapeut in jeder Phase zu ergründen suchen, was das Kind mit dieser oder jener Spielszene an inneren Konflikten unbewußt zur Darstellung bringt. Er wird sogar hin und wieder in das Spielgeschehen eingreifen.

In einem von ZULLIGER geschilderten Beispiel spielt ein ängstliches Mädchen, das nicht allein schlafen will, mit drei Stöckchen eine Szene, in welcher es selbst (kleines Stöckchen) zwischen seinen Eltern (große Stöckchen) im Bett liegt. Hier greift der Therapeut provozierend ein, indem er das kleine Stöckchen in ein vom Elternbett getrenntes „Zimmer" legt. Das Mädchen stellt darauf empört die alte Ordnung wieder her. Im Laufe der Therapie gelingt es, dem kleinen Stöckchen sein neues Kinderzimmer, das natürlich mit allerlei schönen Dingen ausgestattet wird, schmackhaft zu machen, zumal ein großer Stoffhund dort für seinen Schutz garantiert.

Spiel als Medium der Therapie bedeutet in diesem Sinne, „all dem zu begegnen, was sowohl die äußere Realität an Schlägen und Versagungen bereit hält, als auch dem, was aus Spannungen von Es und Über-Ich resultiert" (PELLER 1968, Seite 196). Oder wie RÖHM (1971) es formuliert: „Das Spiel hat, wie die Phantasie, die Funktion, die unbefriedigende Wirklichkeit zu korrigieren".

Die Art des Spiels und das verwendete Spielmaterial ist hierbei von untergeordneter Bedeutung. Wichtig ist nur, daß das Spielangebot attraktiv genug ist und den Spielbedürfnissen des betreffenden Kindes entgegenkommt. Das kann bei einem autistischen (krankhaft ich-bezogenen) Kind das Wasser sein, von dem eine große Faszination ausgeht. In einem anderen Fall können Fingerpainting, Ton-Kneten, Malen und Zeichnen mit Erfolg spieltherapeutisch eingesetzt werden. Wieder bei anderen Kindern wird man über Kasperpuppen, Szeno-Puppen, Pantomimik, Tanz oder Stegreifspiel psychotherapeutische Effekte erzielen können.

Rezepte lassen sich hier nicht aufstellen. Ganz wesentlich erscheint es mir, daß der Therapeut ein gutes Verhältnis nicht nur zum Kind, sondern auch zu dem eingesetzten spieltherapeutischen Medium hat. Mit anderen Worten: Ein Spieltherapeut muß selbst auch spielen können, um jederzeit in der Lage zu sein, sich in die Spielhandlungen des von ihm betreuten Kindes einzufühlen.

Es war vor allem ROGERS (1961), der schon in den 30er und 40er Jahren den theoretischen Hintergrund für die später von AXLINE entwickelte *nicht-direktive Spieltherapie* zu erarbeiten begann. Dieses von ihm ursprünglich für erwachsene Patienten gedachte Psychotherapieverfahren hebt sich von der bisher referierten analytischen Spieltherapie dadurch ab, daß ROGERS sich nicht an die Gedankengänge und Methoden der Psychoanalyse anschließt und der Therapeut weder korrigierend in das Spiel des Kindes eingreift noch irgendwelche Deutungs- und Interpretationsversuche unternimmt. Dieses persönlichkeitsorientierte non-direktive Handlungsmodell läßt dem Kind größte Freiheiten zur Entfaltung seiner Anlagen.

Die Rolle des Lehrertherapeuten in ROGERS' demokratischem Erziehungsmodell ist nicht die eines partizipierenden, sozial-integrativen Gruppenleiters. Er bleibt, bei aller Nicht-Direktivität, „Führer", der die Handlungen der Kinder ohne persönliche Beurteilung akzeptiert und sie lediglich verbal reflektiert, damit das Kind sich und sein Tun selbst klarer beurteilen lernt.

Die nicht-direktive Spieltherapie hat sich besonders bei verhaltensgestörten Kindern zwischen 10 und 12 Jahren bewährt. AXLINE (1974) hat in Anlehnung an ROGERS acht Grundprinzipien für ihr Spieltherapiekonzept aufgestellt, die hier abschließend kurz referiert werden sollen:

1. Warme, freundliche Beziehung zum Kinde herstellen.
2. Das Kind so nehmen, wie es ist.
3. Eine Atmosphäre des Gewährenlassens vermitteln.
4. Die Gefühle des Kindes erkennen und reflektieren.
5. Achtung vor der Eigenverantwortlichkeit des Kindes haben.
6. „Das Kind weist den Weg, der Therapeut folgt".
7. Den Ablauf der Therapie keinesfalls beschleunigen.
8. Folgende Begrenzungen sind dem Kind zu setzen:
   8.1. Mutwilliges Zerstören ist verboten,
   8.2. gleichfalls das Mitnehmen von Dingen
   8.3. sich selbst gesundheitlichen Schaden zufügen,
   8.4. den Therapeuten tätlich angreifen
   8.5. und die Therapiezeit nicht einzuhalten.

Wie noch später unter 3.5.7. „Nicht-direktive Bewegungstherapie" beschrieben, hat VOLKAMER die nicht-direktive Spieltherapie in die Turnhalle verlegt. Er konnte damit auch in der Gruppe Erfahrung sammeln, wobei er bei jüngeren Kindern (4 - 7 Jahre) gute Erfolge beobachten konnte. Schwierigkeiten traten durch die Methodik des Gewährenlassen erst bei 8- bis 1-jährigen verhaltensgestörten Kindern auf.

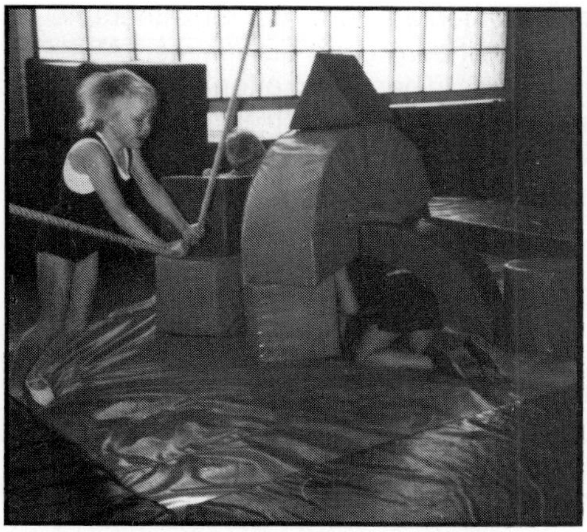

Abb. 19

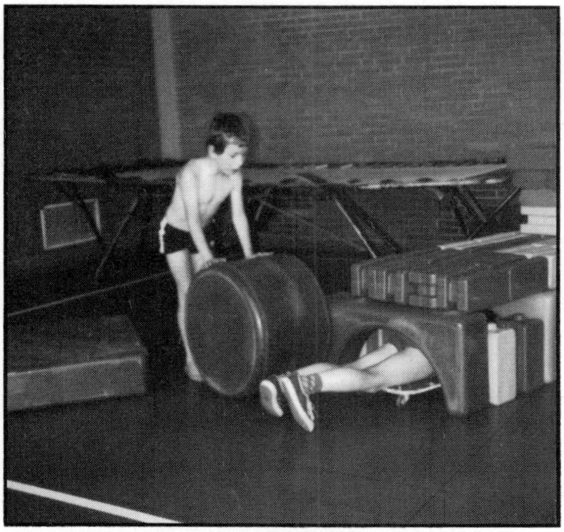

Kinder gehen ganz in ihrem Spiel auf

Abb. 20

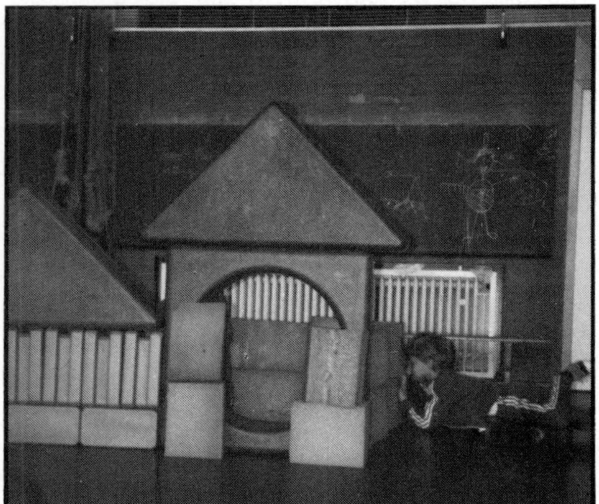

Abb. 21

Es bleibt jedem Mototherapeuten überlassen, diejenige Form der Spieltherapie zu wählen, welche bei einem Kinde oder bei einer Kindergruppe die meisten Aussichten auf Behandlungserfolg bietet. Wenn man als Therapeut offen genug ist, so zeigen einem die Kinder selbst durch ihr Spielverhalten, durch ihr Spielbedürfnis an, welche Richtung man einzuschlagen hat bzw. welcher Richtung man folgen soll.

Gerade in den *offenen Bewegungssituationen* der Motopädagogik und Mototherapie (vgl. unter 2.2) lassen sich spieltherapeutische Elemente optimal verwenden. Sie verhelfen dem Kind dazu, sich selbst, seine Bewegungs- und Entfaltungsmöglichkeiten zu erfahren, indem es ihm selber sinnvoll und wichtig erscheinende Spielideen verfolgt und weiterentwickelt. Und je mehr es sich mit Hingabe an sein Spiel verliert, desto mehr findet es zu sich selbst! Seine symbolischen Spielhandlungen verformen zwar die Realität zu seinen Gunsten, leitet aber damit einen (eigen)therapeutischen Prozeß ein, indem das Kind verdrängte seelische Inhalte spielerisch zutage fördert.

Manche Kinder wiederholen spielersich bestimmte Handlungsabläufe, z.B. das Wegwerfen und wieder Zurückholen, viele Male - ein Verhalten, das nach WAELDER (1974) unverarbeitete konflikthafte Inhalte (hier z.B. Trennungsängste) durch Wiederholung bewußt zu machen bzw. zu verarbeiten sucht. Wieder andere Kinder wählen sich auf der Suche nach (fehlender) Geborgenheit immer wieder Plätze mit Rückendeckung, Höhlen oder Schlupfwinkel aus, die ihnen genügend Schutz und Sicherheit bieten.

Für den Therapeuten oder die Therapeutin kommt es vor allem darauf an, eine empathische (einfühlende) Fähigkeit zu entwickeln, mit der es möglich ist, die Bedeutungsgehalte kindlicher Handlungen und Verhaltensäußerungen auf verbaler (sprachlicher), mehr aber noch auf körperlicher Ebene zu verstehen. Auch der Mototherapeut sollte lernen, den Symbolgehalt kindlicher Phantasien und Spielhandlungen psychoanalytisch zu interpretieren. Nur über tägliche Reflexionen lernt man die Möglichkeiten und Grenzen seines eigenen therapeutischen Handlungsrahmens kennen.

Zwischen der kindlichen Phantasiewelt und der Realität besteht oft eine unüberwindlich erscheinende Diskrepanz. Gerade Kinder mit Problemen schaffen sich ihre eigene Scheinwelt, in die sie gleichsam flüchten. Hier ist es eine wichtige therapeutische Aufgabe, mit der Zeit ganz behutsam Realitätsbezüge aufzubauen. Dabei können psychomotorische Bewegungs- und Spielsituationen gute Dienste leisten, zumal wenn die meist symbolischen Handlungen und Verhaltensmuster des Kindes vom Therapeuten verbal reflektiert und möglicherweise in Form einer Übertragungsdeutung auf die Ursprungssituation frühkindlicher Traumata oder Frustrationserlebnisse zurückgeführt werden (vgl. Melanie KLEIN, 1983).

Aber auch ohne verbales Reflektieren und ohne Deutungen lernen gehemmte und antriebsblockierte Kinder innerhalb eines klein- oder großräumigen Spiel- und Bewegungsrahmens eigene Ideen zu verwirklichen und eigene Gefühle spielerisch auszuagieren bzw. psychische Spannungen und Konflikte zu bewältigen. Eine Fülle praktischer Umsetzungen abenteuerlicher Spielthemen unter dem Aspekt der Interaktion bringen TREESS, TREESS und MÖLLER in ihrem neuen Buch "Soziale Kommunikation und Integration" (Band 7 der Reihe "Psychomotorische Entwicklungsförderung", verlag modernes lernen, Dortmund 1990).

Sehr viel schwieriger gestaltet sich die bewegungs- und spieltherapeutische Arbeit mit antriebsgestörten, mehrfach behinderten sowie mit autistischen Kindern, die weder handeln noch etwas nachahmen. AUCOUTURIER und LAPIERRE (1982) schildern die unendlich schwierige und langwierige psychomotorische Therapie bei einem hirngeschädigten Kind, das überhaupt keine Äußerungen, außer gelegentlichem unmotivierten Schreien, von sich gab. Hier wurden zunächst auf rein körperlicher Ebene Primitivkontakte durch Berührung, aber auch durch Austausch von Bewegungen und Gesten (vgl. die tanztherapeutischen Interventionen unter 3.5.1) eingeleitet, ehe sich über den Austausch von Lauten (auch Instrumentallauten) und Gegenständen erste Spielhandlungen anbahnten.

Literatur:

Aucouturier, B. und Lapierre, A.: Bruno — Bericht über eine psychomotorische Therapie. München: Reinhardt 1982

Axline, V. M.: Kinderspieltherapie im nicht-direktiven Verfahren. München/Basel: Reinhardt 1974

Erikson, E. H.: Kindheit und Gesellschaft. Stuttgart: Klett 1976

Flitner, A. (Hrsg.): Das Kinderspiel. München 1974

Goetze, H. und Jaede, W.: Die nicht-direktive Spieltherapie. München: Kindler 1974

Hetzer, H.: Spiel und Spielzeug unserer Kinder. München/Esslingen: Bechtle 1960

International council for children's Play (ICCP).: 2. Arbeitstagung vom 13. - 16. Oktober 1960 in Brighton/England

Klein, M.: Das Seelenleben des Kleinkindes. Stuttgart 1983

Kluge, K. J. und Pick, Chr.: Spieltherapie und ihre Methoden. Bonn: Reha-Verlag 1980

Möckelmann, H.: Leibeserziehung und jugendliche Entwicklung. Neubearbeitung von D. Schmidt, Schorndorf: Hofmann 1981

Peller, L. E.: Das Spiel im Zusammenhang mit der Trieb- und Ichentwicklung. In Bittner/Schmid-Cords (Hrsg.) J: Erziehung in früher Kindheit. München 1968

Röhm, H.: Die psychohygienische Bedeutung des freien Spiels für das Ich des Kindes. Prax. Kinderpsychol. Kinderpsychiatr. 20.5.1971, 178 - 184

Rogers, C. R.: Entwicklung der Persönlichkeit. Stuttgart: KLett 1961

derselbe: Freedom to Learn. Columbus, Ohio: Merrill 1969

Schulke, J.: Zur Gegenstandsbestimmung Psychomotorischer Erziehung. Diss. phil. , Univ. Bremen 1981

Selye, H.: Stress, Bewältigung und Lebensgewinn. München: Piper 1974

Vester, F.: Phänomen Stress. Stuttgart: dva 1976

Volkamer, M.: Leibesübungen als psychotherapeutisches Mittel bei verhaltensgestörten Kindern. In Eggert/Kiphard (Hrsg.): Die Bedeutung der Motorik für die Entwicklung normaler und behinderter Kinder. Schorndorf: Hofmann 1980, Seite 41 - 53

Waelder, R.: Die psychoanalytische Theorie des Spiels. In Flitner, A. (Hrsg.). Das Kinderspiel. München 1974, S. 50-62

Zulliger, H.: Heilende Kräfte im kindlichen Spiel. Stuttgart: Fischer-Bücherei 1970

3. Verfahren der Mototherapie

Im folgenden soll versucht werden, dem Leser so kurz und prägnant wie möglich einen Überblick zu geben über die ungewöhnliche Vielfalt mototherapeutischer Ansätze, Methoden und Systeme. Nicht alle der darzustellenden Mototherapieverfahren lassen sich eindeutig bestimmten Berufsrichtungen zuordnen. Die häufigen Überschneidungen zwischen den einzelnen Methoden deuten auf gemeinsame theoretische Grundlagen hin.

Der Einteilung und Gruppierung der verschiedenen Verfahren liegen Schwerpunktaspekte der Motorik zugrunde, wie sie in der Theorie der Motologie vertreten werden. Im einzelnen handelt es sich hier um die motorischen Teilaspekte der *Neuromotorik, Senso- und Psychomotorik* sowie der *Sozio- und Sportmotorik.* Die Physiotherapeuten (Krankengymnasten) stellen dabei die wichtigste Berufsgruppe neuromotorisch arbeitender Therapeuten dar. Ihre bevorzugte Therapieform ist die Einzelbehandlung. In der sensomotorischen Therapie arbeiten vor allem Ergotherapeuten (Beschäftigungstherapeuten), Heilpädagogen und Motopäden. Sie wird als Einzel und Gruppentherapie durchgeführt, wobei allerdings psychomotorische Therapieanteile zumeist gleichzeitig wirksam sind. Gerade in der Gruppentherapie sind senso- und psychomotorische Verfahren in der Praxis nicht mehr zu trennen.

Die Sporttherapie, eine rehabilitative Maßnahme mit psychosozialer Zielsetzung (NITSCH und NITSCH 1979), stellt den Übergang dar von der Therapie zum Freizeit- und Breitensport und damit zur völligen sozialen Eingliederung des behinderten Menschen. Von daher kann die Sporttherapie den soziomotorischen Übungsverfahren zugerechnet werden, obwohl soziomotorische Elemente selbstverständlich auch in der psychomotorischen Gruppentherapie eine wichtige Rolle spielen.

Während hier vor allem pädagogische Grundberufe tätig sind, so sind in den weiter unten geschilderten bewegungspsychotherapeutischen, erlebnis- und ausdruckstherapeutischen sowie körperzentrierten Mototherapieverfahren psychoanalytische Einflüsse prägend gewesen.

Literatur:

Hölter, G. (Hrsg.): Bewegung und Therapie — interdisziplinär betrachtet. Dortmund: modernes lernen 1988

Nitsch, S. und Hitsch, J. R.: Psychotherapie und Sport. In Bäumler, Hahn und Nitsch (Red.): Aktuelle Probleme der Sportpsychologie. Schorndorf: Hofmann 1979, Seite 218 - 229

3.1. Neuromotorische Therapieverfahren

Der Terminus „neuromotorisch" betont die engen Funktionszusammenhänge zwischen Nerven und Muskeln bzw. Nerven und Bewegung. Alle hier geschilderten physiotherapeutischen (krankengymnastischen) Behandlungskonzepte versuchen in das neuromuskulare Zusammenspiel einzugreifen und die neuromotorische Koordination über gezielte neurophysiologische Anreize zu verbessern. Je jünger ein Kind ist, d. h. je unreifer sein Nervensystem ist, desto eher können fehlfunktionierende motorische Reflexe, Reaktionen und Aktionen mototherapeutisch beeinflußt werden. Deswegen dienen die im folgenden kurz zu beschreibenden Systeme und

Techniken in erster Linie der Frühbehandlung cerebraler (durch eine Hirnschädigung verursachte) Bewegungsstörungen. Sie vermitteln gleichzeitig wichtige Anreize für die normale kindliche Gesamtentwicklung und sind von daher von entscheidender rehabilitativer Bedeutung.

3.1.1. Geschichtliche Entwicklung

Spastisch gelähmte Kinder - und um diese geht es hier vornehmlich - leiden unter einem dauernd erhöhten Spannungszustand ihrer Muskeln. Diese zwangsmäßig mehr oder weniger vorhandenen Kontraktionen führen mit der Zeit zu Kontrakturen, d. h. zu bleibenden Muskelverkürzungen, vor allem in den Beugern (Flexoren) und Anziehern (Adduktoren). Wenn man bedenkt, daß spastische Muskeln schon auf einen minimalen Reiz mit maximaler Kontraktion antworten, so kann man sich vorstellen, daß dem Kind willkürliche Anspannung und Entspannung kaum möglich sind. Hier versuchen die verschiedenen physiotherapeutischen Verfahren Abhilfe zu schaffen.

Nach POHL (1950) kommt es vor allem darauf an, dem Gehirn das Bewußtsein und die Willenskontrolle für isolierte Muskelkontraktionen beizubringen. Das geschieht durch Hinlenkung der Aufmerksamkeit auf zunächst nur eine Gelenkbewegung bzw. ebenfalls auf den bewußt herbeigeführten Wechsel zwischen Anspannung und Entspannung. Nach POHLs Erfahrung ist der dominante Arm (bei Rechtshändern der rechte) am geeignetsten für das Anbahnen isolierter Einzelbewegungen. Es sind aber später unbedingt auch kombinierte Bewegungsmuster, wie sie im täglichen Leben häufig gebraucht werden, hinzuzunehmen: Umdrehen in Rückenlage, Hochkommen zum Sitz, Kriechen, Krabbeln, Kniegehen, Aufstehen aus der Hockstellung. POHL lehnt im übrigen alle Hilfsmittel wie Schienen, Krükken, Gehwagen usw. ab.

PHELPS (1958), einer der großen Pioniere auf diesem Gebiet, schlägt folgende 15 Behandlungsstufen für Spastiker vor:

1. Massieren der Gliedmaßen

2. passives Bewegen

3. unterstützte (geführte) Aktivbewegungen

4. freie Aktivbewegungen

5. Aktivbewegungen gegen Widerstand

6. durch bedingten Reflex konditionierte Bewegungen (Koppeln von Bewegungs - folgen mit Reimen und Liedern)

7. Provozieren von Kontraktionen in den gelähmten Muskeln (z. B. durch Anbinden der Arme. Nur bei schlaffen, hypotonen Kindern.)

8. Kombinationsbewegungen

9. Erlernen der Ruhe

10. Entspannung zunächst der weniger betroffenen Glieder (progressive Relaxation nach JACOBSON, vgl. 3.8.5.)
11. Bewegungen aus bestimmten Positionen (auch aus der Entspannung heraus)
12. Gleichgewichtsschulung
13. Gegensinniges (kontralaterales) Bewegen
14. Manuelles Greif- und Loslaßtraining
15. Spezielle Geschicklichkeitsübungen (Fertigkeitstraining).

FAY (1958) geht von der Vorstellung aus, daß bei pyramidalen Bewegungsstörungen[1] nicht diese Pryramidalmotorik, sondern die spinal[2] oder durch das Mittelhirn gesteuerte Primitivmotorik geübt werden sollte. Das geschieht gemäß der menschlichen Phylogenese (Stammesgeschichte) durch amphibische und reptilartige Kriech- und Krabbel-Reflexmuster (vgl. 3.1.4. Die Doman-Delacato-Methode). FAY nützt dabei den asymmetrischen tonischen Nackenreflex (ATNR) aus, indem der Kopf des Kindes beim Kriechen, Krabbeln und Gehen jeweils in die entsprechende Richtung gedreht wird (vgl. 4.1.1. ,,Persistierende Reflexe").

Während die meisten der im Laufe der Zeit entstandenen physiotherapeutischen Methoden bestimmte Übungen mit dem Ziel der Verringerung der Spastizität anwenden, hält CARLSON (1960) nicht viel von vorgeschriebenen Übungsroutinen. Er, der als Arzt selbst Spastiker ist, machte an sich selbst die Beobachtung, daß jede bewußte Willensanstrengung nur zu einer Erhöhung der Spastizität führt. In seiner ,,Motiv-Therapie" empfiehlt er den Patienten, sich statt auf die Bewegungsausführung auf die Aufgabe selbst und ihr Ziel zu konzentrieren. Diese Art von Ganzheitsbehandlung steht offensichtlich der Ergotherapie (Arbeits- und Beschäftigungstherapie) nahe.

Es ist eine von einer Reihe namhafter Therapeuten (KABAT, PHELPS, BEAMAN, OBHOLZER, THOM) gemachte Erfahrung, daß eine anstrengende, über die Ermüdung hinaus fortgesetzte Muskeltätigkeit reaktiv eine Herabsetzung des Tonus zur Folge hat bzw. daß auch athetotische Hyperkinesien (Extrabewegungen) sich nach vorübergehender Steigerung vermindern.

Die Grenzen zwischen Prophylaxe (Vorbeugung) und Therapie (Heilung) lassen sich auch in der Physiotherapie nicht immer klar ziehen (vgl. 3.1. 7. ,,Das Frankfurter Modell"). DANE beispielsweise hat die von NEUMANN-NEURODE entwickelte Säuglingsgymnastik mit Erfolg bei Kindern mit Cerebralparese (Hirnschädigung) angewandt. Dabei zeigte sich, daß von diesen allgemeinen Bewegungsübungen nicht nur starke Reize für die kindliche Gesamtentwicklung ausgehen, sondern daß damit auch einer Pathologie im Sinne der Ausbildung von Fehlstellungen entgegengewirkt werden kann.

Wichtig für eine gezielte Therapie sind genaue diagnostische Erhebungen, mit denen spätestens nach einigen Behandlungen begonnen werden sollte. Außer allgemeinen Entwicklungstests gehören hierzu exakte Messungen über vorhandene Kontrakturen, Feststellungen schlaffer Lähmungen, Analyse beobachteter Mitbewegungen und unwillkürlicher Extrabewegungen (Athetosen) sowie Koordinations- und Gleichgewichtsstörungen.

---

[1] pyramidal: zur Pyramidenbahn gehörend, welche von der Hirnrinde entspringt
[2] spinal: zur Wirbelsäule bzw. zum Rückenmark gehörend

Literatur:

Carlson, E. R.: So geboren. Stuttgart: Verl. Geistesleben 1960

derselbe: Infantile Cerebral Palsy: Its Treatment by selective Inhibitions of Sensory Stimuli. Ann. Int. Med. , 11, 1937, 324 f.

Fay, T.: Neuromuscular Reflex Therapy for Spastic Disorders. Journ. Fla. Med. Ass. , 44, 1958, 1234 - 1240

Neumann-Neurode, D.: Säuglingsgymnastik. Heidelberg 1955

Obholzer, A.: Ermüdung als positiver Therapiefaktor. Krankengymnastik 13, 1961, 93 f.

Phelps, B. M. , Hopkins, T. W. and Cousins, E.: The Cerebral-Palsied Child. New York: Simon and Schuster 1958

Pohl, J.: Cerebral Palsy. St. Paul, Min. (USA): Bruce 1950

3.1.2. Neurophysiologische Behandlung nach BOBATH

Behandlung kommt von Hand, und in der Tat steht bei der von Bertha und Dr. Karel BOBATH (London) entwickelten reflexhemmenden Handhabung (handling) das behutsame Tun, die zarte Berührung, das vorsichtige Führen mit den Händen im Vordergrund der Therapie. Auch die Mutter und der Vater werden angeleitet, wie sie schon das ganz junge Kind bei den alltäglichen Verrichtungen, beim Füttern, Baden, Wickeln und Anziehen in einer bestimmten Weise halten und bewegen, damit pathologische (krankhafte) tonische Haltereflexe (Stützreflexe) verhindert werden und normale Stellreaktionen sich ausbilden können.

Es handelt sich bei der BOBATH-Therapie weniger um eine Methode mit festgelegtem Behandlungsprogramm. Sie ist in erster Linie als ein System mit verschiedenen Behandlungsprinzipien zu verstehen. Vom Mototherapeuten wird deshalb ein hohes Maß an Beobachtungsgabe, Einfühlungsvermögen und Fingerspitzengefühl verlangt. Er soll auf das ganze Kind achten, und nicht nur auf pathologische Reflexe. Das kann nur durch individuelles Sich-Vortasten und vorsichtiges Experimentieren geschehen.

Bestimmte Formen der therapeutischen Hemmungs- und Bahnungsübungen setzen an den sog. Schlüsselpunkten an Kopf, Schulter und Hüfte an mit dem Ziel, daß das Kind seine spastischen Glieder freier bewegen kann. Darüber hinaus werden bestimmte Muskelgruppen durch Beklopfen gehemmt oder stimuliert. Damit zielt die krankengymnastische Behandlung letztendlich auf eine Entwicklungsanregung ab. Das Kind soll über die Hemmung pathologischer und die Bahnung gesunder Halte- und Bewegungsmuster möglichst die gleichen ,,Meilensteine" der Bewegungsentwicklung erreichen wie ein gesundes Kind. Ob dieses Ziel erreicht wird oder nicht, hängt von der Schwere des motopathologischen Zustandes ab und von dem Zeitpunkt des Behandlungsbeginns.

Hilfreich sind Übungen der Kopfkontrolle, der Körperrotation sowie der Gleichgewichtsreaktion. Bei allen genannten Formen mototherapeutischen ,,Hantierens" durch Krankengymnasten oder Eltern, wird es als wesentlich erachtet, daß die freie

Bewegungsaktivität und der Spieltrieb des behinderten Kindes keinesfalls eingeschränkt wird. Die positive emotionale Beziehung zwischen Mutter und Kind steht im Mittelpunkt der Behandlungsbemühungen, die in diesem Sinne fraglos psychomotorisch sind. Die pädagogisch-psychologischen Gesichtspunkte nehmen in der BOBATH-Therapie zunehmend einen zentralen Stellenwert ein. Seit 1980 besteht ein "Arbeitskreis Kooperative Pädagogik", dessen Anliegen es ist, dem Bewegungsdrang und der Aktivität des Kleinst- bzw. Kleinkindes Raum zu geben und ihm weitgehende Handlungsfreiheit zu gewähren (JETTER, RITTER, SCHÖNBERGER).

Eine gezielte Behandlung nach BOBATH erfolgt frühestens gegen Ende des ersten Lebenshalbjahres, dann nämlich, wenn sich eine motorische Pathologie einwandfrei diagnostizieren läßt (vgl. Kapitel 2.1.6. ,,Frühdiagnostik cerebraler Bewegungsstörungen", in MOTOTHERAPIE II). Vor dieser Zeit wird den Eltern lediglich ein vorbeugendes ,,handling" empfohlen. Mit steigendem Alter, und zwar schon gegen Ende des ersten Lebensjahres, nehmen die Chancen zur völligen Normalisierung der Motorik und zum Erreichen des freien Gehens je nach Schwere des Zustandsbildes mehr und mehr ab.

Literatur:

Bobath, B.: Abnorme Haltungsreflexe bei Gehirnschäden. Stuttgart: Thieme 1976

Bobath, B. und Bobath, K.: Die motorische Entwicklung bei zerebralparesen. ebd. 1977

Jetter, K.: Leben und Arbeiten mit behinderten und gefährdeten Säuglingen und Kleinkindern. Stadthagen 1984

Ritter, G.: Die zwischenmenschliche Beziehung in der Bewegungsbehandlung. Ebd. 1988

Schönberger, F. u.a.: Bausteine der Kooperativen Pädagogik. Ebd. 1987

3.1.3. Neurophysiologische Behandlung nach VOJTA

Gegenüber dem komplexeren und differenzierteren und deshalb für Krankengymnast und Eltern schwieriger erlernbaren BOBATH-System ist das VOJTA-Konzept mit seiner genau festgelegten Behandlungstechnik wesentlich leichter erlernbar. Auch hier werden die Eltern (vornehmlich natürlich die Mütter) nach entsprechender Unterweisung mit der Durchführung des täglichen Therapieprogrammes betraut. Das erbringt allerdings für Mutter und Kind eine erhöhte psychische Belastung, weil dem Kinde gegen seinen Willen motorische Komplexmuster aufgezwungen werden, die es mit Weinen und Schreien quittiert. Seit 1984 werden im Kinderzentrum München Eltern und Kinder, bei denen ähnliche gravierende Abwehrreaktionen beobachtet werden, einer intensiven stationären verhaltenstherapeutischen Betreuung unterzogen. Dabei gelingt es zuallermeist — nach entsprechend detaillierter Verhaltensanalyse — über einen therapeutischen Stufenplan die bestehenden Probleme abzubauen.

Durch den starken Druck, den der Therapeut mit ganzer Körperkraft auf bestimmte Körperzonen des Kindes ausübt (z. B. Hinterkopf, Brustkorb, Ellbogen, Hand, Knie und Fersen), entstehen propriozeptive Reizungen (im Körper selbst entstehende

Reize) in den Muskel-, Sehnen- und Gelenkrezeptoren. Die Summation dieser Reize führt bei entsprechend intensiver, langdauernder und wiederholter Anwendung zu komplexen Muskelkontraktionen in Form stammesgeschichtlich vorgeprägter Fortbewegungsmuster, wie das z. B. beim Reflexkriechen in Bauchlage oder beim Reflexumdrehen in Rückenlage der Fall ist. Eine vertiefte Diskussion unter Anführung neuerer Untersuchungsergebnisse wird im Kapitel 4.1.2. „Neuromotorische Therapien" ab Seite 206 unternommen.

Zum VOJTA-Konzept gehört ein differenziertes und genau festgelegtes Diagnoseschema, mit welchem schon in den ersten drei Lebensmonaten Reflexabweichungen festgestellt werden können. Ob es sich hierbei um Zeichen einer Primitivmotorik handelt, was lediglich für eine Rückständigkeit im Bewegungsbereich spräche, oder wirklich schon um eine Motopathologie, zumindest aber um präpathologische motorische Symptome, also beispielsweise um eine Vorform der Spastik oder Athetose, ist bis heute nicht zu beantworten.

Die Anwendung der klassischen VOJTA-Technik ist höchst erfolgversprechend bei jungen Kindern, bei denen das Krabbeln auf allen vieren noch nicht kreuzkoordiniert erfolgt. Aber auch bei älteren Kindern lassen sich noch deutliche Besserungen erreichen. FELDKAMP (1981) hebt die stabilisierenden Wirkungen bei Hypotonie, Athetose und Ataxie hervor. (Vgl. auch S. 135/136 in Mototherapie II)

Literatur:

Vojta, V.: Die zerebralen Bewegungsstörungen im Säuglingsalter. Frühdiagnostik und Frühtherapie. Stuttgart: Enke 19762

3.1.4. Die DOMAN-DELACATO-Methode

Diese neuromotorische und wegen der gleichzeitigen Wahrnehmungsschulung auch sensomotorische Behandlungsform ist gewiß die umstrittenste mototherapeutische Methode. Die ihr zugrunde liegende Theorie geht vom Biogenetischen Grundgesetz (HECKEL 1866) aus, demgemäß in der Einzelentwicklung des Menschen seine gesamte Stammesgeschichte abgekürzt wiederholt wird. Es wurde von dem amerikanischen Neurologen Dr. Temple FAY neu entdeckt und von dem Krankengymnasten Glenn DOMAN in die Behandlungspraxis bei hirngeschädigten Kindern übertragen.

Nach seiner Auffassung soll ein gesundes Kind in den ersten Lebensjahren vier Entwicklungsstufen durchlaufen, in denen es die phylogenetischen (stammesgeschichtlichen) Entwicklungstadien von Fischen, Amphibien, Reptilien und Primaten (Menschenaffen) nachvollzieht. Danach kommt es in der fünften Entwicklungsstufe zur voll ausgeprägten Hirnhälften-Dominanz, die sich in einer bevorzugten Händigkeit, Füßigkeit und Äugigkeit zeigt. - Die DOMAN-DELACATO-Therapie vermittelt Entwicklungsanreize sowohl in den Wahrnehmungsbereichen des Tastens, Hörens, Sehens als auch in den Bewegungsbereichen des Handgeschickes, des Sprechens und der Fortbewegung.

Kernstück der Behandlung, die wiederum von der Mutter bzw. von den Eltern durchgeführt wird, sind die Bewegungsmuster des Kriechens und Krabbelns. Ist das Kind noch nicht in der Lage, auf dem Bauche aus eigener Kraft vorwärtszukriechen, so wird das sog. „Patterning", eine Art des Kriechens auf der Stelle durchgeführt, wobei vier Helfer die Gliedmaßen abwechselnd beugen und strecken. Der Kopf soll sich jeweils zur Seite des gebeugten Armes drehen. Bei Unvermögen des Kindes wird hierzu ein weiterer Helfer benötigt. Anfangs werden diese passiven Bewegungsmuster wie auch später das selbsttätige Vorwärtskriechen homolateral, d. h. unter gleichzeitigen Beugen bzw. Strecken der Gliedmaßen einer Körperseite ausgeführt. Das entspricht dem Fortbewegungsmuster der Amphibien (Schwimmbewegungen des Salamanders im Wasser).

Später wird bei DOMAN zum überkreuzten Gebrauch der Arme und Beine analog dem stammesgeschichtlichen Reptilienstadium übergegangen (Vorbild sind die kreuzkoordinierten Lokomotionsmuster des Krokodils). Dieser Übung - ob passiv per Patterning oder aktiv ausgeführt - wird große Bedeutung als neurophysiologische Vorbereitung des Vierfüßlerkrabbelns und des Gehens mit Armgegenschwung - beides kreuzkoordinierte Fortbewegungsmuster - zugemessen. THIE und MARKS (1975) sind allerdings der Ansicht, daß die Rückenlage für das Patterning therapeutisch effektvoller sei als die Bauchlage. Dieses „Cross-Crawling" wird drei bis viermal täglich in 25 Wiederholungen mit Hilfe zweier Helfer „eingemustert", wobei gleichzeitig mit dem Beugen des linken Beines der rechte Arm über den Kopf gebracht wird und umgekehrt. Der Kopf soll ebenfalls jeweils zur Seite des über den Kopf gebrachten Armes mitbewegt werden.

Das Krabbeln auf allen vieren ist nach DOMAN ein wesentliches Entwicklungsstadium, das nicht ohne Nachteile für das betreffende Kind - ob behindert oder nichtbehindert - übergangen werden darf. Dafür ist er jedoch schlüssige Beweise durch repräsentative Vergleichsuntersuchungen schuldig geblieben. Dennoch ist anzunehmen, daß Kriech- und Krabbelübungen, wenn sie in spielerischer und kindgemäßer Form an bewegungsrückständige Kinder herangetragen werden (Krokodil und Hündchen spielen), mototherapeutisch sinnvoll sind, um stammhirngebundene motorisch-koordinative Funktionen zu stimulieren. Die Ausschließlichkeit und Härte, mit der solche Haustrainingsprogramme verordnet werden, sind jedoch abzulehnen (vgl. Kiphard 1979, Seite 176 ff).

Positiv ist zu bewerten, daß die Eltern selbst etwas für ihr behindertes Kind tun können. Allerdings ist der dabei entstehende Streß- und Leistungsdruck bei den vielen, zeitlich genau festgelegten Programmpunkten gewaltig, zumal hinter allem Üben die Erfolgserwartung des DOMAN-Instituts steht. Dabei wird das Programm oft auch gegen den Willen des Kindes durchgeführt, wobei ihm keine Zeit zum Spielen oder zu selbstgewählten Aktivitäten bleibt. Bei dem täglichen Zeitaufwand von bis zu 10 Stunden stellen sich naturgemäß über kurz oder lang Trainingserfolge ein. Dabei versteht es das Team des Instituts in Philadelphia, seine erfolgreichen Kinder entsprechend zu feiern, ihre Leistung zu würdigen und sie und die Eltern damit immer wieder von neuem zu motivieren.

DOMAN hat nach Ausscheiden seines Partners DELACATO (er ist Psychologe und Sonderpädagoge) vor längerer Zeit das Eltern-Kind-Programm wesentlich erweitert. Es ist sozusagen ein Anschluß- bzw. Ergänzungsprogramm für ältere, durch Patterning, Kriechen und Krabbeln genügend geförderte Kinder. Es enthält u.a. Kriech-, Krabbel- und Laufsprints, Fitneßübungen wie Liegestütze, Hängen, Hangeln, Klimmzüge, Bauchmuskelstärkung, Treppensteigen, Brust- und Kraulschwimmen, Wandern, Ski-Langlauf in der Wohnung zur Verhinderung der Einwärtstendenz der Füße sowie zum Einüben kreuzkoordinierter Arm- und Beinbewegungen, Gehen und Hüpfen auf dem Trimm-Trampolin, langsames Gehen mit Abfahrts-

Skischuhen und - je nach Fähigkeit - Hürdenlaufen. Dazu kommen Tiefatemübungen mit Atemmaske und Intensiv-Ventilation in einer speziellen Beatmungsmaschine mit Negativdruck, mit einem ähnlichen Effekt wie bei der Eisernen Lunge, was meist 6 bis 8 Stunden während der Nachtruhe angewendet wird.

Literatur:

Doman, G.: Was können Sie für ihr hirnverletztes Kind tun? Freiburg i. Br.: Hyperion 1980

Kiphard, E. J.: Haustrainigsprogramm für hirngeschädigte Kinder. Stellungsnahme zu einer umstrittenen Behandlungsmethode. In Kiphard: Psychomotorik als Prävention und Rehabilitation. Gütersloh: Flöttmann 1979, Seite 176 - 180

Scotson, L.: Doran. Ein Kind lernt leben. München: Knaur 1987

3. 1. 5. Bahnung von Komplexbewegungen nach KNOTT und KABAT

Unter dieser als propriozeptive neuromuskuläre Fazilitation (PNF) bezeichneten Behandlungsform werden eine Reihe neurophysiologischer Techniken verstanden, wie sie nach dem zweiten Weltkrieg von der Krankengymnastin Margaret KNOTT und dem Arzt Dr. KABAT zunächst vor allem zur Behandlung der Kinderlähmung und überhaupt schlaffer Lähmungen entwickelt wurden.
Heute wird die in Kalifornien gelehrte Methode auch zur Behandlung von spastischen Zustandsbildern eingesetzt. Wie alle neurophysiologischen Übungsverfahren, so zielt auch die PNF darauf, pathologische Bewegungsmuster zu hemmen und normale anzubahnen.

Der Terminus Propriozeptive Fazilitation besagt, daß die neuromuskuläre Bahnung unter systematischer Stimulierung der Eigenreizempfänger (Propriozeptoren), d. h. der Muskel-, Sehnen- und Gelenkrezeptoren vor sich geht. Das geschieht durch kurzes oder längeres Überdehnen der Muskulatur sowie abwechselndes Ziehen und Stauchen der Gelenke. Durch Spannungsausbreitung (Irradiation) bei Komplexbewegungen gegen maximalen Widerstand wird von den kräftigen Muskeln aus auch die Funktion der schwächeren Muskeln angeregt. Die eigentliche Bewegungsbahnung geschieht dabei in Spiralmustern, d. h. in der Diagonalen zwischen dem Hüftgelenk der einen Körperseite zum gegenüberliegenden Schultergelenk oder umgekehrt.
Auf diese Einzelbehandlungsform, bei der eine ,,dosierte Provokation" zu einer Summation muskulärer Reize führt, scheinen vor allem Kinder und Jugendliche gut zu reagieren (vgl. BARTMES-KOHLHAUSSEN 1980 sowie KNOTT und VOSS 1970).

Literatur:

Knott, M. und Voss, D. E.: Komplexbewegungen. Stuttgart: Fischer 1970

Sullivan, P. E. , Markos, P. D. , Minor, M. A. M.: PNF - Ein Weg zum Therapeutischen Üben. Ebd. 1985

3. 1. 6. Neuromotorisches Funktionstraining nach PETÖ

Bei dem folgend zu schildernden Übungsverfahren handelt es sich eigentlich nicht um Physio- oder Ergotherapie. Frühbehandlungen unter Anleitung der Mutter stehen nicht im Mittelpunkt dieser Arbeitsweise. Dennoch haben wir es hier mit einem neuromotorischen Übungsverfahren zu tun, bei dem es um das Erlernen grundlegender Bewegungsmuster und Kulturtechniken geht. Der ungarische Arzt PETÖ hat in Budapest in langjähriger Arbeit (von 1947 bis zu seinem Tode im Jahre 1967) eine internatsgebundene Methode zur Förderung cerebral bewegungsgestörter Kinder erarbeitet. Dieser heilpädagogisch, motopädagogische Ansatz, der auch als Konduktive (= führende) Pädagogik bezeichnet wird, beruht auf den Erkenntnissen der russischen Neurophysiologie (SETSCHENOW, PAWLOW). Über bedingte Reflexe sollen neue Bewegungsmuster in täglich mehrstündigem Üben konditioniert werden.

Die Kinder kommen bereits mit drei Jahren in das spartanisch einfach ausgestattete und dem „Institut für Bewegungspädagogik" angegliederte Heim, wo sie zwei bis drei Jahre lang im gleichen Raum und möglichst mit dem gleichen Betreuer verbringen. Im Mittelpunkt der täglichen Arbeit steht das sog. „rhythmische Intendieren". Die ständige Wiederholung von Teilbewegungen und ihr Zusammenfügen in bestimmter Aufeinanderfolge zu einer komplexen Bewegungshandlung wird mit der Zeit rhythmisch, z. B. durch langsames Zählen von 1 bis 5 begleitet. Auch wiederholen die behinderten Kinder die gegebenen Anweisungen synchron zu ihrer monoton-rhythmischen Bewegungsausführung.

Diese Art imitierender Rhythmik entspricht ganz sicher nicht unserem Rhythmikverständnis, wie auch die gesamte Methodik höchst unkindgemäß anmutet und auf Dressur aufbaut. Die koordinativen Anforderungen werden mit der Zeit systematisch gesteigert. Sie wechseln ständig mit Entspannungsübungen ab. Es wird angenommen, daß die PETÖ-Methode über die funktionalen Wechselbeziehungen zwischen dem ersten und zweiten Signalsystem (PAWLOW) besonders auch die Sprachentwicklung anregt. PETÖ selbst hat keine eigene Literatur hinterlassen. Es liegen aber Berichte darüber vor, nach welchen dieses Funktionstraining insbesondere bei schwerer behinderten Kleinkindern und Vorschulkindern Erfolge zeitigt. Es werden aber auch Kinder mit Spina bifida sowie Erwachsene mit Parkinson, Multipler Sklerose und Hemiplegie (Halbseitenlähmung) stationär oder auch ambulant behandelt.

Literatur:

Danlelcik, I. und Feldkamp, M.: Bewegungspädagogik nach Petö. in Danielcik und Feldkamp: Krankengymnastische Behandlung der cerebralen Bewegungsstörungen. München: Pflaum, o. J. , Seite 212 - 217

Jung-Kappeler, B: Conductive Education oder das Petö-System. Prax d. Psychomot., 1, 1988

Klein, 0.: Zur bewegungspädagogischen Behandlung zerebral gelähmter Kinder im Institut für Bewegungspädagogik Budapest. Fürsorge und Pädagogik, 9/6, 315 - 332

Haug, G.: Was ist konduktive Pädagogik? Ulm: Alabanda o.J.

3.1.7. Das „Frankfurter Modell"

Die Frühtherapie nach dem ,,Frankfurter Modell" wurde von der Krankengymnastin und gelernten BOBATH-Therapeutin PFEIFFER-MEISEL entwickelt und von dem Kinderarzt Dr. PFEIFFER theoretisch untermauert. Er zieht dazu das von JUNG (1976) modifizierte computerähnliche Blockschema der sensomotorischen Programmierung nach RANKE (1961) heran. Danach laufen bewegungsregulierende Programmschaltungen auf drei Ebenen des Zentralnervensystems ab: Das Hirn verfügt erstens über spinale niedere Programme, welche durch Hautreize aktiviert werden, zweitens über starre Programme aus dem Stammhirnbereich, die durch optische und akustische Sinnesreize abgerufen werden. Zwischen diesen beiden Programmen werden noch Korrekturen aufgrund propriozeptiver Reize (Schwerkraft, Beschleunigung) eingebracht, die bis hinauf zu den erlernten und in Großhirn- und Kleinhirnrinde gespeicherten Programmen der dritten Funktionsebene wirksam werden.

In der von PFEIFFER und PFEIFFER-MEISEL angewandten krankenyymnastischen Technik - es handelt sich hier nur um eine einzige Folge immer gleich ablaufender Rotationsübungen, wie sie ähnlich im Handling von BOBATH vorkommen - sollen die beschriebenen sensomotorischen Lernmechanismen praktisch zur Anwendung kommen. Dabei wird das Kind auf dem Schoß der Mutter durch eine Folge systematischer Drehungen um die verschiedenen Körperachsen jedesmal neuen Schwerkrafteinflüssen ausgesetzt, die beim Kind eine Kette von Stellreaktionen auslösen. Dabei kommt es zu einem intensiven Sozialkontakt zwischen Mutter und Kind.

Nach Ansicht von PFEIFFER genügt diese Therapieroutine, etwa 1/2 Stunde täglich (evt. auch im 4-Tage-Rhythmus, mit 3 Tagen Pause dazwischen), um eine cerebrale Bewegungsstörung zu verhindern. Insofern ist die Rotationsbehandlung vor allem prophylaktischer Natur. Sie sollte in den ersten 6 Lebenswochen einsetzen, ehe der Säugling pathologische Reflexe erlernt. Je größer die Anzahl der Risikofaktoren (nach PRECHTL 1968) ist, desto eher muß damit gerechnet werden, daß sich pathologische Lagereaktionen ausbilden. Im Gegensatz zu BOBATH nimmt PFEIFFER an, daß jede Retardierung einer Pathologie gleichzusetzen ist und daher neurophysiologisch behandelt werden muß. Das hat zu Kontroversen in der Fachwelt geführt, weil befürchtet werden muß, daß mit dem ,,Frankfurter Modell" auch gesunde Säuglinge unnötigerweise einer krankengymnastischen Behandlung unterzogen werden.

Literatur:

Jung, R.: Einführung in die Bewegungsphysiologie. In Haase, Henatsch, Jung, Strata, Thoden: Sensomotorik, München/Berlin/Wien: Urban und Schwarzenberg 1976, 1 - 97

Pfeiffer, H. und Pfeiffer-Meisel, H.: Analyse der Frühtherapie nach dem Frankfurter Modell. Der Kinderarzt 12, 3, 1981, 372-380

3.1.8. Die Halliwick-Schwimm-Methode

Die schnelle Verbreitung dieser Wasser- und Schwimmtherapie seit den 50er Jahren, vor allem innerhalb der Krankengymnastik, deutet auf die von MCMILLAN beabsichtigte Ansiedlung seiner Schwimm-Methode im mototherapeutischen Raum. Schon 1949 waren innerhalb der ersten Versuche in der Londoner Halliwick-Schule für Körperbehinderte Arzt und Krankengymnastin integriert. Im Vordergrund der schwimmtherapeutischen Bemühungen steht nicht eigentlich die selbständige Fortbewegung im Wasser, sondern die Verbesserung von Bewegungsmustern, und zwar sowohl im Wasser als auch an Land. Als positive Wasserwirkungen stellt MCMILLAN vor allem die Bewegungserweiterung, die Verbesserung der Stell- und Gleichgewichtsreaktionen, die Tonusminderung bei Spastizität (neben Muskelkräftigung und Konditionsverbesserung) heraus.

Didaktisch-methodisch werden folgende 4 Lernschritte als Grobziele angestrebt: geistig-seelische Anpassung an das Wasser, Gleichgewichtserhaltung durch Meisterung der Rotationen um die verschiedenen Körperachsen, ruhige Wasserlage auf dem Rücken durch Bewegungshemmung (Inhibition) sowie Schwimmbewegungsanbahnung (Fazilitation). Diesen wesentlichen Grobzielen sind Feinlernziele in Form eines 10-Punkte-Programms zugeordnet, welches in immer gleicher Abfolge an die Kinder herangetragen wird. Das geschieht im 1:1-Verhältnis von Eltern und Kind wobei der jeweilige Elternteil nicht sein eigenes, sondern ein anderes Kind betreuen soll, was Eltern allerdings nicht immer gern tun. MCMILLAN setzt grundsätzlich keine Schwimmhilfen ein, um die Kinder von Anfang an an die unverfälschten physikalischen Wirkungen des Wassers (Wasserwiderstand, Auftrieb) zu gewöhnen.

Nach Erfahrungen von SCHMIDT und TISCHER (1978) kommen selbst schwer behinderte, nicht gehfähige Kinder mit der Halliwick-Methode zum Rückenschwimmen, wenn auch nur in Form eines bloßen Sich-Überwasserhaltens. Leicht Körperbehinderte erlernen innerhalb von 20 Stunden zu je 35 Minuten das Schwimmen; die Methode sei jedoch nach Ansicht der Autoren hier eher motivationshemmend, weil sie diesen leicht behinderten Kinder zu wenig Anreiz biete.

RIETMANN (1973) faßt die physiotherapeutischen Übungswirkungen der Halliwick-Methode in vier Punkten zusammen:

1. Verbesserte Kopfkontrolle: Einleitung von Rotationen durch Kopfbewegungen, aber auch Verhindern des Überrollens in Rückenlage durch kompensatorische Gegenrotationen.

2. Gleichgewichtsschulung: Ruhiges Verharren in Rückenschwebelage, ausgleichen von Turbulenzen (hängt eng mit der Kopfkontrolle zusammen).

3. Tonusausgleich: Zunahme der muskulären Entspannung im Zuge des Vertraut werdens mit dem Wasser, besonders wiederum in der Rückenlage.

4. Verbesserte Atemkontrolle: Reaktives Ausatmen, sobald Wasser zum Mund kommt, sonst aber ruhiges, regelmäßiges Atmen, was wiederum die Entspannung fördert.

MAYR (1981) nennt als positive Ergebnisse einer von ihm durchgeführten Pilotstudie bei körperbehinderten Kindern vor allem die Vermittlung von Freude am Wasser und den Angstabbau durch spielerische Wassergewöhnung. Der methodische Grundsatz des Verzichts auf Schwimmhilfen wurde allgemein (gemäß Umfrage bei den betreuenden Eltern, Erziehern und Krankengymnasten) als gut befunden. Als günstiger Beginn mit der Halliwick-Methode wurde ein Alter von drei bis vier Jahren bezeichnet. Allerdings sind hinsichtlich eines schnellen selbständigen Schwimmenlernens die Erwartungen oft zu hoch. Größte Schwierigkeiten ergaben sich nach MAYR beim Vorgehen nach dem 10-Punkte-Programm von MCMLLAN, wobei es im Einzelfall schwer fiel, den genauen Zeitpunkt zu bestimmen, an dem von einem Punkt zum anderen übergegangen werden sollte.

Literatur:

Dustmann-Gekeler, I. und Rommel, D.: Übungsprogramm zur Schwimmtherapie nach J. McMillan. Krankengymnastik29, 11, 1977, 603 - 611

Gekeler, 1.: Schwimm. und Wassertherapie nach James McMillan. Theorie und Praxis. Krankengymnastik 11, 1974, 351 - 353

Mayr, R.: Wassergewöhnung und Schwimmenlernen mit körperbehinderten Kindern nach der Halliwick Methode. Pilotstudie am Zentrum für Körperbehinderte Würzburg. Heuchelhof. Ex. -Arb. Sonderpädag. , Univ. Würzburg 1981

Müller, U.: Schwimmen mit körperbehinderten Kindern nach der Halliwick-Methode im Vergleich mit anderen relevanten Schwimmmethoden. Ex. -Arb. Sonderpädag. , Univ. Frankfurt 1982

McMillan, J.: The Role of Water in Rehabilitation. Fysiotherapeuten (0slo), 2, 3, 6, 1978, 43 - 46, 87 - 90, 236 - 240

Nicol, K. , Schmidt-Hansberg, M. und McMillan, J.: Biomechanical Principles Applied to the Halliwick Method of Teaching Swimming to Physically Handicapped Individuals. Swimming 111, Baltimore 1979, Seite 173 - 181

Rietmann, B.: Therapeutische Aspekte sportlicher Betätigung: Schwimmen mit cerebral bewegungsgestörten Kindern. In Feldkamp/Danielcik: Krankengymnastische Behandlung der cerebralen Bewegungsstörung. München: Pflaum o. J. , 262 f.

Schmidt, U. und Tischer, U.: Anfängerschwimmen mit körperbehinderten Kindern. Möglichkeiten und Grenzen der Halliwick-Methode. Ex. -Arb. Sonderpädag. , Univ. Frankfurt 1978

Schmldt-Hansberg, M.: Die Halliwick-Methode nach McMillan in der Rehabilitation Behinderter. Motorik 4, 3, 1981, 103 - 111

3.1.9. Neuromotorische Entwicklungstherapie nach CASTILLO-MORALES

Anfang der 70er Jahre gründete CASTILLO-MORALES in Córdoba (Argentinien) eine interdisziplinäre Arbeitsgruppe, um Erfahrungen mit einer systematischen Stimulierung von motorischen Nervenpunkten zu sammeln. Er bezeichnet diese Arbeitsweise, bei der vom Therapeuten bestimmte Hautregionen mit den Fingerkuppen (meist mit Daumen und Zeigefinger) mittelstark gereizt werden, auch als Akupression. Auf der Vorderseite des Körpers befinden sich 14 und auf der Rückseite sechs motorische Reizpunkte. Je nachdem, welcher Punkt einseitig oder beidseitig (rechts und links) stimuliert wird, können bestimmte motorische Reaktionen ausgelöst werden wie Kopfdrehen, Kopfstrecken, Armbeugen, Zusammenführen beider Hände vor der Körpermitte, Beinbeugen und -strecken sowie Abduzieren, Stärkung des Iliopsoas und der Bauchmuskulatur, seitliches Überrollen des Körpers, Aufsetzen, Kriechen, Krabbeln, Stehen und Gehen.

Es ist empfehlenswert, die neuromotorische Entwicklungstherapie schon in den ersten Lebensmonaten zu beginnen, und zwar sowohl als therapeutische als auch als vorbeugende Maßnahme bei Risiko-Kindern. Jenseits eines Lebensalters von drei Jahren werden die Erfolgsaussichten geringer. Wie schon bei einer Reihe der obenerwähnten Methoden werden die Eltern in den Therapieprozeß einbezogen. Die Übungstechniken sind von ihnen relativ leicht erlernbar, so daß sie zu Hause täglich intensiv fortgesetzt werden können.

Als spezielle therapeutische Zielsetzung gibt CASTILLO-MORALES das Durchlaufen aller normalen, d. h. altersgemäßen Entwicklungsetappen mit Hilfe dieses von ihm erarbeiteten ,,reflexologischen Therapieprogramms" an. Die Indikation zur Behandlung ist sowohl bei hirngeschädigten Säuglingen und Kleinkindern gegeben als auch bei Kindern, die unter dem Down-Syndrom (Mongolismus) sowie unter Stoffwechselkrankheiten leiden. Eine Kontraindikation (Gegenanzeige) besteht bei solchen hirngeschädigten Kindern, welche eine unkontrollierte konvulsive (krampfartig zuckende) Symptomatik zeigen. Inzwischen hat diese Methode hauptsächlich bei hypotonen Krankheitsbildern, insbesondere bei mongoloiden Kindern mit Erfolg eingesetzt werden können. Gerade bei schlaffen und muskelschwachen Patienten kam es häufig spontan zur Atemintensivierung. Bei der Stimulation der neuromotorischen Punkte des Rumpfes und der Gliedmaßen hat die Richtung, in der der Druck ausgeübt wird, mehr und mehr an Bedeutung gewonnen. Dabei werden auch die Gelenkkapseln intensiv stimuliert. Als zusätzliche Techniken werden neuerdings Stretching und Vibration angewendet. Auch konnten die wichtigsten Stimulationspunkte im Gesichts- und Mundbereich aufgrund myographischer Messungen präzisiert werden.

Literatur:

Castillo-Morales, R.: Neuromotorische Entwicklungstherapie. Lübeck: Hans

3.1.10. Sensorisch-integrative Therapie

Es handelt sich bei der Sensorischen Integration (SI) nach AYRES (1979, 1984) um einen primär neurophysiologischen Ansatz. Aus diesem Grund wird die sensorisch-integrative Therapie noch unter diesem Kapitel subsumiert. Sie stellt aber andererseits die Überleitung zu den sensomotorischen und psychomotorischen Verfahren des nächsten Kapitels dar.

Jean AYRES, ursprünglich Beschäftigungstherapeutin, hat sich in den 60er Jahren im Rahmen eines Psychologiestudiums intensiv mit Neurophysiologie und Neuro-Verhaltenstheorie befaßt. Daran schlossen sich Habilitationsarbeiten am Hirnforschungsinstitut der Universität in Los Angeles an. Auf diesen Studien basiert ihr Konzept von der sensorisch-integrativen Wirkung taktiler, verstibulärer und kinästhetischer Stimulationen. Es geht dabei um die Verbesserung und Optimierung des Zusammenspiels aller Sinneswahrnehmungen, wobei die “niederen” Sinne ihren ordnenden Einfluß auf die höhren Sinnesmodalitäten ausdehnen. Auf die Kritik an dieser der SI zugrundeliegenden Theorie soll später eingegangen werden. Zunächst sollen die Praktiken der sensorisch-integrativen Therapie dargestellt werden.

Die therapeutischen Interventionen der SI bestehen aus systematischen Anregungen für die körperliche Eigenwahrnehmung, die Raumlage- und Gleichgewichtssteuerung. Nach FLEHMIG (1990), die sich in der BRD um die Umsetzung und Anwendung der SI-Therapie verdient gemacht hat, geht es dabei vor allem um die Erhöhung der Körperempfindungsfähigkeit und des Körpergedächtnisses als Voraussetzung zur allmählichen Herstellung einer stabilen Tonus- und Balanceregulation. Sie wird zum einen erreicht über eine taktile Stimulation des gesamten Körpers, der Extremitäten und des Kopfes mittels Streichen, Bürsten, Massieren, Vibrieren sowie durch das selbsttätige Einschmieren mit Cremes usw.

Zum anderen werden intensive, die Tiefensensibilität steigernde Reize auf die Gelenke, Sehnen und Muskeln ausgeübt, indem die Gliedmaßen von der Mutter oder Therapeutin kurzzeitig rhythmisch gedrückt, gezogen, geschüttelt und aneinandergeschlagen werden. Auf diese Weise entsteht eine ständige muskuläre Zwiesprache zwischen Kind und Erwachsenem, etwas, das BERNARD (1980) den "tonischen Dialog" nennt. Die Eltern sollten stets in die SI-Behandlung einbezogen werden.

Darüber hinaus geht es um verschiedenartige, über Dreh- und Wippbewegungen, Hin- und Her-, Auf- und Abbewegungen sowie Karusselbewegungen eingeleitete Stimulationen des vestibulären Apparates im Innenohr. Sie machen — insbesondere bei älteren Kindern — den Hauptteil der Behandlungsaktivitäten aus. Mit dem Wort "Aktivitäten" soll angedeutet werden, daß hier die Kinder selbst motorisch tätig werden, wenn sie schaukeln, Rollbrett fahren oder Trampolin springen. Insofern ist die SI eine *senso-motorische* Therapieform, auch wenn das in dem Terminus "Sensorische Integration" nicht zum Ausdruck kommt.

Die Übungsangebote richten sich weitestgehend nach den kindlichen Bedürfnisäußerungen und funktionellen Vorlieben. Von daher zeichnen sich sensorisch-integrative Behandlungsmaßnahmen durch ein hohes Maß an Kindgemäßheit aus. Nichts geschieht gegen den Willen der Kinder. Gerade bei vestibulär anregenden Aktivitäten wie Rutschen, Wippen, Schaukeln und Rotieren können sie im allgemeinen nicht genug kriegen. Darin besteht jedoch auch die Gefahr der Überdosierung. Ein zu intensives und/oder zu langandauerndes vestibuläres Reizbombardement ist unbedingt zu vermeiden. Es äußert sich in vegetativen Direktreaktionen wie Blaßwerden, Rotwerden, Schweißausbruch, Gähnen, Übelkeit und Benommenheit. Auch kommen nervöse Spätreaktionen wie Konzentrationsstörungen, Unruhe und Schlafstörungen vor. Bei adäquater Reizdosierung sollte spätestens nach einer halben Stunde eine beruhigende Wirkung eintreten. Auch bei den zuvor erwähnten Hautstimulationen, vor allem beim selbsttätigen Sich-Eincremen, kommt es meist spontan zur Beruhigung.

Zielgruppen der SI-Therapie sind in erster Linie Säuglinge und Kleinkinder mit motorischen und sensorischen Auffälligkeiten, aber auch Kinder im Vorschulalter. Weiterhin kann die SI als eine Art Basistherapie bei älteren, vor allem geistig und mehrfach behinderten Kindern angewendet werden (vgl. AUGUSTIN 1986, DOERING und DOERING 1989). Was die Störungssymptomatik anbetrifft, so ist die SI-Behandlung insbesondere bei Kindern mit minimaler cerebraler Dysfunktion (MCD), Teilleistungsschwächen, motorischen Koordinationsstörungen, Wahrnehmungs-, Lern- und Verhaltensstörungen einschließlich des Hyperaktivitätssyndroms indiziert.

AYRES selbst (1984, S. 215) rechnet die sensorische Integrationstherapie der Beschäftigungstherapie zu. In den Anfangszeiten wurde fraglos wesentlich funktionsorientierter gearbeitet, wie ich das selbst Anfang der 70er Jahre bei einer Demonstration durch Jean AYRES im Frostig-Zentrum in Los Angeles beobachten konnte. Von daher ist KEMLER (1988, S. 113) zu verstehen, wenn er sagt, die SI-Therapie mache auf ihn "den Eindruck einer medizinisch-krankengymnastischen Therapieform". Allerdings nähert sie sich heute mehr der Psychomotorik bzw. Motopädagogik/Mototherapie an, indem — neben den bestehenden funktionsorientierten Lernzielen und -inhalten — ganzheitliche und kindgemäß-erlebnisorientierte Zielsetzungen an Bedeutung gewinnen. Ein großer Stellenwert kommt dabei dem aktiven Ausprobieren und Entdecken eigener Möglichkeiten und Grenzen zu. AYRES (1984, S. 212) weist auf die Wichtigkeit einer kindgerechten Atmosphäre hin, in der sich nicht nur Bewegungsfertigkeiten (z.B. Laufen, Fahren und Klettern) entwickeln können, sondern auch die Fähigkeiten, mit der materiellen und sozialen Umwelt zu kommunizieren. Hier sind die Übergänge zur Motopädagogik fließend, zumal hier wie dort ähnliche hochmotivierende Materialien und Geräte zum Einsatz kommen. Unterschiede bestehen jedoch darin, daß in der SI-Therapie zumeist einzeltherapeutisch gearbeitet wird, während in der Psychomotorik bzw. Mototherapie das Gruppengeschehen mit seinen vielfältigen sozialen Lernprozessen eine große Rolle spielt.

Während die Praxis der SI-Behandlung offensichtlich ähnlich positive Erfolge aufzuweisen hat wie die Psychomotorik, wird die der SI zugrundeliegende Theorie höchst kritisch beurteilt. Vieles ist hier rein spekulativ (DIETEL 1990). Jean AYRES Grundannahme eines positiven Transfers taktiler und vestibulär-kinästhetischer Stimulationen auf höhere kortikale Nervenfunktionen der Kognition und Sprache und damit auf die schulischen Leistungen wird von namhaften Autoren wie CRATTY und KEOGH als falsch angesehen. Insbesondere CRATTY (1979) kritisiert die Reliabilität und Validität der von AYRES publizierten Statistiken. Auch DIETEL (1990) bemängelt die geringen Korrelationskoeffizienten ihrer Faktorenanalysen. Der auf den genannten unzureichenden statistischen und psychometrischen Grundlagen erstellte "Southern California Sensory Integration Test (SCSIT)" ist zwar auch ins Deutsche übersetzt worden, hat sich jedoch als nicht brauchbar genug erwiesen und ist inzwischen zurückgezogen worden.

Literatur:

Albrecht, P.: Diagnose und Therapie von Wahrnehmungsstörungen nach Jean Ayres. Dortmund: modernes lernen 1980

Augustin, A.: Sensorische Integration — sensorische Integrationsstörungen. Beschäftigungstherapie u. Rehab., 6, 1986, 347-350

Ayres, A. J.: Lernstörungen. — Sensorisch-integrative Dysfunktion. Berlin/Heidelberg/New York: Springer 1979

dieselbe: Bausteine der kindlichen Entwicklung. Ebd. 1984

Bernard, M.: Der menschliche Körper und seine gesellschaftliche Bedeutung. Bad Homburg: Limpert 1980

Brand, I.: Bewegung und Sprache im Sinne der sensorischen Integrationsförderung. In Irmischer/Irmischer (Red.): Bewegung und Sprache. Schorndorf: Hofmann 1988, S. 96-102

Brand, I., Breitenbach, E. und Maisel, V.: Integrationsstörungen. - Diagnose und Therapie im Erstunterricht. Würzburg: M.-Stern-Schule 1985

Burmeister, A.: (Un-)Gleichgewichtsprobleme bei Kindern mit Verhaltens- und Lernstörungen. Prax. d.Psychomot., 3, 1985, 71-80

Cratty, B. J.: Perceptual-Motor Theories in the 1980's: The New Look. Internat. Congr. Physical Educ., Univ. Quebec, June 1979

Dietel, B.: Sensorische Integration nach Jean Ayres. Einige kritische Anmerkungen. Der Kinderarzt, 18, 1987, 1360-1369

ders.: Psychologische Untersuchungen als Anlaß der Kritik. Vortrag auf dem Symposium "Sensorische Integration. Jean Ayres in der Diskussion. Marburg, Institut für Motologie am 16.2.1990

Doering, W. und Doering, W.: Bewegen und Denken - Sensorische Integrationsbehandlung. Prax. d.Psychomot., 1, 1989, 17-24

Emrich, R.: Die "Southern California Sensory Integration Tests" von J. Ayres. Der Kinderarzt, 5, 1985, 706-709

Flehmig, I.: Aspekte sensorischer Integrationsentwicklung von Bewegung und Sprache. In Irmischer/Irmischer (Red.): Bewegung und Sprache. Schorndorf: Hofmann 1988, S. 9-12

dies.: Das Konzept der Sensorischen Integration nach Jean Ayres. Vortrag, Symposium "Sensorische Integration. Jean Ayres in der Diskussion. Marburg, Institut für Motologie am 16.2.1990

Fröhlich, A.: Schwerstbehindertenpädagogik unter psychomotorischem Aspekt. In Höss/Wolf (Hrsg.): Psychomotorische Förderung geistig Behinderter. Stuttgart 1982

Graichen, J.: Störungen der Integration. In Remschmidt/Schmidt (Hrsg.): Neuropsychologie des Kindesalters. Stuttgart: Enke 1981, S. 280-291

Kesper, G.: Das Konzept der Sensorischen Integration in der Praxis. Vortrag, Symposium Marburg, Institut für Motologie am 16.2.1990

Kemler, H.: Das Konzept der Sensorisch-Integrativen Dysfunktion von Jean A. Ayres. Prax. d. Psychomot., 2 u. 3., 1988, 70-74 u. 112-115

Kiphard, E. J.: Funktionsstörungen des menschlichen Gleichgewichtsorgans und ihre Beeinflussung durch Übung. Motorik 1, 1985, 14-23

3.2. Sensomotorische und psychomotorische Therapieverfahren

Während die neuromotorischen, krankengymnastischen Übungstherapien bei infantilen Cerebralparesen (CP), d. h. bei hirngeschädigten Kindern mit schweren Bewegungsstörungen indiziert (angezeigt) sind, kommen bei Kindern mit minimaler cerebraler Dysfunktion (MCD), d. h. mit nur leichten Hirnfunktionsstörungen, eher psychomotorische Übungstherapien infrage. Sensomotorische Übungsanregungen, die zur Verbesserung der Sinneswahrnehmung und ihrer Integration mit der Bewegungshandlung beitragen, sind sowohl für schwer als auch für leicht hirngestörte Kinder angezeigt.

Psychomotorisch bedeutet, daß der jeweilige Bewegungsvorgang, die Bewegungsübung unter starkem inneren Erlebnis, unter Gefühlsbeteiligung vor sich geht, aber gleichzeitig auch von Denkvollzügen, von geistigem Erfahrungssammeln begleitet ist. Bei den oben besprochenen krankengymnastischen, neuromotorischen Verfahren steht immer der funktionelle Gesichtspunkt einer motorischen Koordinationsverbesserung im Vordergrund. Die Sensomotorik schult zwar auch Funktionen; durch das Einbeziehen der Wahrnehmung (als geistige und gefühlsmäßige Stellungnahme des Ichs zu den jeweiligen Sinnesmeldungen aus der Umwelt) sind die Übergänge zur Psychomotorik jedoch fließend. Erst unter dem senso- und vor allem dem psychomotorischen Aspekt wird die Bewegungsfunktion zur Bewegungshandlung.

So dienen die in diesem Kapitel in geraffter Form dargestellten Methoden der Erziehung zur Handlungsfähigkeit bei behinderten Kindern. Die Ziele und Inhalte senso- und psychomotorischer Therapieverfahren decken sich voll und ganz mit denen der Motopädagogik. Immer geht es um Bewegungs- und Wahrnehmungsförderung, Gemütserziehung und intellektuelle Erfahrungen, die das behinderte Kind über motorische Lernprozesse aktiv in lustvoller Auseinandersetzung mit der Umwelt vollzieht (vgl. Band 1 ,,Motopädagogik"). Unterschiede zwischen Motopädagogik und senso- bzw. psychomotorisch orientierter Mototherapie bestehen lediglich hinsichtlich der Methodik. Denn aufgrund sensorischer, motorischer, kognitiver und emotional-sozialer Störungen oder Defizite sind die gleichen Lernschritte, wie sie von gesunden Kindern vollzogen werden, bei Behinderten wesentlich schwieriger erreichbar.

3.2.1. Perzeptuell-motorische Übungsverfahren in den USA

Auf dem Gebiet der pädagogisch beeinflußten Mototherapie findet sich in den USA eine ganze Reihe sich teilweise überschneidender Ansätze, Methoden und Theorien. Die einen nennen sich schlicht Bewegungserziehung (z. B. FROSTIG 1975) oder adaptive Leibeserziehung (CRATTY 1980, SEAMAN and DE PAUW 1982). Andere sprechen von motorischer Therapie (ARNHEIM und SINCLAIR 1975), ohne daß wesentliche Unterschiede im Ansatz vorhanden sind. Allerdings gehen einige der von den verschiedenen Autoren zusammengestellten Übungsprogramme über das rein Motorische weit hinaus und verstehen sich als heil- und sonderpädagogische Verfahren mit dem Schwerpunkt der Wahrnehmungs- und Bewegungsförderung (z. B. KEPHART: Das lernbehinderte Kind im Unterricht, 1977; FROSTIG und MASLOW: Lernprobleme in der Schule, 1978 oder AYRES: Lernstörungen. Sensorisch-integrative Dysfunktionen, 1979).

Nach Ansicht von Jean AYRES, einer promovierten Ergotherapeutin, gehen eine Reihe schulischer Lernbehinderungen auf eine stammhirngebundene Störung der Integration einzelner Sinnesfunktionen zurück. Deshalb werden lerngestörte Kinder in der sensorisch-integrativen Therapie einer erhöhten taktilen, vestibulären und kinästhetisch-propriozeptiven Stimulation ausgesetzt. (vgl. 3.1.10).

Marianne FROSTIG ist in Deutschland vor allem durch ihre Trainingsprogramme und Arbeitsmappen zur Schulung der visuellen Wahrnehmung bekanntgeworden. Dabei geht es der Autorin um weit mehr, nämlich um die Entwicklung sowohl kognitiv-kreativer als auch emotional-sozialer Fähigkeiten als Voraussetzung für schulisches Lernen, bei gleichzeitigem Abbau von Verhaltensstörungen (FROSTIG

1981, Seite 311). Die von ihr angewandte Methodik, das flexible Anpassen des sensomotorischen Therapieprogramms an die Bedürfnisse, Probleme und Schwierigkeiten lernbehinderter Kinder ist fraglos psychomotorisch ausgerichtet.

KEPHART stellte als klinischer Psychologe die Hypothese auf, daß Bewegungslernen die Grundlage ist für jede Form intellektuell-schulischen Lernens einschließlich des Lesens. Sein Förderprogramm enthält Balanceschulung sowie Schulung der Auge-Körper- und Auge-Hand-Koordination. CRATTY (1980) berichtet jedoch über streng wissenschaftliche Nachforschungen, die zwar einen Anstieg der spezifisch trainierten Leistung im Motorischen, nicht aber der Leseleistung oder anderer schulischer Fähigkeiten nachweisen konnten.

Wie mir aus eigener Anschauung bekannt ist, werden wahrnehmungs-motorische Förderprogramme den Kindern in den USA häufig streng funktional und oft in Einzeltherapie vermittelt. Dabei werden zum Teil neu konstruierte Geräte eigens für die zu schulende Funktion eingesetzt. Manchmal üben zehn oder mehr Kinder gleichzeitig in einer Turnhalle, aber jedes an einer anderen (von einem Studenten betreuten) Gerätestation, wobei nach einer festgelegten Zeit zum nächsten Gerät übergewechselt wird. Dadurch wird wohl eine hohe Dosierung funktionaler Lernreize erreicht. Was aber fehlt, ist das eigentlich Psychomotorische, d. h. das beglükkende Erleben kreativen Handelns, z. B. beim Finden eigener Möglichkeiten des Materialumgangs oder der Problemlösung. Und es fehlt das soziomotorische Gemeinschaftserlebnis im fröhlichen Tun mit anderen. Daß ein ganzheitlich- psychomotorisch orientiertes Funktionstraining auch bei spezifischen Lernstörungen legasthenischer (lese- und rechtschreibschwacher) Kinder Erfolge zeitigen kann, konnten EGGERT und Mitarbeiter 1975 in Deutschland zeigen.

GETMAN, ein amerikanischer Optometrist, erregte auch in der BRD Aufsehen mit seinem Buch: „Intelligente Kinder durch Erziehung"(1967). Seiner Ansicht nach entstehen eine Reihe von Schul- und insbesondere Leseschwierigkeiten durch optische Funktionsstörungen. Entsprechende Empfehlungen reichen von beidhändig ausgeführten Hand-, Auge-, Koordinationsübungen an der Tafel über „Augensprünge" von nah auf fern, Zielverfolgungsübungen, über Übungen der Formerkennung, -unterscheidung und -erinnerung bis zum Trampolinturnen.

CRATTY ist einer der bekanntesten Wissenschaftler und Autoren auf dem Gebiet des Bewegungs- und Wahrnehmungslernens. In über 30 Büchern hat er kritisch zu einigen wissenschaftlich umstrittenen perzeptuell-motorischen Übungsverfahren Stellung genommen. Unter seiner Regie entstanden in Los Angeles neue sensomotorische und soziomotorische Lernspiele zur Unterstützung schulischer Lernprozesse. So wurden z. B. gitterartige Hüpfkästchen auf den Schulhof gemalt, in denen Buchstaben oder Zahlen während des Hüpfens erkannt (und benannt) werden sollen. Am Ende stehen ganzkörperlich per Bewegung erfahrene Lese- und Rechenspiele mit Hilfe von Wort- und Zahlengittern.

Intelligenzfördernde Lernspiele über Bewegung sowie auf Verbesserung kooperativen Sozialverhaltens abzielende gemeinsame Tätigkeiten sind der Inhalt eines von CRATTYs auch ins Deutsche übersetzten Büchern („Aktive Spiele und soziales Lernen" 1977). Dabei geht es dem Autor sowohl um das Training des Bewegungsgedächtnisses als auch um Lernvollzüge des Kategorisierens und Klassifizierens nach dem Lernmodell von GUILFORD, welches außer Einzelkreativität auch die „soziale Intelligenz" fördert. CRATTY tut dies, indem er ausgewählte Bewegungs- und Sportspiele zum Ausgangspunkt für Diskussionen über strukturelle Elemente,

Gesetzmäßigkeiten von Regeln, aber auch über menschliche Verhaltensweisen, über Motivation, Aggression und Konfliktlösung macht.

Literatur:

Amheim, D. D. und Sinclair, W. A.: The Clumsy Child. A Program of Motor Therapy. Saint Louis (USA): Mosby 1975

Ayres, A. J.: Lernstörungen. Sensorisch-integrative Dysfunktionen. Berlin: Springer 1979

Cratty, B. J.: Aktive Spiele und soziales Lernen. Ravensburg: Maier 1977

derselbe: Adapted Physical Education for Handicaped Children and Youth. Denver/London: Love 1980

Eggert, D. (Hrsg.): Psychomotorisches Training. Weinheim: Beltz 1975

Frostig, M.: Bewegungserziehung. Neue Wege in der Heilpädagogik. München/Basel: Reinhardt 1973

Frostig, M. und Maslow, P.: Lernprobleme in der Schule. Stuttgart: Hippokrates 1978

Getman, G. H.: Intelligente Kinder durch Erziehung. Freiburg i. Br.: Hyperion 1967

Kephart, H. C.: Das lernbehinderte Kind im Unterricht. München/Basel: Reinhardt 1977

Seaman, J. A. and De Pauw, K. P.: The New Adapted Physical Education. A developmental Approach. Palo Alto, California: Mayfield 1989

3.2.2. Psychomotorische Reedukation in Frankreich

Unter Reedukation (wörtlich: Zurückerziehung, Umerziehung) wird im französischen Sprachgebrauch so etwas wie Heilpädagogik verstanden. Die Entwicklung dieser Art heilpädagogischer Psychomotorik hat in Frankreich Tradition. Schon Ende der 20er und Anfang der 30er Jahre erkannten einige Leibeserzieher, daß haltungsschwache Kinder mehr brauchten als korrektive Wirbelsäulengymnastik. Sie fielen ebenso auf durch ihre Ungeschicklichkeit wie durch ihre Verhaltensstörungen. Aus diesem Grunde wurde mehr und mehr unter ganzheitlich-psychomotorischem Aspekt „geturnt". Balance- und Koordinationsübungen gehören ebenso zum Reedukationsprogramm wie Körperschema-Übungen, Entspannung und Rhythmik. [1)]

Diese zunächst von Sportpädagogen eingeleitete Entwicklung wurde später erweitert und bereichert durch den medizinisch-therapeutischen Aspekt. In Frankreich besteht seit 1974 die Möglichkeit eines klinisch-psychomotorischen Diplom-Studiums an der Medizinischen Fakultät der Universität Paris. Die Lehrinhalte sind einerseits stark kinderneurologisch ausgerichtet (AJURIAGUERRA, WALLON u.a.). Andererseits sind sie entwicklungspsychologisch (PIAGET) und analytisch (FREUD) orientiert, mit Schwerpunkten in der Psycho- und Somatopathologie.

[1)] Eine fast gleiche Entwicklung vollzieht sich heute, mehr als 50 Jahre später, im deutschen Schulsonderturnen, welches sich z.Z. zum psychomotorisch orientierten Sportförderunterricht wandelt.

Mehr noch als in Deutschland haben die positiven Erfahrungen in der psychomotorischen Förderung behinderter Kinder (GUILMAIN 1935, 1948, PICQ und VAYER 1968) dazu geführt, die Psychomotorik als pädagogisches Grundelement auch in die allgemeine Vor- und Grundschulerziehung mit einzubringen (Le BOULCH 1968 LAPIERRE 1968). Diese Entwicklung hat zur Gründung der SFERMP (société française d'éducation et de rééducation psycho-motrice) geführt, welche ausführliche monatliche Bulletins in Form einer eigenen Zeitschrift herausgibt. Außerdem gibt es Zeitschriften wie die „Thérapie psychomotrice" und "La Psycho-Motricité".

Literatur:

Camus, J. le: L'enfant maladroit. Paris: Presses universitaires de France 1981

derselbe: Pratiques psychomotrices. Brüssel: Mardaga 1984

Decker, R.: Praxis und Theorie der psycho-motorischen Erziehung bei behinderten und normalen Kindern in Frankreich. In Eggert und Kiphard (Hrsg.): Die Bedeutung der Motorik für die Entwicklung normaler und behinderter Kinder. Schorndorf: Hofmann 1980, Seite 68 - 79

Lapierre, A.: Die psychomotorische Erziehung. In Müller/Decker/Schilling (Red.): Motorik im Vorschulalter. Schorndorf: Hofmann 1978, 42-46

3.2.3. Psychomotorik-Therapie in der Schweiz

Seit 1964 werden in Genf Spezialisten der Psychomotorik ausgebildet. Das seit 1970 bestehende Vollzeitstudium am Heilpädagogischen Seminar in Zürich sieht ebenfalls eine Spezialisierung zum Psychomotorik-Therapeuten vor. Die Ausbildung erfolgt dort in Zusammenarbeit mit dem Kinderspital Zürich. Aufnahme finden Pädagogen, wie Erzieher, Lehrer, Turnlehrer, Rhythmiklehrer mit Abitur und mindestens einjähriger Berufspraxis mit Kindern. Dieses Aufbaustudium dauert in Zürich 4, in Genf 6 Semester. Beide Ausbildungsgänge betonen die psychomotorische Ganzheitssicht des gesunden und besonders des behinderten Kindes. Die Lehrinhalte reichen von anatomischen und physiologischen Grundkenntnissen über Psycho- und Motopathologie, Kinderpsychiatrie, Testpsychologie bis zur rhythmischen und musikalischen sowie psychomotorischen Übungspraxis.

Suzanne NAVILLE versteht unter Psychomotorik-Therapie verschiedene vorbeugende und heilende Maßnahmen, die der diagnostischen Abklärung und der Bewegungsbehandlung psychomotorisch gestörter Kinder dienen. Es sind dies vor allem ungeschickte, ängstliche und/oder bewegungsunruhige Kinder. „Die Bewegungsförderung geschieht in einem stufenweisen Aufbau und wird durch das Element Musik begleitet und unterstützt" (RISCH 1979, Seite 18).

Die Anmeldung zur Psychomotorik-Therapie erfolgt durch einen Arzt. Die Kosten der Behandlung werden von der Schweizer Invaliden-Versicherung übernommen, und zwar als medizinische Maßnahme gemäß Geburtsgebrechen Ziffer 390, sofern es sich um eine minimale Hirnfunktionsstörung (MCD) handelt oder als pädagogisch- therapeutische Maßnahme, sofern eine andere Ursache vorliegt, die als psychomotorische Störung gemäß Gebrechen-Statistik-Nummer 646 als funktionale Störung des Nervensystems aufgefaßt werden kann.

Der Psychomotorik-Therapeut kann in der Schweiz in folgenden Institutionen im Angestelltenverhältnis tätig werden: Rehabilitationseinrichtungen, Kinderkliniken, Kinderpsychiatrischer Dienst, an öffentlichen Schulen (im Status eines Sonderschullehrers) sowie an privaten Heimen und Schulen für Kinder mit zerebralen Bewegungsstörungen. In Einzelfällen lassen sich Psychomotorik-Therapeuten privat mit einer selbständigen Praxis nieder.

Literatur:

Naville, S.: Psychomotorische Therapie und Musik. In Pahlen (Hrsg.): Musiktherapie, München: Heyne 1973, Seite 125 - 131

Risch, M.: Psychomotorik. Therapeut. Zschr. Perspektiven Zürich, 2, 2, 1979, 17 - 18

Ruijters-Gantenhein, H.: Die psychomotorische Therapie als Prophylaxe sekundärer psychoreaktiver Störungen. Therapeutische Umschau (Bern), Bd. 34, 1, 1977, 44 - 48

3.2.4. Mototherapie und Psychomotorik in Belgien und Holland

Am Institut für Leibesübungen der Katholischen Universität Leuven (Louvain), im flämischen Teil Belgiens, begann Prof. Dr. DE NAYER 1962 innerhalb des Physiotherapie-Zweiges Lehrveranstaltungen in Bewegungsrehabilitation bei psychiatrischen Patienten anzubieten. Die damals begonnene Kooperation mit der psychiatrischen Fakultät führte in den Jahren 1964-1966 zur Gründung einer Abteilung für Bewegungstherapie am Universitätszentrum für Psychiatrie. Gleichzeitig wurde am Institut für Leibesübungen ein Postgraduiertenstudium für Magister der Physiotherapie in Bewegungsrehabilitation eingerichtet, welches später auch auf Magister der Leibeserziehung ausgeweitet wurde. Dieser Studiengang wurde 1976 - in Zusammenarbeit mit dem Psychiatriezentrum - in "Psychomotorische Therapie" umbenannt. Die Absolventen arbeiten vornehmlich in der Erwachsenen-Psychiatrie. Seit 1977 deckt das Studium auch die Arbeit mit neurotischen und verhaltensgestörten Kindern ab und seit 1980 auch mit geistig behinderten Kindern und Erwachsenen sowie mit psycho-geriatrischen Patienten. Ein Studienschwerpunkt sind dabei die motodiagnostischen Methoden der Verhaltensbeobachtung. Hier haben SIMONS, COPPENOLLE u.a. die "Leuvense Observatieskalen voor gebruik in de PMT (Psychomotorische Therapie)" - LOVIPT entwickelt (vgl. Motorik 2, 1989, 66-71). Psychomotorische Therapie wird von SIMONS (1987) als "psychologische Behandlungsmethode bei psychisch gestörten Patienten" bezeichnet, wobei Körper und Bewegung als therapeutische Medien fungieren.

In den Niederlanden lehrt PETZOLD als Professor für klinische Bewegungstherapie und Psychomotorik seit Anfang der 80er Jahre an der Universität Amsterdam. In einem Grundstudium und einem vierjährigen Postdiplom-Studiengang werden bewegungstherapeutische und psychomotorische Theorien sowie Praxen in der Erwachsenen- und Kinderpsychiatrie bzw. in der Geriatrie vermittelt. Die Absolventen bezeichnen sich als "Bewegungspsychotherapeuten". - VERMEER vertritt an der Inter-Fakultät der Universität Amsterdam einen Graduierten-Studiengang in "Spezieller Bewegungs-Agogik". (Unter Agogik versteht man in Holland professionelle Fördermaßnahmen zum Zwecke der Verhaltensänderung.)

Literatur:

Kiphard, E. J.: Postgraduierten-Studium in Psychomotoriktherapie in Belgien. Motorik, 9, 2, 1986, 82-83

Vermeer, A.: Das Universitätsstudium im Fach Bewegungstherapie in Holland. Motorik, 1, 4, 1978, 132 - 134

3. 2. 5. Psychomotorische Übungsbehandlung in der BRD

Da diese Therapieform im Mittelpunkt meiner persönlichen Arbeit gestanden hat und ich sie selbst in enger Kooperation mit Ärzten in den 50er Jahren entwickeln konnte, soll hier etwas ausführlicher auch auf ihre geschichtliche Entwicklung eingegangen werden.

Anfang 1955 trug ich der damaligen Direktorin der Westf. Klinik für Jugendpsychiatrie in Gütersloh, Frau Dr. HECKER, mein Konzept zur Bewegungsförderung entwicklungsgestörter und ungeschickter Kinder vor. Frau Dr. HECKER, wie auch der damalige Oberarzt Dr. HÜNNEKENS, erkannten intuitiv die therapeutischen Möglichkeiten einer auch psychisch wirksamen Bewegungstherapie. So wurde der Name „PSYCHOMOTORISCHE ÜBUNGSBEHANDLUNG" geboren. Psychomotorik, ein recht schwierig zu definierender Terminus, der so etwas wie „beseelte Bewegung" bedeutet, schließt kognitive und emotionale Anteile mit ein. Emotion bedeutet, wörtlich übersetzt, Hinausbewegung. Innere Gefühlsdynamik und äußeres Bewegungsausdrucksverhalten sind im Grunde nur zwei verschiedene Seiten ein und desselben ganzheitlichen Geschehens. Psychomotorik ist die kindgemäßeste Äußerungsform, welche befreiend und steuernd zugleich wirkt.

Ein damals vom Sozialminister von Nordrhein-Westfalen erteilter Forschungsauftrag machte es mir möglich, als freier Mitarbeiter der Klinik für Jugendpsychiatrie in Gütersloh diese Grundgedanken in die Tat umzusetzen. Die 1960 publizierte Fibel „Bewegung heilt", zu der Frau Dr. HECKER das Vorwort und Herr Dr. HÜNNEKENS die Einführung in die medizinischen Grundlagen schrieben, war das Ergebnis dieses grundlegenden Forschungsprojektes. Als Dr. HÜNNEKENS im Januar 1961 kommissarisch die Leitung der Klinik übernahm, führten wir das Trampolin als ein bewegungs- und koordinationsschulendes Gerät in die Psychomotorische Übungsbehandlung ein. Es war dies ein recht unkonventionelles und in der Tat neues Therapieinstrument, welches von den bewegungsgestörten Kindern und Jugendlichen begeistert begrüßt und täglich in die Übungsbehandlung aufgenommen wurde. Die bewegungsdiagnostischen Möglichkeiten des Trampolinspringens wurden uns erst im Laufe der Zeit bewußt, als wir das Bewegungsverhalten gesunder und leicht hirngeschädigter Kinder miteinander verglichen. In den folgenden Jahren wurde durch Filme und schriftliche Publikationen der Grund gelegt zu dem heute verwendeten Trampolin-Körperkoordinationstest (TKT). Professor STUTTE (Marburg) nahm damals großen Anteil an dieser Entwicklung. Nach seinen Worten ermöglicht die „Lupenwirkung" des gefederten Sprungtuches das Sichtbarmachen auch minimaler Koordinationsstörungen.

In den Jahren 1963/64 konnten wir Ingrid SCHÄFER als Mitarbeiterin gewinnen, sowie 1964/65 Georg KESSELMANN, zwei Motopädagogen, welche sowohl bewegungstherapeutisch als auch bewegungsdiagnostisch neue Impulse setzten und auf diese Weise mithalfen, die psychomotorische Übungsbehandlung weiter zu entwickeln. Herr KESSELMANN arbeitete während zwei Jahren in Gütersloh und ab 1965 in Hamm an einem von der Deutschen Forschungsgemeinschaft (DFG) vergebenen Forschungsauftrag mit unter dem Titel „Das Syndrom motorischer Fehlleistungen bei frühkindlichen Hirnschäden". Noch im gleichen Jahr, als die Klinik in Hamm neu gebaut wurde, wurde von Herrn Dr. HÜNNEKENS und mir in Zusammenarbeit mit einigen betroffenen Eltern der „Verein zur Förderung entwicklungsgestörter Kinder e. V." gegründet. Ziel dieses auch heute noch aktiven Vereins ist es einerseits, die Eltern behinderter Kinder fachlich zu beraten und zu informieren. Darüber hinaus geht es um die Entwicklung und Förderung diagnostischer Testverfahren und sensomotorischer bzw. psychomotorischer Hilfsmaßnahmen für Kinder mit Entwicklungsstörungen.

Ab 1965 wurde, zunächst im Hammer Institut selber, später aber in Zusammenarbeit mit dem Landesjugendamt, begonnen, mehrmals im Jahr einwöchige Fortbildungslehrgänge zur Einführung in die Psychomotorische Übungsbehandlung zu veranstalten. Herr Dr. HAPPE machte es dadurch möglich, die in der klinischen Bewegungspraxis gewonnenen Erkenntnisse auch den Heimerziehern zugänglich zu machen. Gerade dort wurden die Anregungen zur Bewegungsförderung begierig aufgegriffen und für die Sporterziehung nutzbar gemacht.

Mit Prof. SCHILLING (Marburg) stieß 1966 ein klinischer Psychologe zu unserem bisher nur aus Sportpädagogen und Jugendpsychiatern bestehenden Arbeitsteam. Damit begann eine für die gesamte Arbeit bedeutsame wissenschaftliche Begleitung. Prof. SCHILLING modifizierte den während des Forschungsauftrages der DFG entwickelten Bewegungstest zum „Körperkoordinationstest für Kinder (KTK)", der heute in Prävention und Rehabilitation weit verbreitete Anwendung findet.

Im Jahre 1968 wurde das erste internationale Motorik-Symposium in Hamm veranstaltet. Die dadurch entstandene enge Verbindung mit Bewegungsfachleuten des In- und Auslandes führte dann zu regelmäßigen internationalen Fachtagungen, wie sie 1971 in Frankfurt (Prof. EGGERT) und 1973 in Luxemburg (Prof. DECKER) abgehalten wurden.

1974 wurde der „Aktionskreis Psychomotorik" zunächst noch als unorganisierte interdisziplinäre Interessengemeinschaft in Hamm gegründet und 1976 als eingetragener Verein mit Dr. HÜNNEKENS als 1. Vorsitzenden ins Leben gerufen. Der Aktionskreis zählt heute über 2000 Mitglieder und verfügt über eine eigene Fachzeitschrift (1976 und 1977 als „Psychomotorik" und ab 1978 als „Motorik"). Diese Zeitschrift, welche von SCHILLING verantwortlich und von H. J. MÜLLER geschäftsführend redigiert wird, hat dazu beigetragen, die relativ jungen Disziplinen der Motopädagogik und Mototherapie wie auch der Bewegungsdiagnostik in Deutschland bekannt zu machen.

Heute werden in der BRD schätzungsweise mehrere tausend Kinder von etwa 500 bis 700 hauptamtlichen Bewegungsfachleuten gefördert. Eine Hochrechnung von SCHILLING zeigt aber, daß mindestens 580000 Kinder und Jugendliche in der BRD psychomotorisch behandelt werden müßten. Um dieses Defizit in der Praxis zu beheben, wurde 1977 in Dortmund die Fachschule für Bewegungstherapie unter Leitung von Dr. POERSCHKE gegründet. In dieser Schule werden jährlich 80 - 90 staatlich geprüfte Motopäden (Bewegungsfachleute für das Kindesalter) in einem einjährigen ganztägigen Fachschulunterricht weitergebildet. Außerdem bietet das Referat Fortbildung des Aktionskreises Psychomotorik unter Leitung von Tilo IRMISCHER jährlich über 50 einwöchige Fortbildungslehrgänge an. Dabei ist ein festes Lehrteam tätig. Die Absolventen dieses 200stündigen Fortbildungsprogrammes erwerben die Zusatzqualifikation in Motopädagogik.

Motopädagogik, Mototherapie, Motopädie und Motologie sind neuere wissenschaftliche Termini für das, was in der Psychomotorik erarbeitet wurde. Das große Gebiet der Motologie (Bewegungslehre) umfaßt als theoretische Grundlagen die Motogenese (Bewegungsentwicklung) sowie die Motopathologie als Lehre der Bewegungsstörungen. Auf diesen Grundlagen bauen sich die praktischen Anwendungsgebiete der Motodiagnostik, Motopädagogik und Mototherapie auf. Unter Motopädagogik wird das Konzept einer ganzheitlichen Erziehung und Persönlichkeitsbildung über perzeptiv-motorische Lernprozesse verstanden. Die Inhalte der Motopädagogik finden auch in der Mototherapie bei bewegungsgestörten Kindern Anwendung. Unterschiedlich ist allerdings die Methodik bei den verschiedenen mototherapeutischen Ansätzen.

In Hamm wird heute die psychomotorische Übungsbehandlung von Horst GÖBEL und seinen Mitarbeitern Birgit JAROSCH und Detlef PANTEN vertreten, und es ist bezeichnend für die Dynamik und den Prozeßcharakter dieser Disziplin, daß auch hier wieder neue Wege zur Erhöhung der Effektivität psychomotorischer Übungsmaßnahmen beschritten werden, wobei insbesondere auch die Elternarbeit intensiviert werden konnte. Die Zusammenarbeit mit den Eltern behinderter Kinder steht auch im Mittelpunkt der sensomotorischen Früherfassung und Frühbehandlung. Sie wird am Westf. Institut seit 1974 von Helga SINNHUBER geleitet, die auch als Buchautorin mit einer Elternanleitung zur Entwicklungsförderung über Spielmaterial hervorgetreten ist. Sie hat auch einen Folgeband der "Mototherapie", in dem es um Abhilfen bei optischen Wahrnehmungs- und Handgeschicklichkeitsstörungen geht (Band 5 der Schriftenreihe ,,Psychomotorische Entwicklungsförderung"), verfaßt.

Die Sensomotorik betont innerhalb der gesamtmotorischen Lernprozesse den sehr engen Funktionszusammenhang zwischen Wahrnehmung und Bewegung. Dabei geht es um eine gezielte Anleitung der Eltern zur Selbsthilfe bei noch sehr jungen, meist mehrfach behinderten Kindern. Über die erfreuliche Entwicklung neurophysiologischer krankengymnastischer Behandlungsmethoden durch BOBATH und VOJTA ist die Förderung von Wahrnehmungsprozessen bedauerlicherweise zeitweise in den Hintergrund getreten. Allerdings hat sich die Beschäftigungstherapie in den letzten Jahren intensiv um Verfahren der Sinnesschulung bemüht, wobei in der Schweiz und in den USA gemachte Erfahrungen durch Autorinnen wie AFFOLTER, AYRES und FROSTIG genutzt werden konnten.

Die in Hamm entwickelte psychomotorische Übungsbehandlung (vgl. Abb. 22 - 27) ist inzwischen Gegenstand vieler Forschungsarbeiten gewesen. Dennoch muß gesagt werden, daß bis heute eine wissenschaftliche Gegenstandsbestimmung der Psychomotorik nicht befriedigend erfolgt ist. Die psychomotorischen Anwendungsgebiete und die Klientel der einzelnen Behinderungsgruppen sind so verschieden, daß es vorläufig recht schwer fällt, repräsentative Untersuchungsergebnisse zur Effektivität der psychomotorischen Übungsbehandlung vorzulegen (vgl. dazu 1.7. 3.). Psychomotorik stellt auch mehr ein methodisches Prinzip dar als eine einheitliche Methode. Je nach Störungsart und Störungsgrad der behinderten Kinder müssen verschiedene therapeutische Schwerpunkte gesetzt werden. Dabei können primitive sensorische Prozesse wie beispielsweise ein intensives Vestibulartraining schwerpunktmäßig ebenso in Frage kommen wie taktile Hautreizungen oder optomotorische bzw. akusto-motorische Übungen. Bewegungsdiagnostische wie auch wahrnehmungsdiagnostische Testverfahren sollen hier entsprechende Hinweise zur gezielten Förderung geben.

Das Anfangsziel einer psychomotorischen Therapie bei Kindern ist es, zunächst die motorischen Frustrationen und die vielen negativen Vorerfahrungen im Bewegungsbereich durch lustbetonte und persönlich erfolgreiche Bewegungs- und Sozialerfahrungen zu ersetzen. Vorerst werden deshalb nur die Stärken des Kindes genutzt, wobei die erkennbare Leistungssteigerung Ansporn für weiteres Bemühen ist. Hier werden erst allmählich, und für das Kind möglichst unmerklich, auch seine „Schwachstellen", d. h. individuell vorhandene funktionelle Defizite und Störungen der Wahrnehmung und Bewegung durch differenzierte Übungsangebote therapiert (vgl. HÜNNEKENS und KIPHARD 1960).

Im einzelnen vollziehen sich Übungswirkungen und Verhaltensänderungen in folgenden Persönlichkeitsbereichen:
1. sensomotorisch: Erfahrungserweiterung, Leistungsaufbau
2. affektiv: Erlebnisfreude, Selbstvertrauen, Kraftgefühl
3. sozial: Verhaltenssteuerung, Kontakt, Kooperation
4. kognitiv: „Handlungsintelligenz", Problemlösung, Kreativität

Nach didaktisch-methodischer Aufarbeitung der im klinischen Bereich gemachten Erfahrungen für den Bereich der Sonderschulen (KIPHARD und HUPPERTZ 1968) fand der Gedanke einer „Erziehung durch Bewegung" mehr und mehr Verbreitung im heil- und sonderpädagogischen Raum, ganz allmählich aber auch im normalpädagogischen Präventivbereich der Kindergartenerziehung sowie in der Vor- und Grundschule.

Die Psychomotorische Therapie, heute meist Mototherapie genannt, nimmt innerhalb des Lehrgebäudes der Motologie einen relativ breiten Raum ein. KIPHARD und PAULY (1979) definierten die Psychomotorische Therapie wie folgt:
- „Die Psychomotorische Therapie (PT) ist eine auf ärztliche Indikation hin getroffene bewegungsorientierte Behandlungsmaßnahme.
- Sie wird von entsprechend geschulten und/oder klinisch eingearbeiteten Bewegungsfachleuten durchgeführt, die möglichst über eine 3jährige Fachschulgrundausbildung oder durch eine einjährige Fachschulweiterbildung in Theorie und Praxis auf diese Aufgaben vorbereitet wurden.
- Die PT wird in klinischen oder rehabilitativen Einrichtungen kleingruppenweise und/oder als Einzeltherapie durchgeführt.
- Die PT arbeitet ganzheitlich, persönlichkeits- und (bei Kindern) entwicklungsorientiert.
- Ihr Ziel ist die Förderung der aktiven Handlungsfähigkeit und Umweltbewältigung über systematische und individuell gezielte sensomotorische und psychomotorische Lernprozesse.
- Die Übungswirkungen vollziehen sich dabei nicht allein im motorisch funktionellen, sondern ebenso im kognitiven wie auch im emotional-sozialen Bereich.
- Zielgruppen der PT sind behinderte Kinder, Jugendliche und Erwachsene, bei denen eine Behandlungsbedürftigkeit im Sinne der Reichsversicherungsordnung vorliegt.
- Bei den schwerer hirngeschädigten (cerebralparetischen) Patienten erfolgt die PT in der Regel im Anschluß an eine neurophysiologische krankengymnastische bzw. ergotherapeutische Behandlung.

Psychomotorische Übungen als spielerische Lernerfahrungen

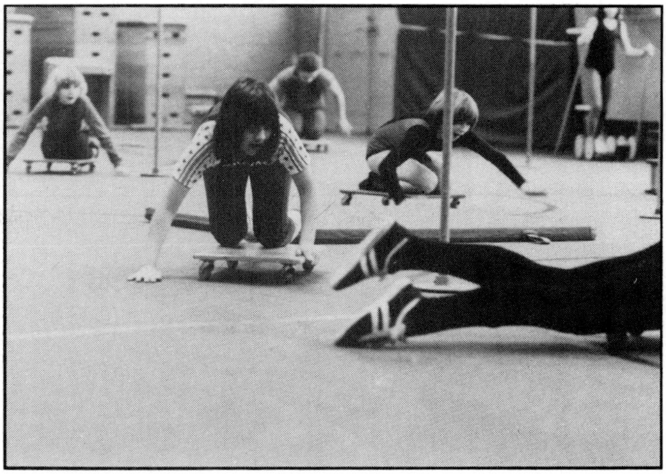

Abb. 22

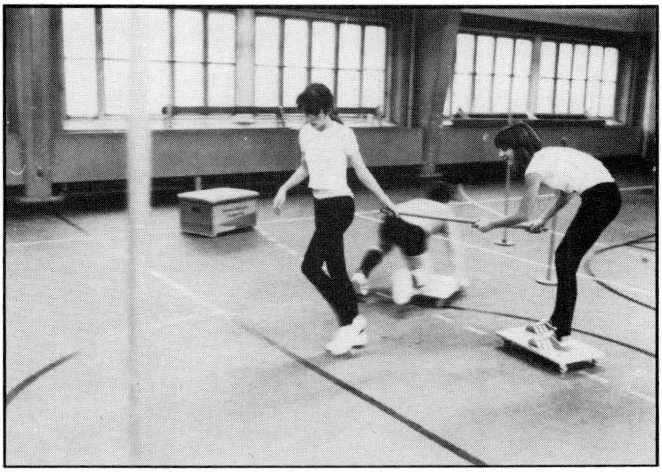

Abb. 23

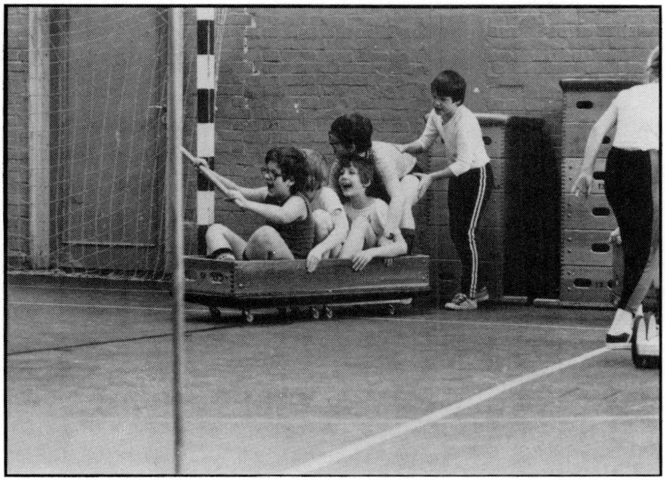

Abb. 24

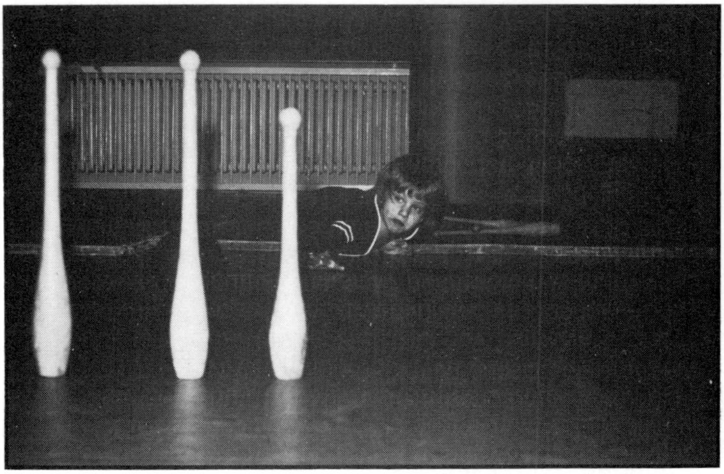

spielerisches Auseinandersetzen mit den verschiedensten Umweltsituationen

Abb. 25

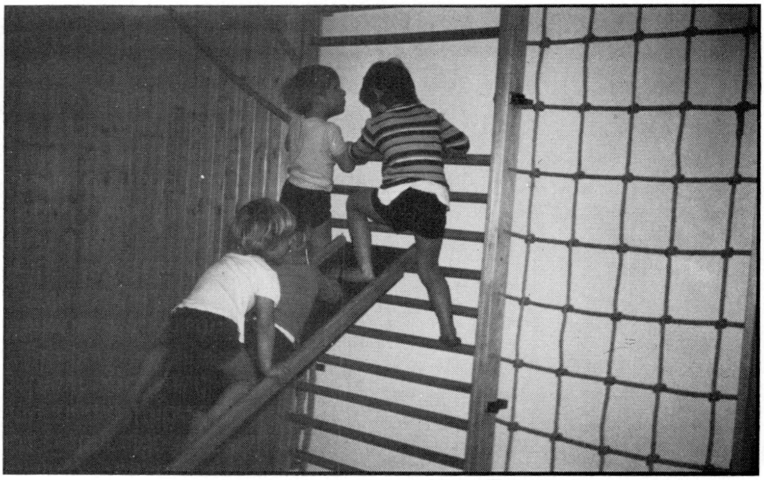

Abb. 26

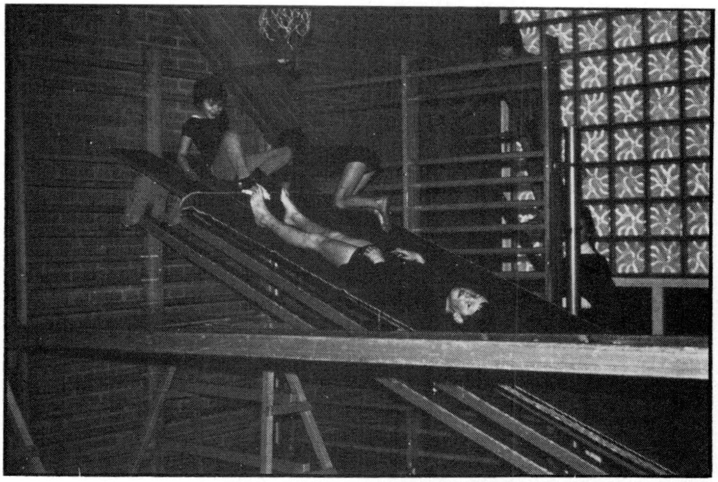

Abb. 27

— Bei minimal hirnfunktionsgestörten Patienten wird die PT allein oder zusammen mit anderen Behandlungsmethoden und Fördermaßnahmen angewandt.
— Die PT ist behinderungsspezifisch ausgerichtet, wobei Wahrnehmungsbehinderungen, Bewegungsbehinderungen, Lern-, Sprach- und Verhaltensstörungen jeweils andere methodisch-didaktische Fördermaßnahmen notwendig machen. "

Da die Psychomotorik-Therapeuten in der Regel aus pädagogischen Grundberufen kommen, ist die enge Zusammenarbeit mit einem Kinderarzt oder Sozialpädiater dringend geboten.

Literatur:

Eggert, D. (Hrsg.): Psychomotorisches Training. Weinheim: Beltz 1975

Hünnekens, H. und Kiphard, E. J.: Bewegung heilt. Psychomotorische Übungsbehandlung bei entwicklungsrückständigen Kindern. Gütersloh: Flöttmann 1985

Irmischer, T. und Fischer, K. (Red.): Psychomotorik in der Entwicklung. Schorndorf: Hofmann 1989

Kiphard, E. J.: Psychomotorik in Praxis und Theorie. Ebd. 1989

derselbe und Huppertz, H.: Erziehung durch Bewegung. Leibesübungen mit behinderten Kindern. Dortmund: modernes lernen 1987

derselbe und Leger, A.: Psychomotorische Elementarerziehung. Ein Bildbericht (deutsch-englisch). Gütersloh: Flöttmann 1986

Mertens, K.: Die psychomotorische Erziehung im Kindes- und Jugendalter. Rheinstetten: Schindele 1980

Poerschke, M. und Mitarbeiter: Der Motopäde - Berufsbild. Dortmund: Eigenverlag, Schule für Bewegungstherapie (Lindemannstraße) 1979

Schilling, F.: Motodiagnostik im Kindesalter. Berlin: Marhold 1973

Sinnhuber, H.: Spielmaterial zur Entwicklungsförderung - von der Geburt bis zur Schulreife. Dortmund: modernes lernen 1981

Zimmer, R. und Cicurs, H.: Psychomotorik. Neue Ansätze im Sportförderunterricht und Sonderturnen. Schorndorf: Hofmann 1987

3.2.6. Rhythmisch-psychomotorische Musiktherapie in der DDR

GÖLLNITZ (1952, 1954) entwickelte innerhalb der kinderpsychiatrischen Therapieangebote zur Beeinflussung von Bewegungsstörungen zunächst eine stark funktional orientierte „gezielte motorische Behandlung". Er bekannte 1962, daß diese zum großen Teil doppelkonzentrativen Körper- und Extremitätenübungen zu wenig den Entwicklungstand und die psychische Situation der Kinder berücksichtigen. Den ausführenden Krankengymnastinnen gelang es einfach nicht, die Kinder Tag für Tag für diese eintönigen Übungsfolgen zu motivieren. So entstanden Unlust, Überdruß und Abneigung bei den kleinen Patienten. „Wir streben deshalb nicht eine einfache gymnastische Übungstherapie, sondern eine die ganze kindliche

Persönlichkeit fesselnde, beeinflussende und fördernde, über den motorischen Rückstand und umschriebenen Defekt gezielt ansetzende heilpädagogische Therapie an" (GÖLLNITZ 1963, Seite 120).

Bei dieser neuen Form ,,rhythmisch-psychomotorischer Musiktherapie" (GÖLLNITZ und SCHULZ-WULF 1976) wird jedem Kind im Rahmen eines Tanzspiels oder einer pantomimischen Darstellung eine bestimmte Rolle und damit eine bestimmte motorische Funktion zugewiesen. Die angestrebte Verbesserung wird bei den Kindern auf verschiedene Weise erreicht. Für Kinder mit schlechter Balance werden Gleichgewichtsaufgaben auf einem Bein ausgesucht. Bei bestehenden dynamischen Defiziten verlangt die Rolle beispielsweise Springen oder Hüpfen. Untermalt werden diese von einer Tanzpädagogin in Szene gesetzten Spielformen durch Orffsche Instrumente. So werden als Nahziel Aufführungen (Froschkönig, Dornröschen, Zoobesuch usw.) angestrebt, für die die Kinder täglich bis zu 20 Minuten proben. Hier ist kritisch zu vermerken, daß bei dieser Art der Bewegungsanforderung, die sich insbesondere nach den Störsymptomen der Kinder richtet, die Breite und der gesamte Reichtum sowohl grobmotorischer als auch feinmotorischer Erfahrungen zu fehlen scheint, die mit ihren ständig wechselnden Anforderungen motorischer Fehladaptate (Fehlanpassungen) beseitigen kann.

Literatur:

Gölnitz, G.: Über die Förderung hirngeschädigter Kinder durch gezielte rhythmisch-psychomotorische Gymnastik und Heilerziehung. Zschr. f. Heilpäd. 3, 1963

Göllnitz, G. und Schulz-Wulf, G.: Rhythmisch-psychomotorische Musiktherapie. Jena: Fischer 1976

3.2.7. Rhythmische Bewegungstherapie in der DDR

Bei der rhythmischen Bewegungstherapie nach KOHLER und KIESEL (1972) handelt es sich um ein in der DDR praktiziertes primär krankengymnastisches Übungsverfahren, das in Einzel- oder Gruppentherapie angewandt wird. Die ärztliche Indikation richtet sich schwerpunktmäßig auf eine physiotherapeutische Lockerung und Entspannung chronifizierter Muskelverspannungen bzw. eine Tonisierung hypotoner (schlaffer) Muskelzustände. Ein Teil dieser erwachsenen Patienten leidet außerdem an verschiedenartigen funktionellen und neurotischen Störungen, welche auf die Gruppenbehandlung besonders gut ansprechen. Während der gemeinsam nach einer festgelegten, speziellen Schallplatten-Musik durchgeführten Lockerungs- und Schwungübungen, die im übrigen immer gleich ablaufen und ständig wiederholt werden, kommt es zu einer zunehmenden seelischen Gelöstheit und Beschwingtheit. Den Schluß bilden Tiefatemübungen am geöffneten Fenster. Das rhythmischgymnastische Übungsprogramm eignet sich für Erwachsene aller Altersbereiche.

Literatur:

Kiesel, A.: Rhythmische Bewegungstherapie. Beilage zur gleichnamigen Schallplatte, Leipzig: Barth 1971

Kohler, Ch. und Kiesel, A: Bewegungstherapie bei funktionellen Störungen und Neurosen. ebd. 1972

3.2.8. Rhythmisch-musikalische Therapie (Rhythmische Bewegungstherapie)

Die Rhythmik ist ein Hauptfach innerhalb des Studiums an den Musikhochschulen Deutschlands, wobei die Bewegung als unterrichtliches Element mit einbezogen wird. Die Integration von Musik und Bewegung basiert auf den Grunddimensionen von Raum, Zeit, Kraft, Form, Klang und Bild (FEUDEL 1965). Die pädagogisch-therapeutischen Wirkungen rhythmisch-musikalischer Übungen sind vielschichtig. Die Kinder (aber auch Erwachsene aus dem Bereich der Psychotherapie und Psychiatrie) sollen ihre Hemmungen, Blockierungen und Spannungen verlieren und sich spontan äußern lernen, z. B. durch Reagieren auf Musik. Hierbei werden Aufmerksamkeit, Wahrnehmung und Gedächtnis verbessert. Musik wirkt aber nicht nur bewegungsanregend und spontan mitreißend; ihr wohnen ebenso ordnende und harmonisierende Kräfte inne. Gemeinsame Bewegungsaufgaben, z. B. ein Sich-Anpassen an vorgegebene Rhythmen, verhelfen dem sozial isolierten Patienten aber auch zu Kontakt und Kommunikation mit anderen.

Rhythmik-Therapie hat sich aus der heilpädagogischen Rhythmik entwickelt (SCHEIBLAUER, PFEFFER) und ist als eine noch relativ junge therapeutische Disziplin anzusehen. Rhythmisch-musikalische Elemente finden sich im übrigen auch in der Psychomotorik-Therapie und in der Psychomotorischen Übungsbehandlung (vgl. 3. 2. 5. auf Seite 120). Da es der Rhythmik bisher bedauerlicherweise an einer wissenschaftlich-theoretischen Fundierung mangelt, fällt eine Gegenstandsbestimmung dieses Faches nicht leicht. Nach BÜNNER und RÖTHIG (1981) ist die Rhythmik am ehesten in der Sensomotorik anzusiedeln. Für COBURGER und COBURGER (Prospekt, o. J.) ruhen musik- und bewegungstherapeutische Übungsverfahren auf den Grundlagen der Sensomotorik, Psychomotorik, Tonusregulierung und Rhythmik.

Im einzelnen sind folgende senso- und psychomotorische Ziele innerhalb der therapeutischen Rhythmik zu nennen:

— optisches Differenzieren, Registrieren von Veränderungen, Reagieren auf optische Reize, optische Raumorientierung, optisches Imitieren, optische Bewegungsanpassung
— akustische Sensibilisierung, Behalten und Unterscheiden von Geräuschen, Rhythmen, Tönen und Melodien, akustische Raumorientierung und Zeitorientierung.
— Reaktion auf akustische Reize, Bewegungsantworten als aktive Anpassung an Rhythmus und Musik
— Erfindungsgabe, Phantasie und Kreativität durch schöpferischen Umgang mit dem eigenen Körper, durch Bewegungsimprovisationen und musikalisch rhythmische Improvisation, Geräuscherzeugung mit dem eigenen Körper ein schließlich der Stimme sowie mit Materialien
— positive Sozialerfahrung im Umgang mit Partner und Gruppe (vom Nacheinander über das Nebeneinander zum Miteinander und Füreinander).

Wenngleich es in der BRD noch keine Zusatzausbildung für Rhythmische Bewegungstherapie gibt, so ist man z. Zt. dabei, Richtlinien für eine solche Zusatzausbildung für Rhythmiklehrer zu erarbeiten. In den bereits 1978 formulierten vorläufigen Richtlinien (vgl. Zschr. Rhythmik in der Erziehung 1, 1979) heißt es wörtlich: „Rhythmische Bewegungstherapie versteht sich als eine Verbindung von Bewegungstherapie und Musiktherapie. Sie ist jedoch nicht die Summe dieser beiden Möglichkeiten, sondern bildet durch die Integration von Musik und Bewegung ein eigenständiges therapeutisches Angebot" (KIRCHMANN 1979, Seite 45).

Literatur:

Bünner, G. und Röthig, P.: Grundlagen und Methoden rhythmischer Erziehung. Stuttgart: Klett 1979

Feudel, E.: Durchbruch zum Rhythmischen in der Erziehung. Stuttgart: Klett 1965

Kirchmann, E.: Moderne Verfahren der Bewegungstherapie. Paderborn: Junfermann 1979

Krimm-von Fischer, C.: Musikalisch-rhythmische Erziehung. Freiburg i. Br. 1974

Pfeffer, Ch.: Bewegung - aller Erziehung Anfang. Zürich: Sämann 1958

Scheiblauer, M.: Musikalisch-rhythmische Erziehung der Taubstummen. Lobpreisung der Musik. Zürich 1961

Zimmer, R.: Rhythmik in der Therapie verhaltensauffälliger Kinder Motorik 2, 3, 1979, 112 - 116

3.2.9. „Orff-Musiktherapie" von Gertrud ORFF

Dies 1974 der Öffentlichkeit vorgestellte Therapieverfahren basiert auf mehr als l5jähriger Erfahrung in verschiedenen Behinderteneinrichtungen in Deutschland und den USA. Die Bezeichnung „Orff-Musiktherapie",erscheint etwas unglücklich gewählt, da sie nicht von Carl ORFF entwickelt wurde, sondern von seiner ehemaligen Frau Gertrud ORFF. Diese Einzel- und Gruppentherapie enthält so viel motorische Anteile, daß es gerechtfertigt erscheint, sie mit unter die senso- und psychomotorischen Verfahren einzureihen. Gertrud ORFF selbst versteht die Orff-Musiktherapie als „multisensorische Therapie", weil über den Einsatz musikalischer Mittel im weitesten Sinne, nämlich durch Rhythmus, Bewegung, Sprache, Gesang und Instrumentalspiel, alle Sinne wechselnd angefordert werden.

Carl ORFF, dessen Einfluß naturgemäß auch in der Orff-Musiktherapie überall spürbar ist, sagt in „Musik für Kinder": „Elementare Musik ist nie Musik allein, sie ist Bewegung, Tanz und Sprache verbunden. . . . Bewegung, Singen und Spielen schließen sich zu einer Einheit. " Und Gertrud ORFF ergänzt: „Die enge Verbindung von Musik und Bewegung in unserer Arbeit hilft der Bewegung und hilft der Musik. Wenn die Bewegung fehlt, fehlt auch der soziale Faktor. . . " (1974, Seite 45). Die musikalischen Mittel fungieren als „Bewegungsauslöser". Sie motivieren selbst schwer gestörte, geistig Behinderte.

Die Orff-Musiktherapie wird vornehmlich angewendet bei Kindern mit Sinnes- und Körperbehinderungen, Verhaltens- und Sozialstörungen. Dabei kann nicht mit fertigen, rigide festgelegten Konzepten oder Methoden gearbeitet werden. Der Einsatz der therapeutischen Materialien variiert je nach Behinderungsform; er richtet sich aber auch nach den Abneigungen und Vorlieben der Kinder. Dabei kommen nicht nur Orffsche Instrumente zum Einsatz, sondern ebenso Reifen, bunte Teppichfliesen usw. Im Mittelpunkt steht stets das Kind mit seinen Behinderungen, Nöten, Wünschen und Bedürfnissen. Es wählt spontan nach seinen Neigungen und Interessen etwas aus. Das heißt, das Kind bestimmt zunächst die Richtung des Weges; das Wohin, das Ziel wird vom Therapeuten bestimmt, der das Kind unmerklich dorthin führt.

Gertrud ORFF nennt als pädagogisch-therapeutische Zielsetzung drei Erlebnis- und Bildungskategorien, welche sich gegenseitig durchdringen: Erfahrung der eigenen Person, des sozialen Gefüges und der Objektwelt. (Hier sind Übereinstimmungen mit den in der Motopädagogik formulierten Zielen der Persönlichkeitsentwicklung über motorische Lernprozesse unverkennbar). Die musiktherapeutische Arbeit ist nicht funktions- und auch nicht produktorientiert, sondern allein prozeßorientiert. Der Weg ist wichtiger als das Ergebnis. Dabei erhöht gerade der beschränkte Einsatz von Materialien die kindliche Konzentration und stimuliert gleichzeitig Phantasie und Kreativität.

Literatur:

Orff, G.: Die Orff-Musiktherapie. München: Kindler 1974

3.3. Sportmotorische Therapieverfahren

Die sich der Sportmotorik im weitesten Sinne bedienenden Verfahren, wie sie in diesem Kapitel geschildert werden, sind nicht alle im strengen Sinne therapeutisch. Eine Reihe von ihnen haben präventiven (vorbeugenden), andere kurativen (heilenden) bzw. rehabilitativen (wiedereingliedernden) Charakter. Allen Verfahren, Organisationen und Einrichtungen geht es um sportmotorische Fördermaßnahmen, die behinderten Menschen helfen, trotz ihrer Behinderung eine möglichst weitgehende Selbständigkeit, Lebensfreude und Gemeinschaftsfähigkeit zu erlangen. Oder es soll im Vorfeld von Krankheit und Behinderung - über sportliche Bewegungsanreize wirksame Vorsorge geleistet werden bzw. einer latenten Krankheitsbereitschaft durch Frühheilverfahren begegnet werden. Manche der aufgeführten Übungstherapien sind speziell auf Kinder, andere wieder auf Erwachsene ausgerichtet.

Die einzelnen Anwendungsfelder können in diesem Rahmen nur gestreift und auf manche - z. B. Sport als Therapeutikum bei Herzinfarktpatienten und Diabetikern - kann nicht einmal gesondert eingegangen werden. Gerade im Behindertensport haben sich im Laufe der Zeit bemerkenswerte Wandlungen vollzogen. Waren es noch bis in die 50er und 60er Jahre hinein vor allem Kriegsversehrte, welche Form und Inhalt des Behindertensports bestimmten, so stieg in den Jahren danach die Zahl der Zivilbehinderten und Unfallversehrten, während gerade in letzter Zeit eine vorerst noch zaghafte Tendenz in den Behindertensportgemeinschaften erkennbar ist, sich körperbehinderten Kindern, aber auch geistig behinderten Kinder und Jugendlichen zu öffnen. Hier ist die Mitwirkung der Ärzte durch Überweisung behinderter oder von einer Behinderung bedrohten Kinder in einen Behindertensportverein dringend erforderlich (INNENMOSER 1980).

Behindertensport an sich ist eine meist im Freizeitsport angesiedelte, kassenmäßig nicht leistungspflichtige Sozialisations- und Rehabilitationsmaßnahme. Sie findet statt in behindertenspezifischen Sportgruppen innerhalb von Behinderten-Sportvereinen oder auch innerhalb eines normalen Sportvereins. Manchmal richten Sportvereine auch Kindergruppen für Behinderte ein bzw. öffnen sich geistig Behinderten für integrative Sportaktivitäten (vgl. 1.4.5.).

Literatur:

Innenmoser, J.: Probleme des Sports mit behinderten Kindern und Jugendlichen aus der Sicht eines Landesjugendwartes. Lösungsmöglichkeiten unter Mitwirkung der Ärzte im Behindertensport. Behindertensport 29, 12, 1980, 182-185

3.3.1. Sporttherapie im Rahmen des Behindertensports

Die Sporttherapie kann seit einigen Jahren laut Rehabilitationsausgleichgesetz sowie auf der Grundlage des § 193 Nr. 1 RVO eine ärztlich verordnete und von den Krankenkassen zu vergütende Heilmaßnahme sein. Sie findet als stationäre Behandlung oder ambulant als regelmäßige Veranstaltung in Behindertensportgruppen statt. Ihre Leitung obliegt einem pädagogisch-psychologisch qualifizierten Übungsleiter, bei gleichzeitiger ärztlicher Überwachung.

Sporttherapie stellt nach SCHÜLE (1985) ein ganzheitliches Verfahren dar, das über das Medium Sport und Bewegung psychomotorische und soziomotorische Heilungsprozesse als überdauernde funktionale, psychische und soziale Verhaltensänderung in Gang setzt. Dennoch fällt es schwer, eine einheitliche Definition dessen zu geben, was Sporttherapie ist und mit welchen konkreten Inhalten und Methoden sie arbeitet. Sporttherapie mit Herzpatienten sieht beispielsweise anders aus als Sporttherapie mit Rheumakranken oder Asthmatikern und diese wieder anders als Joggingtherapie bei depressiven Patienten.

Aufgrund der Vielfalt der Behinderungsformen bieten Sporttherapie und Behindertensport eine fast unüberschaubare Breite praktischer Anwendungsgebiete. Das ist auch der Grund dafür, „daß es den Beruf des Behinderten-Sportlehrers, der alle Sparten und Schadensklassen wirklich fachgerecht betreuen könnte, faktisch nicht gibt (SCHÜLE 1979). Allein die Gruppe der *Körperbehinderungen* umfaßt Schädigungen des Nervensystems (z. B. Cerebralparese (CP), Kinderlähmung, Querschnittlähmung), des Bewegungsapparates (Amputationen, Gliedmaßenschädigungen, Multiple Sklerose, Rheuma, Wirbelsäulen- und Gelenkschäden) sowie Schädigungen der Organe (Herzinfarkt, Asthma, Diabetes u. a.). Hinzu kommen progressive Muskeldystrophien, Embryopathien, Rückenmarkschäden usw.

SOUZA hat 1981 - 1982 ein neues sporttherapeutisches Verfahren der Gehfähigkeitsanbahnung und -verbesserung bei (z. B. infolge Unfalls) gehunfähigen oder schlecht gehfähigen Körperbehinderten in Deutschland angewendet, welches er während zehn Jahren in Brasilien entwickelt hat. Seine Methode enthält einen Katalog von annähernd 100 detaillierten Übungen, mit denen nicht nur die betroffenen Gliedmaßen des Cerebralparetikers („Hirngelähmter") trainiert werden, sondern alle nur möglichen, das Stehen und Gehen beeinflussenden Hilfsfunktionen. So werden beispielsweise die Beckenbeweglichkeit und -kontrolle genauso systematisch geschult wie die Kraft und Beweglichkeit des Fußes oder die Körpergleichgewichtsreaktionen.

Nach exakter Feststellung des anfänglichen Funktionsbestandes bzw. der funktionalen Defizite des Patienten sowie seiner augenblicklichen physischen Belastbarkeit, gemessen an der Zahl der Übungswiederholungen, wird ein Individualprogramm aufgestellt und mit zunehmender Kondition und Koordination ständig erhöht bzw. verändert. Schon geringe Anfangserfolge mobilisieren erfahrungsgemäß Selbstvertrauen und Übungswillen des Patienten. SOUZAs sporttherapeutische Methode soll nach erfolgter medizinischer und physiotherapeutischer (krankengymnastischer) Behandlung oder aber parallel dazu angewandt werden. Später kann sie, nach Entlassung aus der Rehabilitationsklinik, nach entsprechender Anleitung im häuslichen Milieu fortgesetzt werden.

Eine weitere Hauptgruppe sind die *Sinnesbehinderten,* worunter Sehbehinderte Blinde, Schwerhörige und Gehörlose zählen. Daneben werden heute zunehmend mehr *psychisch Behinderte* (z. B. Psychotiker, Neurotiker, Verhaltensgestörte und

Medikamenten-, Drogen- und Alkoholabhängige) sowie auch *geistig Behinderte* sporttherapeutisch betreut.

Sporttherapeutische Arbeitsfelder finden wir demgemäß in Unfallkliniken, Kliniken für Jugendpsychiatrie, Landeskrankenhäusern und Übergangsheimen (z. B. für Alkohol- und Drogenabhängige), in Kurkliniken und Sanatorien sowie letztlich in den Behinderten-Sportvereinen selber.

Die zur therapeutischen Anwendung kommenden Sportarten reichen vom Reiten über Radfahren, Schwimmen, Rudern, Skilaufen über Konditionstraining, Gymnastik, Ballspiele, Trampolinturnen bis zum Gesellschaftstanz. Im einzelnen bestehen naturgemäß immer auch behindertenspezifische Lernziele und -inhalte. Beispielsweise wird es beim Verlust eines Armes notwendig sein, eine gezielte Stumpfkräftigung durch Widerstandsübungen zu betreiben, sowie Dehnungs- und Lockerungsübungen für die Gelenkbeweglichkeit anzuwenden, Herz und Kreislauf zu trainieren und durch Ausgleichsgymnastik der Asymmetrie entgegenzuwirken. Hier werden natürlich auch Spiele u. dgl. zur Steigerung der Lebensfreude zur Anwendung kommen, wobei je nach Schaden eine gewisse Beschränkung auf schadensmögliche Sportarten erfolgen muß.

Inwieweit die Sporttherapie durch zusätzliche psychotherapeutische Maßnahmen ergänzt, erweitert und damit effektiv gemacht werden kann, hängt sicher von den jeweils vorhandenen örtlichen Möglichkeiten ab. BUCHMANN (1979) stellte eine an sich für Leistungssportler konzipierte „Kommunikative Bewegungstherapie" vor. Damit soll verschiedenen Beschwerdebildern wie Sozialängsten, inneren Spannungszuständen, motorischer Unruhe u. dgl. entgegengewirkt und beim Sporttreibenden eine gelassene und kommunikationsoffene Haltung erzeugt werden. BUCHMANN bedient sich dabei einer Reihe körperdynamischer, meditativer und konzentrativer Verfahren sowie Entspannungstechniken, wodurch der Sportler zu realitätsbezogenen „Selbstgesprächen", gebracht werden soll. Die Gruppendynamik spielt hierbei eine wesentliche Rolle.

Literatur:

Buchmann, K. E.: Kommunikative Bewegungstherapie. In Bäumler/Hahn/Nitsch (Red.): Aktuelle Probleme der Sportpsychologie. Schorndorf: Hofmann 1979, Seite 230 - 237

Kosel, H.: Behindertensport. Körper- und Sinnesbehinderte. München: Pflaum 1981

Rieder, H.: Sport als Therapie. Berlin: Bartels u. Wernitz 1977

Schüle, K.: Ausbildungsmöglichkeiten für Sportlehrer auf dem Gebiet des Behindertensports. Sport-unterricht 6, 1979, 205 - 209

derselbe: Effektivität und Effizienz in der Rehabilitation. Habilit.-Schrift. Köln 1985

Souza, P. de: Ein neuer Weg zur Verbesserung der Gehfähigkeit von Körperbehinderten am Beispiel der Cerebralparese. Unveröff. Manuskript, Frankfurt 1983

3.3.2. Heilpädagogische Sporttherapie bei Kindern

Im Jahre 1960 berichtete RIEDER erstmalig über positive Ergebnisse in der Sporttherapie mit neurotischen Kindern. Die damalige grundlegende Arbeit wurde in den folgenden Jahren in Kooperation mit FLOSDORF bei 8- bis l4jährigen verhaltensgestörten Heimkindern ausgebaut und nach l0jähriger Erfahrung in seiner Dissertation ausführlich beschrieben (RIEDER 1970). In dieser Art heilpädagogisch-therapeutischen Vorgehens finden alle Sportarten, soweit sie sich als kind- und Jugendgemäß erweisen, Verwendung. Im einzelnen werden folgende Aktivitäten therapeutisch angewandt: Schwimmen, Wandern, Radtouren, Zelten, kleine und große Spiele, Geländespiele, Turnen, Gymnastik, Laufen, Springen, Werfen, Trampolinspringen, Ringen, Boxen, Klettern und Schlittenfahren.

Die jeweilige Auswahl erfolgt nach dem Erlebniswert und den sich daraus ergebenden Möglichkeiten sozialer Interaktion. Die besondere Aufgabe des Sporttherapeuten ist es, ängstliche Kinder zu ermutigen, Lob und Trost zu spenden, Fairness und Gemeinschaftssinn zu wecken und bei allen Aktivitäten eine Atmosphäre der Freude und Entspanntheit zu schaffen.

Die psychotherapeutischen Wirkungen, gerade bei Sportspielen, liegen vor allem im Ausgleich seelischer Konfliktspannungen und in der Entladung angestauter Aggressionen. RIEDER (1970) spricht von einer „Katharsis in Konfliktsituationen" (Seite 276), die als individuell bereinigender therapeutischer Effekt anzusehen ist. Im Laufe der Sporttherapie kommt es zu einem Abbau übersensibler, konfliktintoleranter und gemeinschaftsschwieriger Verhaltensweisen.

Soziometrisch ergeben sich nach Angaben von RIEDER (1970) ebenfalls bedeutsame Verbesserungen im Sozialverhalten der Kinder. 71 % konnten im Laufe der Behandlung ihren Rangplatz erhöhen. Ein positiver Transfer des vermehrt kommunikativen Sozialverhaltens auf die Gruppensituation im Heim wurde evident. 9% der Kinder waren zum Zeitpunkt der Heimaufnahme sozial unangepaßt; bei der Entlassung waren es nur noch 9%.

Die psychomotorischen Auffälligkeiten und Koordinationsstörungen dieser Kinder stehen in Wechselwirkung zu ihrem Sozialverhalten. 80% der Kinder zeigten eine gestörte, gehemmte oder enthemmte Motorik. 25% bis 37% von ihnen konnten ihre motorische und psychomotorische Steuerungsfähigkeit eindeutig verbessern.

Der Deutsche Sportbund und die Ständige Kultusministerkonferenz haben 1977 im Arbeitskreis 111 einer Expertentagung „Sport in Schule und Verein" in Wiesbaden ausführliche Empfehlungen zur Förderung bewegungsbeeinträchtigter Kinder erarbeitet. Dabei wurde festgestellt, daß ein erheblicher Teil unserer Kinder im Vorschul- und Schulalter durch motorische Störungen an der Entfaltung ihrer Persönlichkeit behindert wird. Deshalb bedürfen sie gezielter Sondersportmaßnahmen. Gleichzeitig wird eine Ausrichtung der Lehrerbildung im Elementar- und Primarbereich auf das Prinzip einer „Erziehung durch Bewegung" (KIPHARD und HUPPERTZ 1968) zur Vorbeugung von Fehlentwicklungen empfohlen.

Literatur:

Flosdort, P. und Rieder, H.: Sport und Spiel in Gruppe und Heim. Freiburg i. Br.: Lambertus 1967

Kiphard, E. J. und Huppertz, H.: Erziehung durch Bewegung. Dortmund: modernes lernen 1987

Rieder, H.: Sport als Therapeutikum bei neurotischen Kindern. Prax. Pychother. 5, 1960, 176 - 187

derselbe: Psychomotorische und soziomotorische Diagnostik als Grundlage einer heilpädagogischen Sporttherapie für verhaltensgestörte Kinder. diss. phil. Würzburg 1970

derselbe: Sport als Therapie. Berlin/München/Frankfurt: Bartels und Wernitz 19772

3.3.3. Sportförderunterricht (Schulsonderturnen)

Das Schulsonderturnen ging aus der orthopädischen Tradition hervor. Bezeichnungen wie orthopädisches Turnen oder Haltungsturnen erinnern daran. Neben Kindern mit Organleistungsschwächen und Koordinationsschwächen waren es vor allem haltungsschwache Kinder, die vom Schularzt für das Sonderturnen ausgesucht wurden. Heute geschieht die Auswahl durch den Sportlehrer in Zusammenarbeit mit Arzt und Eltern.

Im herkömmlichen Schulsonderturnen war man bemüht gewesen, durch ein ausgeklügeltes System korrektiver Übungen auf bestimmte Rückenformen einzuwirken (Rundrücken, Hohlrücken, Flachrücken usw.). Jetzt konnten namhafte Orthopäden durch exakte, langjährige Untersuchungen (ROMPE und SOMMER 1981) wahrscheinlich machen, daß es sich dabei keineswegs um behandlungsbedürftige Fehlformen handelt, sondern um biologisch optimal angepaßte individuelle Rückenformen. Sie behindern die motorische Leistungsfähigkeit im übrigen nicht oder nur sehr gering (bei Kindern mit Hohlrücken). Das gleiche gilt für Fußschwächen.

Die bis vor kurzem überall vertretene Lehrmeinung, daß nicht behandelte Haltungsschwächen (schwache Rückenmuskeln, schwache Fußmuskeln usw.) später unweigerlich zu Haltungsschäden führen würden, ist inzwischen widerlegt worden. MATTHIASS (1976) konnte zeigen, daß die Haltungsschwäche zumeist auch ohne Haltungsturnen allem Anschein nach gegen Ende der Pubertät von selbst verschwindet. Sie wird leider immer wieder fälschlicherweise mit den Rückenformen (Rundrücken usw.) in einen Topf geworfen.

Ein bei haltungsschwachen Schülern angewandtes Kräftigungstraining erbringt, wie BERQUET (1970) zeigen konnte, zwar eine deutliche Steigerung der Muskelkraft. Die gewohnheitsmäßige Fehlhaltung (das Sich. Hängenlassen im Muskel-Bänder Apparat) bleibt jedoch unverändert. Das verbessert sich erst, wenn koordinationsschulende und vor allem das Haltungsgefühl sensibilisierende Übungen unter Selbstkontrolle vor dem großen Spiegel durchgeführt werden. Es kommt bei haltungsschwachen Schülern wesentlich darauf an, ihnen überhaupt ein Körpergefühl, Muskelgefühl und Haltungsgefühl, ein Gespür für die gewohnheitsmäßige aktive Aufrichtung zu vermitteln. Die Alexander-Methode (vgl. 3.4.4. ab Seite 152) vermag hier „Schlüsselerlebnisse" auszulösen.

Wie aus dem Schwerpunktheft der Motorik 1/1982 ersichtlich ist, hat sich die Klientel des Sportförderunterrichts in letzter Zeit gewandelt, indem andere Symptome als Auswahlkriterien dienen. Neben muskulär und kreislaufmäßig leistungsschwachen Schülern werden heute zunehmend solche Kinder für den Sportförder-unterricht ausgewählt, die wegen ihrer Ungeschicklichkeit und ihrer sportmotorischen Leistungsschwäche auffallen. Das Bild scheint sich also gewandelt zu haben von der früheren Betonung der Haltungsstörungen hin zu den Verhaltensstörungen. Denn es besteht kein Zweifel: ungeschickte, koordinationsschwache Kinder zeigen häufig sekundäre Fehlverhaltensweisen wie Unruhe, Reizbarkeit, Überaktivität, Störverhalten, Aggressivität oder auch Hemmungen und Ängste. Dieser zahlenmäßig steigenden Gruppe psychomotorisch gestörter Kinder - und nicht mehr so sehr den eigentlichen „Haltungsschwächlingen" - muß durch geeignete Bewegungsförderung geholfen werden.

Gemäß dem Ursache-Wirkungszusammenhang: motorisches Ungeschick - Frustration - Verhaltensstörung muß dem psychomotorisch gestörten Schüler überhaupt erst einmal ein lustbetonter und erfolgreicher Zugang zur Bewegung und zum Sport ermöglicht werden. Erlebnisorientiertheit rangiert dabei vor Funktionsorientiertheit. Das Korrektiv-Symptomatische, das an der Funktionsschwäche des Schülers Orientierte tritt zunächst weitgehend in den Hintergrund zugunsten eines ganzheitlich-psychomotorischen Förderunterrichts, der auf den Stärken der Kinder aufbaut und ihre Schwächen erst einmal unberücksichtigt läßt. Die Stärken betonen, heißt das Kind stark machen, damit der „inneren Aufrichtung" mit der Zeit eine äußere Aufrichtung folgen kann. Diese neue Art methodischen Vorgehens deckt sich weitgehend mit der psychomotorischen bzw. motopädagogischen Vorgehensweise (vgl. unter 3.2.5.).

Literatur:

Dordel, S.: Bewegungsförderung in der Schule. Handbuch des Schulsonderturnens/Sportförderunterrichts. Dortmund: modernes lernen 1987

dieselbe: Nachhilfeunterricht im Sport? Prax. d. Psychomot., 4, 1989

Dordel, H. -J. und Grams, H.: Auf dem Weg zu einem neuen Schulsonderturnen. Sportpädagogik, 3, 1979

Hakmann, H.: Sportförderunterricht statt Sonderturnen. Haltung und Bewegung (BAG Mainz) 1, 1981

Kiphard, E. J.: Symptom- oder persönlichkeitsorientierter Sportförderunterricht, ebd. 1, 1981

derselbe: Sportförderunterricht/Sonderturnen unter psychomotorischem Aspekt. Motorik, 5, 1, 1982, 17 - 24

Rompe, G. und Sommer, H. -M.: Schulsonderturnen (kompensatorischer Sport) aus medizinischer Sicht. In Clauss (Hrsg.): Förderung behinderter und entwicklungsgefährdeter Heranwachsender, Erlangen: perimed 1981, Seite 144 - 154

Schoberth, H.: Neue Tendenzen im Schulsonderturnen aus medizinischer Sicht. Motorik, 5, 1, 1982, 10 - 16

Schwope, F.: Kompensatorischer Sport. Vorbeugende und ausgleichende Haltungs- und Bewegungsschulung. Celle: Pohl 1981

Zimmer, R. und Cicurs, H.: Psychomotorik. Neue Ansätze im Sportförderunterricht und Sonderturnen. Schorndorf: Hofmann 1987

3.3.4. Schwimmen mit Behinderten

Obwohl das Behindertenschwimmen nur ein Teil des Behindertensports ist, sind seine heilpädagogischen und therapeutischen Möglichkeiten so vielfältig, daß dem Schwimmenlernen als Rehabilitationsmaßnahme bei Behinderten ein hoher Stellenwert zukommt. In der Praxis sind Schwimmtherapie (vgl. 3.1.8. ab Seite 123) und Behindertensport-Schwimmen oft nicht zu trennen. Auch der Behindertensport kann, wie schon beschrieben, eine ärztlich verordnete sporttherapeutische Maßnahme sein (vgl. 3.3.1. ab Seite 146). Im allgemeinen reiht sich das Behindertenschwimmen jedoch ein in die pädagogisch-rehabilitativen Bemühungen um psychomotorische Lebensbewältigung und soziale (Wieder-)Eingliederung des behinderten Menschen. Auf die zahlreichen Probleme, die sich aus den unterschiedlichen körperlichen, motorischen, geistigen und seelischen Behinderungen ergeben, haben Autoren wie LORENZEN, INNENMOSER, DORDEL u. a. hingewiesen.

Innerhalb der präventiven und rehabilitativen Anwendungsformen des Plantschens und Schwimmens kommt ganz sicher dem Baby- und Kleinkinderschwimmen eine große Bedeutung zu. Hier können sich schon sehr frühzeitig, d. h. noch ehe sich bei hirngeschädigten Kindern pathologische Bewegungsmuster verfestigt haben, neue, gesunde motorische Aktivitäten ausbilden. Bewegungsneuanbahnungen vollziehen sich im Wasser unter teilweiser Aufhebung der Schwerkraft leichter als im gewohnten „trockenen" Milieu. Der im Wasser schwebende kindliche Körper reagiert wesentlich leichter auf die Bewegungssteuerung vom Kopf her. INNENMOSER (1978, Seite 7) konnte selbst bei älteren Kindern positive Transferwirkungen zwischen dem Bewegungsverhalten im Wasser und auf dem Land beobachten. Er berichtet über eine Verbesserung der Gleichgewichtsreaktionen und der Gesamtkörperkoordination, wie sie beim freien Gehen benötigt werden.

VOLCK (1977) weist nachdrücklich darauf hin, daß es bei körperbehinderten Kindern nicht in erster Linie auf das Erlernen einer Schwimmtechnik ankommt. Wichtig ist vor allem die während des Wasseraufenthalts gegebene Erweiterung des Handlungsspielraums. Dabei kommt dem Spiel mit seinen vielfältigen sozialen Interaktionen größte Bedeutung bei. All das erhöht nach Ansicht VOLCKs die Selbständigkeit, Selbstsicherheit und Unabhängigkeit des Körperbehinderten.

Vor dem Erlernen der Schwimmtechniken muß Zeit genug vorhanden sein, damit das behinderte Kind sich mit dem „nassen Element" auseinandersetzen kann. INNENMOSER (1977) unterscheidet hierbei Wassergewöhnung und Wasserbewältigung. In dem von ihm entwickelten didaktisch-methodischen Konzept dienen folgende Spiel- und Übungsformen der Anbahnung einer sich unbewußt vollziehenden Wassergewöhnung: Gehen, Laufen, Hüpfen, später auch als Wettspiele durchgeführt; „Blasenpusten', und Untertauchen, „Schweben" (Auftreiben) und Gleiten. Die im Anschluß daran bewußt erlebte Wasserbewältigung stellt vor allem Taucherfahrungen in den Mittelpunkt der Übungsangebote. Tauchen vermindert die später beim Schwimmen auftretende Angst vor dem Untergehen und macht die Kinder unabhängig von Fremdhilfen.

Vor allem beim Wasserspritzen sieht man, wer noch Angst vor dem Wasser hat. Es sind oft die gleichen Kinder, die auch unter der Dusche eine Scheu vor dem Wasserstrahl haben. Hier empfiehlt SOWA (1982) das spielerische Durchrennen unter der Dusche. Der Autor gibt eine Reihe von Übungsanregungen für körperbehinderte Kinder, wobei auch Materialien - vom Tischtennisball über Gymnastikreifen bis zu Schwimmbrettern - eingesetzt werden. Unter anderem stellt er den Kindern die Aufgabe, ein Schwimmbrett ohne Zuhilfenahme der Arme oder Hände umzudrehen. Dabei ist es notwendig, unter das Brett zu tauchen, um es dann mit dem Kopf zum Überkippen zu bringen.

Literatur:

Dordel, H. -J.: Schwimmen mit körperbehinderten Kindern und Jugendlichen. Beiheft zum 16mm-Tonfilm. Institut für Film und Bild. Grünwald 1979

Innenmoser, J.: Sportpädagogische Maßnahmen im Anfängerschwimmen körperbehinderter Vor- und Grundschulkinder. Krankengymnastik 30, 1978, 209 - 221

Krahmann, H.: Theorie und Praxis der Therapie und Sporttherapie mit Behinderten im Wasser. Krankengymnastik 33, 5, 1981, 306 - 307

Sowa, M.: Schwimmen mit körperbehinderten Schülern. Behindertensport 8, 9, 10, 11, 12, 1982

Volck, G. (Hrsg.): Schwimmen in der Schule. Schorndorf: Hofmann 1977

3.3.5. Therapeutisches Reiten (Hippotherapie)

Es war kein geringerer als der berühmte Neuropsychiater Ottfried FOERSTER, der 1904 das therapeutische Reiten erstmals zum Gegenstand eines Ärztesvortrags machte. In Deutschland haben wir seit 1970 ein Kuratorium für therapeutisches Reiten e. V. Eine 1978 veröffentlichte Literaturliste umfaßt 269 Titel zu diesem Thema. Die eigentliche Hippotherapie (von Hippo = Pferd) ist eine ärztlich verordnete spezielle krankengymnastische Maßnahme. Sie wird in der Regel ergänzend zu den herkömmlichen Physiotherapien angewandt. Zu diesem Zweck werden Krankengymnasten besonders fortgebildet.

Bereiche des Therapeutischen Reitens	
Medizin	Pädagogik/Psychologie
Hippotherapie (ärztlich verordnete krankengymnastische Behandlung auf dem Pferd)	Heilpädagogisches Voltigieren/Reiten
Rehabilitation/Sport	
Reitsport für Behinderte	

Die eigentliche therapeutische Wirkung des „Übungsgerätes" Pferd liegt in den aus seinen Schrittbewegungen resultierenden und auf den reitenden Patienten übertragenen Bewegungsimpulse und Schwingungen. Mit anderen Worten: der Pferderücken bewegt sich dreidimensional, nämlich auf und nieder, vor und zurück und gleichzeitig seitlich hin und her, und das in einem immer gleichen Rhythmus, in dem sich die drei Bewegungsrichtungen ablösen und ineinander übergehen. Der sich diesem Bewegungsrhythmus des Pferdes anzupassen versuchende Reiter wird nun zu laufenden Stütz- und Gleichgewichtsreaktionen gezwungen.

Nach Ansicht von JOCHHEIM und Mitarbeitern (1975) ist der therapeutische Effekt dieser Maßnahme unsicher, zumal (zu diesem Zeitpunkt) noch nicht auf wissenschaftlich relevante (wichtige) Untersuchungsergebnisse zurückgegriffen werden konnte. Unbestritten scheint jedoch der Trainingseffekt des therapeutischen Reitens hinsichtlich einer gesamtkörperlichen Koordinationsverbesserung und Gleichgewichtserhaltung zu sein. Die im Reiten sich vermindernde Adduktorenspastizität (Krampfzustand der die Beine nach innen ziehenden Muskeln) soll nach JOCHHEIM et. al. nur von kurzer Dauer sein.

Als Therapieeffekte werden von Mitgliedern des Kuratoriums für Therapeutisches Reiten u. a. folgende Funktionsverbesserungen genannt: reflexhemmende Wirkung des Reitsitzes mit Verminderung des Spasmus, Normalisierung abnormer Haltungsreflexe, Tonusregulierung, verbessertes Haltungsgefühl, und im pädagogisch-psychologischen Bereich der hohe Erlebniswert des Reitens, vor allem natürlich bei nicht gehfähigen Kindern und Jugendlichen. Ihr Selbstwertgefühl wird gesteigert, sie fühlen sich auf dem Pferd sicher und sind stolz auf ihre Leistung.

Reittherapie wird in Fällen von Cerebralparese (Hirnschädigung) Gliedmaßenfehlbildung, multipler Sklerose, Wirbelsäulenschädigung usw. verordnet.

Im Rahmen des therapeutischen Reitens gibt es außer der Hippotherapie das vor allem bei sonderpädagogischen Gruppen angewandte heilpädagogische Reiten bzw. Voltigieren mit dem Ziel einer Verhaltensänderung und sozialen Anpassung an die Reitgruppe. Schließlich soll das Reiten als Sportart im Rahmen des Behindertensports erwähnt werden, an dem u. a. auch Blinde teilnehmen können (DORDEL 1975). Hier ist die Möglichkeit auch zum integrativen Reitsport mit Nichtbehinderten gegeben.

Literatur:

Dordel, H. -J.: Der Kölner Blinden-Reitkurs. Rehabilitation 14, 1975, 29-34

Heipertz, W. (Hrsg.): Therapeutisches Reiten Medizin, Pädagogik, Sport. Stuttgart: Franckh 1977

Heipertz-Hengst, Ch.: Wirkungen des therapeutischen Reitens. Warendorf: FN-Verlag 1985

Jochhelm, K. -A. (Hrsg.): Rehabilitation, Band 111. Stuttgart: Thieme 1975

Riede, D.: Therapeutisches Reiten in der Krankengymnastik. München: Pflaum 1986

3.3.6. Psychiatrische Bewegungs- und Sporttherapie

Psychotiker (Geisteskranke bzw. seelisch Kranke) leiden unter psychogenen Bewegungsstörungen. Das heißt, ihre seelischen Krankheitszeichen wie Ängste, Mißtrauen, Abwehr, Rückzug oder auch Jähzorn und Aggressionen produzieren ein von der Norm abweichendes Bewegungsverhalten. So bewegen sich manche Geisteskranke starr, steif, hölzern und monoton, andere zittern oder haben ausfahrende, unwillkürlich einschießende Bewegungsimpulse. Manche Patienten zeigen eine Schlaffheit des Muskeltonus oder sogar Lähmungserscheinungen. Einige rennen ruhelos und getrieben umher, während andere stundenlang völlig bewegungslos verharren können, mit fast starrkrampfartig erstarrten Muskeln. Diese meist schizophrenen Patienten haben jede Verbindung zu ihrem Körper und zur Umwelt aufgegeben.

So muß es die Zielsetzung einer Bewegungs- und Sporttherapie sein, die Beziehungen zu sich und zu seinem Körper, zu den Dingen der Umwelt und zu den Mitmenschen sowie letztlich die Beziehungen zu Raum und Zeit wieder aufzubauen. COBURGER (1966) konnte zeigen, wie wichtig hierbei taktile und akustische Wahrnehmungsübungen mit Materialien und später auch in vorsichtig fühlender und tastender Kommunikation sind, wie überhaupt rhythmische Elemente und Übungsformen einführend und vorbereitend sind für die eigentlichen spielerisch-sportlichen Inhalte.

Über die in einem Gymnastik- oder Turnraum angebotenen Materialien und Geräte (Bälle, Reifen, Seile, Tamburin, Medizinbälle) werden bisweilen Kindheitserinnerungen geweckt, aber die emotionale Verarmung hindert viele chronisch kranke Schizophrene an echter Spielfreude. Viele wagen sich nicht in den Raum und bleiben ängstlich an ihrem Platz fixiert, am liebsten im Schutz von Ecken oder Winkeln. Erst mit Hilfe von Musik sind manche Kranke psychomotorisch aktivierbar. Bei älteren katatonen[1)] Patienten sind besonders über ihnen aus der Jugend bekannte

---

[1)] Katatonie = ,,Spannungsirresein" mit Muskelkrämpfen und Wahnideen bei Schizophrenie

Märsche, Tänze usw. unerwartete Aktivationen erreichbar. Das Anpassen an einen Rhythmus als zeitliches Element gelingt den meisten relativ schnell. Hinzu kommen Laufspiele, Ballspiele und -übungen zu Partnern oder in Kreisform mit der ganzen Gruppe. HARTMANN konnte sowohl bei gestreßten und erschöpften Gesunden als auch bei endogenen depressiven Patienten einer Sozialpsychiatrischen Station über bewegungs- und musiktherapeutische Interventionen die Stimmung und Befindlichkeit der teilnehmenden Erwachsenen signifikant verbessern (vgl. KIPHARD, HARTMANN, PIESCHL 1990).

Eine wichtige soziale Funktion haben Vertrauensübungen mit dem Partner oder in der Gruppe, in denen der Kranke lernt, sich mit seinem ganzen Gewicht anzulehnen oder von anderen gezogen oder getragen zu werden. Auch das Geführtwerden und Folgen mit geschlossenen Augen gehört zu den sozialen Anpassungs- und Vertrauensübungen. Daneben lernen die Patienten aber auch, sich z. B. im spielerischen Kampf um den Medizinball gegen andere durchzusetzen und zu behaupten (KRIETSCH und MEDERER). Geübt wird im allgemeinen zweimal wöchentlich.

Während die später zu besprechenden körperzentrierten und bewegungspsychotherapeutischen Methoden gemäß ihrer psychoanalytischen Konzeption im wesentlichen konfliktzentriert arbeiten, verfolgt die Sporttherapie nach DEIMEL (1988) sowohl präventive als auch bewegungs- und sozialtherapeutische bzw. rehabilitative Ziele. Ihre aktivitätsorientierten Interventionen haben sich bei psychiatrischen Patienten, aber auch z.B. bei Alkoholabhängigen als wichtiger Bestandteil innerhalb eines interdisziplinären Therapie-Settings bewährt. Dennoch kann heute noch nicht von einer eigenständigen Sporttherapie gesprochen werden (DEIMEL 1983, 1988).

Literatur:

Coburger, A. und Janz, H. -W.: Psychiatrische Ausdruckstherapie. 16mm-Film. Landeskrankenhaus Hannover1966

Deimel, H.: Sporttherapie bei psychotischen Erkrankungen. Berlin: Marhold 1983

derselbe: Sport und Bewegung in der klinischen Therapie von Erwachsenen. In Hölter, G. (Hrsg.): Bewegung und Therapie, interdisziplinär betrachtet. Dortmund: modernes lernen 1988

Kiphard, E. J., Hartmann, E., Pieschl, D.: Bewegungs- und musiktherapeutische Interventionen bei streßbedingter Erschöpfung und bei Depressionen. Motorik 2, 1990

Krietsch, H. und Mederer, S.: Gezielte psychiatrische Bewegungstherapie. Beschäftigungs- und Gruppentherapie, Folge 9, Leverkusen: Bayer o. J.

Mederer, S.: Bewegungstherapie mit Schizophrenen. Krankengymnastik 1, 1968

3.3.7. Frühheilverfahren

Jährlich werden in der BRD etwa 20000 Personen durch sog. Frühheilverfahren „behandelt", und zwar durch selbstaktivierung ihrer motorischen Leistungsfähigkeit, durch Rückerziehung zum Gesundheitsbewußtsein und durch Schaffung gesunderhaltender Gewohnheiten. Diese Menschen - es handelt sich hier nicht um

Patienten - sind nicht, oder noch nicht krank, jedenfalls nicht im klinischen Sinne. Sie sind aber in jedem Fall krankheitsgefährdet. Viele von ihnen durchlaufen klinisch noch nicht erfaßbare Krankheitsvorstufen. Mit Verlegenheitsdiagnosen wie „vegetative Dystonie" werden sie vom Arzt „nicht nur falsch behandelt, sie werden in bezug auf die notwendige Leibeserziehung blockiert. Die Pille, die Verordnung verbaut den Weg zur Bewegung und Übung" (BECKMANN 1963, Seite 118).

Vorbeugende Maßnahmen, allein zur Stärkung der allgemeinen Abwehrlage und zur Mobilisierung körpereigener Heilkräfte sind dem ärztlichen Denken leider zumeist fremd (VESTER 1974). Hier setzen die Frühheilverfahren an. Schon vor 90 Jahren behandelte OERTEL seine herz- und kreislaufkranken Patienten in Neuhaus am Schliersee mit körperlich-organischen Belastungen. Durch steigende Anforderungen bei Geländespaziergängen (Terrainkur) wird das verlorengegangene Vertrauen in die eigene körperliche Leistungsfähigkeit wiedergewonnen.

In den 50er Jahren begann BECKMANN in Ohlstadt/Oberbayern mit der Durchführung von Terrain-Trainingskuren für krankheitsgefährdete Sozialversicherte. Die Beschwerden dieser stress- und zivlisationsgeschädigten Berufstätigen reichen von Erschöpfung, Nervosität, Schlaflosigkeit bis zu Herzbeschwerden und Funktionsstörungen im Magen-Darm-Trakt. Nach BECKMANN (1956) zeigen alle am Frühheilverfahren der „Ohlstädter Kur" Teilnehmenden erhebliche Einschränkungen der Atmungsfunktion und der Wirbelsäulenbeweglichkeit. Die in Ohlstadt durchgeführte Übungsbehandlung ist eine Kombination motopädagogischer bzw. mototherapeutischer, hydrotherapeutischer (mit Wasseranwendung arbeitender) und klimatischer Präventivverfahren zum Zwecke der Rekonditionierung und Wiederherstellung eines optimalen Gesundheitszustandes.

Viermal wöchentlich werden z. B. immer längere bzw. steilere Wegstrecken zu Fuß zurückgelegt bei einer anfänglichen Höhendifferenz von etwa 100 Metern und einer Endleistung von 1000 Metern Steigung. Dabei tragen die Teilnehmer Trainingsbekleidung und benützen Skistöcke, welche den Einsatz des Oberkörpers während des Steigens mobilisieren sollen.

Weitere prophylaktische (vorbeugende) und rehabilitative (wiedereingliedernde) Übungsmaßnahmen bestehen in täglicher Gymnastik, teils unter Benützung der Skistöcke, ferner Atemgymnastik, Hautbürstungen, Barfußgehen in Form von Kiestreten, Tautreten, Wassertreten, Schneetreten, Moor- und Schlammtreten. Dazu kommen Kaltwasseranwendungen und Güsse unter verschieden hohen Wasserfällen. Unterbrochen werden diese gesundheitsfördernden Praktiken durch Liegekuren im Freien unter einer Überdachung. Ziel all dieser Maßnahmen ist nicht nur die Steigerung der körperlichen Leistungsfähigkeit und die Stärkung der Widerstandskraft gegen Krankheiten, sondern auch eine Verhaltensänderung im Sinne eines geschärften Gesundheitsbewußtseins und einer zunehmenden Eigenverantwortlichkeit durch Beibehaltung der erlernten Bewegungs- und Abhärtungsgewohnheiten.

Literatur:

Beckmann, P.: Gesundheitssicherung und Übungsbehandlung. Medizin. Monatsspiegel (Darmstadt: Merck) 3, 1956, 49 - 53

Beckmann, P.: Die heile Gesellschaft. Nürnberg 1957

Beckmann. P.: Der Arzt und das Problem der Leibeserziehung. Die Leibeserziehung, 12, 4, 1963, 118 - 120

Vester, F.: Das kybernetische Zeitalter. Frankfurt: Fischer 1974

3.3.8. Kurgymnastik

Jede Art kurmäßig angewandter Motopädagogik will im Sinne einer präventiven Gesundheitserziehung Bewegungsmangelkrankheiten verhüten helfen. Sie ist nicht Mototherapie, sie behandelt nicht. Auch die vorher besprochenen Frühheilverfahren (vgl. Seite 154) sind keine therapeutischen Maßnahmen im strengen Sinn, selbst wenn sie hier vom Arzt durchgeführt werden. Da aber beiden als wichtige Präventivverfahren volksgesundheitlich große Bedeutung zukommt, sollen sie im Rahmen der Darstellung mototherapeutischer Methoden in diesem Buch berücksichtigt werden.

Auch die Kurgymnastik will eine Umerziehung, eine Rückerziehung bewirken, weg vom gewohnten Konsumdenken:„Lieber 10 Pillen als eine Bewegung" (BECKMANN 1963, Seite 119) Der Kurgymnast versteht sich als Bewegungs- und Gesundheitserzieher im weitesten Sinne. Sein Tätikeitsfeld ist die kurbegleitende und kurergänzende Bewegungserziehung bzw. Bewegungsrückerziehung z. B. im Rahmen der im vorigen Kapitel erwähnten Ohlstädter Kur oder anderen internistischen oder krankengymnastischen Übungsbehandlungen, Kneippkuren, Naturheilverfahren oder Klimakuren.

Die kurgymnastische Tätigkeit erstreckt sich aber auch auf Bewegungsberatung und kursmäßige Bewegungsangebote für jedermann in Bade- und Kurorten, wobei die örtlichen Gegebenheiten und Möglichkeiten die jeweiligen gymnastischen, sportlichen oder Spielangebote bestimmen. Ferner sind zu berücksichtigen: Alter, Trainingszustand, eventuelle Handikaps, z. B. Zustände nach Verletzungen, aber natürlich auch die Vorlieben und Bedürfnisse der Kurgäste, besonders auch der Kinder.

Kurgymnasten arbeiten über Anstellungsverträge bei Kurverwaltungen oder in größeren Kur- und Badeeinrichtungen. Sie legen Wert darauf, nicht - wie das aus Unkenntnis oft geschieht - mit Krankengymnasten als medizinische Hilfskräfte in einen Topf geworfen zu werden (SCHÜDDEKOPF 1962). Der Fachverein Kurgymnastik eV. bot in den 60er und 70er Jahren Fortbildungslehrgänge mit kurärztlich abgenommener Prüfung für Sport-und Gymnastiklehrer an. 1976 wurde der "Berufsverband Bewegungs- und Gesundheitserziehung" gegründet, dessen Aktivitäten in der nachfolgenden Zeit leider zurückgingen.

Literatur:

Beckmann, P.: Der Arzt und das Problem der Leibeserziehung. Die Leibeserziehung 12, 4, 1963, 118 - 120

Schüddekopf, 1.: Bewegungskur und Übungsbehandlung in neuer Sicht. ebd. 11, 8 und 12, 1962

3.3.9. Motopädagogik und Mototherapie in der Geriatrie

Altern ist an sich keine Krankheit, und dennoch sind alte Menschen in der Regel weniger gesund als junge. Sie werden von allerhand „Altersbeschwerden" geplagt, die eine Antwort des menschlichen Organismus auf eine jahrelange ungesunde Lebensweise darstellen. Eine der krankmachenden oder zunächst den Altersabbau fördernden Ursachen ist der Bewegungsmangel. Er wirkt sich nicht nur negativ auf die organische, muskuläre und koordinative Leistungsfähigkeit aus, sondern bewirkt darüber hinaus einen allgemeinen Sauerstoffmangel im Gewebe. Dadurch vermindert sich die Fähigkeit des lebenden Organismus, Krankheiten abzuwehren. Die meisten Risikokrankheiten unserer Zeit (Diabetes, Fettstoffwechselstörungen, hoher Blutdruck, Arteriosklerose) können durch regelmäßige sportliche Betätigung verhindert werden. Nach FELDENKRAIS (1978) beginnt das Altern mit der selbstauferlegten Beschränkung neue Verhaltensweisen zu bilden. Inaktivität im Alter bewirkt mit der Zeit Muskelschwund, Knochenentkalkung, Atemverringerung und Kreislaufinsuffizienz.

Aus dem Gesagten läßt sich die folgende Zielsetzung einer Motopädagogik bzw. einer Mototherapie bei alten Menschen ableiten. Es geht zunächst um die Reaktivierung bisher brachliegender Körperfunktionen (vgl. auch 3. 3. 7. „Frühheilverfahren" ab Seite 154). Ohne auf die besonderen Probleme der Geriatrie (Altersheilkunde) gesondert einzugehen, möchte ich hier die m. E. wichtigsten Lernziele nennen, welche dem inaktivitätsbedingten Altersabbau entgegenwirken:

1. Koordinationserhaltung durch variierende Reizsituationen, die zur sensomotorischen Anpassung zwingen.
2. Konditionserhaltung durch Herz-, Kreislauf- und Atemanforderungen.
3. Flexibilitätserhaltung durch Gelenkbewegungen, Muskelkrafteinsatz und Dehnung
4. Entspannungsfähigkeit durch Abschalten und Ruhen in der „inneren Mitte"
5. Soziale Erlebnisfähigkeit durch das fröhliche Miteinander bei Spiel und Tanz.

Die größte Bedeutung kommt dabei - neben der sozialen Erlebnisfähigkeit - nach meiner Erfahrung den koordinationserhaltenden Anpassungs-, Reaktions- und Gleichgewichtsübungen zu, weil hierdurch der immer bewegungsärmer, starrer und stereotyper werdenden Motorik alter Menschen neue Anreize zum situativen Reagieren entgegengesetzt werden. Es sind im Grunde die gleichen flexiblen Körper-, Hand-, Auge-Koordinationsübungen, welche wir bei Kindern zum sukzessiven Aufbau der Vielseitigkeit und des Reichtums an sensomotorischen Reaktionsmustern verwenden. Hier geht es nur um die gegenteilige Zielsetzung, nämlich einem Abbau entgegenzuwirken. Zum Beispiel muß das Bewegungsmuster des Fallens auf verschiedenem Untergrund im Alter wieder geübt werden, aus dem Sitz, dem Kniestand und später aus dem Stand.

Je reichhaltiger sein „Bewegungsvokabular" ist, desto sicherer wird sich der alternde Mensch in alltäglichen Situationen, z. B. im Straßenverkehr, fühlen. Eine Reichhaltigkeit von zur Verfügung stehenden Bewegungsmustern setzt immer auch einen hohen Aktivitätsgrad der Wahrnehmungs- und Orientierungsfunktionen voraus. Nur so wird es möglich sein, in unvorhergesehenen Situationen schnell und sicher zu reagieren. Da das schnelle „Anspringen" der Muskulatur aufgrund träger werdender synaptischer Nervenverbindungen beim alten Menschen nicht mehr wie früher funktioniert und sowohl Bewegungsreichtum als auch Bewegungsqualität nachlassen, sind hier gezielte und gut dosierte Reize notwendig.

Ein hohes Maß an Elastizität und körperlicher wie geistiger Flexibilität läßt sich durch die tägliche Anwendung eines an das jeweilige Alter angepaßte Hatha-Yogaprogrammes erreichen. Hier wechseln muskuläre Anspannung, Kraftgebung und Dehnung mit völliger Entspannung. Dabei kommt es zu einer intensiven Beweglichmachung der Wirbelsäule. Man kann ohne Übertreibung sagen, daß der Mensch so alt ist wie seine Wirbelsäule und deren Beweglichkeit. Hinzu kommt die Tatsache, daß die im Yoga üblichen Umkehrhaltungen wie Kerze oder Kopfstand die im Alter verminderte Zellerneuerung im gesamten Organismus anregen und so bis zu einem gewissen Grade dem Alterungsprozeß entgegenwirken.

Es ist für den älter werdenden Menschen psycho-hygienisch so überaus wichtig, daß sein Körper voll und ganz „hinter ihm steht". Er braucht für sein Selbstbewußtsein das sichere Gefühl, daß er sich in jeder Situation auf seinen Körper verlassen kann. Es ist dieses Einssein mit dem Leib, das im Grunde Leben bedeutet, während die Vernachlässigung, die Aufgabe des Körpers gleichbedeutend ist mit der Selbstaufgabe als Vorstadium des Todes.

Motopädagogische Fördermaßnahmen im Alter werden neuerdings auch als *Motogeragogik* bezeichnet (PHILIPPI 1989). Zielgruppe sind - vor allem im Präventivbereich — die "jungen Alten", deren Beweglichkeit und Geschicklichkeit erhalten und deren persönliche Identität und Handlungskompetenz gestärkt werden soll. "Motogeragogik ist nicht nur eine Maßnahme in der Turnhalle, sondern Lebensprinzip im Alter: Selbstaktivierung und Daseinsbewältigung, Mobilität und Mut zum Leben" (Philippi 1989, S. 198). Bisher wurde dieses Konzept präventiv angewandt. Es läßt sich jedoch auch rehabilitativ im höheren Lebensalter verwenden.

Literatur:

Brügmann, E.: Sport für ältere Menschen. München 1974

Diehl-Mertes, A.: Schwimmen mit Senioren. Dortmund: modernes lernen 1989

Kapustln, (Rad.): Senioren und Sport. Bad Homburg: Limpert 1980

Kiphard, E. J.: Veränderungen der Psychomotorik im Alter. Motorik, 3, 1983, 95-103

derselbe: Präventive und rehabilitative Motopädagogik bei alten Menschen. Prax. d. Psychomot. 4, 1983, 125-130

derselbe, Seel, R. und Carstens, R.: Leistungs- und Lernfähigkeit im Alter. Ebd. 1, 1985, 2-7

derselbe und Zieger, R.: Yoga und Gesundheit. Untersuchungen zur Effektivität von Hatha-Yoga. Turnen und Sport (TuS), 4, 1988, 73

Krabichler, F.: Yoga auch im Lehnstuhl. München: Drei-Eichen 1981

Kuhlmann, F.: Bewegungsverhalten im Alter und seine Berücksichtigung bei Leibesübungen. Med. Moschr. (Stuttgart), 22, 1, 1968, 8 - 10

Lang, E.: Sport und präklinische Geriatrie. Sportarzt und Sportmed. (Köln) 26, 1975, 76 - 80

Mertens, K.: Wir können's wie Ihr. Psychomotorik mit Senioren. Videofilm, 20 Min., Farbe. Dortmund: modernes lernen 1988

Meusel, H. u. a.: Dokumentationsstudie Sport und Alter. Schorndorf: Hofmann 1950

Philippi, M.: Motogeragogik. In Irmischer/Fischer (Red.): Psychomotorik in der Entwicklung. Schorndorf: Hofmann 1989, S. 193-210

Singer, R. (Hrsg.): Alterssport. Versuch einer Bestandsaufnahme. Schorndorf: Hofmann 1981

3.3.10. Die „Blutwell-Übungen" nach HELMEL

Eine ausgezeichnete Möglichkeit zum dosierten Herz- und Kreislauftraining wurde von HELMEL (1951) entwickelt. Er bezeichnet sein Verfahren als „Blutwellübungen". Der Ausführende - und das gilt vor allem für ältere Menschen und Rekonvaleszenten - kann sich dazu bequem auf den Rücken legen. Nun spannt er nach dem Einatmen seine Muskeln 10 mal hintereinander kurz an, wobei er jedesmal die Atemluft kräftig aus der Nase ausstößt. Nach jedem Atemstoß erfolgt reflektorisch das Einatmen. Während jedem der zehn kurz nacheinanderfolgenden Atemausstöße spannt man die Streckmuskeln der Beine und Arme kurzzeitig an, um sie danach sofort wieder zu entspannen. Die Gliedmaßen werden nach folgendem, von mir abgewandelten System jeweils 10 mal angespannt.

1. rechtes Bein (Unter- und Oberschenkel, Gesäß)
2. linkes Bein (Unter- und Oberschenkel, Gesäß)
3. rechtes und linkes Bein im Wechsel
4. rechter Arm (Faust, Oberarm, Brustmuskel)
5. linker Arm (Faust, Oberarm, Brustmuskel)
6. rechter und linker Arm im Wechsel.

Die nächsten Serien bestehen nur aus jeweils drei Übungen, wobei immer zwei Gliedmaßen gleichzeitig angespannt werden. Kräftigere Personen können gleich mit Übung 7 beginnen:

7. beide Beine gleichzeitig 8. beide Arme gleichzeitig 9. beide Beine und Arme im Wechsel	} Wechsel zwischen oberen und unteren Gliedmaßen
10. rechtes Bein und rechter Arm gleichzeitig 11. linkes Bein und linker Arm im Wechsel 12. rechts und links im Wechsel	} Wechsel zwischen rechter und linker Seite
13. rechtes Bein und linker Arm gleichzeitig 14. linkes Bein und rechter Arm gleichzeitig 15. diagonal im Wechsel, was allerdings zumeist Anfangsschwierigkeiten in der Körperkoordinierung macht.	} diagonales Anspannen

Die folgenden beiden Übungen bilden den Schluß und können, je nach Kondition, beliebig oft wiederholt werden:

16. kräftiges Bauchschnellen (Bauch herausdrücken)
17. den ganzen Körper (Arme und Beine) anspannen.

Man sollte hier auch mit jeweils 10 Wiederholungen beginnen, dann aber steigern auf 20 bis 100 Übungen. Aufgrund meiner Erfahrung würde ich nach Erreichen einer gewissen Kondition folgende Sequenz als beizubehaltendes Endprogramm empfehlen:

— Übung 7 - 15 wie angegeben (jeweils 10 mal spannen)
— Bauchschnellen 20x, Ganzkörperspannung 40x
— Bauchschnellen 10x, Ganzkörperspannung 30x
— Bauchschnellen 10x, Ganzkörperspannung 20x
— Bauchschnellen 10x, Ganzkörperspannung 10x (zusammen: 50x Bauchschnellen und 100x Körperspannung).

Übungswirkungen

Mit den Blutwell-Übungen sind folgende mehrdimensionale funktionale Effekte zu erreichen:

1. *Herz- und Kreislaufanregung* und -regulierung durch das fortgesetzte rhythmische Anspannen und Entspannen der Gliedmaßen und des ganzen Körpers. Da die rhythmisch tätigen Muskeln im Sinne eines „zweiten Herzens" wirken, entlasten sie das Herz und unterstützen seine Tätigkeit durch leichte, von der Peripherie ausgehende venöse „Blutwellen".

2. *Sauerstoffanreicherung im Blut* durch schonende Hyperventilation (Atemsteigerung). Durch das kräftige Ausstoßen der Luft durch die Nase und das jeweils direkt folgende reflektorische Einatmen wird weit mehr Atemluft umgesetzt, als das bei Ruhe der Fall ist. Man erkennt die hiermit erreichte Sauerstoffanreicherung daran, daß man am Ende der 10 Atemstöße noch über etwas Restluft verfügt, welche leicht durch die Nase ausgeblasen wird. Nach 30 oder 40 aufeinanderfolgenden Atemstößen dauert es wesentlich länger als sonst, bis durch all mähliche Abnahme des Sauerstoffteildruckes im Blut das Atemzentrum gereizt wird und man wieder Atem holt. Der Grad der Hyperventilation kann dabei von je dem selbst bestimmt werden, und zwar einmal durch die Anzahl der nacheinander ausgeführten Atemstöße und zum anderen durch die Geschwindigkeit und Intensität, mit der diese erfolgen.

3. *Muskelkräftigung und Muskelmehrdurchblutung* durch isometrisches Training. Damit ist gemeint, daß die Muskeln angespannt werden, ohne ihre Länge zu verändern. Allerdings geht es hier weniger um Dickenwachstum der Muskulatur als um das schnelle Anspringen der Extensoren (Strecker). Dadurch kann die Stütz und Haltemuskulatur auch dann gut durchblutet und kräftig gehalten werden, wenn der Betreffende bettlägerig ist.

Die genannten Übungswirkungen tragen zu einer Gesamtvitalisierung und Energetisierung gerade des älteren oder geschwächten Menschen bei. Aus über zehnjähriger praktischer Erfahrung kann ich die von HELMEL anhand von Fallbeispielen geschilderten Übungs- und Heilwirkungen voll und ganz bestätigen.

Indikationsgebiete

Nach HELMEL haben sich die Blutwellübungen als Therapeutikum bei folgenden Leiden oder Krankheitszuständen bewährt:

— Kreislaufstörungen, orthostatische Störungen, Bluthochdruck
— Herzmuskelschwäche, Herzneurose, Herzarhythmie

— Ödeme (Gewebswasseransammlungen) bei Nierenleiden
— Rheuma, Gicht, (Poly-)Arthritis, Darmträgheit
— Nervenzusammenbruch, Depressionen, Schlaflosigkeit
— körperliche Schwäche und geistig-seelische Adynamie
— präventiv gegen Muskelatrophie bei Bettlägerigkeit.

HELMEL (Seite 22) berichtet über den Fall eines Patienten, der nach einem schweren Autounfall mit beidseitigem Schienbeinbruch sechs Wochen im Streckverband liegen mußte. Während dieser Zeit wurden die Übungen vom Patienten regelmäßig mit Armen und Oberkörper ausgeführt. Sein Aussehen war auffallend frisch, seine Haut rosig und gut durchblutet. Danach kamen die Beine in den Gipsverband. Auch hier wurden die Blutwellübungen, soweit irgend durchführbar, ausgeführt. Das Resultat überraschte die Ärzte. Sowohl die Durchblutung als auch die Muskelverfassung waren tadellos. Es hatte sich eine Heilung vollzogen, die ärztlicherseits völlig unerwartet war. Der Patient konnte das Krankenhaus wesentlich früher als Prognostiziert verlassen und lernte innerhalb kurzer Zeit wieder gehen.

Es wäre sicher wünschenwert, die HELMELsche Methode klinisch systematisch zu erproben und für den internistischen Bereich, für Rehabilitation und Geriatrie zu nutzen. Auch eine Anwendung für die psychotherapeutische Praxis wäre sicherlich nicht ausgeschlossen.

In einem Bericht über seine klinischen Erfahrungen gibt BURGER (1966) an, daß in relativ kurzer Zeit tiefgreifende Wirkungen und überraschende Dauererfolge bei Kreislaufstörungen, zu niedrigem oder zu hohem Blutdruck, Herzarhythmie,,, Managerkrankheit", Alterserscheinungen, Schlaflosigkeit sowie bei Erkrankungen aus dem rheumatischen Formenkreis zu erreichen waren. Er verwendet in der therapeutischen, aber auch in der prophylaktischen (vorbeugenden) Anwendung die von HELMEL entwickelten ,,Elastikrollen"[1]. Es sind dies kleine, leichte Gummihanteln, deren Moosgummianteil leicht mit den Händen zusammendrückbar ist. Man hat dabei etwas in der Hand, wodurch die Motivation zur Muskelanspannung durch Zusammendrücken dieser Elastikrollen größer ist als beim bloßen Fäusteballen.

Literatur

Burger, H.: Die sogenannte Helmelsche Blutwellübung. Eine Kreislaufgymnastik, die die körpereigenen Kräfte in den Dienst der Gesundheit stellt. Der Deutsche Badebetrieb 11, 1966

Helmel, H.: Blutwellübungen. Argenbühl-Eglofstal: Schwab 1981

3.4. Haltungstherapeutische Übungsverfahren

Die menschliche Haltung ist Ausdruck der Gesamtpersönlichkeit. Innere und äußere Haltung stehen zueinander in Wechselbeziehung. CAILLIET (1968) spricht von der Haltung als ,,Organ language" (Organsprache), und es besteht kein Zweifel, daß der Rücken ein psychosomatisches Organ ist. ,,Der Mensch ist so stark wie

[1] Die Elastikrollen sind erhältlich über Atem- und Lebensschule Helmel, Eglofs-Burg, 7989 Argenbühl/Allgäu

sein Rücken" (R. v. AUNDT 1977, Seite 46). Der Rücken gibt uns Halt. Im übertragenen Sinne spricht man dann von einem aufrechten Menschen, von einem Menschen mit Rückgrat. Man versucht, vor anderen Haltung zu bewahren, denn nur allzu leicht wird die Haltung zum Spiegel der Gefühle. So werden seelische Störungen körperlich als Haltungsstörungen sichtbar. Umgekehrt kann ein Haltungsschaden die Ursache für eine psychische Fehlhaltung sein.

Die Psychosomatik der Haltung macht ein flexibles, sowohl orthopädisch und biomechanisch als auch psychologisch orientiertes prophylaktisches bzw. therapeutisches Vorgehen notwendig. Wie schon bei der Besprechung sportmotorischer Übungsanwendungen deutlich wurde, sind Vorbeugung und Heilung, Motopädagogik und Mototherapie nicht exakt voneinander abzutrennen. „Pädagogik ist die Kunst, Therapie antizipierend zu ersetzen. Therapie ist nachträgliche Pädagogik" (COHN 1978, Seite 176). Das gilt uneingeschränkt auch hinsichtlich der im folgenden zu beschreibenden Übungsverfahren. Sie waren ursprünglich zumeist auf haltungspädagogische und psychohygienische Zielsetzungen hin konzipiert worden, haben sich aber zum Teil zu brauchbaren Therapieformen entwickelt. Einzelne Verfahren stehen der Krankengymnastik nahe, andere basieren mehr auf haltungs- und bewegungsphysiologischer Grundlage. Bei einigen dieser Methoden sind darüber hinaus psychologische und psychotherapeutische Einflüsse spürbar. Allen haltungstherapeutischen Verfahren gemeinsam ist die Arbeit am ganzen Menschen, wobei äußere Haltung und innerer Halt, wie schon angedeutet, miteinander korrelieren und interagieren.

Literatur:

Aundt, Raja von: Das Sonnengebet. Kleinjörl/Flensburg: Schroeder 1982

Cailliet, R.: Low Back Pain Syndrom. Philadelphia: Davis 1968

Cohn, R.: Von der Analyse zur themenzentrierten Interaktion. Stuttgart: Klett-Cotta 1978

3.4.1. Die Methode Mézières

Es handelt sich hier um eine in Deutschland noch wenig bekannte krankengymnastische Behandlungsform, welche der Rückerziehung zur morphologischen Harmonie des menschlichen Körpers dient. Obwohl der methodische Ansatz orthopädisch ist, strebt sie doch eine ganzheitliche Übungswirkung an, die der Verbesserung der gesamten körperlich-seelischen Funktionen zugute kommt. Diese Funktionsverbesserung kann nach Ansicht von Francoise MEZIERES nur über die Veränderung der Struktur erreicht werden. Bei chronischen Beschwerden und den damit verbundenen Fehlhaltungen muß über krankengymnastisch-korrektive Übungen überhaupt erst ein neues, richtiges Körperschema geschaffen werden. Strukturelle Veränderungen können nicht in Form von symptomatischen Teilkorrekturen erreicht werden, sondern allein über die Strukturverbesserung der gesamten beim aufrechten Körper wirksamen Glieder- und Muskelkette. Das therapeutische Ziel ist das Im-Lot-Sein aller an dieser Aufrichtung beteiligten Körpersegmente, von den Füßen angefangen bis zu dem im Nacken gestreckten Kopf (vgl. unter 3.4.4. die Alexander-Methode der Primärkontrolle).

Die Méthode Mézières baut nach SOUCHARD, einem Schüler MEZIERES auf folgenden Leitsätzen auf:

— Die Überlordosierung der Wirbelsäule (das Hohlkreuz) ist der Ursprung aller Deformitäten.
— Sie verursacht kompensatorisch auch die Kyphose und legt Grund für Skoliosen.
— Die lordotische Haltung verursacht auch eine Einwärtsdrehung der oberen und unteren Extremitäten sowie die Überstreckung im Kniegelenk
— und letztlich bewirkt die Lordose eine Zwerchfell-Blockade bei der Einatmung.

Von daher ist es mototherapeutisch notwendig, die gesamte verkürzte hintere Körpermuskulatur zu dehnen. Dadurch kommt es zu einer Hemmung der Agonisten (sich bewegende Muskeln) und zu einer Beanspruchung und Bahnung der Antagonisten (Muskelgegenspieler). Diese aktiven Übungen des Patienten sollen der gesamten Muskulatur der rückwärtigen Körperseite, von der Streckung der Halswirbelsäule angefangen, über die Rücken- und Beckenmuskulatur bis hinab zur Ferse, wieder die funktional ideale Länge zurückgeben. Gleichzeitig ist es notwendig, die überdehnten, an dar vorderen Seite des Körpers befindlichen Muskeln (vordere Halsmuskeln, Bauchmuskeln, Oberschenkelstrecker usw.) isometrisch zu kontrahieren und damit zu kräftigen, ohne die freie Beweglichkeit des Zwerchfells zu beeinträchtigen.

Es fällt dem Übenden zunächst nicht leicht, z. B. in Rückenlage die untere Partie der Lendenwirbelsäule unter geringer Bauchmuskelanspannung in den Boden hineinzudrücken und damit dem üblichen Hineingezogenwerden in das Hohlkreuz zu begegnen. Die seitlich liegenden Arme werden dabei nach außen gedreht, so daß die Handinnenflächen nach oben zeigen, um hiermit gleichzeitig der Innenrotation der Handgelenke entgegenzuwirken.

Die Meziérès-Methode ist fraglos auch für den motopädagogischen Sektor der Haltungserziehung, des Sportförderunterrichts und ebenso für den mototherapeutischkrankengymnastischen Sektor der orthopädisch-korrektiven Gymnastik von Bedeutung. Leider gibt es zur Zeit noch keine deutschsprachige Literatur. Fortbildungskurse werden ebenfalls nur in französischer Sprache abgehalten.[1)]

Literatur:

Souchard, P. -E. : Méthode Mézières. Paris: Maloine 1979

3.4.2. Strukturelle Integration ("Rolfing")

Der Grundgedanke von Frau Dr. Ida ROLF, einer ehemaligen Biochemikerin, die 1979 im Alter von 82 Jahren starb, ist die durch zahlreiche Versuche, Analysen und praktische Erfahrungen belegte Tatsache, daß der Mensch seinen Körper am leichtesten gegen die herabziehende Schwerkraft senkrecht halten kann, wenn sich seine Teile möglichst nahe der Schwerkraftlinie befinden (vgl. Abb. 28).

Die ideale Lotlinie zieht sich im Profil vom Ohr über Schulter, Huftgelenk, Knie bis zum Fußknöchel herab. In dieser natürlich ausbalancierten Haltung wird das Ske-

---

[1)] Adresse: Centre Mézières, F-2400 Saint Mont (dans le GERS), Frankreich

lett minimal belastet, der Körper kann ökonomisch funktionieren und die Bewegungen sind geschmeidig. Strukturell baut, wie die Abb. 28 zeigt, ein Körpersegment ohne Verschiebung auf dem anderen auf. Die horizontal verlaufenden Linien dieser Segmente (z. B. geht die Beckenhorizontale vom Schambein zum unteren Rand des Steißbeins) stutzen architektonisch den senkrechten Haltungsaufbau (vgl. Abb. 29).

Gemäß der Theorie der Strukturellen Integration manifestieren sich Haltungsschäden einmal durch diagonale Lageabweichungen von dieser gedachten Horizontalebene. Zum anderen finden wir Abweichungen in der Vertikalachse durch zu weites Herausstehen einzelner Körpersegmente. Weicht auch nur eines davon, z. B. das Becken, von seiner natürlichen Lage ab, indem seine horizontale Achse nach vorn kippt und es sich dadurch nach hinten ins Hohlkreuz herausschiebt, so ändert sich zwangsläufig auch die Position der andern Segmente: Der Brustkorb tritt zurück und gleicht durch seine Kyphose (Buckel) die Lordose (Hohlkreuz) der Lendenwirbelsäule aus. Der Kopf als höchstes Segment hängt wiederum kompensatorisch nach vorn über (vgl. Abb. 28). Die Fehlstellung des Beckens pflanzt sich aber auch nach unten fort, indem die Beine auswärts gedreht werden. Dadurch verlagert sich das Körpergewicht auf die Außenkanten der Fuße (sichtbar an den seitlich abgelaufenen Schuhen). Umgekehrt können sich Fehlstellungen der Füße oder eine falsche Gewichtsverlagerung, z. B. auf die Fersen, negativ auf die Statik des Haltungsaufbaus, d. h. auf die Struktur des Skeletts auswirken.

Gehalten wird das Skelettsystem von den Bändern, Sehnen und Muskeln mit ihren Faszien, welche das Muskelfleisch mit kollagenfaserigem (colla = Leim) Bindegewebe einhüllen. Dieses Fasziengewebe ist nach ROLF der eigentliche Spannungsträger und bestimmt von daher Gestalt und Haltung des Menschen. Während er normalerweise eine hohe Elastizität besitzt, verhärtet es durch dauernde Zugspannung, wie sie durch verschobene Haltungssegmente zwangsläufig entsteht (vgl. Abb. 28).

Je länger eine solche Fehlhaltung besteht, desto mehr kollagenhaltige Bindegewebszellen siedeln sich um die Muskeln herum an, so daß sie beinahe knochenartig werden und sich fast nicht mehr kontrahieren können. Viele Sportler leiden an solchen Muskelverhärtungen.

Hier setzt die Technik des „Rolfing" an, indem in einer Art tiefgreifender Bindegewebsmassage bzw. Chiropraktik bestehende muskuläre Verspannungen und Verfestigungen in einer zehnstündigen Behandlungsfolge aufgelöst werden. Die Folge einer solchen höchst energischen und für den Klienten schmerzhaften RolfingTechnik, bei der außer den Fingern und Händen auch die Knöchel und Ellbogen eingesetzt werden, ist eine oft frappante Struktur- und Haltungsverbesserung im Sinne einer vermehrten Aufrichtung und Streckung der gesamten Wirbelsäule. Dabei wird der Klient in der Tat um 1 - 2 Zentimeter größer. Er fühlt sich durch die nach oben eingesetzte Energie leichter (vgl. 3. 4. 4. „Übung der Primärkontrolle nach F. M. ALEXANDER").

Obwohl da ROLF ihre Arbeit ursprünglich als reine Körperarbeit betrachtete, hat sie sich später zu der Identität körperlicher und seelischer Prozesse bekannt. Im Zuge der Anwendung des Rolfing kommt es häufig zu spontanen Gefühlsfreisetzungen, wie das schon REICH bei einer therapeutisch beabsichtigten Verletzung oder "Zerstörung" des Muskelpanzers beschrieben hat (vgl. 3. 7. 5.). Für ihn ist die panzerartige Muskelverspannung und Muskelverhärtung immer Ausdruck einer chronischen Gefühlsblockade. Es besteht kein Zweifel, daß auch dem Rolfing psychothe-

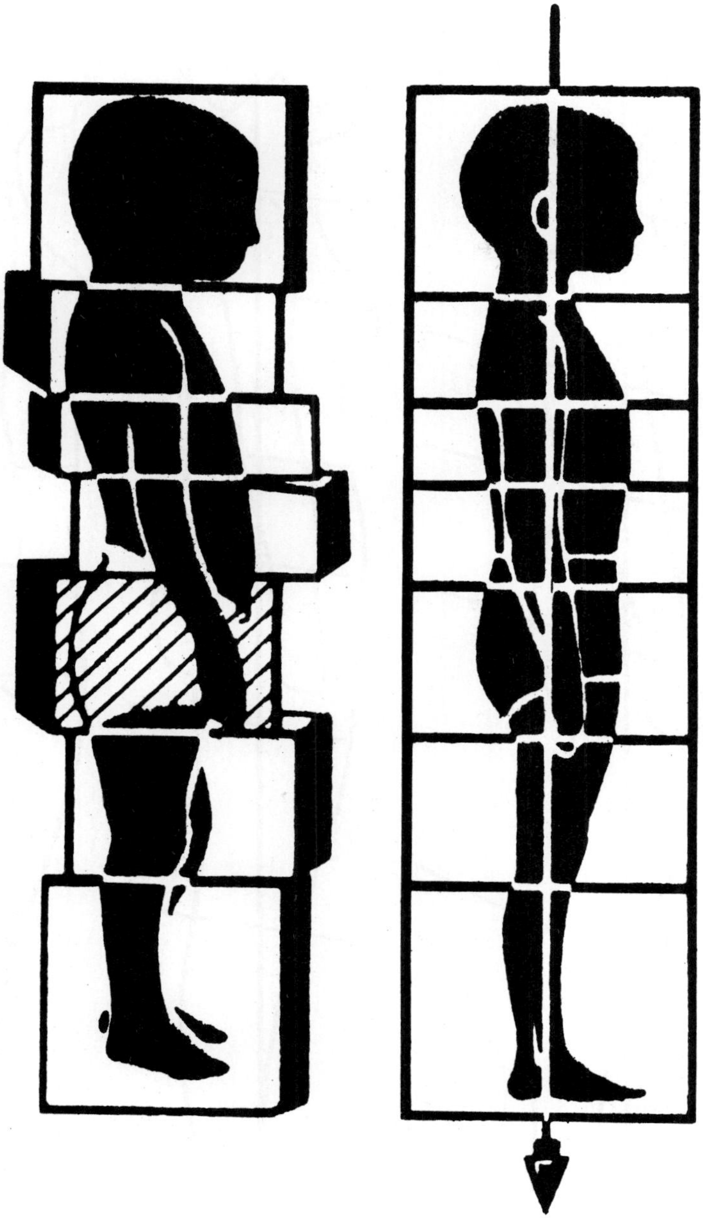

Abb. 28

(entnommen aus der Broschüre von LIBICH, vgl. Literatur-Verzeichnis)

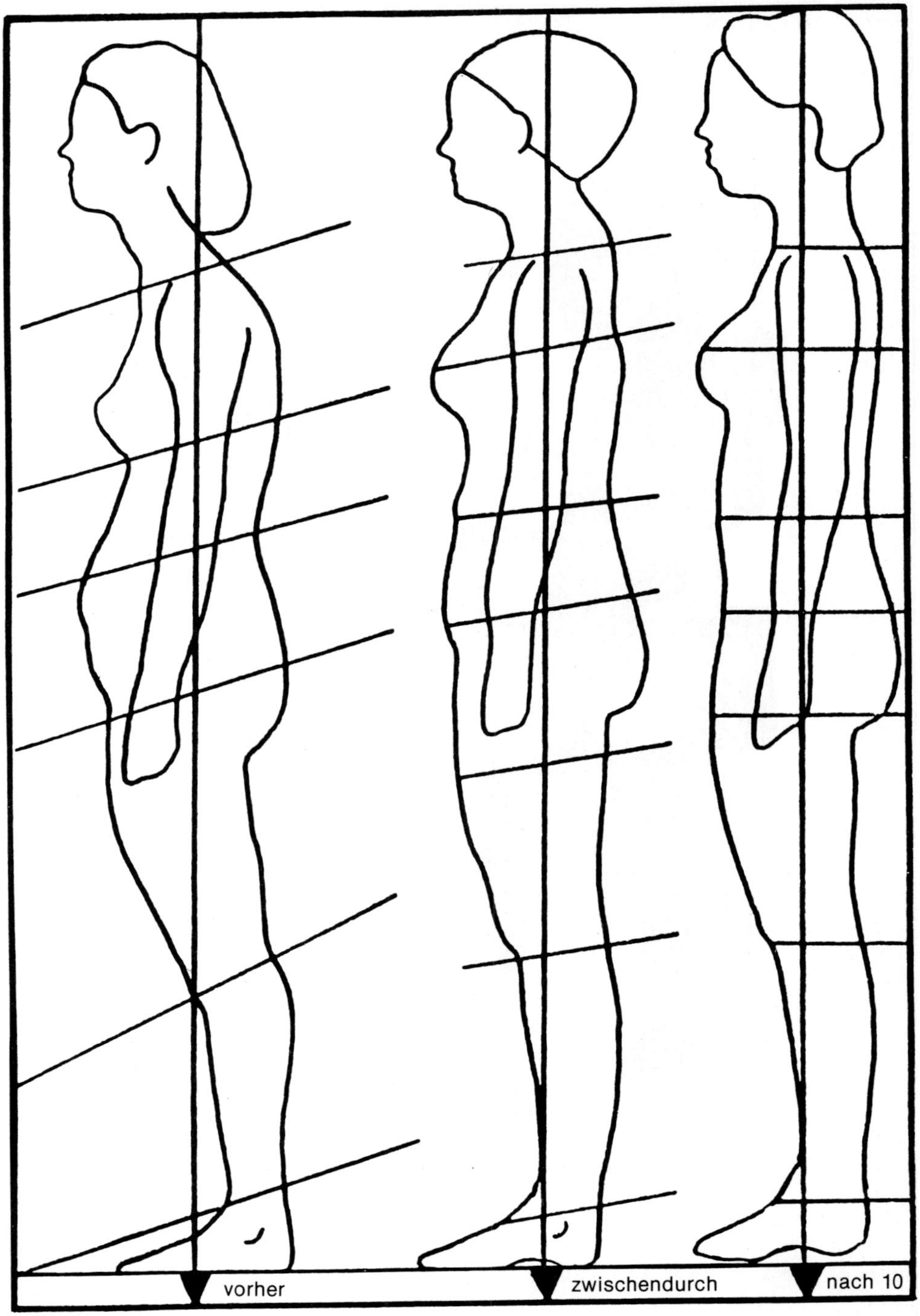

Abb. 29

(entnommen aus LIBICH, vgl. Literatur-Verzeichnis)

rapeutische Effekte zukommen, obwohl es sich hier nicht um eine psychotherapeutische Methode handelt, sondern eher um eine präventive, psychohygienische Maßnahme.[1)]

Literatur:

Gross, W.: Körper-Therapie. Befreiung der Seele durch Arbeit am Körper. Psychologie heute, Juni 1981, 22 - 33

Johnson, D.: Rolfing und die menschliche Flexibilität. Essen: Synthesis 1980

Kiernan, T.: Psychotherapie. Frankfurt 1978

Libich, S.: Ida Rolf - die Therapeutin, die uns wieder auf die Beine stellt. Mainz o. J. (Eigenverlag Siegfried Libich, An der Goldgrube 16, 6500 Mainz)

Rolf, I. P.: Structural Integration. Boulder, Colorado 1962

dieselbe: Rolfing. Santa Monica, California 1970

dieselbe: Rolfing: Die Integration der menschlichen Struktur. München: Hugendubel 1989

Schwind, P.: Alles im Lot: Rolfing, der Weg zu körperlichem und seelischem Gleichgewicht. Goldmann 1988

3.4.4. Eutonie-Therapie nach Gerda ALEXANDER

Eutonie-Therapie basiert auf der analytischen These, daß Muskelverspannung (Dystonie) auf früher einmal unerwünschte und deshalb unterdrückte und verdrängte Emotionen und Affekte zurückgeht. Durch Herstellung einer normalen muskulären Spannungsbalance (Eutonie) versucht der Therapeut den „Psycho-Tonus" positiv zu beeinflussen. Mit der Spannungsregulierung geht ein verbessertes Körper- und Ich-bewußtsein einher, u. a. sichtbar an einer aktiven Aufrichtung in der Körperhaltung.

Die benutzten Techniken sind die gleichen wie in der Eutonie-Pädagogik. Es geht zunächst darum, die Haut als Ableitungsorgan für psychosomatische Spannungen zu sensibilisieren. Das geschieht nach und nach über das Bewußtmachen der gesamten Körperoberfläche, z. B. mit Hilfe des Kontaktfühlens mit Boden oder Geräten. Dabei wird auch die Tiefensensibilität als Schwere- und Widerstandsempfindung, Muskel-, Sehnen- und Gelenkempfindung mit der Zeit bewußt gemacht. Ähnliche Sensibilisierungstechniken sind aus dem Yoga bekannt.

Diese und andere „Kontakttechniken", wirken sich u. a. auch regulierend auf das Vegetativum aus. Ihre je nachdem anregenden oder beruhigenden Wirkungen können durch die Hände des Therapeuten verstärkt werden. So können bis dahin aus dem Körperbewußtsein ausgeklammerte Zonen wieder gefühlsmäßig integriert werden. Das hat zur Folge, daß damit im Zusammenhang stehende, bislang verdrängte Gefühle wieder bewußt werden. Bei solchem Aufbrechen krankhafter To-

---

[1)] Rolf-Institut, c/o Dr. Peter Schwind, Am Glockenbach 2, 8000 München 5 nusfixierungen kann es zu starken Affektausbrüchen mit anhaltender Hyperventilation kommen, wobei Kindheitserinnerungen spontan wachgerufen werden können.

Weitere Behandlungstechniken dienen der Regulierung von Atmung, Haltung und Bewegung. Die sog. „Durchströmungstechnik" zielt auf eine Verbesserung der Blutzirkulation. Auch hier müssen erhöhte oder erniedrigte Tonuslagen der Gefäßmuskeln ausgeglichen werden. Die Folge ist ein verbessertes innerseelisches Gleichgewicht. So gibt es nach Gerda ALEXANDER (1976) niemals "rein Geistiges" oder "nur Körperliches". Das Innen und Außen bilden eine untrennbare psychosomatische Funktionseinheit.

Eutonie-Therapie ist demnach indiziert (angezeigt) bei allen psychosomatischen und neurotischen Beschwerden, bei vegetativen Störungen, Bluthoch- oder Niedrigdruck, Durchblutungsstörungen, Phantomschmerzen, Arthritis, Rheuma, Asthma und Stottern. ALEXANDER gibt aber auch Behandlungserfolge an bei Kinderlähmung, Querschnittslähmung, Spastizität, Athetose und anderen Folgezuständen einer Hirn- oder Rückenmarks-Schädigung. Dabei sprechen Kinder und Erwachsene gleichermaßen auf die Behandlung an.

Die Berufsausbildung zum Eutonie-Pädagogen oder -Therapeuten dauert in der Regel 3 bis 4 Jahre und schließt mit einem Diplom ab. [1] "Außer der Erarbeitung des eigenen Spannungsgleichgewichtes und der pädagogischen und therapeutischen Anwendung der Eutonie werden Anatomie, Physiologie, Neurologie, Pathologie und Neuropathologie im Umfang des Pensums der staatlichen Physiotherapeutenausbildung gelehrt. Dazu Psychologie und Psychiatrie mit Hinblick auf die Eutonie-Arbeit" (ALEXANDER 1976, Seite 31).

Literatur:

Alexander, G. : Eutonie. Ein Weg zur körperlichen Selbsterfahrung. München: Kösel 1976

Anders, W.: Eutonie und autogenes Training bei verhaltensauffälligen Schülern. Zschr. Motorik (Schorndorf), 8, 1985, 2, 58-66

Kjellrup, M.: Bewußt mit dem Körper leben. Eutonie: Durch Spannungsabbau zu Harmonie und Wohlbefinden. Goldmann 1989

Windels, J.: Eutonie mit Kindern. München: Kösel 1984

3.4.4. Übungen der Primärkontrolle von F. M. ALEXANDER

Sir F. Matthias ALEXANDER, ein ehemals australischer Rezitator, veröffentlichte 1923 sein erstes Werk "Constructive Conscious Control of the Individual". Zwei weitere Bücher in englischer Sprache folgten in den 30er Jahren. Eigene Erfahrungen lehrten ihn, daß die von der Stellung der Halswirbelsäule abhängige Kopfhaltung für die bewußte Selbstkontrolle des Menschen - ALEXANDER spricht hier von „ Primärkontrolle" - von entscheidender Bedeutung ist.

---

[1] Gerda-Alexander-Schule, Frederiksgade 14, Kopenhagen

Gewohnheitsmäßig falsche Kopfhaltung durch zu weit nach vorn oder in den Nakken geneigte Halswirbelsäule verursacht Dauerspannungen und kann zu psychosomatischen Krankheiten verschiedener Art führen. (ALEXANDER hat sich später in Zusammenarbeit mit Londoner Ärzten ganz der Heilung von Krankheiten gewidmet und hatte dabei spektakuläre Erfolge zu verzeichnen). Habituelle Kopffehlhaltungen korrespondieren und interagieren mit negativen Gefühlshaltungen und Lebensgrundstimmungen. So weist ein zu starres gewohnheitsmäßiges Vorneigen des Kopfes auf depressive Züge hin. Dabei ist es im Einzelfall schwierig zu sagen, ob primär die Fehlhaltung Ursache des Stimmungswandels gewesen ist, oder ob sie als Folge der depressiven Stimmung anzusehen ist.

Häufig wird der Kopf aus Gewohnheit leicht in den Nacken gekippt, woraus eine geringere Bewußtseinskontrolle resultiert. So kann es beim Gehen, Laufen, Treppensteigen usw. zu unbedachten Reaktionen kommen, die Anlaß für Unfälle sein können. Je stärker der Kopf in den Nacken genommen wird, desto geringer ist die Selbstkontrolle eines Individuums. Geistig Behinderte zeigen häufig diese „Guckindie-Luft-Haltung", bei der der Mund leicht offen steht. Die gleiche Kopfhaltung finden wir in der völligen Selbstaufgabe während des Orgasmus. Auch hier fällt der Kopf als Zeichen der totalen Kontrollunfähigkeit weit in den Nacken.

Die körperliche Umerziehung kann seelische Wandlungen bewirken. Große Schwierigkeiten in der reeduktiven und therapeutischen Anwendung des Prinzips der Primärkontrolle durch willentliche Aufrichtung der Nackenwirbelsäule liegen jedoch darin, daß alte Haltungsgewohnheiten nur sehr schwer zu ändern sind. Das alte als richtig angesehene - Haltungsgefühl steht einer posturalen (haltungsmäßigen) Umerziehung zunächst im Wege. Denn die neu zu erlernende Haltung wird zunächst als falsch empfunden. Hier muß ein Schritt nach dem anderen erfolgen. ALEXANDER selbst tut sich schwer, diese Zusammenhänge in seinen Büchern zu verdeutlichen.

Die "Erziehung zum perfekten Gebrauch des Organismus" (freie Übersetzung aus ALEXANDER: The Use of the Self, 1932), diese Erziehung bzw. Rückerziehung versucht dem im Nackenbereich haltungsgestörten Menschen über visuelles Lernen, aber auch über kinästhetische Stimulationen (Führen, Touchieren), beizubringen, wie die gesamte Wirbelsäule bis zum Kopf hinauf gestreckt werden kann, ohne daß sich der Nacken verspannt. Die ideale Kopfhaltung strebt vor- und aufwärts zugleich, indem der Hinterkopf aktiv nach oben gezogen und das Kinn gleichzeitig etwas angezogen wird. Man übt diese Hinterkopf-oben-Haltung im Stehen, im Gehen, Treppensteigen und beim Hinsetzen und Aufstehen von einem Stuhl.

Dabei ist zu beachten, daß nur mit der zur Bewältigung der betreffenden Aufgabe gerade notwendigen Muskelkraft gearbeitet wird. Beim Stehen oder Gehen sind die Schultern locker und entspannt und neigen sich auf diese Weise leicht nach vorn. Die Arme hängen bzw. pendeln entspannt am Körper, Hände und Finger sind locker und gelöst. Die Gesäßmuskeln werden ganz leicht angespannt, das Rückgrat streckt sich, der gesamte Rücken erweitert und hebt sich. Auch während des Gehens (immer mit aufwärts strebendem Hinterkopf) besteht die Tendenz nach oben. Um einen leichten, fast schwebenden Gang zu erreichen, wird der Fuß jedesmal nur leicht aufgesetzt. Die Ferse schnellt den Körper bei jedem Schritt vorwärts nach oben. Dadurch entsteht auch im übertragenen Sinne ein „erhebendes" Gefühl, eine „gehobene" Stimmung. Das Kraftbewußtsein kommt aus der Wirbelsäule (vgl. auch unter 3. 4. 6. die Übungsempfehlungen von GESSLEIN).

Die Aufzählung der durch das Üben der primären Bewußtseinskontrolle zu beeinflussenden Krankheiten kann hier nur stichwortartig erfolgen. ALEXANDER (1932) nennt u. a. rein psychische Störungen wie Depressionen, Nervosität, Gereiztheit, Unaufmerksamkeit und Gedächtnisschwäche. Des weiteren werden psychosomatische Leiden wie Stottern, Rheuma, Arthritis, Angina pectoris angeführt, aber auch organische Krankheitsbilder wie infantile Zerebralparese, Anfallsleiden, Neuritis u. a. mehr.

Die Alexander-Methode[1)] wird vornehmlich in Einzeltherapie angewendet, wobei der Therapeut durch Handauflegen, Berührungsdruck und vorsichtiges Massieren Spannungen löst und Fehlhaltungen korrigiert. Erst bei fortgeschrittener "Behandlung" im wahrsten Sinne des Wortes ist es möglich, Gruppenübungen durchzuführen, während in der Motopädagogik Elemente der Alexander-Technik sehr gut für die Gruppenarbeit, z. B. zur Anerziehung eines natürlichen Haltungsgefühls, verwendet werden können. Sie sind ohnehin in einer Reihe haltungs- und bewegungspädagogischer Methoden eingegangen. So hat beispielsweise Gerda ALEXANDER (vgl. voriges Kapitel), die im übrigen nicht mit F. Matthias ALEXANDER verwandt ist, einige wichtige Grundübungen aus seinem Programm übernommen. Auch bei FELDENKRAIS (vgl. nächstes Kapitel) werden die ALEXANDERschen Grunderkenntnisse immer wieder transparent.

Literatur:

Alexander, F. M. : Constructive Conscious Control of the Individual. London: 1923, Reprint 1985

derselbe: Der Gebrauch des Selbst. München 1988

Barlow, W.: Die Alexander-Technik. München: Kösel 1983

Morgan, L. : Hilfe aus dir selbst. Stuttgart: Tauchnitz 1967

Riemkasten, F.: Die Alexander-Methode. Heidelberg: Haug 1980

Stevens, Ch.: Alexander-Technik. Ein Weg zum besseren Umgang mit sich selbst. Basel: Sphinx 1989

3.4.5. Funktionale Integration nach FELDENKRAIS

Moshe FELDENKRAIS (Israel) hat eine Methode entwickelt, deren Lernziel der perfekte Umgang mit dem eigenen Körper ist. Über eine Sequenz aufbauender Übungslektionen soll der Schüler seinen Körper und damit sich selbst genau kennen lernen.

Die Mittel dazu sind Körperbewußtheit und Bewegungsbewußtheit. Es geht FELDENKRAIS bei dieser Art von Reedukation um die Synthese körperlicher und geistiger Funktionen. Sie ist nach sein Worten leichter vom Körper her anzubahnen, denn es ist auch unvergleichlich einfacher, eine Person auf das aufmerksam

[1)] Gesellschaft der Lehrer der F. M. Alexander-Technik e.V., Postfach 5312, 7800 Freiburg

zu machen, was an ihrem Körper geschieht" (1974, Seite 177). Die intensive Bewußtseinslenkung auf körperlich-muskuläre Vorgänge schafft bei dem Übenden mit der Zeit ein verbessertes Ich-Bild.

Die Übungstechniken - und es ist kein Zweifel, daß FELDENKRAIS ein „Bewegungstechniker", ein „Bewegungsingenieur," ist - versuchen dem Schüler beizubringen, wie er seinen Körper zu einer Gestalt organisiert. Der erste Schritt auf diesem Wege ist es, ihn überhaupt erst einmal körperlich zu sensibilisieren. Er soll erkennen, daß ein Großteil seiner Energien durch unnötige muskuläre Spannungen gebunden wird. Und er soll in der Folge lernen, diese nutzlose körperliche Anstrengung auf ein Mindestmaß zu reduzieren. Dazu ist es zunächst notwendig, daß der Übende ein Gefühl für den eigenen Muskeltonus entwickelt (vgl. 3. 4. 3. über die Eutonie). Die Übungslektionen beginnen aus diesem Grunde immer in entspannter Rückenlage, in der es erfahrungsgemäß am besten gelingt, die kinästhetische Selbstwahrnehmung mit Hilfe des Bodenkontaktes zu sensibilisieren.

Nach FELDENKRAIS ist die Haltung des Kopfes charakteristisch für die allgemeine Haltung wie auch für das Verhalten eines Menschen. "Beschwerden an den peripheren Körperteilen werden normalerweise zum größten Teil aufgelöst, wenn die Wirbelsäule-Kopf-Beziehung sich gebessert hat." „Ich behandle niemals das kranke Glied oder Gelenk, bevor nicht eine Besserung der Kopf-Hals-Verhältnisse und der Atmung erreicht wurde" (1974, Seite 181). Hier sind deutliche Parallelen zur Primärkontrolle von F. M. ALEXANDER erkennbar (vgl. 3.4.4.). Die aufrechte Körperhaltung ist auch für FELDENKRAIS nicht etwas Statisches, sondern ein dynamischer Vorgang. Sie ist Ausgangs- und Endpunkt jeder Handlung.

Die FELDENKRAIS-Technik findet sowohl motopädagogisch als auch mototherapeutisch Anwendung. Letzteres geschieht in Einzelarbeit mit dem Patienten, wobei - wie bei F. M. ALEXANDER auch - vom Therapeuten manuelle Massage- und Dehnungstechniken angewandt werden. Die Gruppenarbeit kann sowohl therapeutisch als auch pädagogisch ausgerichtet sein. Sie wird in Form von Übungslektionen mit sukzessiven Sequenzen aufbauender Körper- und Bewegungsmeisterung ausgeführt. [1)]

Literatur:

Feldenkrais, M. : Bewußtheit durch Bewegung. Frankfurt: Insel 1978(2. Auflage von "Der aufrechte Gang")

derselbe: Abenteuer im Dschungel des Gehirns. Der Fall Doris. Frankfurt: Insel 1977

derselbe: Bewegungserziehung zur Verbindung von Körper und Geist. In Petzold (Hrsg.): Psychotherapie und Körperdynamik, Paderborn: Junfermann 1974, Seite 174 - 192

derselbe: Die Entdeckung des Selbstverständlichen. Frankfurt: Insel 1985

Rywerant, Y.: Die Feldenkrais-Methode. Goldmann 1987

[1)] Adresse: Feldenkrais-Institut, Forchstr. 103, Zürich (Schweiz)

3.4.6. Konzentrativ-Integratives Bewegungsübungsverfahren (KIB)

Bereits 1969 berichtete GESSLEIN über eine neue Form der Bewegungstherapie bei verhaltensgestörten Kindern, die er als ,,konzentratives und integratives Bewegungsübungsverfahren", (KIB) bezeichnet. Eine ausführliche Darstellung dieser Methode gibt der Autor 1977 (vgl. Literaturangaben weiter unten). Während es bei der unter 3. 5. 3. zu besprechenden ,,Konzentrativen Bewegungstherapie", kein Curriculum mit bestimmten Inhalten gibt, werden von GESSLEIN genaue Übungsanweisungen gegeben. Alle Übungen sollen ,,gleichmäßig-langsam", aufmerksam, bewußt und konzentriert ausgeführt werden.

Das KIB ist eine Methode, die sowohl motopädagogisch, pflegerisch, gymnastisch, krankengymnastisch und psychotherapeutisch wirkt. Theoretisch liegen diesem universalen Übungsverfahren acht Naturprinzipien zugrunde: Konzentration, Integration, Bewegung, Übung, Spannung, Bewußtsein, Polarität und Ganzheit. Unter dem Integrationsprinzip ist das pädagogisch-therapeutische Bemühen um Zusammenführung der polaren Kräfte im Menschen zu verstehen. So wird beim Üben beispielsweise das triebhafte ES im Sinne FREUDs "als Kraftquelle angezapft" (1977, Seite 23) und mit dem ordnenden und hemmenden ICH in Einklang gebracht.

Spannung ist ein Grundprinzip des Lebens. Ihr Bogen reicht von Spannungsverlust, Lahmheit, Schlaffheit über einen ausgewogenen ,,Eutonus" (vgl. Eutonie unter 3. 4. 3.) als mittleren Spannungszustand weiter zur Verspannung, Verkrampfung und volligen Starre. Muskuläre Spannung und psychische Spannung korrespondieren miteinander. Mit wachsender Spannkraft erhöhen sich auch Lebensfreude und Handlungsbereitschaft. Andererseits kann ein Zuwenig an Muskelspannung den ,,Gemütshaushalt" lahmlegen oder ein Gefühl der Leere, der Langeweile und der depressiven Verstimmung hinterlassen. So geht es im KIB auch weniger um Entspannungspraktiken als um das Üben von Spannkraft und ,,Lebendigkeitssteigerung".

Die schon erwähnte Gleichzeitigkeit krankengymnastischer und psychotherapeutischer Übungswirkungen basiert auf den folgenden psychosomatischen Zusammenhängen. Es gibt nach GESSLEIN zwei besonders anfällige und seelisch konfliktträchtige Körperbereiche. Das ist einmal die Kreuzgegend der Lendenwirbelsäule als ,,motorische Mitte". In einer Grundübung und ihren Varianten wird dem Klienten die notwendige gesunde zentrale Spannungsfähigkeit vermittelt, um ,,aufrecht zu bleiben" und die ,,Mitte" zu halten.

Der zweite konflikthafte Bereich ist die Hals-Nacken-Schulter-Muskulatur, in welcher sich Streß und seelische Verspannungen in typischer Weise manifestieren. Die Muskeln in diesem Bereich verkrampfen sich umso mehr, je schwächer die Muskelspannung in der Kreuzgegend ist. Hier hilft eine andere Grundübung (mit Varianten), diese Dauerverspannungen, wie sie z. B. bei Spannungskopfschmerz auftreten, durch Überdehnung zu beseitigen. Immer aber muß der Spannungsaufbau im unteren Teil der Lendenwirbelsäule vorangegangen oder gleichzeitig in Angriff genommen worden sein.

Das Bewegungsprogramm des KIB enthält eine Reihe weiterer Übungen der Gleichgewichts- und Koordinationsschulung, Haltungsübungen, rhythmische Schwungübungen, Lockerungs- und Entspannungsübungen, reflexauslösende Übungen und Partnerübungen. Einige dieser teils statischen, teils zeitlupenartig oder gegen Widerstand auszuführenden Programmsequenzen sind aus dem Hatha-Yoga entlehnt. Andere Bewegungsfolgen, beispielsweise die „artistischen Partnerübungen", verwenden leichte akrobatische Übungsteile, was sicher zur Übungsfreude der Teilnehmer beiträgt.

Literatur:

Geßlein, L.: Bewegungstherapie bei kindlichen Verhaltensstörungen. Konzentratives und integratives Bewegungsübungsverfahren. In Biermann (Hrsg.): Handbuch der Kinderpsychotherapie, Bd. 1, München 1969, 580 - 589

Geßlein, L.: Konzentratives, integratives Bewegungsübungsverfahren. Resonanzen, 78. Bewegung und Musik in der Therapie. Beiträge zum 6. Internationalen Rhythmikseminar 1977 in Remscheid, Seite 21 - 55

3.4.7. Yoga in der Mototherapie

Elemente des Yoga sind in einer Reihe von psychomotorischen, bewegungspsychotherapeutischen und körperzentrierten Entspannungsverfahren enthalten. Es gibt in der altindischen ayurvedischen Medizin eine Vielzahl therapeutischer Anwendungen, die auf eine jahrhundertealte Yoga-Tradition zurückgehen. Für den westlichen Kulturkreis sind daraus vor allem die im Hatha-Yoga zusammengefaßten körperlichen Übungen der Anspannung (Yoga heißt so viel wie Anspannung) und Entspannung, ferner die mentalen Übungen der Konzentration und geistig-seelischen Sammlung therapeutisch anwendbar. Sie vermitteln dem Übenden neben körperlicher Fitness eine Grundhaltung innerer Gelassenheit und Harmonie.

Gerade dem Sich-im-Leibe-Entdecken im Sinne einer psychosomatischen und biologischen Selbstfindung kommt hierbei große Bedeutung zu. Hatha-Yoga eignet sich nach meinen eigenen Erfahrungen ausgezeichnet zur psychomotorischen Behandlung 10- bis 12jähriger verhaltensgestörter Kinder (vgl. 3.7.3. in MOTOTHERAPIE II). Über eine kindgemäße Methodik und eingebunden in eine ansonsten bewegungsreiche Übungsstunde, führen ausgewählte Balance-, Wirbelsäulen-und Umkehrhaltungen sowie Konzentrations- und Selbstbeherrschungsübungen auch innerlich diskrepante, neurotische Kinder mit der Zeit zur körperlichen und geistigen Straffung und Selbstdisziplinierung. Besonders beliebt bei den Kindern ist die jede Stunde beschließende Tiefentspannung. Sie enthält sowohl autosuggestive Zielvorstellungen in Form formelhafter Vorsatzbildungen als auch freie tagträumerische Phantasiebildungen nach vorgegebenen Themen und Vorstellungsinhalten, wie sie auch im Autogenen Training (J. H. SCHULTZ) bzw. im Katathymen Bilderleben (LEUNER) verwendet werden.

Die Anwendung von Yoga bei Geistigbehinderten (MÜCK, 1979) macht ein noch individuelleres Vorgehen notwendig, wobei die antriebsarmen, torpiden und die antriebsstarken, erethischen Kinder möglichst in getrennten Gruppen üben sollen. Wie die Autorin berichtet, fiel es allen geistig behinderten Schülern der Oberstufe (14 - 16 Jahre alt) außerordentlich schwer, sich zu entspannen, die Augen zu schließen und still zu sein. Sie erfand dabei eine überaus wirksame Motivationshilfe, indem sie das „Schweigen" der Kinder über ein Tondbandgerät aufnahm, so daß beim Abspielen des Bandes das eigene Verhalten selbst kontrolliert werden konnte.

Daß selbst spastisch gelähmte Kinder von einer Yogatherapie profitieren können, zeigen die im Auftrag des Berliner Senators für Gesundheit und Umweltschutz und des Senators für Familie, Jugend und Sport durchgeführten Yoga-Therapiestunden. Über positive Erfahrungen in der Yoga-Therapie bei drogenabhängigen Jugendlichen berichten HÜNNEKENS und KIPHARD (1976). Nachträgliche Erhebungen haben gezeigt, daß die Konfrontation dieser Patientengruppe mit den verschiedenen Yoga-Techniken auch in der Rückschau subjektiv als haltgebend und disziplinierend im Prozeß der allmählichen Rehabilitation erlebt wurde.

Literatur:

Hünnekens, H. und Kiphard, E. J.: Yoga als Therapie bei Drogenabhängigen. Zschr. Yoga und unsere Welt. Witten, 3, 1, 1976, 12

Kiphard, E. J.: Yoga mit verhaltensgestörten Kindern. Motorik 3, 1, 1980, 7 - 16

Moegling, K.: Yoga im Sportunterricht. Motorik, 3, 1986, 102-109

Mück, U.: Yoga als unterrichtstherapeutischer Versuch an einer Schule für Geistigbehinderte, ebd. 2, 3, 1979, 105 - 111

3. 5. Bewegungs-Psychotherapieverfahren

Der Begriff ,,Bewegungspsychotherapie", bedarf einiger Erläuterungen. Rein rechtlich ist die Ausübung einer Heiltätigkeit an eine entsprechende berufliche Qualifizierung als Arzt oder Heilpraktiker gebunden. Laut Richtlinien der Bundesärztekammer für die Psychotherapeutenausbildung müssen nach Abschluß dieser Ausbildung fünf Jahre klinische Berufserfahrung nachgewiesen werden, ehe sich ein Psychotherapeut selbständig machen kann. Wenn man von diesem strengen Psychotherapiegesetz ausgeht, so kann ein pädagogisch ausgebildeter Bewegungsfachmann niemals für sich in Anspruch nehmen, psychotherapeutisch tätig zu sein. Seine Bewegungs- und Körperarbeit mag, wenn er ein einfühlungsfähiger Pädagoge ist, allenfalls psychotherapeutische Effekte haben, mehr aber auch nicht. Therapie macht in Deutschland nur der Arzt (oder eben der Heilpraktiker). Deshalb ist es in jedem Falle gut, wenn der Mototherapeut mit einem Arzt zusammenarbeitet. Die Erfahrungen sind hier sehr gut.

Bei den im Folgenden zu schildernden Verfahren handelt es sich demnach nicht eigentlich um eigenständige Psychotherapieformen, sondern um begleitende, d. h. eine psychotherapeutische Behandlung flankierende Maßnahmen.[1)] Einige der dargestellten Verfahren weisen Ähnlichkeiten und Überschneidungen auf, und zwar sowohl untereinander als auch zum Teil mit den oben geschilderten psychomotorischen Therapieverfahren. Während es bei der Psychomotorik- oder Rhythmiktherapie, deren psychotherapeutische Effekte unverkennbar sind, immer auch um funktionsorientierte, auf kindliche Wahrnehmungs- und Bewegungsstörungen abzielende Übungsverfahren handelt, geht es in der Bewegungs-Psychotherapie zumeist um analytisch orientierte Behandlungsmethoden für psychische Störungen wie Neurosen, Psychosen usw. bei Erwachsenen und Kindern.

---

1) = "adjunctive therapy" (Hilfstherapie)

Der Bewegungs-Psychotherapie liegt die Hypothese zugrunde, daß sich alle Störungen in der Körperhaltung und im Bewegungsverhalten ursächlich auf unbewußte seelische Inhalte, d. h. auf verdrängte Konflikte zurückführen lassen. Das bedeutet, daß alles, was das Bewußtsein an seelischem Schmerz, an Frustrationen und Demütigungen ins Unbewußte verdrängt hat, sich körperlich manifestiert. Unser Körper bewahrt seelische Traumen in Form muskulärer Konfliktspannungen auf. DUNBAR (1954) nennt die Willkürmuskulatur "das Schlachtfeld zur Lösung unserer persönlichen Konflikte" (Seite 220). In den einzelnen Körpersegmenten sind nach Aussagen von REICH (1976, 1978) regelrechte ,,Muskelpanzerungen" aufzufinden.

FENICHEL (1945) spricht davon, daß ein übermächtig werdender innerseelischer Konfliktdruck nur durch eine übermäßige Muskeldauerspannung von außen im Zaum gehalten werden kann. Dadurch werden Körper- und Atembewegungen krampfartig blockiert. Mit der Zeit führen derartige psychogene Haltungs-, Bewegungs- und Atemstörungen zu einer regelrechten inneren Abwehr gegen körpereigene Empfindungen, wobei es bei schweren Neurosen zu einem völligen Verlust des Körpergefühls kommen kann.

Im Zuge dieser Kurzdarstellung der gebräuchlichsten bewegungs- und körperorientierten Therapieverfahren ist es nicht möglich, alle Einzelmethoden zu berücksichtigen. Es entstehen immer wieder neue Techniken, so die ebenfalls aus neoreichianischen Ansätzen weiterentwickelten Direct-Body-Contact Psychotherapy von BROWN, um nur ein Beispiel zu nennen. Auch bestehen eine ganze Reihe von Atem- und Entspannungsmethoden, die naturgemäß körperzentriert arbeiten, deren Darstellung aber unseren Rahmen zu sehr sprengen würde. Ich denke hier unter anderem an Entspannungs- und atemrhythmisierende Verfahren von FAUST (1949), SCHLAFFHORST und ANDERSEN (1955) und FERNAU-HORN (1969) sowie an die ,,Logopädische Rhythmik" von GRINER (1951). Auch die ,,Lambanopädie" und ,,Lambanotherapie" (Bemächtigungstherapie) nach DERBOLOWSKI (1967) verwendet - neben primitv-motorischen Materialerfahrungen (Papierzerreißen usw.) atem- und stimmtherapeutische Mittel.

Es kann sich bei den im Folgenden zu schildernden Methoden nur um eine Auswahl handeln. Dabei soll dem Mototherapeuten Gelegenheit gegeben werden, sich auch mit weiterführenden psychomotorisch-ganzheitlichen Denkansätzen zu befassen. Diese Möglichkeit soll dazu beitragen, die mototherapeutischen Bemühungen auf eine breitere Basis zu stellen, als das bisher zum Teil der Fall ist. Psychotherapeutische Aspekte haben von jeher den psychomotorischen Therapieansatz befruchtet. Psychotherapie ist nach LORY (1982) ein Mit-Sein und Mit-Tun. Der Autor sieht den Stellenwert einer psychomotorischen Therapie innerhalb der Psychotherapie ,,nicht als Bewegungskosmetik, sondern als Äußerungshilfe, vor allem in der nicht-verbalen Kommunikation" (Seite 82).

Wir müssen uns zum einen darüber im Klaren sein, daß wir es immer mit einem ganzen Menschen zu tun haben, dessen Körper und Seele gleichermaßen behandlungsbedürftig sind. Zum anderen sollten wir uns immer vor Augen halten, daß es nicht nur *eine* Methode geben kann, die es anzuwenden gilt, sondern daß jeder Patient uns vor die schöpferische Aufgabe stellt, eine oder mehrere bei ihm wirksame Verfahrensweisen herauszufinden. Das aber wird letztlich nur möglich sein durch ein bei aller fundierten Methodik flexibles Handhaben der therapeutischen Mittel.

Literatur:

Derbolowski, G.: Bemächtigungstherapie in der klinischen Gruppe. In Höck (Hrsg.): Gruppenpsychotherapie in Klinik und Praxis. Jena: Fischer 1967, 179 - 184

Dunbar, F.: Emotions and Bodily Changes. New York: Columbia 1954

Faust, J.: Aktive Entspannungstherapie. Stuttgart: Hippokrates 1949

Fenichel, 0.: The Psychoanalytic Theory of Neurosis. New York 1945

Fernau-Horn, H.: Die Sprechneurosen. Stuttgart: Hippokrates 1969

Fuchs, M.: Funktionelle Entspannung. Stuttgart: Hippokrates 1974

Reich, W.: Charakteranalyse. Frankfurt: Fischer 1978

Schlaffhorst, C. und Andersen, H.: Atem und Stimme. Wolfenbüttel: Möseler 1955

3.5.1. Psychotanz und Tanztherapie

Beim Psychotanz handelt es sich um eine Vorform der Tanztherapie. Der Name wurde von Marian CHACE (1951, 1952, 1953, 1954, 1956), einer Mitbegründerin der Tanztherapie, schon in den 40er Jahren geprägt. Später wurde der Psychotanz, in Kombination mit dem Psychodrama von MORENO (vgl. 3.6.4.), als eigenständige Methode weiterentwickelt und mit Erfolg bei schwer hospitalisierten Patienten angewandt (FINE, DALY und FINE 1974)

Unter Tanztherapie werden eine Reihe unterschiedlicher Ansätze und Methoden verstanden, die darauf zielen, über non-verbale, körperlich-psychomotorische Ausdrucksförderung emotionale Störungen und Konflikte zu lösen und aufzuarbeiten. WILLKE (1981) nennt als weitere Therapieziele die Erweiterung und Differenzierung des eigenen Bewegungsrepertoires, die Stabilisierung des Verhaltens sowie die Anbahnung von Interaktion und Kommunikation.

Am Anfang des tanztherapeutischen Prozesses steht die genaueste Beobachtung des psychomotorischen Verhaltens des Patienten. Das setzt beim Therapeuten die sensitive Fähigkeit voraus, die körperlichen „Botschaften" seines Patienten richtig zu „lesen". Eng gekoppelt damit ist das sympathisierende Sich-Einschwingen in die Stimmungslage des anderen, wobei regelrechte „Bewegungs-Dialoge" zwischen Therapeuten und Patienten stattfinden. Letzterer gewinnt das Gefühl ernstgenommen und angenommen zu sein, wenn er erlebt, daß auch noch so zaghaft geäußerte Bewegungen vom Therapeuten aufgegriffen und mitvollzogen werden (movement sharing). Dabei begegnen sie sich auf gleicher Gefühlsebene. Der Patient bekommt in dem Maße Vertrauen zu sich selbst, als er sich vom Therapeuten bejaht fühlt. Allmählich beginnt er seinen Körper zu akzeptieren, wodurch seine Bewegungen großräumiger und freier werden und Haltungsfixationen und psychomotorische Blockaden durchbrochen werden. Hierbei können bisher verborgene, unterdrückte Affekte motorisch ausgelebt und bewußt gemacht werden.

Im Berufsverband der amerikanischen Tanztherapeuten (ADTA), der 1966 gegründet wurde, sind alle tanztherapeutisch Tätigen zusammengeschlossen. Der Tanztherapeut arbeitet auf der Grundlage des „basic dance" und des "modern dance", was bedeutet, daß konventionelle Tanztechniken ausgeschlossen sind und im Tanz eine therapeutische Möglichkeit des Sich-Ausdrückens und -Darstellens gesehen wird. Dabei ist das Wort Tanz eigentlich - besonders im Anfang einer Therapie - viel zu anspruchig. Der Therapeut baut ja auf den noch so bescheidensten Bewegungsäußerungen auf. Zu welchem Zeitpunkt er z. B. Musik stimulierend einsetzt, kann nicht verallgemeinert und muß von Fall zu Fall entschieden werden. Überhaupt kann man in der Tanztherapie nicht von *einer* Methode sprechen. Es gibt fast so viele Ansätze wie es Therapeuten gibt. Die Unterschiedlichkeit der einzelnen Tanztherapie-Verfahren beruht einmal auf unterschiedlichen psychotherapeutischen Modellen. So arbeiten manche Therapeuten auf psychoanalytischer Basis, während andere wieder von den Konzepten der Individualpsychologie, der Gestaltpsychologie oder von nicht-direktiven, klientzentrierten Modellen ausgehen.

Zum anderen bestehen Unterschiede hinsichtlich des Klientels. So befassen sich einige Tanztherapeuten vornehmlich mit geriatrischen Patienten, mit Blinden, Gehörlosen oder geistig Behinderten. Beth KALISCH (1968) z. B. hat große Erfahrungen in der Behandlung von autistischen Kindern gesammelt. Trudi SCHOOP (1974) befaßt sich, wie in ihrem Buch faszinierend dargestellt, mit Geisteskranken. Der Tanztherapeut PESSO (1969, 1973) nennt seine Arbeitsweise „Psychomotor Therapy". Sein Klientel besteht vornehmlich aus Neurotikern. Seine Vorgehensweise ist dreiphasig:

— In einer ersten Therapiephase experimentieren die Patienten frei mit den verschiedensten Übungsgeräten, wobei sie zu intensiver selbstdiagnostischer Gefühlsreflexion angehalten werden.

— In der zweiten, mehr gruppendynamischen Phase lernt der Einzelne seine Gefühlsimpulse spontan über Bewegungshandlungen zu äußern. Die Gruppe ist angehalten, diese immer positiv zu bestärken.

— Die dritte Therapiephase erbringt eine Annäherung an die Lebensrealität insofern, als - neben positiver Zustimmung - auch negative Gruppenreaktionen verkraftet werden müssen. Sie können Anlaß sein für kathartische (seelisch befreiende) Gefühlsausbrüche, die vom Therapeuten aufgefangen und positiv verarbeitet werden. (Dieser Behandlungsverlauf weist starke Übereinstimmung auf mit einigen der weiter unten zu besprechenden Verfahren).

Die Ausbildung zum Tanztherapeuten ist heute in den USA an vielen Universitäten möglich. Dabei kann ein akademischer Abschluß (M.A.) erreicht werden. Die Studieninhalte sind in den ersten Semestern praxisnah, weiten sich in den höheren Semestern jedoch aus auf theoretische Fächer wie Anatomie, Bewegungslehre, Psychologie, Psychopathologie, Analysetechniken sowie klinische Praktika unter Supervision.

Die Tanztherapie faßt in Deutschland erst langsam Fuß. Es existiert bisher noch kein einheitliches Berufsbild. Auch steht eine theoretische Fundierung im Sinne einer klaren erkenntnistheoretischen Position noch aus. Dennoch wird in der klinischen und heilpädagogischen Praxis in der BRD von einigen zum Teil noch in den USA ausgebildeten Tanztherapeutinnen erfolgreiche Arbeit geleistet. Die Tanztherapie fungiert hier im allgemeinen als adjunktive (beigeordnete) Therapie, zumeist im Rahmen einer klinischen Psychotherapie.

In der BRD haben sich inzwischen die DGT — *Deutsche Gesellschaft für Tanztherapie e.V.* (Königsberger Str. 60, 5020 Pulheim) sowie der BVT — *Bundesverband für Tanztherapie* (Gerhart-Hauptmann-Str. 55, 5090 Leverkusen 3) etabliert. Die DGT bietet seit 1984 ein zweijähriges berufsbegleitendes Kompakt-Curriculum (250 St.) für pädagogische und therapeutische Grundberufe mit abschließendem Teilnahme-Zertifikat an (ähnlich der Zusatzqualifikation in Motopädagogik). In Zusammenarbeit mit dem Fritz-Perls-Insitut besteht außerdem bei entsprechender Voraussetzung die Möglichkeit zur Aus- und Weiterbildung zum „Klinischen Tanztherapeuten/tin". Der BVT führt seit 1983 eine Berufsausbildung zum Tanztherapeuten mit einem Verbands-Diplom für medizinische, pädagogische, psychologische und soziale Berufe über einen zweijährigen schulischen Halbtagsunterricht (1120 St. plus 800 St. Berufspraktikum) durch. Seit kurzem gibt es auch eine Europäische Gesellschaft für Tanztherapie.

Literatur:

Chace, M.: Dance Therapy at Saint Elisabeth's Hospital. Psychiatric Aide, 11, 1951

Espenak, L.: Tanztherapie. Dortmund: Sanduhr 1985

Fine, R. , Daly, D. und Fine, L.: Psychotanz als Übungsverfahren und Methode der Psychotherapie. In Petzold (Hrsg.): Psychotherapie und Körperdynamik. Paderborn: , Junfermann 1974, Seite 79 - 104

Kaechele, W.: Tanz und Spiele für Bewegungsbehinderte. Köln-Schnitzer 1983

Klein, P.: Tanztherapie. Lilienthal/Brunnen: Eres 1987

Pesso, A.: Movement in Psychotherapy. Psychomotor Techniques and Training. New York: Univ. Library 1969

Rick, C.: Tanztherapie. Stuttgart/New York: Fischer 1989

Schoop, T.: Komm und tanz mit mir. Zürich: Pan 1981

Siegel, E.: Tanztherapie. Stuttgart: Klett 1986

Willke, E.: Tanztherapie: eine elementare Form der Psychotherapie durch Bewegung. Praxis der Psychomotorik 3, 2, 1978

3.5.2. Psychogymnastik (Kinesic Therapy)

Der Begriff Psychogymnastik wurde nach dem 2. Weltkrieg in Prag von KNOBLOCH in Anlehnung an das Psychodrama von MORENO geprägt (vgl. Psychotanz im vorigen Kapitel) - Nach JUNOVA und KNOBLOCH (1966) umfaßt die Psychogymnastik als gruppenzentriertes Psychotherapieverfahren drei Funktionsbereiche: gymnastische Körperschulung, Entspannungstechnik und Ausdrucksschulung. Letztere wird allmählich zur pantomimischen und szenischen Darstellung ausgebaut. In ausgesuchten szenischen Themen, welche alltägliche Konfliktsituationen zum Inhalt haben, soll der Patient mit sich selbst konfrontiert werden. Vieles dabei geht auf die psychoanalytischen Theorien von REICH und FERENCZI zurück, die nach den Worten von Charlotte BÜHLER (1973) von den weitgehend körperfeindlichen klassischen Psychotherapien jahrzehntelang „verdrängt" wurden.[1)]

KNOBLOCH, der später mit seiner Frau nach Amerika ging (von da stammt auch der alternative Terminus „Kinesic Therapy", da Gymnastics im Englischen so viel wie Gerätekunstturnen bedeutet), kam dort mit der „Personal Growth"-Bewegung in Berührung. Das führte zu einer Ausweitung und Zentrierung des anfangs mehr gymnastisch und expressiv-motorisch (ausdrucksmotorisch) orientierten Psychogymnastikverfahren auf das psychodramatische Szenenspiel. Dabei werden nonverbal-pantomimisches Verhalten und verbales Verhalten im Sinne des Psychodramas von MORENO gleichwertig verwendet. Das geschieht unter Einbeziehung aller Gruppenmitglieder, wobei Realität und Phantasie, ernstes und heiteres Spiel einander abwechseln.

Am bekanntesten ist das szenische Spiel um einen Ball, der in der Mitte der Turnhalle liegt und eine verbotene Frucht symbolisiert. Hierbei können bei den Teilnehmern innere Konflikte (Annäherungs-Vermeidungs-Konflikt) erlebt und später bewußt gemacht werden. In anderen Szenen spielen die Patienten, ähnlich wie beim Karneval, selbstgewählte Rollen und stellen sie mimisch, gestisch und stimmlich (nicht sprachlich) dar. Andere Darstellungsaufgaben greifen z. B. die gegensätzlichen Verhaltensmuster des Sich-Durchsetzen-Könnens gegenüber dem Sich-Unterordnen auf. Auch dabei stoßen die Patienten auf eigene Probleme, beispielsweise auf Widersprüche zwischen dem Selbstkonzept, das jemand von sich hat, und seinem an den Tag gelegten Verhalten.

KNOBLOCH und KNOBLOCH (1974) haben die Erfahrung gemacht, daß die Gruppenmitglieder aufgrund der beim Theaterspielen im allgemeinen hohen Motiviertheit und inneren Beteiligung relativ rasch ihre typischen Verhaltensmuster offenbaren. Und zwar geschieht das oft in einer derart verblüffenden Weise, wie das bei Individual-Psychoanalysen und verbalen Gruppentherapien niemals möglich wäre. Unter Einsatz einer Video-Anlage sind im nachhinein Analysen zu vollziehen, welche die Diskrepanz zwischen dem verbalen und dem non-verbalen Verhalten eines Patienten (möglicherweise auch unter Ausschluß der Öffentlichkeit) frappierend belegen können.

Literatur:

Junova, H. und Knobloch, F.: Psychogymnastik als eine Methode der Psychotherapie. Prax. d. Psychotherap. 2, 966, 3 - 16

Knobloch, F. und Knobloch, J.: Psychogymnastik. In Petzold (Hrsg.): Psychotherapie und Körperdynamik. Paderborn: Junfermann 1974, Seite 201 - 214

3.5.3. Konzentrative Bewegungstherapie (KBT)

In Deutschland wurde, vor allem durch die ärztlich-psychotherapeutischen Erfahrungen von STOLZE ab Mitte der 50er Jahre, eine neue gruppendynamische Methode entwickelt, welche als Konzentrative Bewegungstherapie bezeichnet wird. Konzentrativ nannte man sie deshalb, weil der Patient das Sich-Einspüren in sich

[1)] Vorwort zum Buch von Petzold (Hrsg.): Psychotherapie und Körperdynamik.

selbst, in sein Körper-Ich erlernen soll. Für STOLZE (1959) selbst ist diese Bezeichnung unbefriedigend. Das eigentliche Anliegen, nämlich das intuitive und meditative Erfassen der eigenen Leib-Seele-Einheit in Ruhe und Bewegung sowie auch der sozialen Beziehungen zur Umwelt, kommt mit dem Wort „konzentrativ" wenig zum Ausdruck.

Die Konzentrative Bewegungstherapie (KBT) wurde maßgeblich beeinflußt durch die Arbeiten von Elsa GINDLER (1926), der Begründerin der Schule der körperlichen Umerziehung. Die Manuskripte und zahlreichen Fotos sowie ihr gesamtes, im Hinblick auf eine Veröffentlichung gesammeltes Material sind bei einem Bombenangriff auf Berlin während des Krieges leider vernichtet worden. GINDLER hat viele Schüler gehabt, u. a. die Ärztin EHRENFRIED, die ihr das Buch „Körperliche Erziehung und seelisches Gleichgewicht" (1974) widmete. Eine andere Schülerin war Charlotte SELVER (1957, 1974), die durch ihre Arbeiten zur „Sensory Awareness" bekannt geworden ist. Gertrud HELLER, ebenfalls eine GINDLER-Schülerin, sammelte langjährige klinisch-psychiatrische Erfahrungen mit neurotischen und psychotischen Patienten in Schottland, ehe sie in den 50er Jahren mit STOLZE zusammentraf. Er war es dann, der die GINDLERschen Ideen und Praktiken für die Psychotherapie nutzbar machte.

GINDLERs Leitidee war die, daß das Gewahrwerden der eigenen Körperempfindungen, die recht eigentlich der Schlüssel für unsere Gefühlsempfindungen sind, nicht durch gymnastisches Üben erreichbar ist, sondern allein durch ein Sich-Öffnen und Sensibel-Werden für die psychosomatischen Botschaften unserer Muskeln und Organe.

Im Zuge dieses Akzeptierens seiner selbst verändert sich auch das Verhältnis zu seinen Mitmenschen. Im Miteinander-Agieren können im Laue der KBT-Behandlung soziale Fehleinstellungen, Kontaktbarrieren und angstbesetzte Abwehrhaltungen allmählich abgebaut werden. Mitunter sind die bei bestimmten Partnerübungen notwendigen engen Sozialkontakte (insbesondere Tast- und Hautkontakte mit anderen) auslösend für spontan freigesetzte Aggressionen oder libidinös-sexuelle Impulse. Sie müssen vom Therapeuten aufgefangen und einzel- sowie gruppenpsychotherapeutisch aufgearbeitet werden.

STOLZE (1959) betont, daß die Konzentrative Bewegungstherapie keineswegs ein neuartiger Behandlungsweg ist. Vor ihm waren es G. R. HEYER und vor allem Lucy HEYER-GROTE, welche die Bewegungstherapie in die Psychotherapie einführten und sie vom Makel der psychotherapeutischen Hilfsmethode befreiten (vgl. 3.5.5). Die KBT ist kein übendes Verfahren mit festgelegten Lerninhalten, kollektiver Zielsetzung oder gar einem Curriculum. Es geht nach BECKER (1988) um Wahrnehmungen des eigenen Körpers in konzentrativer Ruhe wie auch in der Bewegung und um den Bezug zum Raum, zur materialen und sozialen Umwelt. „Man könnte von einer Spieltherapie für Erwachsene sprechen" (BECKER 1988, 69).

1981 hat BECKER, Psychiater an der Psychosomatischen Klinik in Heidelberg, den Versuch einer Gegenstandsbestimmung und Grundlegung einer analytisch orientierten KBT unternommen. Er stellt diese psychoanalytische Richtung der gymnastischen, von GINDLER geprägten Form gegenüber. Beide basieren auf den gleichen Grundprinzipien. Der analytisch ausgerichtete Therapeut geht aber weiter, indem er die GINDLERschen Prinzipien der psychosomatischen Selbstfindung „als Einstieg und Ergänzung zu einer analytischen Therapie" benutzt (BECKER, Seite 86).

In den Weiterbildungsrichtlinien, herausgegeben vom Deutschen Arbeitskreis für Konzentrative Bewegungstherapie e.V. (Aulbergstr. 8, 7410 Reutlingen), wird die KBT als psychotherapeutische Methode ausgewiesen. Dennoch werden zur Weiterbildung, neben Ärzten und Psychologen, auch Pädagogen, Sozialpädagogen, Krankengymnasten und Ergotherapeuten sowie ,,verwandte Berufe" zugelassen. Die mit einem Zertifikat abschließende Weiterbildung enthält 170 Stunden Selbsterfahrung und 160 Stunden praktische, selbständige Therapiearbeit unter Supervision. Der Erwerb theoretischer Grundkenntnisse in Anatomie, Physiologie, Bewegungslehre, (Tiefen-)Psychologie, Gruppendynamik und Methodik wird in die Verantwortung der Weiterzubildenden gestellt.

Nach BECKER sind die Grundvoraussetzungen und Qualifikationen eines KBT-Therapeuten:

— Selbsterfahrung in der analytischen Psychotherapie (Lehranalyse)
— Selbsterfahrungen in der Konzentrativen Bewegungstherapie,
— Kenntnisse der psychosomatischen Krankheitslehre und Psychoanalyse.

Die KBT darf in der BRD nur in Zusammenarbeit mit einem Arzt heilkundlich betrieben werden, es sei denn, der Ausführende gehört als Heilpraktiker einem lizensierten Heilberuf an.

Nach MEYER (1961) ist die Indikation für die KBT bei Angstzuständen (Phobien) und Zwangsneurosen gegeben, während hysterische und insbesondere suicidale Patienten weniger gut darauf ansprechen. BECKER (1981) dagegen sieht die KBT bei schweren Phobien als kontraindiziert an. Das gleiche gilt für Patienten mit Kontaktängsten sowie für Psychotiker und Borderline-Patienten.

Literatur:

Becker, H.: Konzentrative Bewegungstherapie. Stuttgart: Thieme 1981

derselbe: Bewegung und Therapie aus der Sicht der Psychoanalyse. In Hölter, G. (Hrsg.): Bewegung und Therapie. Dortmund: modernes lernen 1988, 67-75

Gindler, E.: Die Gymnastik des Berufsmenschen. Gymnastik 1, 1926, 82 - 95

Goldberg, M.: Über meine Therapie-Formel in der Konzentrativen Bewegungstherapie. Prax. Psychotherap. 6, 1974, 237 - 241

Kirchmann, E.: Integrative Bewegungstherapie, Konzentrative Bewegungstherapie, Rhythmische Bewegungstherapie - ein Methodenvergleich. Düsseldorf 1978

Kost, U.: Konzentrative Bewegungstherapie in Kirchberg 1973. Prax. Psychotherap. 6, 1974, 241 - 250

Meyer, J. E.: Konzentrative Entspannungsübungen nach Elsa Gindler und ihre Grundlagen. Zschr. Psychother. med. Psychol. 11, 1961, 116 - 127

derselbe: Konzentrative Bewegungstherapie. In: Petzold (Hrsg.): Psychotherapie und Körperdynamik. Paderborn: Junfermann 1974, Seite 157 - 173

Stolze, H.: Die Konzentrative Bewegungstherapie. Berlin: Mensch und Leben 1984

3.5.4. Integrative Bewegungstherapie (IBT)

Die integrative Bewegungstherapie ist ein Teilgebiet der Integrativen Therapie auf der Grundlage der Gestalttherapie. Sie wurde von PETZOLD Mitte der 60er Jahre entwickelt und wird im "Fritz-Perls-Institut" als eigenständiger Weiterbildungszweig innerhalb des Ausbildungsprogramms für Gestalttherapie und Kreativitätsförderung gelehrt.[1)] Die Weiterbildung verläuft berufsbegleitend über einen Zeitraum von 4 Jahren und schließt mit einer Graduierung zum Bewegungstherapeuten ab.

Die IBT ist ein holistischer, psychosomatischer Ansatz, dessen Ziel es ist, leibliche Integrität und motorische Identität zu vermitteln. Den Ausgangspunkt bilden die beim Patienten beobachtete Körperhaltung, seine Art sich zu bewegen wie auch seine psychische Befindlichkeit. Die eingeleiteten Sensibilisierungsprozesse sollen mit der Zeit eine Verhaltensänderung und eine positive Auseinandersetzung mit seinem Umfeld bewirken. Durch ein ,,Ensemble abgestimmter Handlungsstrategien" (DREFKE und PETZOLD 1988, S. 111) sollen insbesondere drei Erfahrungsbereiche vermittelt werden:

— die *funktional-übungszentrierte* Modalität,
— die *erlebniszentriert-aktivierende* Modalität und
— die *konfliktzentriert-aufdeckende* Modalität.

Das integrative Konzept dieser Methode ist von derartiger Vielgestaltigkeit, daß es schwerfällt, die einzelnen Bestandteile umfassend darzustellen. Das eigentliche Ziel ist die Behandlung seelischer Störungen über den Körper, über die Sensibilisierung seiner Ausdrucks- und Entspannungsfähigkeit, über die Verbesserung der Sinneswahrnehmung, über Atembewußtsein und über ,,bewegungsimprovisatorische Selbsterfahrungen," Die dazu verwendeten Praktiken reichen von der Atem- und Körpertherapie bioenergetischer und neoreichianischer Prägung (REICH, LOWEN) über körperbezogene Thymopraktik, Sensory Awareness (GINDLER, SELVER), Expression Corporelle (DROPSY, SHELEEN), Psychotanz und Pantomime, Psychomotor Therapy (PESSO) über Konzentrative Bewegungstherapie (STOLZE), Improvisationstraining des therapeutischen Theaters (ILJINE) bis zu Aikido, Tai Chi Chuan und den eigentlichen Meditations- und Entspannungstechniken.

Mit all diesen Verfahren, die nach PETZOLD keineswegs eine ,,Leipziger-Allerlei-Methode" darstellen, soll die organismische Integration der Leib-Seele-Körpereinheit erreicht werden, die im Krankheitsfall immer wieder an irgend einer Stelle gespalten ist. ,,Dabei nehmen die Konzepte Gestalt, Ganzheit, Struktur, Figur/Grundrelation (= Kontext), Feld, Organismus und System eine zentrale Bedeutung ein. All diesen Konzepten . . . ist eigen, daß sie eine übergreifende Betrachtungsweise. . . anstreben, ohne daß dabei Teile. . . in ihrer Bedeutung verlorengehen" (PETZOLD 1974, Seite 298/299).

Der Mototherapeut muß deshalb eine solche Vielzahl therapeutischer Möglichkeiten beherrschen, um im Einzelfall (gemäß dem vorliegenden psychosomatischen Störungsbild des Patienten) aus dem Komplex der Therapieangebote die individuell geeigneten Praktiken auszuwählen. Dabei handelt es sich jedoch nicht bloß um einen einmaligen Selektionsprozeß zu Beginn einer Therapie. Es wird im Gegenteil immer wieder notwendig sein, während des Therapieverlaufs das Programm den jeweiligen Bedürfnissen des Klienten anzupassen, d.h. ein bestimmtes Teilverfahren wegzulassen oder ein neues, erfolgversprechenderes hinzuzuneh-

[1)] Sekretariat Fritz-Perls-Institut: Leibnitzstr. 52, 6500 Mainz

men. Diagnostische und therapeutische Prozesse müssen immer Hand in Hand gehen, wobei laufende psychomotorische Verhaltensbeobachtungen die jeweils neue Basis für weitere mototherapeutische Interventionen ergeben.

Therapeutische Prozesse sind Lernprozesse, die Verhaltensänderungen beim Patienten hervorrufen, und zwar sowohl haltungs- und bewegungsmäßig als auch auf gefühlsmäßiger und geistiger Ebene. In der Integrativen Bewegungstherapie spricht man gemäß diesem Synergieprinzip davon, daß Körpertherapie immer zugleich Psychotherapie und „Nootherapie" (geistige Therapie) ist. Jeder therapeutische Prozeß verläuft dabei vierphasig ab, und zwar als

1. Initialphase (Stimulation, „Warm Up", Kontaktfindung)

2. Aktionsphase (emotionale Erfahrung durch konfliktorientiertes Üben)

3. Integrationsphase (Erfahrungsaustausch in der Gruppe, Feedback, rationale Einsicht)

4. Neuorientierungsphase (Erproben der erreichten Verhaltensänderung in Gruppensituationen).

In den wenigen Jahren ihres Bestehens konnten mit der Integrativen Bewegungstherapie positive Erfahrungen in der Anwendung bei Neurosen, Psychosen, bei Drogenabhängigen und Alkoholikern sowie in der Geriatrie gesammelt werden (vgl. KIRCHMANN, Seite 10).

Literatur:

Drefke, H. und Petzold, H.: Die integrative Bewegungstherapie und ihre Bedeutung in der Ausbildung von Sportlehrern. In Hölter, G. (Hrsg.): Bewegung und Therapie. Dortmund: modernes lernen 1988, S. 106-125

Kirchmann, E.: Moderne Verfahren der Bewegungstherapie. Paderborn: Junfermann 1979

Petzold, H.: Integrative Bewegungstherapie. In Petzold (Hrsg.): Psychotherapie und Körperdynamik. ebd. 1974, Seite 287 - 404

Ullmann, R.: Integrative Bewegungstherapie. In Maurer, Y. (Hrsg.): Bedeutende Psychotherapieformen der Gegenwart. Stuttgart: Thieme 1984, S. 185-197

3.5.5. Bewegungs- und Atemtherapie von HEYER-GROTE

Diese von Lucy HEYER (Basel) in den 50er Jahren entwickelte Therapieform zur Behandlung bei Neurosen ist nicht als Methode zur Körperertüchtigung über Sport und Spiel zu verstehen, sondern sie ist, wie die Autorin betont, eine psychologische Heilweise. Ihr Ziel ist es, das beim Patienten verlorengegangene Körpergefühl zu wecken, um vom Leiblichen her die gestörte psychosomatische Ordnung wieder herzustellen. Die für den schizoiden Menschen charakteristische Ablehnung des eigenen Körpers, seine Körperfremdheit und die damit im Zusammenhang stehende Selbstunsicherheit werden in der Bewegungs- und Atemtherapie bewußtgemacht und aufgearbeitet. Damit wird den gerade während der Pubertät gehäuft auftretenden Spaltungstendenzen der Persönlichkeit entgegengewirkt.

Die therapeutisch intendierte Verbesserung des eigenen Körperbewußtseins führt Leibliches und Seelisches zusammen und trägt dazu bei, die innere Diskrepanz, die Disharmonie innerhalb der Persönlichkeit des Neurotikers auszugleichen. Der funktionale Ausgleich bezieht sich auch auf die bei neurotischen Menschen typische Störung der Polarität zwischen Spannung und Lösung. Gestaute Antriebe, Affekte und Bewegungsimpulse führen mit der Zeit zu starken Verkrampfungen. Um diese Patienten zur Entspannung und Lösung zu führen, bedarf es einer vorausgehenden motorisch-expressiven Entladung des angestauten psychomotorischen Antriebspotentials. Erst danach ist überhaupt eine Entspannungsbereitschaft seitens des Patienten zu erwarten.

Nach Ansicht und Erfahrung von HEYER-GROTE kann es in ihrer Methode kein rigides Schema geben. „Wichtiger als die Methode ist aber die Persönlichkeit des Therapeuten: elastisches Vorgehen, Einfühlung, konstruktive Begabung und psychologische Schulung sind unerläßliche Bedingungen für diesen Beruf" (1959, Seite 306). Beispielsweise ist es notwendig zu wissen, welcher Patient welche Bewegungserfahrungen braucht: Der Depressive muß psycho-motorisch aufgerichtet werden. Der Manische dagegen braucht Belastung im wahrsten Sinne des Wortes. Er muß über (zum Teil druckbeschwerten) Bodenkontakt lernen, auf dem "Boden der Tatsachen" zu bleiben und dadurch seine mangelnde Realitätsbeziehung zu bekämpfen.

Der Übungskanon dieser „Bewegungsarbeit an der Persönlichkeit" beginnt mit motorisch expansiven und expressiven Übungen zur Ableitung innerer Unruhe. Sie werden nach einiger Zeit übergeleitet in konstruktive, gestaltende Haltungs- und Bewegungsformen. Nach HEYER-GROTE ist der „Haltungsverfall" ein zentrales Symptom der Neurose. Viele Patienten fühlen sich ohne (inneren und äußeren) Halt den Elementen der Natur, des Lebens ausgeliefert. Hier wirkt ein allmähliches Hinführen zum Körpergefühl, zum Haltungsgefühl oft wunder. Entspannungs- und Gleichgewichtsübungen sind weitere mototherapeutische Mittel zur Selbstfindung und Selbsterstarkung.

Räumliche Bewegungserfahrungen schaffen die Grundlage eines Raumgefühls. „Raum ist eine Aufforderung für den Bewegungsdrang" (HEYER-GROTE 1959, Seite 303). Wie man dieser Aufforderung nachkommt, zeigt wie gesund oder gestört ein Mensch ist. Aber nicht nur die Fähigkeit des Sich-Hineinwagens und Sich-Anpassens an den Raum ist ein Kriterium psychischer Gesundheit, sondern auch die Fähigkeit und Bereitschaft, die eigenen Bewegungen einem vorgegebenen Fremdrhythmus anzupassen. Psychisch Kranke verlieren sich an die Umwelt, statt sich ihr anzupassen. Das gilt insbesondere für die soziale Anpassung. Hier müssen autistische und narzistische Patienten aus ihrer neurotischen Selbstbezogenheit herausgeführt werden.

Während die Bewegungstherapie weitgehend in der Gruppe praktiziert wird, wird die Atemtherapie schon sehr früh in Einzelbehandlung an die Patienten herangetragen (jeweils während 10 - 15 Minuten). Hier ist das schon erwähnte elastische Eingehen auf die individuellen Schwierigkeiten und Symptome des Patienten besonders wichtig. Atemtherapie verlangt Ruhe und Konzentration. Jede äußere Aktivität wie beispielsweise in der Atemgymnastik ist zu vermeiden. Wille und Anstrengung stehen der angestrebten passiven Haltung des Abwartens, des Wirken-Lassens entgegen. Erst sehr viel später werden im Rahmen der Überführung der Atemtherapie in die Bewegungs-Gruppentherapie stimmliche Widerstandsübungen bei der Ausatmung wie Summen und Singen hinzugenommen.

Literatur:

Heyer-Grote, L.: Bewegungs- und Atemtherapie. In: Handbuch der Neurosenlehre und Psychotherapie, Bd. 4, 1959, 299-311

3.5.6. Psychotherapeutische Schreibbewegungstherapie

Magdalene HEERMANN (1977) schuf diese Psychotherapieform zur Behandlung verhaltensgestörter, neurotischer Kinder. In ihr hat sie jahrzehntelange Beobachtungen und Erfahrungen zusammengefaßt, die sie mit hirngeschädigten und neurotischen Kindern und insbesondere mit Stotterern gewonnen hatte. Diesem Vorhaben liegt die psychomotorische Erkenntnis zugrunde, daß der Schrift, wie auch der Sprache und dem Gang, normalerweise ein individueller Rhythmus eigen ist. Bei psychomotorischen Störungen ist diese rhythmisch zwischen Fingerbeugung und -streckung schwingende Schreibbewegung verändert.

Nach GRÜNEWALD (1954) sind folgende vier psychomotorischen Fehlformen zu beobachten:

1. die zu straffe, feste, mechanische Schrift
2. die ungezügelt ausfahrende, enthemmte Schrift
3. die steife, unlebendige, gehemmte Schrift
4. die verkrampfte, abrupt springende und torkelnde Schrift.

Jedem dieser graphomotorischen (schreibmotorischen) Störungsbilder können sowohl somatische als auch psychische Ursachen zugrunde liegen. Therapeutisch sind hier Schriftkorrekturen in Form von Schönschreibübungen kontraindiziert. Statt dessen sollen die schreibbewegungsgestörten Kinder zunächst durch lustbetont-spielerische, großräumig-schwungvolle Lockerungsübungen aus ihren Schwierigkeiten und Nöten herausgeführt werden. HEERMANN spricht hier von „Schreibtanz", „Schreibturnen" und „Schreibakrobatik".

Je gehemmter die Kinder sind, desto mehr werden kreisende und weit ausholende beidhändige Schwungbewegungen sowie einhändige girlanden- und arkadenförmige Lockerungsübungen an der Tafel ausgeführt. Bei unruhigen Kindern werden zunehmend auch eckige und winklige Konzentrationsübungen mit dazugenommen. Sie sind gekennzeichnet durch Gradlinigkeit und Stetigkeit. Von ihnen gehen stark beruhigende und konzentrierende Wirkungen aus. Dennoch dürfen sie nicht zu hoch dosiert werden. Es werden zumeist 10- bis 20mal mehr Lockerungsübungen als Konzentrationsübungen durchgeführt.

Der von HEERMANN entwickelte Schreibbewegungstest ermöglicht eine Klassifizierung der graphomotorischen Symptomatik nach Kriterien wie Spannung und Lösung, Intraversion (Innengerichtetheit) und Extraversion (Außengerichtetheit). Danach - sowie nach Krankheitsbild und Lebensalter - wird ein Behandlungsplan unter genauer Angabe der einzelnen auszuführenden Lockerungsübungen (L 1 - L 24) und Konzentrationsübungen (K 1 - K 14) erstellt.

Folgende Krankheitsbilder und Störungssymptome versprechen Aussicht auf Behandlungserfolg: Bettnässen, Schulängste, Schulversagen, Konzentrationsschwäche, Legasthenie, Sprachentwicklungsverzögerung, Stottern, Neurosen, Verhaltensstörungen, geistige Behinderung, spastische Lähmung und Athetose.

Literatur:

Grünewald, G.: Graphologische Studien. Zürich: Rascher 1954

Heermann, M.: Schreibbewegungstherapie bei neurotischen Kindern. In Biermann (Hrsg.): Handbuch der Kinderpsychotherapie, Ergänzungsband. München/Basel: Reinhardt 1976

dieselbe: Schreibbewegungstherapie als Psychotherapieform bei verhaltensgestörten, neurotischen Kindern und Jugendlichen. München/Basel: Reinhardt 1977

3.5.7. Nicht-direktive Bewegungspsychotherapie

Dieser auf den Grundlagen der Psychotherapie (ROGERS) bzw. der Gesprächspsychotherapie (TAUSCH) aufbauende klientzentrierte Ansatz geht von der Überlegung aus, daß gesprächspsychotherapeutische Hilfen bei jüngeren Kindern wegen der noch ungenügend entwickelten Sprachfähigkeit noch nicht in Frage kommen, daß es aber möglich sein müßte, die therapeutischen Grundsätze dieser Behandlungsform zu übernehmen. Wesentlich dabei ist die verständnisvolle, wohlwollende, warme und mit dem Kind sympathisierende Grundhaltung des Therapeuten, seine Echtheit und Fähigkeit zum Mitschwingen. Er enthält sich jeglicher Direktiven und verbalisiert statt dessen das, was das Kind gerade tut. Durch diese Art des reflektierenden, aber keinesfalls wertenden Kommentars hält er dem Kind einen Spiegel vor. Der Psychomototherapeut kann sich als Spielpartner anbieten, ermacht jedoch keine Übungsvorschläge und gibt niemals Übungsanweisungen. Überhaupt spielen konkrete Übungsformen oder Lehrinhalte bei der Bewegungspsychotherapie keine Rolle.

Die Erfahrungen VOLKAMERs mit je einer Gruppe 4- bis 7jähriger und 8- bis 11jähriger Kinder während eines Jahres (1971) haben gezeigt, daß mit dieser nichtdirektiven Therapieform vor allem eine Angstreduktion bei jüngeren Kindern erreicht werden kann, während bei älteren leicht die Gefahr des ziellosen Herumtobens besteht. KNAB (1980) hat den Ansatz von VOLKAMER aufgegriffen und in einem Heim für verhaltensgestörte Kinder mit einer zunächst kleinen Zahl von Patienten - zumeist in Einzeltherapie - angewendet. In einem ersten Erfahrungsbericht gibt der Autor positive mototherapeutische Effekte bei sozialen Kontaktschwierigkeiten, bei schulischen Arbeitsstörungen, psychosomatischen Beschwerden, Unsicherheiten und Ängsten sowie bei Verstimmungsstörungen an.

Literatur:

Volkamer, M.: Leibesübungen als psychotherapeutisches Mittel bei verhaltensgestörten Kindern. In Eggert und Kiphard (Hrsg.): Die Bedeutung der Motorik für die Entwicklung normaler und behinderter Kinder. Schorndorf: Hofmann 1980, Seite 41 - 53

Knab, E.: Klientzentrierte Sporttherapie-Ansätze zu einer möglichen Variante der Gesprächspsychotherapie. In Knab (Hrsg.): Heimerziehung. Beiträge zur Theorie und Praxis öffentlicher Erziehung im Heim für verhaltensgestörte. Frankfurt: Lang 1980, Seite 101 - 112

3.6. Erlebnis- und ausdruckstherapeutische Übungsverfahren

Innerhalb der psychomotorisch-psychotherapeutischen Ansätze verdienen die hier zusammengestellten expressiv-motorischen Verfahren eine besondere Beachtung. Ihnen liegt die Hypothese (Annahme) zugrunde, daß Ausdruckshemmungen und Ausdrucksstauungen Ursache psychosomatischer Beschwerden, Neurosen und Verhaltensstörugen sind. Deshalb ist es Ziel der meisten erlebnis- und ausdruckstherapeutischen Methoden, diese psychomotorischen Blockaden zu durchbrechen und damit den Patienten von seinen bisher verdrängten, unbewußten Konflikten zu befreien. Je mehr diese Bewegungsäußerungen nicht nur „Ventilfunktion" sind, sondern als tief innerlich mitempfundene Darstellung und Entäußerung der konfliktgeladenen Problematik des einzelnen Patienten fungieren, desto therapeutisch wirksamer werden sie sein (vgl. 3.6.4. „Psychodrama"). Wir überschreiten damit aber schon zum Teil die Grenzen der Mototherapie im engen Sinn.

Aus diesem Grund ist auf die Darstellung der gestalt-psychologischen Ansätze einer Erlebnistherapie im Sinne der von PERLS oder COHN publizierten Methoden verzichtet worden. Das Novum dieses gruppentherapeutischen Interagierens (z.B. COHNs „Themenzentrierte Interaktion") liegt darin, daß der Therapeut nicht mehr distanzierter und unantastbarer Analytiker ist, sondern daß er sich selbst mit in die Gruppe einbringt. Allerdings beziehen- diese Therapieverfahren die Sprache stark mit ein, während viele der im folgenden zu besprechenden Methoden ganz auf die Sprache verzichten.

3.6.1. Bewegungsrausch, Bewegungstrance

Es war eine meiner frühen Beobachtungen, daß antriebsgehemmte, gefühlsblokkierte Kinder im Zuge einer sehr starken körperlichen und motorischen Inanspruchnahme plötzlich ihre Ausdrucks- und Kommunikationsblockaden durchbrachen und z. B. spontan zu sprechen begannen, trotz vorhandenem (selektiven) Mutismus (= freiwilliges Schweigen). Gerade primitiv-rhythmische Gesamtkörperübungen, wie sie im Tanz, aber auch beispielsweise beim Trampolinspringen vorkommen, scheinen geeignet zu sein, emotionale Entladungen zu bewirken. Tantrische Yogaformen benützen ortsgebundene Wipp- und Schüttelbewegungen zur Einleitung tranceartiger Zustände. Dabei kommt es zu einer enormen Steigerung der Atemfrequenz (Hyperventilation), wie das z. B. in der durch BHAGWAN verbreiteten "dynamischen Meditation" bewußt beabsichtigt ist.

Von Japan aus hat sich durch KISHI die Technik des „Kazugen" verbreitet. Bei dieser Bewegungsextase werden motorische Primitivschaltungen, die normalerweise vom Verstand zurückgehalten und nicht „zugelassen" werden, ausgelöst und können sich absolut ungehemmt entfalten und „ausleben". Ein Helfer wacht darüber, daß der in Bewegungstrance Befindliche sich nicht verletzt. Der Raum ist ohnehin mit dicken Matten oder Matratzen gut gepolstert, denn die sich innerhalb weniger Minuten verselbständigenden Spontanbewegungen werfen den Klienten mitunter plötzlich herum. Obwohl aus der Sitz- oder Liegeposition ausgegangen wird, müssen die im Kazugen ausgelösten Urbewegungsstürme ständig von einem Außenstehenden kontrolliert werden. Der in motorischer Extase Befindliche hat - obwohl er stets bei klarem Bewußtsein ist und alles, was aus ihm heraus geschieht, genau mitbekommt - sich ja absichtlich der Verstandeskontrolle entledigt.

Das Auslösen der Kazugen-Extase ist relativ einfach - vorausgesetzt, daß der Betreffende wirklich bereit ist, die Kontrolle über sich völlig aufzugeben und „Es" in sich geschehen zu lassen. Als Auslöse-Bewegungen eignen sich rhythmische Körper- oder Kopfdrehbewegungen, in die der Ausführende sich im Fersen- oder Schneidersitz oder in der Rückenlage hineinbegibt. Je nachdem, wie schnell jemand rational „abschalten" und sich voll und ganz seinen inneren Bewegungen überlassen kann, werden die als Einstieg gewählten primitiven Hin- und Herbewegungen abgelöst, erweitert und ergänzt durch andere Primitivbewegungsmuster wie Wippen, Schaukeln, Drehen, Zucken, Schlagen, Verkrampfen usw.

Diese unter starker Atemerhöhung mit oder ohne Lautäußerungen (Schreien, Wimmern, Weinen, Stöhnen) vor sich gehenden Bewegungsstürme ergreifen im wahrsten Sinne des Wortes Besitz von dem Ausführenden (der eben jetzt kein Ausführender mehr ist). Dabei führen Kopf, Schultern, Arme, Becken und Beine die unterschiedlichsten Beuge-, Streck- und Drehbewegungen aus. Je nachdem klingen auf diese Weise hunderte Male wiederholte Bewegungssalven plötzlich ab; es tritt eine Ruhe ein, ehe eine ganz neue, noch dynamischere und extatischere Bewegungskombination sich förmlich Bahn bricht. Und das so fort, bis der von seiner inneren Primitivmotorik Ergriffene alles an Spannungen, Frustrationen, Schmerzen, zurückgehaltenen Aggressionen, Gelüsten und Bedürfnissen abreagiert hat und nun völlig erschöpft, schweißgebadet nach Atem ringend am Boden liegen bleibt. (Hier sind Parallelen zu der Primärtherapie von JANOV deutlich erkennbar.)

AKSTEIN hat 1965 in Brasilien eine Psychotherapieform entwickelt, welche auf Besessenheitszuständen und Voodoo-Praktiken afro-brasilianischer Sekten aufbaut. Er benützt die kinetische Trance als „Terpsychoretrance-Therapie (T.T.T.)". Dabei wird ein Regredieren auf archaisch-primitive Verhaltensmuster unter Freisetzen instinktiver Reaktionen beabsichtigt. Die cortikale (Hirnrinden-) Kontrolle ist fast ganz ausgeschaltet, die Augen sind geschlossen, und die Patientengruppe bewegt sich rhythmisch zu afro-brasilianischer Musik. Unter Umständen genügt eine Trommel, von deren Rhythmus starke Impulse zu Entstehen rauschartiger Zustände ausgehen. Andererseits verhindert die Gesetzlichkeit des Rhythmus einen völligen Kontrollverlust durch Bewegungsstürme bei erregten Patienten.

Die Einleitung der Bewegungstrance wird auch hier unterstützt durch Hyperventilation sowie durch heftige Körperdrehungen bei nach vorn abgeknicktem Oberkörper. Letztere stimulieren - gerade durch die unnatürliche Körperhaltung - das Vestibularsystem im Innenohr. Helfer versuchen dabei das Fallen und Stürzen zu verhindern sowie zu heftige Ekstasen abzufangen. Häufig kommt es während des Bewegungsrausches zu spontanen Erinnerungen und zum Freiwerden blockierter Emotionen. AKSTEIN nennt als Indikation für die T.T.T. das gesamte Gebiet der Psychoneurosen, insbesondere Hysterie und Neurasthenie, dann aber auch psychosomatische Krankheitsbilder einschließlich leichter Depressionen. Kontraindiziert ist die Bewegungstrance-Therapie bei Psychotikern, Epileptikern sowie bei Patienten mit zwanghafter und phobischer (krankhaft ängstlicher) Symptomatik. Außerdem verbietet sich die Teilnahme bei Patienten mit starken Gelenk- und Herz-Kreislauf-beschwerden.

Literatur:

Akstein, D.: Kinesic Trances and their Application in Treatment and Profylaxis of Psychoneuroses and Psychosomatic Diseases. IV. World Congress on Psychiatry. Madrid, Sept. 1966

derselbe: Bewegungstrance - Terpsychoretrance Therapie, eine neue Dimension der non-verbalen Psychoptherapie. In Petzold (Hrsg): Psychotherapie und Körperdynamik. Paderborn: Junfermann 1974, Seite 193-200

Bhagwan, R. S.: Meditation: The Art of Ecstasy. New York: Harper and Pow 1976

Kishi, S. A.: Kursreihe „Sei. Ki," Adr. : Kurzer Rehmb 6, 2057 Reinbek

3.6.2. Expression Corporelle

Diese Methode von Laura SHELEEN und Jacques DROPSY (Paris) entwickelte sich aus der künstlerischen Arbeit des Körperausdrucks am Theater. Sie wendet sich an den gesunden Erwachsenen. Allerdings haben verschiedene Schüler die Möglichkeiten der Anwendung körperlicher Ausdruckstechnik auch bei normalen und behinderten Kindern mit Erfolg erprobt. Aus diesem Grunde soll hier im Rahmen der Darstellung mototherapeutischer Verfahren im weitesten Sinne kurz darüber referiert werden. Die Übungen dieser als psychomotorische Erziehung verstandenen Methode gehen auf verschiedene tänzerische Stilrichtungen zurück wie modern dance, klassisches Ballet, aber auch Psychogymnastik (vgl. 3.5.2.) und Heilgymnastik.

Grundlage der „Expression Corporelle" (körperlicher Ausdruck) und der „Maitrise Corporelle" (körperliche Meisterung) ist die Beobachtung, daß die meisten Menschen eine gestörte Beziehung zu sich selbst haben, „und auch ein Gutteil der Sportler ist sehr weit von einer psychomotorischen Harmonie entfernt" (DROPSY und SHELEEN 1974, Seite 43).

Weil der moderne Mensch unter einem gestörten Gleichgewicht zwischen körperlichen und seelischen Anteilen seiner Persönlichkeit leidet, muß er sukzessiv integrativen psychomotorischen Erfahrungen zugeführt werden. Im einzelnen geht es um muskuläre Körpererfahrungen im Sinne kinästhetischer Sensibilität, wodurch Spannungen und Lösungen ganz bewußt erlebt werden. Zum anderen sollen Blokkierungen des Atems aufgelöst und das freie Strömen der Atmung erfahren werden. Der Mensch soll aus der körperlichen und geistig-seelischen Mitte heraus handeln lernen und seine Beziehungen zu sich selbst, zu seiner physikalischen und sozialen Umwelt verbessern.

Literatur:

Sheleen, L.: La sensibilitation psycho-motrice. Une méthode d'expression corporelle. L'homme sain, 2, 1967, 83 - 87

Dropsy, G. und Sheleen, L.: Maitrise Corporelle und menschliche Beziehungen. In Petzold (Hrsg.): Psychotherapie und Körperdynamik. Paderborn: Junfermann 1974, Seite 39 - 57

3.6.3. Ausdruckstherapie von SCHWUNG

Im Jahre 1956 veröffentlichte die Ärztin Dr. Henriette SCHWUNG ihre Ausdrucksübungen für gehemmte Kinder. Ihnen liegen die täglichen Erfahrungen im Umgang mit psychisch gestörten Kindern zugrunde, daß nämlich der innerseelische Zustand dieser Kinder über Mimik, Gestik, Stimme und Handschrift sichtbar wird. So bei müder, schlaffer oder verspannter Ausdrucksweise, oder bei Leblosigkeit der Mimik und Gestik, wo alles monoton, stereotyp, glatt, leer und zu brav verläuft (auch die Handschrift). SCHWUNG spricht hier von "nicht gewagter Polarität", was soviel bedeutet, daß bei diesen Kindern der Plus- und Minuspol viel zu nahe beieinander liegen, als daß sich eine Dynamik entfalten könnte. Sie wagen nicht weit auszuschwingen in ihren Bewegungen und wagen ihre Gefühle nicht motorisch umzusetzen. Sie „Innern", statt sich zu äußern.

Um die Ausdruckshemmungen zu überwinden, werden vorbereitend einzelne Muskelgruppen willkürlich angespannt und wieder entspannt, wie das zur Methode der „Progressiven Relaxation" von JACOBSEN gehört (vgl. 3.8.6.). Die eigentlichen ausdruckstherapeutischen Übungen sind szenische Darstellungen, die ohne große Vorbereitung oder Vorübung zunächst mimisch und stimmlich zugleich begleitet werden. So werden bei einer Zahnarzt- oder Essensszene Lust, Unlust, Abscheu, Ekel usw. mimisch dargestellt, während gleichzeitig Urlaute ausgestoßen werden: *hmmm* für Behagen, *hei* für Freude, *au* für Schmerz, *ih* für Abscheu, *brrr* für Ekel u. dgl. - Bei einem mimisch dargestellten Murmelspiel, das Anlaß zum Streit wird, wem die einzelnen Murmeln gehören, werden die Arme stark eingesetzt, wenn es darum geht, dem anderen klarzumachen, *wem* sie gehört, wo sie hingerollt ist oder wer als Nächster ander Reihe ist. Mit der räumlichen Zunahme der Armbewegungen steigt das Selbstbewußtsein der Kinder.

Angewendet werden diese Übungen bei Kindern von 7 bis 12 Jahren, wobei die älteren mehr eine Art „Schauspielschule" proben. Gute Erfahrungen wurden mit Stotterern gesammelt, die über die Betonung von Gestik und Mimik die Wichtigkeit der Sprache vergessen. Eine völlige Heilung von Neurosen kann nicht erwartet werden. In den meisten Fällen wird aber eine seelische Entlastung und eine Zunahme an Selbstwertgefühl erreicht.

Literatur:

Schwung, H.: Audruckstherapie mit Ausdrucksübungen für gehemmte Kinder. Göttingen: Hogrefe 1956

3.6.4. Psychodrama von MORENO

Kurz vor und während des 1 - Weltkrieges befaßte sich der junge Mediziner MORENO mit der Möglichkeit daß Kinder ihre häuslichen Probleme im improvisierten

Stegreifspiel darstellen und damit gleichzeitig ein Mittel haben, um sich innerlich davon zu befreien. 1921 gründete er in Wien ein therapeutisches Stegreiftheater, aus dem sich später - zunächst als Antithese zur Psychoanalyse - das Psychodrama als eine Form der Gruppentherapie entwickelte. Als Pragmatiker hat sich MORENO nicht allzuviel mit einer theoretischen Fundierung befaßt. Das mag der Grund sein, warum das Psychodrama vielerorts nicht so recht ernst genommen wurde. Gleichwohl hat es sich im Laufe der Zeit in der ganzen Welt verbreiten können. Es ist auch mit den verschiedensten Patientengruppen ausprobiert worden, so mit Neurotikern, Psychotikern, psychosomatisch Erkrankten, Suchtkranken und Sonderschülern.

Im Psychodrama spielen die Beteiligten ihr Leben durch alle Stationen wie in einem Zeitraffer nach, wobei es wichtig ist, daß sie nichts für sie persönlich Bedeutsames auslassen. So wird im Stegreifspiel gegessen, getrunken, geschlafen, geliebt, gezeugt, gestritten, gekämpft, erworben, verloren und gestorben. In einem ersten therapeutischen Schritt werden dadurch innerste Wunden aufgerissen und können ungehindert nach außen bluten. Werden nun die gleichen konfliktträchtigen Szenen in der Wiederholung gespielt, so bahnt sich in diesem zweiten Schritt eine Befreiung, eine Überwindung des Konfliktes an. In der mehrmaligen Wiederholung werden die eigenen Probleme nicht nur entschärft, sondern möglicherweise lächerlich gemacht. Dadurch gewinnt der Patient Abstand von ihnen und lächelt darüber.

Ein weiteres psychotherapeutisches Element ist der bei der Wiederholung vorgenommene Rollenwechsel. Dabei spielt z. B. ein Kind, das soeben noch sich selbst gespielt hat, seinen brutalen Vater, während seine eigene Rolle von einem Mitspieler übernommen wird. MORENO ordnet jedem Spieler ein sog. Hilfs-Ich bei, das jederzeit für ihn einspringen kann. Daß die Zuschauer sich als Mitpatienten so weitgehend wie möglich mit dem Darstellenden identifizieren, erbringt für ihn ein Gefühl der kollektiven Erleichterung. So kann der Akteur seine Mitpatienten beispielsweise bei eigenen Schuldgefühlen als Mitschuldige betrachten. Andererseits brauchen die Zuschauer ihre eigenen Gefühle nicht zu unterdrücken und dürfen den Spieler jederzeit spontan unterbrechen oder sogar ablösen.

Es gibt verschiedene Abwandlungen in der psychodramatischen Technik. Besonders ausgereift ist die von STOKVIS (1957) vorgelegte Spieltechnik. Er läßt den Therapeuten - was bei MORENO keinesfalls verboten ist - nicht mitspielen, um durch die eigene Suggestivkraft nicht die Spontanität der Patienten zu hemmen. STOKVIS läßt auch den Akteur nicht seine eigene Problematik spielen, sondern die eines anderen, und zwar ohne daß die Zuschauenden wissen, wessen Lebenskonflikt gespielt wird. Allerdings besteht die Spielregel, daß die Akteure auf der Bühne laufend abgelöst und durch bisher Zuschauende ersetzt werden sollen. Durch das aktive Einbeziehen der Gruppe (in der Regel 4 - 8 gut harmonierende Patienten) und durch ihre frei geäußerten Reaktionen geschieht eine automatische Verhaltenskontrolle und ein lebhaftes Feedback für die Akteure. Vor allem stellt sich dadurch das Bewußtsein ein, nicht allein mit Problemen belastet zu sein. Jedes persönliche Problem wird von jedem in der Gruppe mitgetragen, und man ringt gemeinsam um Lösungsmöglichkeiten. Die Psychodrama-Therapie, die vom Therapeuten naturgemäß große Erfahrungen und ein hohes Maß an Feinfühligkeit verlangt, ist am erfolgreichsten, wenn Patienten mit ähnlicher Problematik zu einer therapeutischen Gruppe zusammengefaßt werden.

Literatur:

Friedemann, A.: Gruppentherapie und Gruppendiagnostik. Zschr. Diagn. Psychol. u. Pers. Forsch. 5, 1957

Moreno, J. L.: Psychodrama. New York: Beacon 1946

Ploeger, A.: Psychodrama-Therapie. Beschäftigungs- und Gruppentherapie, Folge 13, Leverkusen: Bayer o. J.

Stekvis, B.: Das Rollenspiel in der Psychotherapie. Zschr. Diagn. Psychol. u. Pers. Forsch. 314, 1957

3.6.5. Biodrama von PLÄTZER

Als klinischer Psychologe erprobte PLÄTZER 1954 in Gütersloh eine neue Therapieform mit 11 - 17jährigen, meist stotternden Jungen. Er nannte sie in Anlehnung an das Psychodrama MORENOs „Biodrama". Damit soll betont werden, daß mit dieser ausdrucks- und spieltherapeutischen Methode nicht allein der psychische Bereich angesprochen wird. Es geht hier um mehr, nämlich um das Erreichen tieferer, primitiv-biologischer Schichten der Persönlichkeit. Dazu bedient sich PLÄTZER des Mittels der Tieridentifikation im übermütigen und bewegungsgeladenen freien Spiel. Je mehr sich die Kinder und Jugendlichen mit ihren Tierrollen identifizieren, desto intensiver erleben und durchleben sie primitive Erlebnisschaltungen der Drohung und des Bedrohtwerdens, des Angriffs und der Abwehr. Dieses infantile und regressive Verhalten entspricht Entwicklungsphasen, die für etwa Ein- bis Dreijährige typisch sind.

In einem zwei bis drei Wochen dauernden 1. Stadium geht es um das Wegräumen von Hemmungen durch Spontanaktionen, die zum Beispiel durch Tannenzapfenschlachten angeheizt werden. Dabei erleben auch zuschauende Kinder Schreck und Existenzbedrohung. Das ist besonders der Fall bei Tierszenen: Der Wolf jagt die Geißleinherde; ein Fuchs taucht im Hühnerhof auf; eine Giftschlange erschreckt die Affenherde. Hier bahnt sich schon eine Entbindung aus menschlicher Norm an, die in den folgenden zwei Spielphasen des Biodramas zu einer beträchtlichen Zunahme psychomotorischer Spontanität sowie des gesamten Antriebs führt.

Während im 1 - Stadium jedes Kind sich mehr oder weniger isoliert als Einzeltier fühlte, kommt es im 2. Stadium zur Bildung einer Affenherde mit vielfältigen sozialen Bezügen. Die Turnhallengeräte bilden die Bäume und Anhöhen eines imaginären Urwalds. Der allgemeine Bewegungsrausch, der sich der Kinder bemächtigt, äußert sich nicht nur in einer gesteigerten Fortbewegung, sondern auch durch Trommeln mit den Fäusten sowie durch allerlei Gesten und Gebärden und nicht zuletzt durch ständiges Quieken und andere Urlaute.

Die anfangs noch wahllosen Herdenbeziehungen wandeln sich im 3. Stadium ganz von selbst zu einer immer stärker strukturierten Gruppensituation in Form von Affenfamilien. Hier gibt es Eltern, die Nahrung (Bananen) an spielende Jungtiere austeilen. Es gibt aber auch gegen die Eltern protestierende, ausbrechende „Teenager Affen". Vor allem aber geht es um räumliche Abgrenzung und Absicherung zu anderen Affenfamilien, zu streng gehüteten „Totemzeichen", die auch von den andern Gruppen respektiert werden. In diesem Stadium wird mehr und mehr auch der Drang laut, wieder richtig sprechen zu dürfen, wobei die Sprache mehr die sozialen Funktionen und Bedürfnisse im Sinne von „Mit-Teilung" befriedigt. Das gesamte Ausdrucksrepertoire ist durch die Behandlung bereichert worden. Kontakte zu anderen werden viel ursprünglicher und unmittelbarer in Form von Körpernähe und Körperberührung erfahren, als das in der menschlichen Situation je möglich ist. Dadurch erfolgt ein sukzessiver Abbau ich-bezogener, introversiver Verhaltensweisen mit einer nunmehr gesteigerten Außenweltzuwendung.

Literatur:

Plätzer, 0.: Das Biodrama, eine Form der Spieltherapie. Zschr. Psychother. u. Med. Psychol. 6, 1954

derselbe: Das Biodrama as Hilfsmittel zur Umstrukturierung entwicklungsgestörter Kinder. Prax. Kinderpsychol. u. Kinderpsychiat. 5 und 6, 1955

3. 6. 6. Pantomimische Therapie[1)]

In der pantomimischen Therapie geht es um den Einsatz ausdruckstherapeutischer Mittel innerhalb gezielter spielsituativer Angebote, in denen vitale expressivmotorische Bedürfnisse befriedigt und neurotische Ausdrucks- und Handlungsblockierungen aktiv überwunden werden können. Dabei müssen nicht unbedingt kathartische Heileffekte im Sinne krisenhafter spontan-affektiver Entladungen erzielt werden. Auch wird es nicht immer möglich sein, vitalen Instinktmustern, wie das im Biodrama (vgl. voriges Kapitel) der Fall ist, zum Durchbruch zu verhelfen. Die Pantomime-Therapie ist keine tiefenpsychologische, sondern eine psychomotorische Behandlungsmethode innerhalb der Psychomotorik-Therapie. HÜNNEKENS und KIPHARD (1977) nahmen schon 1960 pantomimische Ausdrucksübungen und Darstellungsübungen in das Programm der psychomotorischen Übungsbehandlung auf. 1976 konnte ich erstmalig über meine klinischen Erfahrungen in der pantomimischen Therapie mit gehemmten und aggressiven Kindern berichten (vgl. KIPHARD 1976, 1979).

In der pantomimischen Therapiepraxis gehen wir immer von der Bewegung aus. Bewegungs- und Darstellungsimpulse müssen erst über intensive muskuläre und kreislaufmäßige Anforderungen (z. B. durch einfache Fang- und Laufspiele) „locker gemacht" werden. Die gleich darauf folgenden thematischen Aufgabenstellungen sind zunächst immer Gruppenaufgaben. Das gibt dem Schüchternen Gelegenheit, sich im Schutze der Anonymität frei zu produzieren. Später werden Interaktionsspiele zur Anbahnung von Partner- und Gruppenerfahrungen hinzugenommen, immer verbunden mit kleinen Darstellungsaufgaben.

Alles geht in einer Atmosphäre der Fröhlichkeit, des Lachens und Humors, aber auch der Spannung vor sich. Von jeder Pantomime geht etwas Geheimnisvolles, Unwirkliches aus. Sie gibt immer neue Rätsel auf und beflügelt die kindliche Phantasie. Dennoch sind alle Mitglieder an die natürlichen räumlichen und zeitlichen und thematischen Begrenzungen gebunden, so daß sich freie Improvisations- und Gestaltungsmöglichkeiten und Disziplinierungsanforderungen weitgehend die Waage halten. Das ist wichtig für die gleichzeitige Behandlung von gehemmten und aggressiven Kindern, bei denen erfahrungsgemäß eine Verhaltensannäherung zur „Mitte" hin beobachtet werden kann.

[1)] vgl. auch unter 3. 7. 1. in Mototherapie II: „Pantomimische Ausdrucksübungen"

Außer den emotionalen, verhaltensstabilisiernden Effekten sind innerhalb eines pantomimischen Therapieablaufs soziale und kognitive Lerneffekte zu erreichen. Das häufig zwischen den Kindern wechselnde Darstellen und Vormachen, Nachvollziehen, Besprechen, Kritisieren und Analysieren von (teils beabsichtigten) Fehlern stärkt den Zusammenhalt in der Gruppe, die nicht mehr als 6 - 8 Mitglieder haben sollte. Als Faustregel mag gelten: je schwieriger und behinderter die Kinder, desto kleiner die Gruppe. Je gleichartiger die Störungssymptomatik, desto gezielter kann man arbeiten.

Die szenische Themenwahl richtet sich nach Möglichkeit an den Bedürfnissen, Anregungen und Vorschlägen der Kinder aus, wobei es auch zu ungewollter Darstellung eigener Problemsituationen kommen kann (vgl. 3.6.4. „Psychodrama"). Das setzt vom Therapeuten Fingerspitzengefühl und ausdruckstherapeutische Erfahrung voraus.

Literatur:

Hünnekens, H. und Kiphard, E. J.: Bewegung heilt (darin: Übungen des Erfindens und Darstellens ab Seite 87) Gütersloh: Flöttmann 1957

Kiphard, E.J.: Pantomine Therapy with Inhibited and Aggressive Children. 5th. National Conference on Physical Activity, Los Angeles (Kongreßbericht) 1976, 64 - 71

derselbe: Psychomotorik als Prävention und Rehabilitation (darin: Pantomimischer Ausdruck und Urlautäußerung als Therapie ab Seite 235). Gütersloh: Flöttmann 1979

3.6.7. „Umkehrtherapie" nach BORN

Diese in der DDR in den 50er Jahren zur klinischen Behandlung von Neurosen entwickelte ausdrucksmotorische Methode gründet auf der Hypothese der Umkehrbarkeit psychosomatischer Prozesse. Sie besagt Folgendes: Wenn Gefühle einerseits ein bestimmtes Ausdrucksverhalten zur Folge haben, so muß es auch umgekehrt möglich sein, durch das Üben von bestimmten Ausdrucksbewegungen eine erwünschte affektive Umstimmung zu erreichen. BORN stützt sich dabei auf PAWLOW (1909) und seine Lehre von den bedingten Reflexen. Er folgert daraus, daß jede Ausdrucksbewegung in der Hirnrinde ganz typische Reizkombinationen hervorruft, und zwar in enger zeitlicher Verknüpfung mit dem die Ausdrucksbewegung auslösenden Affekt, wodurch die Konstellation eines bedingten Reflexes gegeben ist. Diesen gilt es bei der Umkehrtherapie auszunützen, indem man den ausdrucksgehemmten Neurotiker einem planmäßigen Ausdruckstraining unterzieht.

Die Methode der ausdruckstherapeutischen Formung bzw. Umformung will bei den Patienten eine Ausweitung und Bereicherung des Ausdrucksrepertoires erreichen, um damit gleichzeitig ihre Gefühlsskala zu beleben und eine Revision ihrer inneren Einstellung zu erreichen. Die therapeutischen Mittel sind Haltungs- und Bewegungskorrekturen vor dem Spiegel, Gang-, Atmungs- und Sprachformung (z. B. durch Singen) - Sie leiten über zu vitalisierenden Schwungbewegungen der Gymnastik und des Tanzes. Dadurch können innerhalb weniger Monate die Vitalkapazität nachweislich gesteigert, Kreislauf, Stoffwechsel sowie hormonal-nervöse Funktionen verbessert werden (BORN).

Literatur:

Born, H.: Der Umkehreffekt in der Ausdrucksmotorik als bedingter Reflex. Zschr. ärztl. Forsch. 47, 19, 1953, 699 - 700

derselbe: Die Umkehrbarkeit psychosomatischer Abläufe als Grundlage für ein Prinzip allgemeiner Therapie. ebd. 7, 1, 1953, 23 - 31

derselbe: Die Bedeutung der Ausdrucksphänomene für die Behandlung von Neurosen. Zschr. Psychother. u. med. Psychol. 3, 1955, 75 - 82

3. 6. 8. Heileurythmie

Die Heileurythmie ist eine für bewegungstherapeutische Zielsetzungen von Rudolf STEINER abgewandelte Form der Eurythmie. Während in der BRD etwa 700 augebildete Eurythmisten arbeiten, gibt es nicht allzuviel therapeutisch erfahrene Heileurythmisten. Eurythmie und Heileurythmie dienen der Ausdrucksförderung des menschlichen Wesens durch genau festgelegte Formen „beseelter Bewegung". Die heileurythmischen Übungen unterscheiden sich demnach ganz wesentlich von psychomotorischen, indem ihre Ausdrucksbewegungen genormt, kategorisiert und reglementiert werden. Dagegen strebt die Pychomotorik - statt rigider Vorschriften und Anweisungen, welche in der Heileurythmie auf mystisch-theosophischen Vorstellungen beruhen, - eine spontane und in der Wahl der Ausdrucksmittel völlig freie Bewegungsentäußerung an.

Eurythmie ist eine stilisierte künstlerische Ausdrucksform. „Sie offenbart die Mensch-wesenheit in Ur-Bildern" (WILMAR 1974, Seite 245). In der Heileurythmie sollen behinderte und „seelenpflegebedürftige" Kinder zu diesen Urbildern zurückgeführt werden. Das geschieht durch exaktes, aber gleichzeitig emotional mitschwingendes Nachahmen der vom Heileurythmisten vorgemachten Übungen. Dieser intoniert, während er eine bestimmte Lautgeste ausführt, eben diesen Laut. Jeder Laut ist einem Planeten und Tierkreiszeichen zugeordnet.

Es gibt Gesten für Vokale und für Konsonanten. Die Gesten für den Vokal A können beispielsweise auf mindestens acht verschiedene Weisen mit den Armen dargestellt werden, wobei sie z.B. im Winkel seitlich nach oben ausgestreckt werden. Die Beine können durch Spreizstellung ein A andeuten. Die A-Geste kann auch gesungen oder durch Wippen auf den Zehen verstärkt werden. Mit den Füßen kann die A-Winkelstellung durch Schließen der Fersen und Öffnen der Fußspitzen oder umgekehrt eingenommen werden.

Jeder Laut hat nach anthroposophischer Auffassung sein eigenes „geistiges Leben". Das A soll die „Tierheit" im Menschen überwinden helfen. Das U drückt Erstaunen, Sehnsucht und Wünschen aus. „Das O offenbart den Menschen als Seele" (BORT 1962, Seite 173). „Durch die heileurythmische 0-Geste wird bewußt die Bildekraft des Ätherischen aufgenommen" (BAUMANN 1971, Seite 25).

Beim Üben mit Konsonanten soll sich der Ausführende in die Form hineinversetzen, die er gerade ausführt. Konsonanten stehen nach R. STEINER zu „luftartigen" Vorgängen in Beziehung. Das verlangt vom Übenden ein „ätherisches" Mitschwingen. Das H ist für ihn der eigentlich „luziferische" Laut. Ähnlich kommt dem S eine „ahrimanische", also ebenfalls teuflische Eigenschaft zu. Dagegen ist das M der „menschlich-christliche" Laut.

Gemäß anthroposophischer Vorstellung ist die linke Körperseite der psychisch-emotional betonte ,,Ätherleib", während die rechte Seite physisch betont ist und die Willensseite repräsentiert. Besonders für bewegungsunruhige, zappelige Kinder ist es danach wichtig, heileurythmische Bewegungen linksseitig (gefühlsbetont) zu beginnen und sie rechtsseitig (willensbetont) enden zu lassen.

In der Heileurythmie ist folgender fünfphasiger Ablauf vorgeschrieben: den Laut zum Tönen bringen, dazu Armbewegungen ausführen, dann Beinbewegungen, Wiederholung der Armbewegung und zum Schluß das ,,innere Hören" des Lautes, was bei Kindern allerdings erfahrungsgemäß kaum durchführbar ist. Das exakte Ausführen dieser Art beseelter Buchstaben-Gymnastik bringt gerade bei behinderten Kindern naturgemäß große Schwierigkeiten mit sich. Sie liegen, je nachdem, im körperlichen oder geistigen Bereich. Auch an der emotionalen Fähigkeit des Sich-Einfühlens in die Symbolik der einzelnen Laute mangelt es manchem Kind. In schweren Fällen kann der Therapeut versuchen, die Bewegungen des Patienten zu führen, wobei das heileurythmisch angestrebte innere Erleben beim Kinde wiederum oft fehlt.

Frühe kindliche Gymnastik. oder Turnübungen werden ohnehin von der Heileurythmie strikt abgelehnt, weil diese Bewegungsformen angeblich zu sehr das Körperliche, Irdische betonen und man damit das ätherische, geistig-seelische Wesen des Menschen nicht erreicht.

Die angegebenen Heilwirkungen wie auch die diagnostische Zuordnung und Indikation für die Heileurythmie sind bisher keiner statistischen Effizienzprüfung unterzogen worden. Sie entsprechen auch nicht den schulmedizinisch-naturwissenschaftlichen Erkenntnissen und Lehrmeinungen. Zum anderen zeigt die Praxis, daß Kinder, und vor allem in der Pubertät befindliche Heranwachsende, keineswegs freudig in den Eurythmiestunden mitmachen, sondern sich trotzig dagegen sträuben (KLOSS 1955).

Ohne die Verdienste der fraglos idealistischen anthroposophischen Heilpädagogen auch nur im geringsten schmälern zu wollen, soll hier ein eigenes Erlebnis zitiert werden: Mir selbst sagte ein 16jähriger, nachdem er während 6 Wochen an einem Trampolinkurs mit großem Erfolg teilgenommen hatte: ,,Diese 6 Wochen haben mir mehr an Körperbeherrschung und Selbstsicherheit gebracht als 6 Jahre Eurythmie".

Es besteht kein Zweifel darüber, daß die sich der anthroposophischen Lehre und Weltanschauung Rudolf STEINERs verpflichtet fühlenden Ärzte und Heilpädagogen voller Enthusiasmus und Liebe ihrer Aufgabe der Betreuung und Förderung kranker und behinderter Menschen nachgehen und aufgrund dieses nicht hoch genug zu bewertenden idealistischen Einsatzes auch entsprechende Erfolge zu verzeichnen haben. Ob sie an der Methode der Heileurythmie liegen, wage ich zu bezweifeln. Bis heute fehlen wissenschaftlich relevante Untersuchungen, in welchen die Effizienz der Heileurythmie mit der anderer mototherapeutischer Methoden verglichen worden wäre.

Adressen der Schulen für Eurythmie-Ausbildung über: "Anthroposophische Gesellschaft", Zur Uhlandshöhe 10, Rudolf-Steiner-Haus, D-7000 Stuttgart 1

Literatur:

Baumann, E.: Aus der Praxis der Heileurythmie. Dornach (Schweiz): Philosophisch-Anthroposophischer Verlag1971

Bort, J.: Heileurythmie und Heilpädagogik. In: Heilende Erziehung, Stuttgart 1962

Kloss, H.: Waldorfpädagogik und Staatsschulwesen. Stuttgart: Klett 1955

Steiner, R.: Eurythmie als sichtbare Sprache (Laut-Eurythmie). 15 Vorträge 1924. Dornach 1968

Wilmar, F.: Heileurythmie. In Petzold (Hrsg.): Psychotherapie und Körperdynamik, Paderborn: Junfermann 1974, Seite 243 - 263.

3.6.9. Musiktherapie

Musik und Bewegung sind komplementäre Modalitäten. Einerseits wird Musik durch Muskelbewegung erzeugt. Andererseits löst das Wahrnehmen von Musik beim Hörenden latente oder sichtbare Bewegungsimpulse aus. Es ist sicher kein Zufall, daß es für Musik und Bewegung gleichermaßen Notenschriften gibt. Ähnlich wie der Bewegungsfluß und Rhythmus musikalischer Kompositionen in Noten festgehalten wird, hat LABAN eine Notation für das menschliche Bewegungsgesamt entwickelt. Bewegung und Musik gehören zusammen. Wenn auch Musik nicht in jedem Fall sichtbare Motionen (Bewegungen) auslöst, so bewirkt sie doch Emotionen (Gefühlsbewegtheit). Damit sind gleichzeitig neurovegetative Veränderungen verbunden.

Wer als Motopädagoge oder Mototherapeut ein Musikinstrument beherrscht, wird immer wieder die Erfahrung gemacht haben, daß der Einsatz dieses musikalischen Mittels je nachdem emotional beruhigende oder stimulierende, ordnende oder enthemmende Wirkungen auszulösen vermag. Sie ergeben sich aus der Wahl des Musikinstrumentes, seiner Klangfarbe und Eigendynamik sowie der Melodie, ihrer Tonart, ihres Taktes, ihres Tempos, ihrer Dynamik und Phrasierung. Selbst die Singstimme des Therapeuten kann hierbei zum Instrument werden. Und es ist eigentlich schade, daß den Motopädagogen und -therapeuten während ihrer Ausbildung nicht immer gleichzeitig der Zugang zur Musik eröffnet und der praktische Umgang mit wenigstens einem Musikinstrument ermöglicht wird.

Während hier musikalische Elemente unterstützend im Ablauf mototherapeutischer Prozesse verwendet werden, geht es in der Musiktherapie um die ausschließliche Verwendung musikalischer Mittel zur Unterstützung der meist analytischen Psychotherapie. Neben dieser psychiatrischen Musiktherapie gibt es die musikalische Heilpädagogik, wie überhaupt die Musiktherapie eine heterogene Berufsbezeichnung darstellt, in der Angehörige verschiedener Sparten tätig sind. Obwohl die Musik zu den ältesten nonverbalen Behandlungsmethoden zählt, ist die Musiktherapie als Hilfsdisziplin der Psychotherapie relativ jung. In der BRD haben sich die Musiktherapeuten erst Anfang der 70er Jahre zu einer Gesellschaft zusammengeschlossen.[1] Auch erscheint eine eigene Zeitschrift „Musiktherapie" als Organ dieser Gesellschaft (vgl. Literatur).

---

[1] Deutsche Gesellschaft für Musiktherapie e. V., Griesinger Str. 27 - 33, 1000 Berlin 20

Die Ziele der Musiktherapie werden durch die Klientel bestimmt. Schon HIPPOKRATES verordnete Flötenspiel und Gesang gegen Epilepsie und Schwermut. Heute werden vor allem psychosomatische, neurotische, aber auch psychotische (geisteskranke) Patienten musiktherapeutisch betreut. Für den Schizophrenen ist Musik zumeist der einzige Zugang zu seiner gestörten Persönlichkeit. Er kann wohl wegsehen, aber nicht „weghören". PIESCHL (Frankfurt) beginnt im Anschluß an eine medikamentöse Vorbehandlung mit einer rezeptiven Phase des gemeinschaftlichen Musikhörens. Erst danach werden die schizophrenen Patienten allmählich zum produktiven Eigenmusizieren bzw. zum Singen und Tanzen animiert. In Erweiterung seiner Programme hat HARTMANN 1988 und 1989 bewegungs-, tanz- und musiktherapeutische Maßnahmen miteinander gekoppelt und sie mit Erfolg bei depressiven Patienten angewandt (vgl. KIPHARD, HARTMANN, PISCHL 1990).

SEEBANDT und SEEBANDT haben mit dem Gruppensingen in der stationären psychiatrischen Behandlung vor allem sozialtherapeutische Erfolge im Sinne der Überwindung der krankheitsbedingten Isolierung und Vereinsamung erzielen können. Über den Einsatz sowohl passiver als auch aktiver musiktherapeutischer Mittel in der Kinderpsychiatrie, d.h. bei hirngeschädigten, mongoloiden, geistig behinderten und autistischen Kindern liegen heute eine ganz Reihe positiver Erfahrungsberichte vor (ALVIN 1966, BÄCHLI 1980, JOSEF 1964, KOFFER-ULLRICH 1960, NORDOFF und ROBBINS 1965, Gertrud ORFF 1974 - vgl. auch 3. 2. 9. -, um nur einige Autoren zu nennen).

Jüngste Berichte über den therapeutisch erfolgreichen Einsatz von Musik lassen vermuten, daß die Anwendungsmöglichkeiten der Musiktherapie noch lange nicht ausgeschöpft worden sind. Da ist z. B. die fast unglaublich anmutende Krankengeschichte von einem seit Wochen im Koma liegenden Kind, das erst durch das Vorspielen seiner Lieblingsmelodie zum Bewußtsein zurückkehrte. Auch wird berichtet, daß gelähmte, gehunfähige Patienten durch das Anhören von Liedern oder Märschen aus ihrer Jugendzeit emotional derart aktiviert wurden, daß sie über ein vermehrtes Bedürfnis, sich zu bewegen, schließlich wieder zum Gehen kamen.

Literatur:

Alvin, , J.: Musik für das behinderte Kind und Musiktherapie für das autistische Kind. Stuttgart/New York: Fischer 1988

Bächli, G.: Musizieren mit geistig schwer Behinderten. Rhythmik in der Erziehung 3, 1980, 14 - 18

Geck, M. (Hrsg.): Musiktherapie als Problem der Gesellschaft. Stuttgart: Klett 1973

Josef, K.: Musik als Hilfe in der Erziehung geistig Behinderter. Lebenshilfe 2, 1965, 71 - 78

Kiphard, E. J., Hartmann, E. und Pieschl, D.: Bewegungs- und musiktherapeutische Interventionen bei streßbedingter Erschöpfung und bei Depressionen. Motorik, 2, 1990

Koffer-Ullrich, E.: Musiktherapie und ihre Anwendung bei cerebral gestörten Kindern. Die Heilkunst 73, 5, 1960

Nordoff, P. und Robbins, C.: Schöpferische Musiktherapie. Stuttgart/New York: Fischer 1986

Orff, G.: Die Orff-Musiktherapie. München: Kindler 1974

Pahlen, K. (Hrsg.): Musiktherapie - Behandlung und Heilung geistiger und seelischer Störungen durch Musik. München: Heyne 1974

Pieschl. D.: Musiktherapie aus medizinischer Sicht. Musica, 6, 1979, 532-535

Pontvik, A.: Grundgedanken zur psychologischen Heilwirkung der Musik. Zürich: Rascher 1918, 1948

Priestley: Musiktherapeutische Erfahrungen. Stuttgart: Fischer 1982

Seebandt, R. und Seebandt, G.: Die Singgruppe in der Beschäftigungstherapie. Beispiele aus psychiatrischen Krankenhäusern und Kliniken, Folge 5, Hrsg. : Bayer Leverkusen o. J.

Teirich, H. R. (Hrsg.): Musik in der Medizin. Stuttgart 1958

Zeitschriften:

„Musiktherapie", Verlagsadresse: Staatl. Institut für Musikforschung, Stauffenberger Str. 14, 1000 Berlin 30

„Musik + Medizin", Beethovenstr. 2, 6078 Neu-Isenburg

„Musiktherapeutische Umschau", Gustav Fischer Verlag, Postfach 720143, 7000 Stuttgart 70

3.7. Andere körperzentrierte Übungsverfahren

Als vorletzte Gruppe der nicht mehr streng mototherapeutischen Übungsverfahren sollen hier einige Körpertherapie-Methoden dargestellt werden. Mehrere davon haben auch ausdruckstherapeutischen Charakter (z.B. die Bioenergetik). Andere legen ihren Schwerpunkt mehr auf die Sensorik des Körpers. Als Begründer vieler körperorientierten Therapieansätze kann Wilhelm REICH gelten. Seine Erkenntnisse über die körperlichen Manifestationen von Gefühlen sind grundlegend für jede psychomotorische Arbeitsweise.

Dennoch darf man sich nicht der Illusion hingeben, daß mit der Lösung muskulärer Verspannungen die Probleme des Patienten ein für alle Mal gelöst wären. Permanente Heilungen sind allein über bewegungs- und körperzentrierte Therapieverfahren selten zu erreichen. In den meisten Fällen kann es sich nur darum handeln, dem Patienten Erleichterung zu verschaffen. Auf eine zeitlich aufwendige psychotherapeutische Aufarbeitung des eigentlichen Konfliktstoffes wird man bei schweren Neurosen wohl kaum verzichten können.

Wie eingangs schon erwähnt wurde, kann in diesem Rahmen nicht auf alle Therapiemethoden eingegangen werden, bei denen der Körper eine wichtige Rolle spielt. So bleiben eine Reihe der eigentlich humanistischen Psychotherapieformen unerwähnt: Gestalt-Therapie (PERLS), Themenzentrierte Interaktion (COHN), Primärtherapie (JANOV), New Identity Group Process (CASRIEL) sowie psychotherapeutisch wirksame Massagetechniken wie die von DOWNING und ESALEN.

3.7.1. Sensory Awareness[1)]

Die Gymnastiklehrerin Elsa GINDLER (1926), die Begründerin der körperlichen Umerziehung, wollte ihre Schüler durch ruhendes, nach innen gerichtetes Gewahr-

---

[1)] etwa: Gewahrwerden sinnlicher Empfindungen

werden, durch Hineinspüren in sich selbst zu körperlicher Empfindsamkeit und zu einem lebendigen Körperbewußtsein führen. Ruth COHN (1978) hat diese Grundgedanken für ihre „Themenzentrierte Interaktion (TZI)" nutzbar gemacht. Die Konzentrative Bewegungstherapie baut ebenfalls darauf auf (vgl. 3.5.3.). Heute lehrt u. a. GINDLERs Schülerin Charlotte SELVER (1957, 1973) in New York die in Deutschland entstandene Methode der Sensory Awareness.

Die psychosomatische Empfindungsfähigkeit und „innere Wachheit" des gesamten Organismus beruht hauptsächlich auf Sinneseindrücken, die von der Haut, von den Muskeln, Sehnen und Gelenken ausgehen. Sie wird im stillen, bewegungslosen Liegen am Boden am ehesten erfahren. Die dabei angeregten mentalen bzw. emotionalen „Entdeckungsreisen" durch den eigenen Organismus rufen Gefühle und Empfindungen von Härte und Weichheit, Spannung und Entspannung, Schwere und Leichtigkeit, von Kälte und Wärme hervor.

Ähnliche Wahrnehmunsprozesse laufen im Sitzen, Stehen, Balancieren, ja selbst im langsamen meditativen Gehen ab. Dabei sind Ähnlichkeiten zu Yoga- und Zen-Praktiken festzustellen. Die „Sprache der Berührung" wird in Partner- und Gruppenübungen verfeinert, wobei dargebotene taktile Reize vom Empfänger als ungeduldig, kalt, gefühllos, stumpf, aggressiv oder schüchtern empfunden werden können. Heute wird in der „Touch for Health-Stiftung" in Pasadena (Kalifornien) von THIE eine Methode gelehrt, mit der das körperliche Energiegleichgewicht durch verschiedene Berührungspraktiken wieder hergestellt werden kann, eben durch den „Touch for Health" (Deutsche Kontaktadresse: Dr. H. Burggrabe, Rotebühlstraße 59, 8280 Kreuzlingen).

Literatur:

Brooks, Ch. V. W.: Sensory Awareness. The Rediscovery of Experiencing. New York: Viking Press 1974

Cohn, R.: Von der Psychoanalyse zur themenzentrierten Interaktion. Stuttgart: Klett 1978

Gindler, E.: Die Gymnastik des Berufsmenschen. Gymnastik, 1, 1926, 82 - 89

Selver, Ch.: Sensory Awareness. In Petzold (Hrsg.): Psychotherapie und Körperdynamik. Paderborn: Junfermann 1974, Seite 59 - 78

3.7.2. Sensitivity Training

Ein sehr ähnliches Verfahren, das allerdings noch stärker auf soziale Sinneserfahrungen ausgerichtet ist, ist das Sensitivitäts- oder Empfindsamkeitstraining. Es wird gruppentherapeutisch vor allem in den USA im Vorfeld von Störungen angewandt, um verlorengegangene zwischenmenschliche Kontakte wiederzugewinnen. Durch die Wiederentdeckung des in unseren Kulturkreisen vernachlässigten Tastsinns will man der zunehmenden Vereinsamung des heutigen Menschen entgegenwirken.

Das Sensitivity-Training, auch kurz Sens-Training, ist dabei, auch in Deutschland neben der Sensory Awareness - im psychohygienisch-prophylaktischen Bereich eingesetzt zu werden (SCHUTZ 1971, LEWIS und STREITFELD 1973, MANDEL et al. 1973, 1975, WORMSER 1976). Zum Teil werden auch andere Bezeichnungen wie ,,Psycho-Training" oder ,,Kommunikations-Therapie" verwendet. Immer geht es um Herstellung von Körperkontakten unter weitgehendem Verzicht auf die Sprache. Es soll dadurch die ,,Kopflastigkeit" und die Überbetonung des Rationalen abgebaut werden. Dabei beruft man sich auf die verheerenden Auswirkungen fehlender zärtlicher Hautberührungen, wie sie HARLOW (1958) in seinen Affenversuchen nachgewiesen hat. Sie betreffen den gesamten emotionalen, sozialen und sexuellen Bereich (vgl. die in MOTOTHERAPIE II unter 1.7.2. geschilderte Therapieform des ,,Festhaltens" bei autistischen Kindern).

Die ,,Trainer" oder ,,Moderatoren" - man spricht hier bewußt nicht vom Therapeuten - sollten gruppendynamisch geschulte Diplom-Psychologen oder Sozialpädagogen sein. Die von ihnen eingesetzten non-verbalen Kommunikationsübungen, Interaktions- und Sensitivity-Spiele sind äußerst vielfältig und reichen von partnerschaftlicher Körperkontaktnahme bis zu ,,Vertrauensübungen" in der Gruppe. Ähnliche Übungen werden auch in der Konzentrativen Bewegungstherapie verwendet (vgl. 3.5.3.).

Heute bilden sich überall sog. ,,Encounter-Gruppen" (Begegnungs-Gruppen) oder CR-Gruppen ("Conscious-Raising" = Bewußtseinserweiterung). Hier werden von soliden und unsoliden Moderatoren ,,Marathon"-Trainingstage an Wochenenden offeriert, und der Zulauf aus allen Bevölkerungsschichten ist groß. Auch hier geht es um die Mobilisierung verborgener, verdrängter Empfindungen, Gefühle und Affekte.

Vielfach tritt der ,,Facilitator" (etwa der,,Bahnende") als Provokateur auf, indem er die Gruppenmitglieder durch Beschimpfungen, Anschuldigungen und Beleidigungen zu spontanen Aggressionsausbrüchen verleitet. Andererseits geht es aber eben um auch um das Sich-geborgen-Fühlen des einzelnen in der Gruppe.

ROGERS, der Wegbereiter der Encounter-Gruppen, geißelte die Gehemmtheit und Unfreiheit unserer Gesellschaft hinsichtlich körperlicher Berührung, wobei dieselbe immer nur mit der Sexualität in Verbindung gebracht wird. Deshalb sah er im Sich-körperlich-Begegnen bisher fremder Menschen eine Möglichkeit, bis dahin vermißte Wärme und Geborgenheit durch andere zu erleben. BORNEMANN (1976) weist jedoch mit Recht darauf hin, daß durch die zumeist entstandenen starken Gefühlsbindungen nur allzuleicht eine Abhängigkeit, ja eine Hörigkeit des einzelnen seiner Encounter-Gruppe gegenüber entstehen kann.

Literatur:

Bornemann, E.: Leserbrief im ,,Stern" Nr. 3, 1976

Buchmann, K. E.: Möglichkeiten der Bewegungstherapie im Rahmen gesundheitlicher Maßnahmen unter psychohygienischem Aspekt. Diss. phil. univ. 0snabrück 1978

Lewis, H. R. und Streitfeld, H.: Spiele, die glücklich machen. - Intensiver leben durch Psychotraining. Bergisch-Gladbach 1973

Mandel, A, Mandel, K. H., Stadler, E. und Zimmer, D: Einübung in Partnerschaft durch Kommunikationstherapie und Verhaltenstherapie. München 1973

Schutz, W. C.: Freude - Abschied von der Angst durch Psycho-Training. Reinbeck, 1971

Wormser, R.: Sensitivity-Spiele. Wie man neuartige Kontakte knüpft und überraschende Erfahrungen macht. München 1976

3.7.3. Körperzentrierte Psychotherapie

MAURER-GROELI (1975, 1976) hat in der Schweiz eine kombinierte, d.h. aus Massage, Physlotherapie, Hydrotherapie, Gymnastik, Spiel und Tanz zusammengesetzte Therapieform bei psychisch Kranken vorgestellt. Ziel dieser Maßnahmen ist es, daß der hospitalisierte Schizophrene seine noch intakten Körperfunktionen, z.B. durch Massage affektiv als angenehm empfindet und daß sie auch erfolgreich erlebt werden. Der Einsatz aktivierender oder entspannender Therapietechniken wird dem Krankheitszustand des Patienten angepaßt. Sie berücksichtigen nach Möglichkeit seine Bedürfnisse und Wünsche, wobei eine „vermehrte libidinöse Besetzung des Körpers" sowie „Veränderungen im körperlichen Ichgefühl" angestrebt werden (MAURER-GROELI, 1976, Seite 145).

Bei akut schizophrenen Kranken konnte eine deutliche Verbesserung der Beziehung zum eigenen Körper sowie der Ich-Funktionen gegenüber dem unbehandelten Kontrollkollektiv nachgewiesen werden. Massageformen haben sich besonders bei schwerer Depression bewährt. Und zwar sprachen apathische Kranke eher auf das Massieren der Lendenwirbelsäule an, während ängstliche und motorisch unruhige Patienten Insbesondere auf die Nackenmassage ansprachen. Bei Neurotikern wird durch die verschiedenen körperzentrierten Techniken ein „Klima der Hoffnung" stimuliert, wobei der Patient seinen Konflikt während der körperlichen Übungen völlig vergißt.

Hier wird offensichtlich nicht auf analytische Konfliktverarbeitung gezielt, sondern auf die Stärkung der gesunden Persönlichkeitsanteile. Das geschieht gemäß der Autorin, die nach eigenen Angaben psychoanalytisch und gymnastisch ausgebildet ist, sowohl auf individueller als auch auf sozial-kommunikativer Ebene. Hierzu steht ein Katalog physiotherapeutischer, bewegungs- und sporttherapeutischer Maßnahmen zur Verfügung. MAURER-GROELI (1976) versteht unter körperzentrierter Psychotherapie letztlich „Leibesübungen mit psychotherapeutischer Wirksamkeit" (Seite 148). Sie werden von „Therapeuten" durchgeführt, die sowohl „psychologisch" als auch „bewegungstherapeutisch" und „turnerisch" geschult sind.

Dabei verwässert sich, wie so häufig, der Therapiebegriff, und es wäre hier sicher richtiger, grundsätzlich von Körperübungsverfahren mit psychotherapeutischer Effektivität zu sprechen.

Leitlinien zur Indikationsstellung in der körperzentrierten Psychotherapie (unter dem syndromalen Aspekt von Aktivität/Passivität und Introversion/ Extraversion betrachtet) in Abhängigkeit der Intensität (I) der Syndromausprägung und der Zeit (t) ab Therapiebeginn.

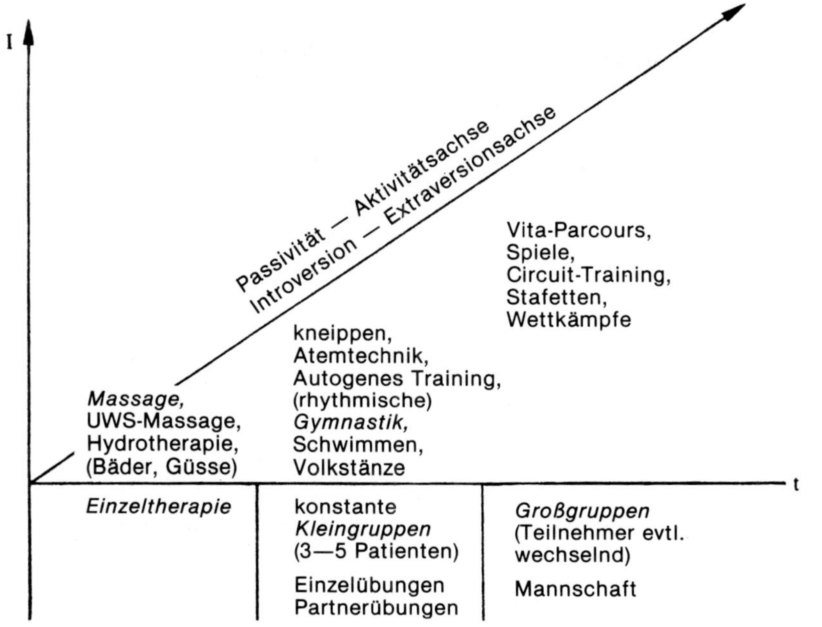

Abb. 30

(entnommen MAURER-GROELI 1976, Seite 138)

Literatur:

Maurer-Groeli, Y. A.: Gruppentherapie mit Schizophrenen. Zur Einführung und Begründung der körperzentrierten Gruppenpsychotherapie. Schweiz. Arch. Neur. , Neurochi. u. Psychiatr. , Bd. 117, Heft 2, 1975, 309 - 324

dieselbe: Körperzentrierte Psychotherapie. Therapeutisches Grundprinzip. Schweiz. Zschr. f. Sportmed. 2, 1976, 131 - 142

dieselbe: Körperzentrierte Psychotherapie. Abgrenzung von anderen Therapien und Disziplinen, Stand klinisch-experimenteller Forschung. Ebd. 143 - 151

3.7.4. WSP-Methode von WAAL[1)]

Bei dieser Anfang der 50er Jahre in Oslo entwickelten Methode handelt es sich um ein somatodiagnostisches Verfahren. Ihr Ansatz ist jedoch im Zusammenhang mit den hier zu referierenden Therapieverfahren von einigem Interesse. Die WAAL-

[1)] WSP = Waal's Somatic Palpation (körperliche Untersuchung durch Betasten)

Hypothese besagt, daß unterdrückte emotionale Konflikte sich im Muskelsystem, in der Atmung und in der Mimik manifestieren. Sie bilden dort bestimmte somatische Ausdrucks- und Verhaltensmuster. Weichen sie von der Norm ab, wie das bei starker Muskelverspannung, bei Atemrhythmusstörungen und spezifischen mimischen Ausdrucksphänomenen der Fall ist, so weisen sie auf psychische Störungen hin.

Die Interpretation und Deutung von Muskel- und Atemstörungen ist leichter erlernbar als die mimische Ausdrucksdeutung. Das liegt daran, daß Muskulatur und Atmung auch bei verschiedenen Individuen bemerkenswert gleichförmige und über-einstimmende Störungsmuster bei bestimmten psychosomatischen Krankheitsbildern aufweisen. Bei Neurosen, bei Bronchial-Asthma usw. handelt es sich noch um relativ mäßige körperliche Manifestationen, die aber dennoch gut zu evaluieren (bewerten) sind. Bei Psychosen können sich diese somatischen Fehlfunktionen bis zu katatonen bzw. krampfartigen (tonischen oder klonischen) Erscheinungen steigern.

Literatur:

Waal, N.: Die WSP-Methode: Somatische Diagnostik oder Muskelspannungsuntersuchung. Autoreferat, gehalten 1959 in Kopenhagen

dieselbe: The Correlation Between Chronical Muscular Tension, Breathing Disturbences and Psychiatric Diagnoses of Mental Disorders in Adults and Children, Especially With Regard to Children With Behavior Disorders and Bronchial Asthma. In: Saufegarde de l'enfance. Paris: Bouchy 1951

3.7.5. REICHs Muskelpanzerungen

Wilhelm REICH entwickelte in den 30er Jahren die sog. Orgontherapie, der eine bioenergetische Theorie zugrunde liegt. Sie besagt, daß Emotionen organismische Plasmabewegungen sind, eine Energieform, die er Orgonenergie nennt. Sie manifestiert sich in zweierlei Bewegungsrichtungen: vom Zentrum nach außen als lustbetonte Hinausbewegung (Emotion) und von außen nach innen als von Unlust begleitete Hineinbewegung (Remotion). Der Mensch beginnt schon in der frühen Kindheit sowohl Lust- als auch Unlustgefühle (Schmerz, Haß, Angst) zu verdrängen. Die ersteren dürfen nicht ausgelebt werden, weil sie tabuisiert werden, indem Lust als etwas Schlechtes angesehen wird, die letzteren, einfach weil sie unangenehm sind. Die Folge dieser Verdrängungsmechanismen ist eine innere Konfliktspannung, die sich nach REICH (1976, 1978) in Dauerverspannungen ganzer Muskelkomplexe äußert.

Es sind regelrechte ,,Muskelpanzerungen", die es therapeutisch ,,aufzuweichen" und zu lösen gilt. Sie sind segmental (abschnittsweise) angeordnet. Die Auflösung beginnt immer im Kopf- und Halsbereich (verkrampfte Augen- und Stirnmuskeln, Zungen-, Lippen-, Kau- und Schlundmuskeln sowie die Halsmuskeln Platysma und Sternokleidomastoideus). Die Brustpanzerungen (Verspannung der Brust-, Delta- und Trapezmuskeln sowie des breiten Rückenmuskels) kann für den Betreffenden äußerst schmerzhaft sein. Die mit chronischer Einatmungshaltung verbundene

Brustpanzerung läßt keine Gefühlsbewegtheit (wogende Brust) und keine natürliche Gestik der Arme zu. Die Unbewegtheit setzt sich fort im Zwerchfellsegment, erkennbar an der Lendenlordose (Hohlkreuz) und der totalen Blockierung der natürlichen Zwerchfellpulsation während des Atmens. Der Patient hat unbewußt Angst, durch intensives Ausatmen seiner aufgestauten Lust- oder Wutgefühle plötzlich nicht mehr Herr zu sein. Weitere Muskelpanzerungen finden sich im Bauch- und Beckenraum. Mit der sukzessiven Auflösung dieser oft brettharten muskulären Panzer können verdrängte Emotionen nach und nach „herausbewegt" werden, was auch dem Sinn des Wortes E-Motion entspricht.

REICH hat eine Reihe namhafter Schüler gehabt. Von LOWEN wird bei den Ausführungen zur Bioenergetischen Therapie im nächsten Kapitel die Rede sein. Auch PIERRAKOS, der als Mitbegründer der Bioenergetik gilt, ist ein Schüler REICHs. Seine „Core-Therapy" (Core heißt soviel wie Kern, Mark oder Herz) erweitert das bioenergetische Gedankengut im Hinblick auf mentale und spirituelle Aspekte.

Gerda und Monalisa BOYESEN machten die wichtige Entdeckung, daß es auch Menschen mit fehlender Muskelpanzerung gibt. Sie fallen durch einen ausgesprochen schlaffen Muskeltonus auf. Bei diesen Patienten werden die verdrängten Konflikte in den Magen-Darmtrakt, den sog. „emotionalen Kanal" oder „Es-Kanal" projiziert. Die von BOYESEN entwickelte „Biorelease-Therapy" ist - verglichen mit der Bioenergetik - eine „weiche" Behandlungsform, bei der vornehmlich Diät, Massage und Atemübungen angewandt werden.

Auch KELLEY fußt mit seiner „Radix-Gefühlserziehung" ebenfalls auf REICHs Ideen. Statt der Orgontherapie nimmt er eine Naturkraft, Radix (Wurzel) genannt, an, in der auch Emotionen ihren Ursprung haben. In JANOVs „Urschrei-Therapie" wird im Grunde ebenfalls ein körperlicher Therapieansatz praktiziert, indem der Patient seine in früher Kindheit erlittenen seelischen Verletzungen und Schmerzen noch einmal ganzkörperlich-emotional durchlebt. Auch in den „Leela-Gruppen" des BHAGWAN in Poona hat man eine der REICHschen ähnliche Körpertherapie durch Lösen muskulärer Verspannungen im Beckenraum regelmäßig angewandt (vgl. unter 3.7.2. die Ausführungen zum „Sensitivity Training".)

Literatur:

Gross, W.: Körper-Therapie 1. Befreiung der Seele durch Arbeit am Körper. Psychologie heute, Juni 1981, 22 - 33

Reich, W.: Die Entdeckung des Orgon. Frankfurt: Fischer 1976

derselbe: Charakteranalyse. ebd. 1978

3.7.6. Bioenergetische Therapie

Die bioenergetische Analyse und Therapie wurde von LOWEN (1967, 1971) und PIERRAKOS, aufbauend auf den Erkenntnissen von REICH (1949), als körperorientierte Methode zur Behandlung seelischer Störungen entwickelt. Ich beschränke mich bei der Darstellung auf die für den Mototherapeuten wesentlichen psychosomatischen und vor allem psychomotorischen Zusammenhänge. Einige von LEWIS und LOWEN (1974) aufgestellte Kernsätze seien kurz zuvor zitiert: „Die Person ist der jeweilige Körper" (1974, Seite 215). Die „Körpersprache", der „muskuläre Ausdruck" deckt seelische Probleme auf. „Die Summe aller Spannungsmuster einer Person ergibt deren Charakterstruktur" (Seite 217). „Ein Gefühl ist die Wahrnehmung einer Bewegung innerhalb des Körpers" (Seite 220). Ist der Mensch motorisch, d.h. in seinen Ausdrucksbewegungen eingeschränkt, so „mangelt es an emotionaler Qualität" (ebd.). „Die Gefühlstiefe ist der Atmungstiefe ungefähr proportional" (Seite 222).

Das Therapieziel ist die Wiederherstellung eines gesunden bioenergetischen Niveaus im menschlichen Organismus. Es wird einerseits erreicht über eine Atemintensivierung, welche die Muskelverspannungen durchbrechen soll. Andererseits wird der Patient zum spontanen Gebrauch seiner psychomotorischen Ausdrucksmöglichkeiten gebracht. In ihnen sieht LOWEN eine Manifestation rythmisch-pulsierender Lebenskraft. „Die energetische Ladung an der Oberfläche des Körpers manifestiert sich in der Reinheit und Klarheit der Augen, im Mitschwingen der Stimme, in der guten Spannkraft und Farbe der Haut, in der Spontanität der Gesten und im entspannten Zustand der Körpermuskulatur" (LEWIS und LOWEN 1974, Seite 219). Ein psychosomatisch gesunder Mensch ist in seiner Persönlichkeit körperbegründet und gleichzeitig körpergeerdet, indem er Halt auf festem Untergrund findet (vgl. Übung des „grounding").

Die bioenergetischen Behandlungstechniken zur Abfuhr verdrängter aggressiver Impulse sind von Fall zu Fall austauschbar. Vor allem muß die zwischen den Schulterblättern liegende explosive Zone des angestauten Zornes durch Übungen des wilden Drauflosschlagens auf eine weiche Unterlage befreit und entfesselt werden. Andere Möglichkeiten einer psychophysischen Entkrampfung sind intensives und langdauerndes Stoßen, Treten und Trampeln im Stehen oder während der Patient mit angezogenen Knien in Rückenlage auf einem Bett liegt. Auf das Stehen im Sinne des „grounding", mit etwas einwärts gestellten Füßen und leicht gebeugten Knien, wird in der Bioenergetik größter Wert gelegt. In dieser Stellung werden die Arme abwechselnd mit geballten Fäusten und mit dem energischen Ruf „Nein!" nach hinten abwärts geschlagen oder während eines kräftigen Ausfallschritts nach vorn gestoßen. Auch kräftige Beinstöße können hinzugenommen werden.

Während des extatischen Schlagens und Trampelns in der Rückenlage sollen die Augen geschlossen und der Kopf als Zeichen der Kontrollunfähigkeit in den Nakken genommen werden. Hierbei kann es zu spontanen Ausbrüchen von Weinen und Schreien kommen unter gleichzeitigem Auftauchen von Erinnerungen an frühe Gefühlserlebnisse.

Bei den sog. „Streß-Positionen" handelt es sich um ein möglichst langes Einnehmen unbequemer Stellungen (z. B. Stand mit starkem Hohlkreuz unter Überhängen des Kopfes nach hinten). Sie sollen mit der Zeit ein körperliches Zittern, verbunden mit seelischer Verunsicherung und Gefühlsfreisetzung bewirken. Partnermassagen in Badehose bzw. Bikini runden die therapeutischen Bemühungen um das Durchbrechen der aufgebauten Abwehrmechanismen und „Charakterpanzerungen" (REICH) ab. Das sog. „body reading" (Körper-Lesen) ermöglicht es dem Therapeuten schließlich, von der positiv veränderten Körperstruktur auf ebensolche Veränderungen in der Charakterstruktur zu schließen.

Literatur:

Lewis, R. und Lowen, A.: Bioenergetische Analyse. In Petzold (Hrsg.): Psychotherapie und Körperdynamik, Paderborn: Junfermann 1974, Seite 215 - 242

Lowen, A.: The Betrayal of the Body. New York: Collier-Macmillan 1967

derselbe: The Language of the Body. ebd. 1971

3.8. Entspannungstechniken

Entspannung (Relaxation) ist das Gegenteil von Anspannung. Tätige Muskulatur muß angespannt sein, sie müßte sich danach aber wieder weitestgehend entspannen. Daß dies häufig nicht gelingt, daß der Mensch nicht entspannungsfähig ist, ist ein weitverbreitetes Phänomen unserer Zeit. Muskuläre Dauerverspannungen sind oft Ausdruck angestauter Gefühlsspannungen. Der heutige Mensch kann den Dauerstreß nicht mehr durch Kampf oder Flucht abreagieren, wie das in früheren Zeiten einmal der Fall war. Unsere Gesellschaftsnormen verbieten das motorische Ausagieren unerträglich gewordener, durch Befürchtung, Ängste oder Aggressionsstau verursachte Streßbelastungen. Durch die dauernde Hochspannung zieht sich die Muskulatur vor allem im Nacken-Schulterbereich in ständiger Angriffs- oder Abwehrbereitschaft zusammen. Es kommt zu einem Dauerzustand psychophysischer Überspannung und Verkrampfung.

Als Mittel zum Streßabbau sind gerade während der letzten Jahrzehnte eine Reihe höchst wirksamer Entspannungsmethoden entwickelt worden. Entspannung als Zustand muskulärer Passivität ist nur in völliger Ruhelage (am optimalsten in der Rückenlage) erreichbar. Rein theoretisch könnte man von Muskelentspannung, Gefäßentspannung, nervlicher und psychischer Entspannung sprechen. Im Grunde handelt es sich hier jedoch um Teilphänomene eines einzigen ganzheitlichen biologischen Geschehens. Man kann die dabei ablaufenden vegetativen Veränderungen messen. So gehen die Muskelaktionsströme während der Entspannung nachweislich zurück, d.h. die Muskelfasern zeigen nur noch ganz geringe elektrische Vibrationsaktivität. Zum anderen wird während der Entspannung die Durchblutung gesteigert, was zum Abbau von Milchsäure in den Blutgefäßen der Muskeln führt. Die Gefäßspannung läßt nach, der Blutdruck sinkt geringfügig ab, die Atemfrequenz verringert sich und das Gehirn produziert langsamere Ströme, die sog. Alphawellen.

3.8.1. Bio-Training

Die letztgenannte Tatsache hat zu der Feedback-Methode des "Bio-Training" geführt. Dabei kontrolliert man über Rückkopplung die eigenen vegetativen Funktionen mittels verschiedener optischer oder akustischer Aufzeichnungen (z.B. Hirnstromwellen, Herztöne). Studenten der Harvard-Universität lernten mit Hilfe des Bio-Trainings binnen kurzer Zeit, Herzfrequenz und Blutdruck willentlich zu steigern oder zu senken.

Während man bei dieser Methode kaum auf entsprechende Meß- und Registriergeräte verzichten kann, wenden andere Relaxationsmethoden konzentrative und autosuggestive Techniken an. Allen Entspannungsverfahren liegt die These zugrunde, daß Muskeltonus und Psyche miteinander korrelieren und interagieren. Mit anderen Worten: Eine affektiv-emotionale Entspannung setzt den Muskeltonus herab und umgekehrt. Diese These konnte inzwischen wissenschaftlich abgesichert werden. Dabei ist der klinische (elektromyographische) Nachweis gelungen, daß z.B. ein auf psychischem Dauerstreß beruhendes Zervikalsyndrom bei starker Ruhe-Verkrampfung in den Trapez- und Deltamuskeln der rechten Schulter mit entsprechend erhöhter elektrischer Muskelaktivität durch gezielte chiropraktische und entspannungstherapeutische Maßnahmen zum völligen Verschwinden gebracht werden konnte (BIRKMAYER 1970, Seite 31/32).

3.8.2. Autogenes Training (AT)[1)]

Die bekannteste und in der BRD gebräuchlichste Entspannungstechnik ist fraglos das Autogene Training nach J.H. SCHULZ (1920, 1973). Diese ausdrücklich für den Arzt konzipierte Methode der konzentrativen Selbstentspannung verwendet Inhalte aus dem Yoga, welche in einem stufenweise zu erlernenden System vermittelt werden. Durch konzentrative Hinwendung auf den eigenen Körper werden verschiedene sensorische Empfindungen selbstsuggestiv erfahren (Schwereerlebnis, Wärmeerlebnis, Atem, Herzschlag, Konzentration auf das vegetativ-sympathische Nervengeflecht des Solarplexus sowie auf die Stirn). Dadurch wird eine positive psychophysische Einflußnahme auf die verschiedenen Körperfunktionen erreicht, so daß quälende Stress- und Spannungszustände, Schmerzen, Ängste, Schlaflosigkeit, Depressionen und andere neurotische Symptome gemindert oder beseitigt werden können.

Obwohl das AT ein der „kleinen Psychotherapie" zugehöriges Verfahren darstellt, ist seine psychohygienische Bedeutung unumstritten. In der Tiefentspannung kommt es über das Aufsteigen unbewußter seelischer Inhalte zu einer meditativen Selbstschau, in der verdrängte, bisher unverarbeitete Erlebnisse intuitiv gelöst und verarbeitet werden können. Mit Hilfe sog. formelhafter Vorsatzbildungen wird außerdem Einfluß genommen auf das Verhalten. Diese verbalen Formeln werden, ähnlich den im Yoga verwendeten Mantras, ständig autosuggestiv im Geiste wiederholt, wobei sie das Unterbewußte mit der Zeit derart beeinflussen sollen, daß daraus eine Verhaltensänderung resultiert.

Das packend geschriebene Buch des Arztes Dr. LINDEMANN schildert die tägliche Anwendung des AT während einer Faltbootüberquerung des Atlantiks. Dabei gab er sich - allein auf sich gestellt - Überlebensbefehle, mit denen er immer wieder Zustände schwerster körperlicher und seelischer Erschöpfung überwandt. Sein Buch bringt AT-Trainingsanweisungen in der Do-it-yourself-Methode. Ihre Selbstaneignung kann psychisch stabilen Menschen gewiß nicht schaden. Sie kann aber für labile, ängstlich-hypochondrische (sich Krankheiten einbildende) und übersensible Personen ausgesprochen gefährlich werden. LINDEMANN hat das AT modifiziert und vereinfacht, indem er es auf die vier Bereiche: Schwere und Wärme im rechten Arm, Wärme im Leib (Solarplexus) sowie im Schulter-Nackenbereich reduziert hat.

[1)] autogen = selbsttätig, von selbst entstehend

3.8.3. Transzendentale Meditation (MT)[1]

Die MT ist eine rein mentale (geistige) , aber doch körperzentrierte Yoga-Methode, die seit den 60er Jahren durch MAHARISHI Mahesh Yogi verbreitet wird. In einem Prozeß des Nach-Innen-Gehens der Aufmerksamkeit meditiert der Klient, während er sich auf ein Mantra (eine vokalreiche Silbenfolge mit mystischer Bedeutung) konzentriert. Er tut das zweimal am Tage (morgens und abends) während 15 bis 20 Minuten, nachdem er die Entspannungstechnik in einem viertägigen Trainingskurs erlernt hat. Ziel ist wiederum der Abbau von psychosomatischen Dauerverspannungen sowie eine positive Ich-Findung und Ich-Begegnung durch Tiefentspannung. Die MT wird sowohl präventiv (vorbeugend) als auch therapeutisch eingesetzt.

Die neuerdings publizierten Untersuchungsergebnisse der ,,Maharishi International University" bringen Fakten, die im Grunde für alle Entspannungsmethoden Gültigkeit haben: Verminderung des Sauerstoffverbrauchs, Herabsetzung der Herzschlagfrequenz, Erhöhung des elektrischen Hautwiderstandes (d.h. trockene statt feuchte Haut), sowie die schon erwähnten, im EEG nachweisbaren Veränderungen der Hinstromaktivitäten (langsame Alphawellen statt der unruhigen Betawellen). Es besteht aber auch die Vermutung, daß es darüber hinaus zu Veränderungen auf zellulärer bzw. molekularer Ebene kommen kann (Abnahme des Plasma-Cortisol, Verringerung des Stoffwechsels durch Regenerierung der Zellphosphate), wie das während des Schlafes natürlicherweise der Fall ist.

Trotz zahlreicher vorliegender Meßwerte und statistischer Daten kann man sich des Eindrucks nicht erwehren, daß hier durch Manipulationen in der Versuchsplanung sowie durch kühne spekulative Interpretationen Propaganda für eine Methode betrieben wird, die es gar nicht nötig hätte, sich in hochwissenschaftlichem Gewande zu präsentieren. Das gilt insbesondere für den auf dem 36. Jahrestreffen der American Geriatric Society vorgetragenen und statistisch belegten Anspruch auf ,,Verjüngung" durch MT um ganze 11 Jahre, nach 5jähriger Praxis sogar um 15 Jahre (vgl. Medical Tribune Nr. 13, 28. 3. 1980).

3.8.4. Funktionelle Entspannung (FE)

Marianne FUCHS, die Begründerin dieser Methode, beklagt den generellen Mangel an Körperempfindungsfähigkeit in unserer Zeit. Sie bringt ihren psychosomatich gestörten Klienten zunächst im Sitzen und Stehen bei, sich ihrer eigenen körperlichen Empfindungen bewußt zu werden und sie zu verbalisieren. Wie im Yoga auch, steht das Sich-Loslassen-Können während der Entspannung im Mittelpunkt der korrektiven Arbeit. Dabei spielt das Geschehenlassen der Ausatmung eine wichtige Rolle. Es gilt, sich hierbei dem inneren Rhythmus zu überlassen, um mit der Zeit, in den Körper hineinfühlend und hineinspürend, zu sich selbst zu finden.

Gabriele JANZ (1978) berichtet über die erfolgreiche Anwendung der FE bei unruhigen, zappeligen, ablenkbaren, konzentrationsgestörten Kindern im Alter von 9 - 14 Jahren. In einem körperzentrierten, nach innen gerichteten Sensibilisierungsprozeß erfahren sie, was es heißt: zur Besinnung zu kommen, d. h. sich selbst mit all ihren Sinnen bewußt wahrzunehmen. Diese breitgefächerte Körpererfahrung

---

[1] transzendental = übersinnlich, übernatürlich
Meditation = sinnende Betrachtung

bildet die Grundlage der Entspannungsfähigkeit.
Die FE wird seit 1958 auf der Lindauer Psychotherapiewoche gelehrt. Dennoch ist sie keine kassenabrechnungsfähige Leistung, obwohl sie von Ärzten verordnet wird. Es gibt eine „Arbeitsgemeinschaft für funktionelle Entspannung", Psychosomatische Abteilung der Städtischen Krankenanstalten in 7300 Esslingen. Hier wird über die Dauer von 1 bis 2 Jahren eine berufsbegleitende Weiterbildung von etwa 30 bis 60 Stunden vermittelt.

3.8.5. Progressive Relaxation (PR)

In den 30er Jahren entwickelte der amerikanische Arzt JACOBSEN (1934: "You must Relax", 1938: „Progressive Relaxation") eine Entspannungstechnik, bei der zunächst systematisch die wichtigsten Muskeln maximal angespannt werden, um danach ein optimale Entspannung des gesamten Organismus zu erreichen. JACOBSEN hatte in seiner Arztpraxis die Erfahrung gemacht, daß Angst nicht nur mit Enge (z. B. der Blutgefäße bei Angina pectoris) korrespondiert, sondern ebenso mit muskulärer Verspannung. Die dabei beobachtete Erhöhung der Muskelaktionsströme geht mit einer Steigerung der elektrischen Hirnaktivität einher. Bei diesem chemoelektrischen Geschehen spielen Hormonausschüttungen eine maßgebliche Rolle. Mit der Durchführung von Tiefentspannungsübungen wird nunmehr eine Beruhigung des gesamten vegetativen Nervensystems angestrebt, wie sie der Mensch normalerweise nur während des Schlafes erlebt.

Die PR unterscheidet sich vom Autogenen Training oder von anderen Entspannungstechniken dadurch, daß hierbei keine mentalen Vorstellungen notwendig sind. Nach meiner Erfahrung eignet sich diese Methode besonders für nervöse, ruhelose Erwachsene, die ständig und pausenlos „in Betrieb" sein müssen und dadurch einfach nicht zu einem entspannenden Loslassen ihrer Muskulatur bereit sind. Das gleiche gilt für motorisch unruhige, überaktive Kinder. Hier bewirken erst das vorangehende intensive Durchspannen und das darauf folgende Schweregefühl eine innere Entspannungsbereitschaft.

BUCHMANN (1974) hat mit der *„Tiefmuskelentspannung (TME)"* ein für die Belange des Sports und der Sportpädagogik modifiziertes Verfahren der Progressiven Relaxation von JACOBSEN vorgestellt, das durch seine Praktikabilität besticht. Der von BUCHMANN ausgearbeitete Wortlaut der TME macht es auch ohne Vorübung möglich, mit dieser Methode zu arbeiten[1)]. Die Reihenfolge der Muskelanspannungen sollte immer gleich sein: Nacken, Hände und Arme, Beine, Becken und anschließend die Gesichtsmuskulatur. Er selbst hat sie u. a. bei 13- bis 15jährigen neurotischen Schülern mit Erfolg therapeutisch angewendet. Das geschah sowohl in der Turnhalle als auch im Lehrschwimmbecken, wobei sich die Kinder in Rükkenlage auf Schwimmbrettern, die Beine durch Korkstreifen stabilisiert, im 30 Grad warmen Wasser befanden.

Als weiteres Medium setzt BUCHMANN parallel zum Entspannungstext eine leise Hintergrundmusik als „Meditationsmusik" entspannungsverstärkend ein. Die Übungszeit beträgt in der Regel 10 Minuten. Positive Erfahrungen mit 10jährigen

---

1) Der genaue Wortlaut für die TME-Anweisungen befindet sich auf den Seiten 88 und 89 der Lehrhilfen (Beilage der Zeitschrift Sportunterricht Nr. 8, 1974, Schorndorf: Hofmann-Verlag). Vgl. in der Literaturliste: Buchmann 1974

und älteren Kindern liegen auch von MÜLLER (1978) vor. Entspannungsübungen bewirken u. a. ein verbessertes Körpergefühl und Körperbewußtsein. Außerdem kommt die PR bzw. TME dem unbewußten Verlangen der Schüler nach Streßabbau entgegen. BUCHMANN (1974) und MÜLLER (1978) schlagen vor, derartige Entspannungstechniken auch mit Schulklassen im Rahmen des Sportunterrichts durchzuführen. Meine eigenen langjährigen Erfahrungen im heil- und sonderpädagogischen Bereich zeigen ebenfalls, wie wichtig der Einsatz von Entspannungspausen ist und wie stark sich die Kinder zu diesen Übungen hingezogen fühlen. Ich habe immer wieder erlebt, daß Schüler protestierten, wenn ich die gewohnte Tiefentspannung am Ende der Sportstunde durch andere Lehrinhalte zu ersetzen versuchte.

3.8.6. Entspannungstechniken in der Schule

Die positiven Ergebnisse des in Karlstad in Schweden 1978 durchgeführten Projektes (SETTERLIND und UNESTAHL) mit 303 10- bis 12jährigen Schülern war der Anlaß, Entspannungsübungen nach JACOBSEN seit dem Jahre 1979 als Lehrinhalt innerhalb des Curriculums des schwedischen Schulsports mit aufzunehmen. Inzwischen läuft ein größerer, z.Zt. noch nicht abgeschlossener Schulversuch (SETTERLIND und PATRIKSSON 1981). Er umfaßt eine Experimentalgruppe von 294 und eine Vergleichsgruppe von 287 Schülern im Alter von 12 bis 17 Jahren. Auch hier wird die Progressive Relaxationsmethode (PR) von JACOBSEN in vereinfachter Form angewandt. Gearbeitet wird in einem Kurssystem. Der den Schülern vermittelte Trainingsprozeß dauert 6 bis 8 Wochen, bei einer wöchentlichen Frequenz von 2 bis 3 Sessionen. Die diesen Kurs vermittelnden Lehrer hatten die PR selbst in einem Lehrgang erlernt. Während der 6 Wochenphasen wurden die Schüler, wie in dem 1978 durchgeführten Vorversuch, in die Techniken der muskulären und mentalen Entspannung (PR und Yoga) einschließlich der Tiefatmung eingeführt. In der 7. Woche konnten die Schüler daraus ihre eigene Entspannungstechnik wählen und sie in der 8. Woche selbständig, d.h. ohne verbale Anleitung von außen, durchführen.

Die vorläufigen Ergebnisse deuten darauf hin, daß mit selbsterlernter Entspannung schulischer Leistungsstreß wirkungsvoll abgebaut werden kann. Vom Lehrer persönlich gegebene Entspannungsanweisungen waren nachweislich effektiver als Tonbandinstruktionen. Dabei hat sich die Einbindung der Entspannung (etwa 7-10 Minuten) in den regulären Sportunterricht als günstig erwiesen. 93 der Schüler sahen das Erlernen der Relaxationstechniken als einfach bzw. ziemlich einfach an. Nach 8 Wochen waren sich 40 sicher, daß sie sich in Zukunft ohne Assistenz entspannen können würden. Insgesamt äußerten sich 90 der Schüler positiv gegenüber dem neuen Unterrichtsgegenstand, 8 der Antworten waren indifferent und nur 2 negativ.

Anschließend soll noch auf die Möglichkeit der Entspannung über Vibrationsmatrazen und Vibrationskissen hingewiesen werden, welche den Entspannungsvorgang wirkungsvoll unterstützen können. [1)]

[1)] z. B. RELAXIS, eine aufblasbare flexible Liegefläche (Fa. R. Steuer, Oudeland Straat 54, S'ravenzande (Holland)

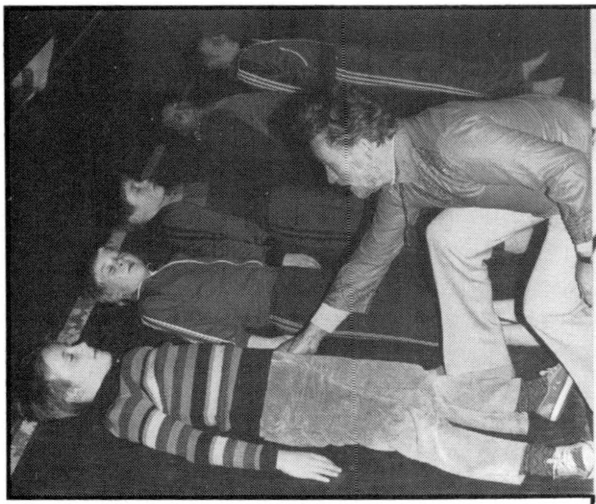

Abb. 31

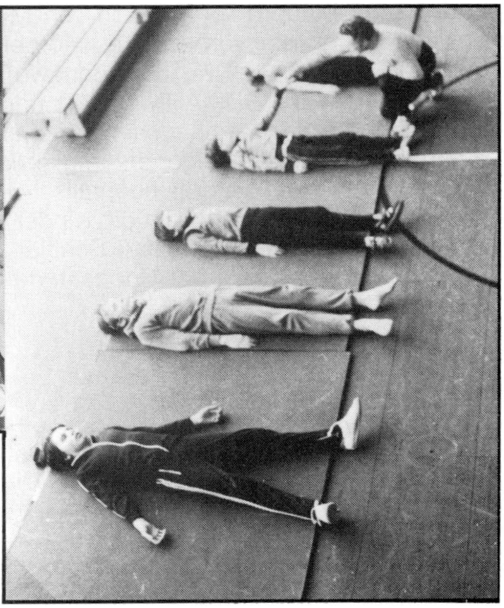

Abb. 32

auch Entspannung
will gelernt sein

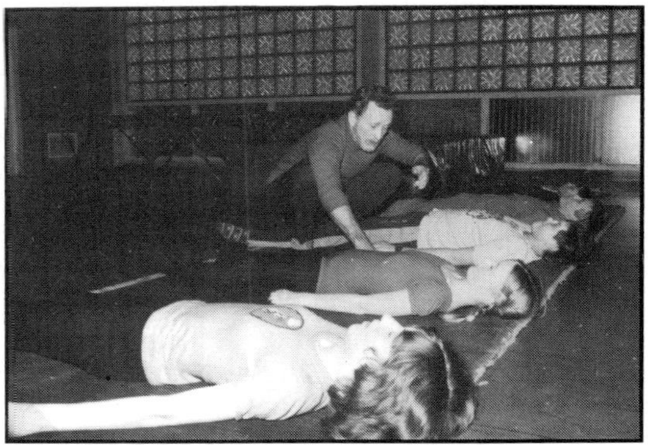

Abb. 33

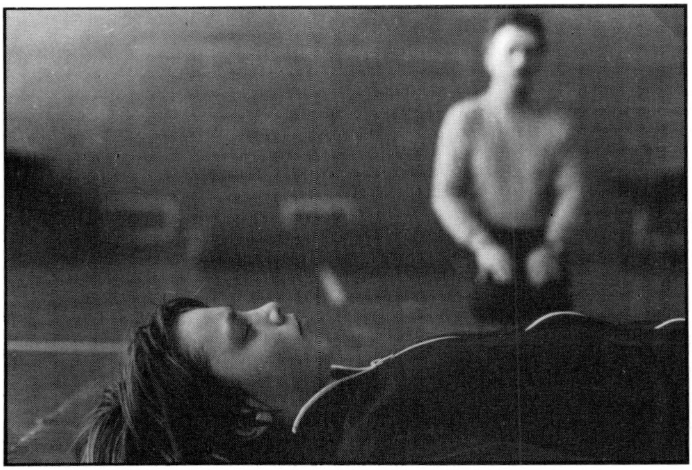

Abb. 34

Literatur:

Anders, W.: Unterrichtsdidaktisches Konzept zur Einführung von Entspannungsübungen bei verhaltensgestörten Kindern. Motorik, 4, 1984, 157-166

Birkmayer, W.: Über die Korrelation von Muskeltonus und Psyche. In: Entspannung - neue therapeutische Aspekte. Internat. Symposium St. Moritz 1970 (CIBA-GEIGY, Wehr/Baden), Seite 28 - 34

Buchmann, K. E.: Tiefmuskelentspannung (TME) - ein Verfahren für die Selbstentspannung. Sportunterricht 8, 1974 (Lehrhilfen), Seite 85 - 90, Schorndorf: Hofmann

derselbe: Möglichkeiten der Bewegungstherapie im Rahmen gesundheitlicher Maßnahmen unter psychohygienischem Aspekt. Diss. phil. Univ. Osnabrück 1978, S. 159 ff.

Fuchs, M.: Funktionelle Entspannung. Stuttgart: Hippokrates 1974

Janz, G.: Funktionelle Entspannung bei Kindern mit Konzentrationsstörung. Prax. d. Kinderpsychol. u. Kinderpsychiatr. 27, 1978, 201 - 205

Kiphard, E. J.: „Die psychohygienische Bedeutung der Entspannungsfähigkeit im Erwachsenen- und Kindesalter. Praxis der Psychomotorik, 4, 1989, 182-189

Kniffki, K. -D.: Transzendentale Meditation - TM. Niedersächs. Ärzteblatt 44, 24, 1971, 805 - 809

Lindemann, H.: Überleben im Streß. Autogenes Training, München/Gütersloh/Wien 1973

Müller, E.: Entspannungsmethoden in der Schule. Praxis der Leibesübungen 2, 1978, 23 - 25

Schulz, J. H.: Das autogene Training. Stuttgart 1973

Setterlind, S. and Unestahl, L. -E.: Introducing Relaxation Training in Swedish Schools. Dpt. of. Educ. Research, Univ. of Göteborg 1978

Setterlind, S. and Patriksson, G.: Teaching Children to Relax. Ebd. 1981

4. Mototherapie bei Kindern

Es erscheint mir abschließend notwendig, auf motodiagnostische und mototherapeutische Prozesse speziell beim Kind einzugehen. Denn anders als beim Erwachsenen, dessen psychomotorische Entwicklung bereits abgeschlossen ist, befindet sich beim Kind noch alles im Fluß. Alles ist entwicklungsbedingten Veränderungen unterworfen. Das bedeutet, daß das Kind unter Umständen entwicklungshemmenden, den gesamten Prozeß der Ausdifferenzierung störenden Faktoren und Bedingungen ausgesetzt sein kann. Sie können im Kind selbst liegen oder durch ungünstige Umwelteinflüsse entstanden sein. Andererseits besteht aber gerade die Chance einer therapeutischen Einflußnahme darin, entwicklungsanregende und störungsmindernde Umweltbedingungen zu schaffen.

Die Klientel, von der hier die Rede sein wird, besteht aus Kindern mit leichten bis schweren Hirnschädigungen und Kindern mit neurotischen Störungen. Allen gemeinsam ist ein mehr oder weniger gravierender Entwicklungsrückstand. Er betrifft meist nicht alle Funktionsbereiche gleichzeitig. So finden wir Patienten mit leichter und solche mit schwerer geistiger Rückständigkeit. Wir treffen aber auch Patienten mit wahrnehmungsmotorischen Schwächen und Defiziten und solche mit körperlichen Behinderungen. Und schließlich gibt es Kinder mit emotional-sozialer Störungsproblematik.

Ich vermeide es möglichst, pauschal von geistig Behinderten, Lernbehinderten, Körperbehinderten, Sprachbehinderten und Verhaltensgestörten zu sprechen. Diese einzelnen „Etikettierungen" sind willkürliche Einteilungen, die als Aufhänger für gezielte Fördermaßnahmen gedacht sind. Wir kommen aber in der Praxis mit derartigen Klassifizierungen nicht weit, weil sie - wie wir sehen werden - nur teilweise zutreffen.

Ein behindertes Kind ist in der Regel immer *mehrfach* behindert. Zwar steht dabei meist *eine* Funktionsstörung im Vordergrund. Sie wird aber begleitet von Störungen und Behinderungen in anderen Bereichen. Diese sind oft als Folge der Hauptstörung anzusehen. Eine Störung im motorischen Bereich beispielsweise wirkt sich im allgemeinen behindernd auf den emotional-sozialen Bereich aus. Häufig beeinträchtigt die motorische Minderleistung aber auch die geistige Lernleistung. Denken wir nur an die oft katastrophalen Auswirkungen von graphomotorischen Störungen (Schreibbewegungsstörungen) auf die Schulleistungen, besonders im Deutschunterricht.

Ähnliches läßt sich über die negativen Auswirkungen leichter Koordinationsstörungen der Augenmuskeln beim beidäugigen Sehvorgang auf die schulische Leistung sagen. Das gleiche gilt für leichte, lange Zeit unerkannte Seh- oder Hörfehler. Sie führen manchmal sogar dazu, daß das betreffende Kind in die Sonderschule überwiesen wird, weil man seine Hör- oder Sehschwäche fälschlicherweise für eine geistige Schwäche halt. Mir sind geradezu tragisch zu nennende Fälle bekannt, wo Kinder jahrelang als lernbehindert galten, bis ihre Sehminderung bzw. der Hörverlust durch Zufall - leider erst im Alter von 10 oder 12 Jahren - entdeckt und den Kindern nachträglich eine normale Intelligenz attestiert wurde.

Für den Mototherapeuten ist es wichtig zu wissen, daß sich wahrnehmungsmotorische Störungen ungünstig auf den kognitiv-pragmatischen Bereich, d. h. auf die „Handlungsintelligenz" eines Kindes sowie auf den emotional-sozialen Steuerungsbereich auswirken können. Motorische Unruhe beispielsweise wirkt sich nachteilig auf den Wahrnehmungsbereich aus. Primäre Wahrnehmungsstörungen sind andererseits häufig die Ursache von motorischen Koordinationsstörungen. So finden wir mannigfaltige sensomotorische, kognitiv-motorische und emotionalmotorische Interdependenzen (gegenseitige Abhängigkeiten). Eine funktionsdiagnostische „Bestandsaufnahme" sollte deshalb immer mehrdimensional angelegt sein, um möglichst viele Informationen über Störungen und Defizite in den einzelnen Funktionsbereichen zu erhalten.

Die hier beispielhaft aufgezeigten, sich in vielfältiger Weise gegenseitig beeinflussenden Störungssymptome können auf die verschiedensten Ursachen zurückgehen. Dabei spielen endogene und exogene (innen oder außen entstehende) Ursachen im Einzelfall eine unterschiedliche Rolle. Die medizinische Kausaldiagnostik hat auch heute noch außerordentliche Schwierigkeiten, leichtere frühkindliche Hirnschäden bzw. Hirnfunktionsstörungen klinisch nachzuweisen. Entsprechend bestehen Meinungsverschiedenheiten über die Art der diagnostischen Klassifizierung im Grenzbereich zwischen einwandfrei nachgewiesener hirnorganischer Verursachung und milieureaktiven Verhaltensstörungen. Wir werden darauf im folgenden noch zu sprechen kommen.

4. 1. Kindliche Cerebralparese (CP)

Bei der cerebralen Parese (englisch: cerebral palsy) handelt es sich nicht, wie der Name glauben macht, um eine (unvollständige) Lähmung, sondern schlichtweg um eine Hirnschädigung. Während für die Entstehung der MCD als Hirndysfunktion, wenn überhaupt, subkortikale (unter der Hirnrinde liegende) Regionen des Stammhirns ursächlich in Frage kommen, liegt bei der CP immer auch eine (abgelaufene) Schädigung der Hirnrinde mit der Pyramidenbahn vor. Sie ist die Ursache für schwere, sog. zentrale oder zerebrale Bewegungsstörungen, allen voran die Spastik, die oft zusammen mit athetotischen und ataktischen Störungen aufzutreten pflegt. Außer diesen spastisch-hypertonischen Erscheinungsbildern gibt es hypotonische (schlaffe) und dystonische (wechselnde) Bewegungsstörungen (zu letzteren rechnet beispielsweise die Athetose).

Die Schädigung der Hirnrinde beeinträchtigt darüber hinaus häufig auch die intellektuellen Fähigkeiten. Dazu kommen Seh-, Hör- und Sprachstörungen. Nicht medikamentös kontrollierte Krampfanfälle bewirken ihrerseits neue Hirnschädigungen. Verhaltensstörungen müssen nicht allein als Folge der Cerebralparese angesehen werden. Sie entstehen oft erst (oder werden verschlimmert) durch die Reaktionen einer behindertenfeindlichen oder zumindest Behinderten gegenüber fremden, verständnislosen Umwelt. Es ist deshalb nicht richtig, immer gleich von einer hirnorganisch bedingten Persönlichkeitsveränderung zu sprechen. Zwar konnte NIELSEN (1966) in ihrer Studie an 40 cerebralparetischen Kindern im Alter zwischen 6 und 15 Jahren Persönlichkeitsstörungen mit psychologischen Test nachweisen. Sie treten allerdings gehäuft bei anfallsleidenden Kindern auf, aber auch bei Kindern mit dysharmonischem Elternhaus. Es ist aber m. E. keinesfalls gerechtfertigt, im Rahmen psychoorganischer Syndrome bei hirngeschädigten Kindern gleich von einer „Abartigkeit der kindlichen Persönlichkeit" (ULBRICHT 1977, Seite 31) zu sprechen.

Generell kann aus Erfahrung gesagt werden, daß cerebralparetische Kinder eine gegenüber gesunden Kindern vermehrte Affektlabilität und verringerte Frustrationstoleranz besitzen. Hier besteht Übereinstimmung mit den oben zitierten, von NIELSEN vorgelegten Ergebnissen. Aus ihren an dänischen Kindern durchgeführten Untersuchungen geht hervor, daß diese insgesamt unausgeglichener, unberechenbarer und aggressiver sind. Ein Viertel der hirngeschädigten Schüler ist schwer verhaltensgestört und sozial unangepaßt, was durch heftige Gegenreaktionen der

Umwelt noch verstärkt wird. Bezeichnenderweise erwarten sie im allgemeinen auch eine feindliche Haltung von seiten der Umgebung. Der überwiegende Teil, nämlich drei Viertel der CP-Kinder, verhält sich nach Angaben NIELSENs jedoch sozial angepaßt. Sie bezahlen dies, so meine ich, durch einen (übrigens ebenfalls nachgewiesenen) Mangel an Eigeninitiative.

Wir sehen hieran, wie wichtig eine die kindliche Handlungskompetenz erweiternde Mototherapie ist. Wie schon verschiedentlich betont, genügt es nicht, pathologische Bewegungsmuster zu hemmen und stereotype Fortbewegungsreflexe anzubahnen. Es muß darüber hinaus dafür gesorgt werden, daß das hirngeschädigte Kind genügend Gelegenheit erhält, sich intensiv und kreativ mit seiner Umwelt auseinanderzusetzen.

Mototherapie setzt naturgemäß im Bewegungsbereich an. Dazu ist eine Grundkenntnis sowohl primitiver, d. h. auf niedrigem Entwicklungsniveau zurückgebliebener Bewegungsmuster als auch pathologischer Muster notwendig. Hier ist ein Wissens- und Erfahrungsdefizit bei bewegungspädagogischen Fachleuten oder Mototherapeuten mit pädagogischer Grundkenntnis zu konstatieren. Deshalb sollte versucht werden, durch ständigen Austausch mit krankengymnastischen Kollegen sowie durch spezielle Fortbildungsveranstaltungen mit neurophysiologischer Thematik das notwendige Fachwissen zu erwerben.

Um nochmals auf die erwähnten (pathologischen) Bewegungsmuster cerebralparetischer Kinder zurückzukommen: Unter einem Bewegungsmuster verstehen wir einfache oder zusammengesetzte zielgerichtete motorische Grundaktivitäten, die aus relativ gleich ablaufenden funktionalen Einheiten bestehen, so z.B. Gehen, Greifen, Werfen usw. Pathologische (krankhafte) Bewegungsmuster unterscheiden sich von gesunden dadurch, daß sie qualitativ verändert ablaufen. Ihre Charakteristik ist nach BOBATH und BOBATH (1977) der veränderte Muskeltonus sowie der gegenüber der motorischen Vielfältigkeit normaler Kinder monotone und stereotype Verlauf. Beispiele sind das Zugreifen mit gebeugtem Arm und proniertem (einwärtsgedrehten) Handgelenk bei gleichzeitiger Beugung des Kopfes und Rumpfes, oder der asymmetrische tonische Nackenreflex, wobei jede spontane Kopfdrehung den Arm der Gesichtsseite zur Streckung bringt, während der andere, erhobene Arm wie bei der Fechterstellung gebeugt wird (vgl. 4.1.1. „Persistierende Reflexe").

Nach dem von FELDKAMP zwischen 1966 und 1969 gesammelten Datenmaterial hirngeschädigter Kinder kommt die spastische Diplegie (Beine vorwiegend betroffen) mit 48% (Prozentzahlen vom Verfasser) am häufigsten vor, gefolgt von der spastischen Tetraplegie (der ganze Körper betroffen) mit 40% und der Athetose (35%). Reine Ataxien sowie Begleitataxien bei Tetraplegie kommen relativ selten vor. Dafür sind Mischbilder von Tetraplegie und Athetose doppelt so häufig wie reine spastische Tetraplegien. Anders ist es bei den spastischen Diplegien, wo reine Formen bei weitem überwiegen. Die Hemiplegie (Halbseitenlähmung), die in der Literatur mit 40 - 50% der Spastiker angegeben wird (TÖNNIS und KRENKEL 1963) kommt in FELDKAMPs Stichprobe (N = 213) nur in 13 Fällen vor.

Die Spastizität entwickelt sich nach Angaben von BOBATH und BOBATH (1977) allmählich und stufenweise. Eine Ausnahme bilden die schweren Tetraplegien, bei denen von Geburt an in Rückenlage eine starke Streck- bzw. Überstreckspastizität mit Opisthotonus (Rückwärtsbeugung des Rumpfes) bzw. in Bauchlage Beugespastizität zu finden ist. Häufig überlagern sich beim spastischen Säugling Streck- und Beugemuster. Beim unterstützten Sitzen beispielsweise (wie auch beim Stehen) löst die Kopfbewegung nach vorn ein totales Beugemuster aus, während das Heben des Kopfes eine Streckung in Rumpf, Hüften und Knien bewirkt. Im Stehen vermeiden diese Kinder instinktiv, ihren Kopf zu heben, weil sie dann Gefahr laufen, nach hinten umzufallen. Wir sehen aber auch Kinder, bei denen es im Stand zu einem abrupten Wechsel zwischen totaler Streckung und totalem Zusammenfallen in Beugestellung kommt. Daraus ergeben sich für den Mototherapeuten größte Schwierigkeiten bei der Vermittlung des Haltungsgefühls und der Haltungskontrolle.

Literatur:

Bobath, B. und Bobath, K.: Die motorische Entwicklung bei Zerebralparesen. Stuttgart: Thieme 1977

Feldkamp, M. und Danielcik, I.: Krankengymnastische Behandlung der cerebralen Bewegungsstörung. München: Pflaum 0. J.

Nielsen, H. H.: Psychologische Untersuchungen bei zerebralparetischen Kindern. Berlin: Marhold 1970

Tönnis, W. und Kranke, W.: Neurologie und Neurochirurgie. In Lindemann (Hrsg.): Die infantile Zerebralparesen. Stuttgart: Thieme 1963, 44 - 69

Ulbricht, W.: Neurologie im Kindesalter für Sonder-Heil- und Sozialpädagogen. Berlin: Marhold 1977

4.1.1. Persistierende Reflexe[1)]

Reflexe sind Erregungsmuster im Nervensystem, die der Lebenserhaltung dienen. Das Neugeborene ist fast ausschließlich ein Reflexwesen. Es könnte ohne diese elementaren biologischen Reizantworten nicht überleben. Es würde nicht die Brustwarze der Mutter finden und nicht zu saugen beginnen. Reflexe sind also angeboren. Sie werden nicht erlernt wie andere Bewegungsmuster. Im Gegensatz zu diesen laufen sie immer gleich ab. Sie sind direkte und unmittelbare Reaktionen auf äußere und innere Reize. Die kinderneurologische Reflexüberprüfung ist ein wesentlicher Teil der klinischen Diagnostik.

Die sog. Haltungsreflexe (auch tonische Reflexe genannt) regeln sowohl die Spannungsverteilung der Muskulatur als auch die Lage der Körperteile zueinander und die Gelenkfixierung und -stabilisierung. Wenn sie auch die primitivste Form von noch undifferenzierten Reizbeantwortungen darstellen, so basieren sie doch auf höchst komplizierten neurophysiologichen Mechanismen. Diese Haltungsreflexe werden schon im Laufe der ersten Lebensmonate von noch komplizierteren Reflexmusterschaltungen allmählich überlagert, nämlich durch die sog. Stellreflexe oder Stellreaktionen. Sie haben die Aufgabe, die normale Lage des Kopfes und des Körpers im Raum aufrecht zu erhalten. Mit ihrer Hilfe kann das Kind seine Lage selbst verändern. Z. B. folgt bei Drehung des Kopfes der ganze Körper „en bloc" nach (Halsstellreflex). Man spricht heute häufiger von Stellreaktionen als von Stellreflexen, weil es sich hier schon um wesentlich differenziertere und nicht immer

[1)] persistieren = erhalten bleiben, andauern

gleich ablaufende Reizreaktionsmuster handelt.
Am Ende des ersten Lebenshalbjahres (etwa zwischen 4 und 6 Monaten) sollten die Stellreaktionen die Haltungsreflexe weitgehend abgelöst haben. Letztere sollten beim gesunden Kind im zweiten Lebenshalbjahr (beim TLR ab 9 Monate) nicht mehr vorherrschen. Bleiben die Haltungsreflexe über diese Zeit hinaus bestehen, so sprechen wir von persistierenden (anhaltenden) Reflexen. Durch ihr Persistieren können sich die Stellreaktionen als eminent wichtiger Teil der lagekorrigierenden Reflexmechanismen nicht ausbilden. Sie hindern auch die sich vom 6. - 7. Monat allmählich einstellenden und sich in die Stellreaktionen eingliedernden *Gleichgewichtsreaktionen* an der Aufnahme ihrer Funktion (BOBATH 1971).

Gleichgewichtsreaktionen sind automatisch ablaufende Ausgleichsbewegungen zur Sicherung oder Wiederherstellung des Körpergleichgewichts in jeder Lage. Wie BOBATH zeigen konnte, beginnen sie schon sehr früh sich auszubilden, und zwar schon, wenn der Säugling liegt und durch Schrägstellung der Unterlage seine Balance zu verlieren droht. Hier wirken sich Labyrinthreizungen (Reizungen des vestibulären Gleichgewichtsapparates im Innenohr) blitzschnell gleichgewichtskorrigierend aus. Diese Balancereakionen verfeinern sich mit der Aufrichtung des Kindes. Ihre Entwicklung ist jedoch während der gesamten Kleinkind- und Vorschulzeit noch nicht abgeschlossen. Das Gleichgewicht bedarf im Grunde dauernder Übung, besonders natürlich bei Kindern mit gestörter Hirnfunktion.

Die hier kurz aufgezeigte Entwicklungsfolge von den rigiden und Stereotypen Haltungsreflexen über die schon etwas ausdifferenzierteren Stellreaktionen bis hin zu den komplexen Gleichgewichtsreaktionen ist gekennzeichnet durch ein Ineinandergreifen, Sich-Überlagern und Ablösen von Funktionsmechanismen. Dabei bleibt ein Teil der Haltungsreflexe und Stellreaktionen auch im späteren Leben noch wirksam. Aufgrund der Höherentwicklung des Zentralnervensystems werden ihre Mechanismen jedoch im allgemeinen unterdrückt und durch immer differenziertere und variablere Bewegungsmuster ersetzt. Bei hirngeschädigten Kindern allerdings stören und verhindern die noch vorhandenen Haltungsreflexe den Aufbau höherer Koordinationssformen. Patienten mit schwerer Spastik sind ihnen förmlich ausgeliefert und lernen nur allmählich, sie leidlich unter kortikale Kontrolle zu bringen.

Wir sehen also in der verspäteten Ablösung der Neuromotorik mit ihrer weitgehenden Reflexgebundenheit eines der Hauptkennzeichen für eine motorische Rückständigkeit. Bertha BOBATH sagt über das spastische Kind, daß es weniger durch Bewegungsarmut oder einen Mangel an Muskelkraft gekennzeichnet ist als vielmehr durch seine pathologischen Haltungsreflexe. Somit ist die Spastizität Ausdruck einer Enthemmung tonischer Reflextätigkeit.

Die Erfahrung im Umgang mit leicht hirngeschädigten Kindern und Jugendlichen hat gezeigt, daß sich auch hier - wenn auch in abgeschwächter Form - überdauernde tonische Reflexe (Haltungsreflexe) koordinationsmindernd und -störend bemerkbar machen können. Es ist, als ob diese normalerweise bei Kindern mit MCD unterdrückten Haltungsreflexe doch durch bestimmte auslösende Reizsituationen wieder durchbrechen und dem Kind damit ganz typische Reflexmuster, wenn auch nur im Ansatz, aufzwingen. Folgende persistierende Reflexe sind in manchen Fällen zu beobachten. Sie sollten auch dem Mototherapeuten, der mit MCD-Kindern arbeitet, bekannt sein.

Asymmetrischer tonischer Nackenreflex (ATNR)

Dieser tonische Reflex, der normalerweise im 4. Lebensmonat von selbst verschwindet, bewirkt bei langsamer seitlicher Kopfdrehung um 90 Grad ein spontanes Ausstrecken des in Blickrichtung zeigenden Armes bei gleichzeitiger Beugung des zum Hinterkopf weisenden Armes. Diese Zwangsposition ähnelt der Fechterstellung. Da der im Blickfeld liegende Arm durch das einschießende tonische Streckmuster in seiner Bewegungsfreiheit behindert ist, fällt es dem Kinde bei seitlicher Kopfdrehung schwer, Gegenstände unter Augenkontrolle gezielt zu greifen oder mit ihnen unter Zuhilfenahme des anderen Armes zu hantieren. Der ATNR stört die funktionelle Körpersymmetrie. Dadurch kommen die Hände des Kindes nicht zusammen. Meist wird nur die der Gesichtsseite abgewandte Hand benutzt.

Diese bei schwerer hirngeschädigten Kindern relativ häufig zu beobachtenden Entwicklungsstörungen sind beim leicht hirnfunktionsgestörten Kind nicht zu beobachten. Dennoch kann es sein, daß plötzliches Kopfdrehen Zwangshaltungen der Arme im Sinne des ATNR bewirkt. Das kann sich z.B. auch bei älteren Kindern beim Werfen und Fangen störend bemerkbar machen. Nimmt das Kind dabei den Kopf zur Seite, um besser in Flugrichtung des Balles zu blicken, so wird es durch die schlecht zu unterdrückende Strecktendenz im entgegengehenden Fangarm bzw. Beugetendenz im ausholenden Wurfarm in seiner Auge-Hand-Koordination beeinträchtigt. Ob wir es hier mit einem ATNR-Reflex oder mehr mit einer ATNR-ähnlichen Reaktion zu tun haben, sei dahingestellt. Wahrscheinlich bleibt die Tendenz zu ATNR-Reaktionen das ganze Leben über bestehen. Sie werden durch Streß ausgelöst (vgl. Abb. 35).

Der ATNR kann beim älteren MCD-Kind auch noch bei Rotationsübungen Einfluß ausüben. Man kann immer wieder Kinder beobachten, die bei einer Rolle vorwärts (Purzelbaum) am Boden schief abrollen. Hier kann es - abgesehen von Labyrinthstörungen - sein, daß der Kopf beim Aussetzen auf den Boden nicht gerade gehalten, sondern nach einer Seite gedreht wird. Das führt momentan zur Auslösung asymmetrischer Reflextätigkeit (ATNR), wodurch die Geradeausrichtung beim Abrollen nicht mehr beibehalten werden kann.

Ähnliche Schwierigkeiten können bei Rotationen um die Längsachse entstehen, die ja in jedem Fall durch Kopfdrehung eingeleitet werden. AYRES (1979) konnte ATNR-Tendenzen noch bei 8- und 9jährigen MCD-Kindern beobachten. Sie läßt dazu die Kinder in der Vierfüßlerstellung (auf Knien und Händen) den Kopf extrem zur Seite drehen. Dabei wird der dem Gesicht abgewandte Stützarm durch das einschießende Beugemuster kurzzeitig einknicken, was auf einen noch nicht völlig gehemmten ATNR hindeutet.

Wir haben das gleiche Phänomen noch deutlicher beim Trampolin-Banksprung beobachten können. Ruft man, seitlich stehend, das gerade auf Knien und Händen in der Landephase das Tuch berührende Kind an, so kann es sein, daß durch die plötzliche Kopfdrehung ebenfalls der gegenüberliegende Arm im Ellbogengelenk gebeugt wird.

Aber auch beim aufrechten Springen auf dem Trampolin kann es durch Seitdrehen des Kopfes zu einem angedeuteten Durchbrechen des ATNR kommen. Hierdurch wird deutlich, wie sehr die Streß-Situation des Trampolinspringens die gesamte Neuromotorik des Kindes „in Hochspannung" versetzt, so daß sonst kaum noch wirksame pathologische Reflexe von neuem aktiviert werden. Das gilt nicht nur für den ATNR, sondern in weit größerem Maße für den STNR, wie wir weiter unten sehen werden. Ob es sich bei dem, was wir in Streß-Situationen bei MCD-Kindern beobachten, wirklich noch um reine Reflexe handelt oder vielmehr um Reaktionen, eben weil sie nicht immer gleich und keineswegs mehr so stereotyp verlaufen wie in der Säuglingszeit, ist eine Frage, die durchaus berechtigt erscheint. Fest steht allerdings, daß diese Reflexe oder Reaktionen die motorische Koordination erheblich beeinträchtigen können.

Symmetrischer tonischer Nackenreflex (STNR)

Dieser Haltungsreflex wird durch symmetrische Kopfbewegungen nach vorn und hinten ausgelöst. Und zwar bewirkt ein Anziehen des Kinnes die Beugung beider Arme und Streckung der Hüften. Wird der Kopf umgekehrt in den Nacken genommen, so strecken sich automatisch die Arme und die Hüftgelenke werden gebeugt. Bleibt dieser Reflex über 6 Monate hinaus bestehen, so behindert er das kreuzkoordinierte Krabbeln auf allen Vieren. Solche Kinder ziehen bei erhobenem Kinn ihre Beine typischerweise wie hoppelnde Hasen nach (vgl. auch Abb. 36b).

Bei minimal hirngestörten Kindern kann das plötzliche In-den-Nacken-Nehmen des Kopfes beim Blick nach oben (oder das Anziehen des Kinnes beim Hinunterschauen) den beabsichtigten asymmetrischen Gebrauch der Arme oder Beine behindern. Solche Situationen kommen z.B. im Spiel mit dem Ball immer wieder vor. Um Hände und Füße nacheinander gebrauchen zu können, muß die durch die extreme Kopfstellung ausgelöste symmetrische „Blockschaltung" erst willentlich durchbrochen werden. Solche relativ rasch ablaufenden Blockierungen der freien Verfügbarkeit der Extremitäten hinterlassen oft nur das Bild einer allgemeinen motorischen Ungeschicklichkeit.

Besonders beim Trampolinspringen wird die von HÜNNEKENS und KIPHARD verschiedentlich beschriebene „Zickzackhaltung" sichtbar. Auch sie kann Ausdruck eines persistierenden STNR sein. Dabei bewirkt das Zurücknehmen des Kopfes (manchmal fliegt der Kopf unkontrolliert in den Nacken) eine gleichzeitige Hüftbeugung (Abb. 36a). Aber auch beim Banksprung, bei dem Knie und Hände gleichzeitig und kräftig vom Tuch abdrücken, kommt der STNR manchmal in typischer Weise zum Ausdruck. Wird nämlich der Kopf zu sehr in den Nacken genommen, So strecken sich die Arme starr nach vorn aus, während die Knie durch die gleichzeitig erfolgende Hüftbeugung stärker unter den Leib gezogen werden (vgl. Abb. 36b). Umgekehrt kann ein Auf-die-Brust-Nehmen des Kopfes in der Bankstellung eine Tendenz zum Einknicken der Stützarme bei gleichzeitiger Strecktendenz in den Hüftgelenken bewirken.

Typisch sind auch die Schwierigkeiten dieser Kinder bei allen „Purzelbaumbewegungen", z.B. auch beim Herumschlagen um eine Stange. Dabei bewirkt das Auf-die-Brust-Nehmen des Kopfes automatisch eine Streckung im Hüftgelenk, so daß ihnen das Rundmachen ihres Körpers einfach nicht gelingt.

Tonischer Labyrinthreflex (TLR)

Der TLR, der häufig gemeinsam mit den vorher besprochenen symmetrischen und asymmetrischen tonischen Nackenreflexen auftritt, bewirkt in Rückenlage einen ausgesprochenen Körperstrecktonus, dagegen in der Bauchlage eine Beugetendenz, wobei spastische Kinder oft nicht einmal ihren Kopf anheben können. Diese Kinder sind auch jenseits von 9 Monaten (zu diesem Zeitpunkt sollte der TLR gehemmt werden) nicht in der Lage, sich aufzusetzen oder aufzustehen. Manche Spastiker rutschen beim Sitzen aus dem Stuhl oder Rollstuhl heraus, weil der Berührungsreiz am Rücken einen Streckspasmus auslöst.

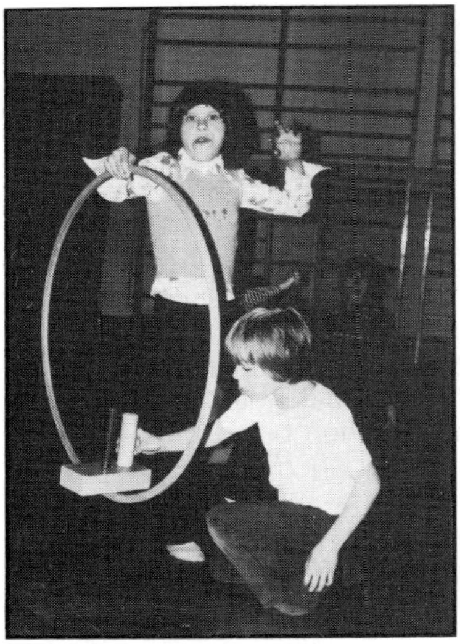

Abb. 35a
Asymmetrischer tonischer Nackenreflex beim angestrengten Ruhighalten eines Reifens ...

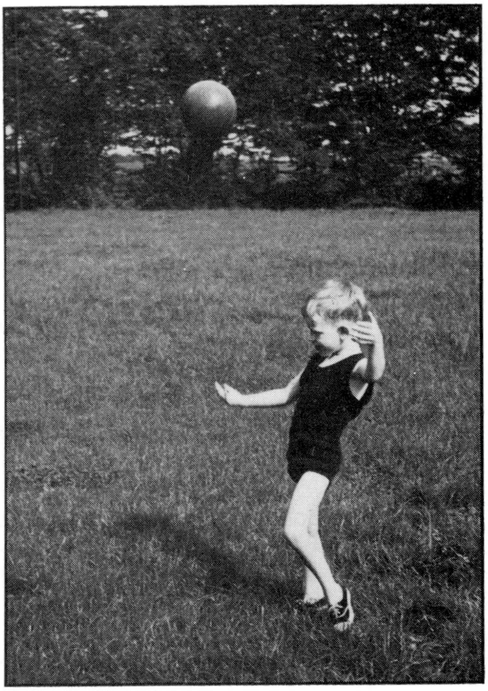

Abb. 35b
... und beim Versuch, einen Ball zu fangen

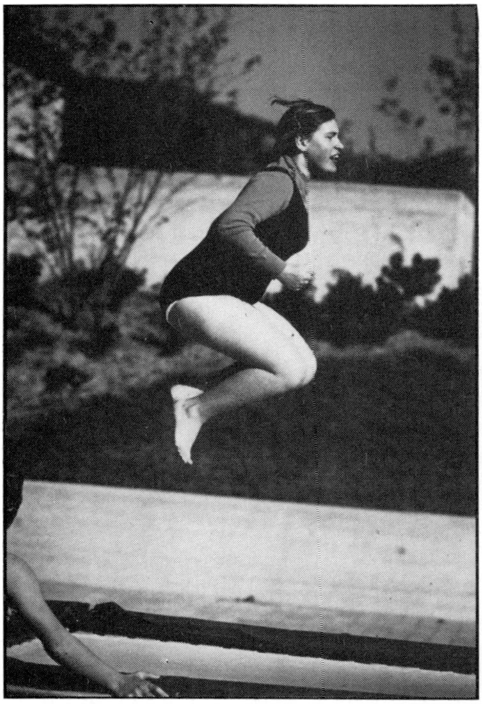

Abb. 36a
„Zickzackhaltung" beim Trampolinspringen

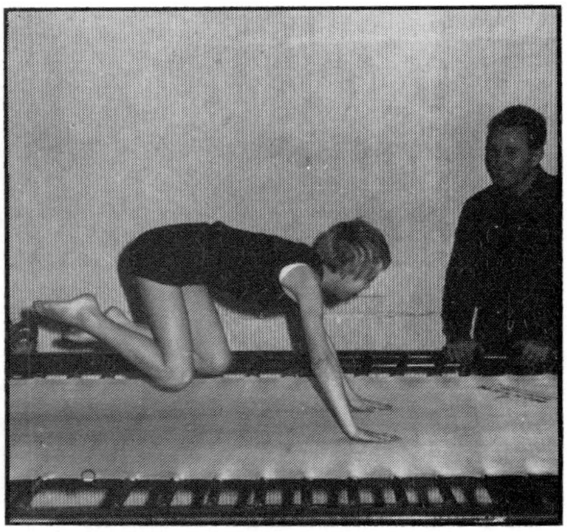

Abb. 36b
Symmetrischer tonischer Nackenreflex in der Bankstellung

Selbst bei älteren MCD-Kindern ist der Einfluß des TLR z. B. bei der Rolle vorwärts oder rückwärts manchmal noch erkennbar. Dabei kommt es bei Bodenberührung mit dem Rücken bei Purzelbaum ebenfalls zu einer spontanen Körperstreckung, welche ein flüssiges Weiterrollen zum Sitz verhindert (vgl. Abb. 37a - c).

Greifreflex der Hände

Wenn die Handinnenfläche berührt wird, so löst dies bei einem Säugling bis zum Alter von etwa 4 Monaten einen spontanen Faustschluß (Greifreflex) aus. BOBATH spricht von einer tonischen Reaktion der Fingerbeuger. Der in die Hand genommene Gegenstand kann aufgrund dieses zwanghaften Faustschlusses nicht willentlich losgelassen werden. Auch beim älteren MCD-Kind kann das willentliche Loslassen Schwierigkeiten machen. Wenn es beim Werfen eines kleinen (oft viel zu fest gefaßten) Balles mit dem Öffnen der Hand auch nur eine halbe Sekunde zu spät kommt, weil der Greifreflex abgeschwächt noch wirksam ist, so wird der Wurf in typischer Weise verrissen und verfehlt sein Ziel.

Ineffektive Stellreaktionen

Außer den bisher beschriebenen pathologischen, weil persistierenden Haltungsreflexen müßten sich bei normaler Entwicklung intakter Hirnfunktionen eine Reihe von Stellreaktionen, wie oben schon beschrieben, ausbilden. Wir werden darauf noch bei der Besprechung der motorischen Störungen von Kindern mit CP zurückkommen. Für die Arbeit mit minimal hirngeschädigten Kindern ist die Kenntnis der einzelnen lagesichernden Stellreaktionen an sich weniger wichtig. Sie treten ohnehin mit der Ausreifung des Zentralnervensystems mehr und mehr zurück, ihre Koordinationsmuster haben jedoch auch an späteren, kortikal (von der Hirnrinde her) gesteuerten, hochdifferenzierten motorischen Abläufen ihren Anteil.

Es gibt innerhalb der vielfältigen Reflexe und Reaktionen eine, welche als Schutzfunktion das ganze Leben über erhalten bleibt: die *„Fallschirmreaktion"* oder „Sprungsbereitschaft" Sie tritt präventiv bei jeder schnellen Bewegung auf, und zwar ganz gleich in welche Richtung sie erfolgt. Ihr Sinn ist der reflektorische Schutz vor dem Fallen. Bei jeder Fallbewegung (nach vorn, seitlich oder rückwärts) werden die Arme schützend dem Boden entgegengestreckt. Fehlt diese Schutzreaktion oder ist sie in ihrem Ablauf verlangsamt, so können selbst ältere Kinder, wenn sie aus dem schnellen Lauf ins Stolpern kommen, nach vorn hinschlagen, ohne daß es ihnen möglich gewesen wäre, die Arme schützend auszustrecken. Das kann zu gefährlichen Unfällen führen, wobei sich die Kinder die Schneidezähne ausschlagen können, wie wir das schon erlebt haben.

Hier sind systematische Übungen des Fallens nach allen Richtungen auf zunächst besonders weichen Matten angezeigt. Das gleiche gilt übrigens uneingeschränkt für alte Menschen. Auch bei ihnen kommt es ganz typischerweise zu einem Versagen der Schutzreflexe, so daß in der Seniorengymnastik richtiges Fallen erst wieder neu gelernt werden muß. Ihnen fehlt es auch an Gleichgewichtsreaktionen. Alte Leute können ihre Standbasis nicht reaktiv verbreitern, indem sie bei Gleichgewichtsverlust ein Bein reflexartig nach außen bringen.

So wie wir beim Kinde den Aufbau von Koordinationsmustern durch geeignete Übungen unterstützen, so müssen wir beim alten Menschen den Abbau von

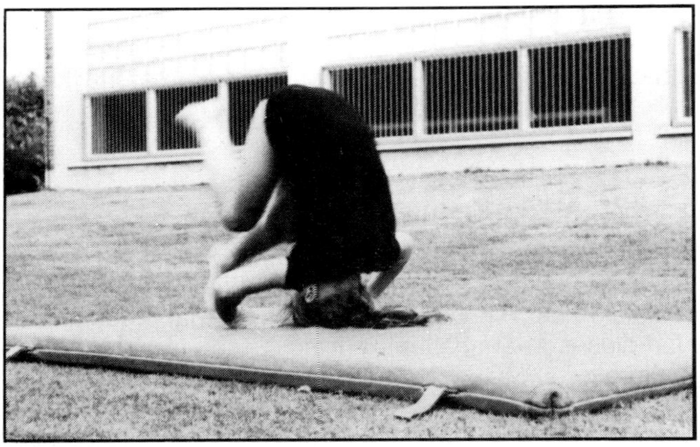

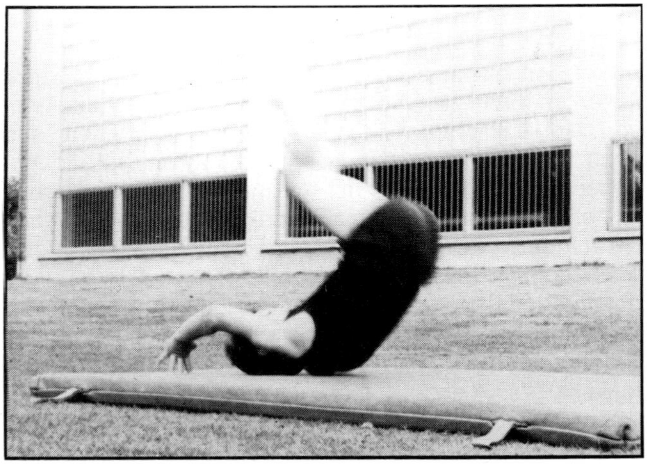

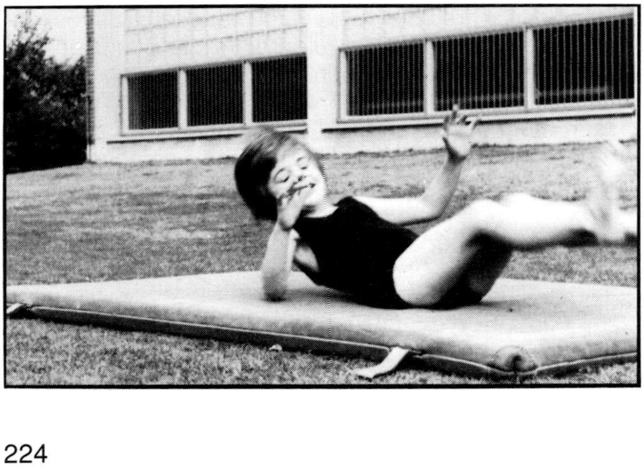

Abb. 37a bis 37c

Koordinationsmustern verhindern. Denn im Alter tritt, ähnlich wie beim behinderten Kind, eine Art von „motorischer Rückständigkeit" auf. Das heißt, die Hirnfunktionen erfahren dann wieder eine Einschränkung, so daß sowohl der Reichtum an Bewegungsmustern als auch die motorische Reagibilität im Abnehmen begriffen ist. Die Übungsfolgen der diesem Abbauprozeß entgegenwirkenden Koordinationsübungen unterscheiden sich in nichts von denen bei koordinationsgestörten Kindern.

4. 1. 2. Neuromotorische Therapien

Je schwerer die Hirnschädigung, desto mehr ist das Kind auf die Behandlung durch speziell ausgebildete Fachleute angewiesen. Dabei kommt der Bewegungsbehandlung, je jünger das Kind ist, um so größere Bedeutung zu. Es ist keine Frage, daß eine neurophysiologische krankengymnastische Therapie hier an erster Stelle zu stehen hat. Dabei darf allerdings nicht übersehen werden, daß außer den nachweisbaren motorischen Störungen fast immer auch sensorische Störungen vorliegen. Hier helfen funktionsdiagnostische Skalen (FLEHMIG, HELLBRÜGGE, KIPHARD) bei der Feststellung von Wahrnehmungsdefiziten.

Jede Art von neurophysiologischer Bewegungsbehandlung (wie auch ein systematisches Sinnesstimulationstraining) versucht auf das Gehirn einzuwirken. Dieses „Hirntraining" besteht aus„Maßnahmen, die geeignet sind, die Reserven und Kompensationsmöglichkeiten des Gehirns zu aktivieren" (SCHMIEDER 1972, Seite 5) Der Behandlungserfolg ist dabei einerseits abhängig von der Ausdehnung und Lokalisation sowie dem Zeitpunkt des Eintritts der Hirnschädigung. Andererseits spielt naturgemäß die Anpassungsfähigkeit der nicht-geschädigten Hirnteile eine wichtige Rolle.

BOBATH und BOBATH waren die ersten, die über Reflexhemmung bei gleichzeitiger Bewegungsbahnung eine normale Entwicklung der Haltungsreflexe sowie der Stell-und Gleichgewichtsreaktionen zu erreichen suchten. Außer über tonusbeeinflussende Tapping-Techniken wird hier mit sog. Schlüsselpunkten an Kopf, Schulter und Hüfte gearbeitet mit dem Ziel, dem Kind eine freie und aktive Bewegungsfähigkeit von Rumpf und Extremitäten zu ermöglichen. Es handelt sich hier jedoch nicht um bestimmte, zeitlich begrenzte Übungen. Die Mutter oder eine andere Bezugsperson erlernen die vorgenannten Manipulationstechniken, um sie bei den täglichen Verrichtungen des Wickelns, Anziehens, Fütterns und Badens reflexhemmend und bewegungsbahnend einzusetzen (vgl. 3.1.2.).

Erfolge mit der BOBATH-Therapie wurden vor allem von KÖNG (1966, 1974) und HOCHLEITNER (1965, 1977) beschrieben. Die letztgenannte Autorin berichtet 1977 über die Untersuchungsergebnisse an 383 nach BOBATH krankengymnastisch behandelten Säuglingen. Davon konnten 323 (84,3%) aus der Behandlung entlassen werden. Von der nichtbehandelten Vergleichsgruppe (N = 96), die ebenfalls bei der Erstuntersuchung Frühzeichen einer cerebralen Bewegungsstörung aufwiesen, fanden sich bei der Kontrolluntersuchung im 2. Lebensjahr noch in 71% der Fälle pathologische Symptome. Die Vorteile der BOBATH-Therapie werden von FELDKAMP (1981) in der gegenüber der VOJTA-Therapie besseren Mobilisation und Anbahnung höherer Bewegungsformen gesehen. Sie sollte bei bewegungsverarmten und ausgeprägt spastischen Kindern, vor allem jenseits des ersten bis zweiten Lebensjahres angewendet werden. Dagegen ist nach FELDKAMP der VOJTA-Methode beim jüngeren Säugling der Vorzug zu geben. Außerdem ist sie durch ihre stabilisatorische Wirkung geeignet, bei Muskelschlaffheit, Athetose und Ataxie Besserungen zu bewirken (vgl. 3.1.3.).

Der frühe neurophysiologische Behandlungsbeginn bestimmt ganz entscheidend den Therapieerfolg. Nach Aussagen von VOJTA (1976) haben sog. Risikokinder, bei denen innerhalb des ersten Lebenshalbjahres mit der Behandlung begonnen wird, fast 100%ige Chancen, sich motorisch normal zu entwickeln. Ist dagegen die spastische oder dystonische Pathologie jenseits des 6. Lebensmonats schon ausgebildet, so ist die vollkommene motorische Normalentwicklung nur ausnahmsweise erreichbar. Während BOBATH erst dann mit der Behandlung beginnt, wenn sichere Zeichen einer Cerebralparese vorhanden sind, setzt die VOJTA-Therapie schon ein, wenn die neuromotorische Untersuchung lediglich eine Bedrohung hinsichtlich einer Bewegungspathologie erkennen läßt. Insofern ist die VOJTA-Methode in erster Linie eine Vorbeugungsmaßnahme bzw. ein Schutz gegen zerebrale Bewegungsstörungen (BRANDT et. al. 1980).

Nach den neuerdings von HELLBRÜGGE und AVALLE (1981) vorgelegten Untersuchungsergebnissen anhand des Münchener Krankengutes zwischen 1975 und 1979 haben sich von den 732 nach VOJTA behandelten Säuglingen 676, das sind 92,1% normalisiert. Auch FELDKAMP (1981) berichtet, daß die Kinder nach der VOJTA-Behandlung häufig eine gute physiologische Ruhehaltung mit gespreizten Beinen und weitgehend normalisiertem Muskeltonus zeigen. Gegenüber der in den letzten Jahren sich vermehrt artikulierenden Kritik, die VOJTA-Methode verursache psychische Schäden beim Kind sowie eine Störung der Eltern-Kind-Beziehung, glauben HELLBRÜGGE und AVALLE im Laufe der Therapie eine zunehmend engere und intensivere Bindung zwischen Eltern und Kind, eine Art ,,Notgemeinschaft" beobachtet zu haben.

THIESEN (1977) untersuchte als Psychologin 1975 an der Orthopädischen Universitätsklinik in Köln 89 Kinder etwa 3 bis 4 Jahre nach Abschluß der VOJTA-Therapie. Bei dieser psychologischen Nachuntersuchung konnte die Hypothese, daß die Kinder durch die überaus fordernde und jeden Widerstand des Kindes brutal brechende VOJTA-Methode psychisch Schaden nehmen, nicht (eindeutig) bestätigt werden. Über die bei dem Untersuchungskollektiv gefundenen affektiven Verhaltensauffälligkeiten wie Aggressionen, Autoaggressionen, Trotzreaktionen und Stimmungsschwankungen wie auch neurotische Symptome, Ängstlichkeit, Schlafstörungen usw. werden von der Autorin jedoch nur vage Teilaussagen gemacht. Man vermißt klare und eindeutig statistisch belegte Daten, aus denen man sich selber ein Bild der Relationen zwischen der Untersuchungsgruppe und der (angeblich später untersuchten) Vergleichsgruppe zu machen in der Lage wäre. Die Autorin kommt zu der abschließenden Feststellung, ,,daß diese Kinder eher Verhaltensauffälligkeiten im Zusammenhang mit einer hirnorganischen Störung aufwiesen" (THIESEN, Seite 47).

Demgegenüber berichten Psychoanalytiker wie BIERMANN und TOTZEK (1981) sowie WIDMER-PERRENOUD (1981) übereinstimmend von schweren psychischen Traumata als direkte Folge einer längeren VOJTA-Behandlung. In psychoanalytischer Sicht bewirkt jede Form von Gewaltanwendung Gegengewalt von seiten des Kindes. Da es jedoch schwächer ist, wandeln sich seine aggressiven Impulse leicht in Autoaggression oder zumindest masochistische Tendenzen um. Da es instinktiv von seiner Mutter Hilfe erwartet, diese aber als Ko-Therapeut fungiert und sich durch noch so intensive kindliche Proteste nicht erweichen läßt, entstehen gemäß dem tiefenpsychologischen Verständnis tiefe Risse in der Mutter-Kind-Beziehung.

Ich halte mich keineswegs für genügend kompetent, um in diesem offensichtlichen Meinungsstreit Stellung zu beziehen. Rein gefühlsmäßig neige ich eher der letztgeäußerten Auffassung zu. Verstandesmäßig allerdings - und man sollte den Verstand nie ganz beiseite lassen - überzeugen mich jedoch die mit der VOJTA-Therapie erreichbaren Erfolge. In der Praxis habe ich deshalb den Eltern stets geraten, zum Wohle ihres behinderten oder behinderungsgefährdeten Kindes ihren einfühlbaren Widerstand der VOJTA-Methode gegenüber aufzugeben. Die Ausnahme bilden nach meiner Erfahrung lediglich psychisch übersensible, vor allem ältere Kinder. Hier müssen die (körperlichen) Vorteile und (psychischen) Nachteile einer solchen Behandlungsform gegeneinander abgewägt werden, ehe die Eltern eine Entscheidung treffen. Die BOBATH-Behandlung stellt hier eine echte Alternative dar. Inzwischen ist man im Kinderzentrum München dazu übergegangen, mit Hilfe der Verhaltenstherapie psychische Beeinträchtigungen als Folge der VOJTA-Behandlung zu beseitigen (vgl. unter 3.1.3.).

Literatur:

Biermann, G. und Totzek, P.: Kindliche oder elterliche Verhaltensstörungen? Vom Mythos der leichten frühkindlichen Hirnschädigung. - Ein gesellschaftliches Phänomen. In Biermann (Hrsg.): Handbuch der Kinderpsychotherapie, Bd. IV, München: Reinhardt 1981, 798 - 817

Brandt, S. et al.: Prevention of Cerebral Palsy in Motor Risk Infants by Treatment of Modum Vojta - a Controlled Study. Acta Paediatr. Scand. 69, 1980, 283 - 286

Feldkamp, M.: Kritische Analyse der theoretischen Gundlagen der krankengymnastischen Behandlung nach Bobath und Vojta. Z. Krankengymnastik 33, 9, 1981, 550 - 553

Hellbrügge, Th. und Avalle, C.: Ergebnisse aus der Frühtherapie motorisch gestörter Kinder. In Hellbrügge (Hrsg.): Klinische Sozialpädiatrie, Berlin/Heidelberg/New York: Springer 1981, 214 - 221

Hochleitner, M.: Vergleichende Untersuchung von Kindern mit zerebraler Bewegungsstörung mit und ohne neurologische Frühtherapie. Österr. Ärztetg. 32, 18, 1977, 1108

Köng, E.: Frühdiagnose und Frühbehandlung cerebraler Bewegungsstörungen („Lähmungen") mit Demonstration von Behandlungsresultaten. Praxis 54, 1965, 1280

Kressin, W. und Rautenbach, M.: Zerebrale Bewegungsstörungen im Kindesalter. Berlin (0st): VEB Volk und Gesundheit 1976

Schmieder, F.: Die Neurologischen Kliniken. Gailingen, Bericht 1972

Thiesen, M.: Ergebnisse der psychologischen Untersuchung bei Risikokindern, die nach der Methode Vojta frühbehandelt wurden. Z. Krankengymnastik 29, 2, 1977, 44 - 47

Vojta, V.: Die cerebralen Bewegungsstörungen im Säuglingsalter. Frühdiagnose und Frühtherapie, Stuttgart: Enke1981[3]

Widmer-Perrenoud, M.: Psychotherapeutische Erstgespräche mit einem Kind und seinen Eltern - die unbewußte Sinngebung einer spastischen Behinderung. In Biermann (Hrsg.): Handbuch der Kinderpsychotherapie, Bd. IV, München: Reinhardt 1981, 654 - 667

4.1.3. Sensomotorische Therapien

Motorik und Sensorik sind - wie v. WEIZSÄCKER überzeugend darlegen konnte - so eng miteinander verzahnt, daß die Schädigung einer dieser beiden Komponenten immer eine Beeinträchtigung des Funktionsganzen nach sich zieht. FLEHMIG (1981) konnte in einer Nachuntersuchung an 133 sechsjährigen Risikokindern (die erstmals mit 3 Lebensmonaten vorgestellt worden waren) zeigen, daß diese „selbst bei Behandlung mit Krankengymnastik und ohne motorische Auffälligkeiten im späteren Alter, Wahrnehmungsstörungen haben können" (Seite 72). Besonders an der Haut zeigen manche Kinder sich überempfindlich, sie mögen, wie die Autorin berichtet, nicht gestreichelt werden, so daß hier taktil-vestibuläre Störungen vermutet werden können. Aufgrund der Häufigkeit und Bedeutung der sensorischen Störungen, wozu im übrigen auch optische und akustische Differenzierungsstörungen und Störungen der Wahrnehmungsintegration gehören, vermeidet FLEHMIG mit Recht den Terminus "cerebrale Bewegungsstörung".

Es ist hinreichend bekannt, daß beispielsweise das Erlernen der Sprache an das vorher zu erlernende Wortsinnverständnis gebunden ist. Andererseits müssen die motorischen Voraussetzungen im Sinne der von BOBATH angeregten Eß- und Kaufunktionen gegeben sein, da Sprech- und Eßwerkzeuge auf früher Entwicklungsstufe im Grunde identisch sind (H.A. MÜLLER 1966). Hier überschneiden sich die Arbeitsgebiete von Physiotherapeuten (Krankengymnasten), Logopäden, Motopäden und Ergotherapeuten.

Gerade die *Ergotherapie* (Beschäftigungstherapie) hat sich - neben (hand-) motorisch-rehabilitativen, orthopädischen, unfallklinischen und geriatrischen Aufgaben - besonders auch der frühen Wahrnehmungsförderung bei CP-Kindern auf den Grundlagen von AYRES (1979) und AFFOLTER (1980) angenommen. Demgemäß werden vom Verband der Beschäftigungs- und Arbeitstherapeuten folgende Tätigkeitsfelder benannt, wobei es sich um vom Arzt verordnete Heilmaßnahmen handelt:

1. *Beschäftigungstherapeutische Integrationstherapie*
   Sie wird - aufbauend auf Testergebnissen funktioneller Entwicklungs- und Wahrnehmungsdiagnostik - bei Defiziten bzw. Retardierungen der Wahrnehmung, Sprache, Motorik und des Sozialverhaltens angewandt.

2. *Beschäftigungstherapie auf spezieller neurophysiologischer Grundlage.*
   Hierbei handelt es sich um die Anwendung des BOBATHschen Handlings im kindlichen Alltagsleben.

3. *Beschäftigungstherapeutische Ganzbehandlung*
   Sie bedient sich handwerklich-kreativer Techniken, die es dem Patienten ermöglichen sollen, die Behinderung in seine Gesamtpersönlichkeit zu integrieren.

4. *Funktionelle Übungsbehandlung*
   Es geht hier vor allem um den Einsatz funktioneller Übungsgeräte bei isolierten sensorischen oder motorischen Ausfallserscheinungen. Auch Prothesentraining wird bei spezieller Indikation durchgeführt.

5. *Gestaltungstherapie (nicht zu verwechseln mit Gestalttherapie)*
   Sie wird bei psychischen oder psychosomatischen Erkrankungen in Form von Farb-, Papier- und Tongestaltung, auch unter Einbeziehung des ganzen Körpers, durchgeführt. Als Gruppengestaltungstherapie dient sie, über die Reaktivierung hinaus, dem kommunikativen Verhaltenstraining.

6. *Arbeitstherapie*
   Sie nutzt die für den Gesundungsprozeß erwachsener Patienten positiven Wirkungen einer körperlichen, handwerklichen oder geistigen Arbeit. Insofern befin-

det sich die Arbeitstherapie an der Nahtstelle zwischen medizinischer, sozialer und beruflicher Rehabilitation.

Die Zahl der in Deutschland schätzungsweise arbeitenden 3000 Beschäftigungstherapeuten reicht bei weitem nicht aus, um den wachsenden Bedarf in Kliniken, Rehabilitationszentren, Sonderschulen und Behindertenheimen zu decken. Auch steigt die ärztliche Nachfrage nach ambulant und in eigenen Praxen arbeitenden Ergotherapeuten. Es ist deshalb in der Praxis so, daß Heilpädagogen und in neuester Zeit auch zunehmend Motopäden diese Lücke zu füllen versuchen. Die sensomotorische Behandlung Schwerstbehinderter erfordert allerdings spezielle Fachkenntnisse im Sinne einer „basalen Stimulation" (FRÖHLICH 1978 u. a.).

Schon beim sehr jungen Säugling sollten neben der krankengymnastischen Betreuung adäquate Sinnesreize für die Entwicklung der Wahrnehmungsfunktionen angeboten werden. Das kann sinnvoll nur in motivierenden Situationen des täglichen häuslichen Lebens geschehen. Mit anderen Worten: das sensomotorische Übungsangebot muß gleichzeitig psychomotorisch sein. Denn ohne das Kind affektiv anzusprechen, läßt sich kein Üben arrangieren. Kinder sind keine Reflexwesen und keine fernzulenkenden Roboter. Man muß sich als Therapeut schon etwas einfallen lassen, um ein Kind nicht nur zum freudigen Reagieren, sondern zum eigenen Handeln anzuregen. Aber es ist darüber hinaus auch notwendig, die Eltern in diese „Technik" einzuführen.

Es ist von jeher mein Anliegen gewesen, die Eltern hirngeschädigter Kinder schon im frühesten Kindesalter über intensive persönliche Beratung und „Trainingsanweisungen" in die Lage zu versetzen, selbst gezielte sensomotorische Fördermaßnahmen zu ergreifen. Während ich im Anfang (Ende der 60er und Anfang der 70er Jahre) unter dem Einfluß von DOMAN und DELACATO noch zeitlich klar gegliederte und über den ganzen Tag verteilte Trainingsroutinen für unbedingt erforderlich hielt, bin ich heute der Ansicht, daß ein zu streng „durchgezogenes" Programm bei Eltern und Kind mehr oder weniger schwere Verhaltensstörungen bewirken kann. Obwohl ich die Eltern immer wieder darauf hingewiesen habe, wie wichtig eine entspannte, humorvolle und spielerische Atmosphäre ist, kommt es bei den Eltern dennoch häufig zu einer höchst gespannten inneren „Sollvorstellung", einer Zwangshaltung, die sich leicht auf das behinderte Kind überträgt (vgl. 1.5. „Die Eltern im Therapieprozeß").

Statt isolierter Funktionsanregungen, die ganz gezielt bestimmte Defizite oder Störungssymptome therapieren sollen, müssen kindgemäße und möglichst attraktive Situationen geschaffen werden, in denen das behinderte Kind im Rahmen seiner begrenzten Möglichkeiten initiativ wird und handelnd die betreffende Situation nach eigener Vorstellung verändert. Je lebensnaher, erlebnisgeladener und funktional komplexer der Handlungsrahmen ist, desto ganzheitlicher und für das Kind sinnvoller vollziehen sich die Lernprozesse. Irgendwelche Wahrnehmungsprozesse isoliert und herausgelöst aus dem Bezugsganzen gezielt punktuell üben zu wollen, hat sich als wenig oder gar nicht effektiv erwiesen. So hat die konsequente Durchführung der FROSTIG-Programme zur Schulung der visuellen Wahrnehmung nicht zu der erhofften Verbesserung der schulischen Leistungen und der Lesefähigkeit geführt (ROSS 1987). Schon PIAGET hat verschiedentlich darauf hingewiesen, daß Wahrnehmung allein die Intelligenz nicht fördern kann, sondern nur in einem komplexen Handlungsrahmen unter Einbeziehung der Motorik. Sensomotorik, wie sie auch V. v. WEIZSÄCKER definiert, bedeutet ein ständiges Ineinanderfließen von Wahrnehmen und motorischem Handeln.

SENSOMOTORISCHE THERAPIE

Zielgruppe:	einfach oder mehrfach Sinnes- und bewegungsbehinderte Säuglinge, Kleinkinder und Vorschulkinder
Diagnostik:	Entwicklungsbezogene Funktionsdiagnostik als Status, mit präzisen Angaben über Retardierungen und Störungen.

Trainingsbereiche

1. Gesamtkörperkontrolle:	Fortbewegungsmuster, räumliche, zeitliche und dynamische Bewegungskontrolle, Gleichgewicht
2. Hand- und Fingergeschick:	Beweglichkeit, Greifen, Loslassen, Werfen, Zielfähigkeit, Fangen und Materialumgang
*3. „Mundgeschick"(*Sprechbewegung):	Kauen, Schlucken, Saugen, Lecken, Pusten, Lautimitation, Lall-Anregung
4. "Augengeschick":	Funktionstraining der Augenmuskeln, monokulare und binokulare Zielverfolgung, Objektfixieren
5. Optische Wahrnehmung:	Figur-Grund-Selektion, Differenzierung von Farben, Formen, Größen, Mengen, Körperschema
6. Akustische Wahrnehmung:	nicht-verbal: Geräuschdifferenzierung und Lokalisierung; verbal: Wortsinnverständnis
7. Kinästhetische Stimulierung:	Lageempfindung: Schaukeln und Drehen; Muskelempfindung: Glieder bewegen/anspannen
8. Taktile Stimulierung:	passiv: mechanische und thermische Hautreize; aktiv: Differenzierung von Gegenständen usw.
9. Olfaktorische Stimulierung:	Geruchsdifferenzierungen: gewürzig, blumig, fruchtig, harzig, faulig, verbrannt
10. Gustatorische Stimulierung:	Geschmacksdifferenzierungen: süß, sauer, bitter, salzig

Methodik:

— gezielte Reizauslese der Sinnesinformationen

— fröhliche Lernatmosphäre durch Humor, Singen, Musik

— Konstanz der Lernbedingungen, räumlich, zeitlich, personell

— kurzzeitig üben, dafür aber häufiger während des Tages

— Gesamtübungszeit bei Säuglingen höchstens 1 1/2 Stunde

bei Kleinkindern bis etwa 1 Stunde

bei Vorschulkindern 1 1/2 bis 2 Stunden.

Das vorstehende Schaubild zeigt die im Einzelfall notwendig werdenden Therapiemaßnahmen in den verschiedenen sensomotorischen Funktionsbereichen auf. Dabei gilt es, sinnvolle Akzente auch hinsichtlich der individuellen psychischen Situation des cerebralparetischen Kindes zu setzen. Im Gegensatz zum gesunden Kind ist es meist aufgrund sensorischer und sensomotorischer Integrationsstörungen nicht in der Lage, genügend Informationen aus der Umwelt aufzunehmen. Daher ist es hier therapeutisch unumgänglich, dem behinderten Kind die Umwelt „hautnah" heranzuholen und sie ihm in kleinen und kleinsten Schritten verständlich zu machen.

Literatur:

Affolter, F. und Stricker, E.: Perceptual Processes as Prerequisites of Complex Human Behavior. Bern: Huber 1980

Ayres, A. J.: Lernstörungen. Sensorisch-integrative Dysfunktionen. Berlin/Heidelberg/New York: Springer 1979

Flehmig, I.: Neuere Aspekte der Früherkennung von Behinderungen im Säuglingsalter und der Behandlung von Wahrnehmungsstörungen. In Clauss (Hrsg.): Förderung entwicklungsgefährdeter und behinderter Heranwachsender. Erlangen: perimed 1981, Seite 69 - 75

Fröhlich, A. B. und Tuckermann, U. (Hrsg.): Schwerstbehinderte. Rheinstetten: Schindele 1978[2]

Jentschura, (Hrsg.): Beschäftigungstherapie. Grundlagen und Praxis, Bd. 1 und 2, Stuttgart: Thieme

Müller, H. A.: Spracherziehung beim cerebralgelähmten Kind. Pädiatrie u. Pädologie 2/3, 1966

Ross, B.: Vortrag auf der Jahrestagung 1987 der Internationalen FROSTIG-Gesellschaft in Würzburg. In Internat. FROSTIG-Ges. (Hrsg.): Die Anwendung des Marianne-Frostig-Konzepts in Pädagogik und Therapie. Dortmund: Borgmann Holding 1988

4.1.4. Motopädie und Krankengymnastik

Die Teamarbeit einer mehrdimensionalen Therapie erfordert eine genaue Abstimmung über das therapeutisch Vordringliche bei einem jeden Kind. Solange noch gravierende neuromotorische Störungen und Defizite vorhanden sind, stehen krankengymnastische Therapiepraktiken selbstverständlich an erster Stelle. Stehen bei einem Kind sensomotorische, auf die Wahrnehmung bezogene Schwierigkeiten im Vordergrund, so werden vor allem ergotherapeutische Maßnahmen notwendig sein. Bei Sprachstörungen werden der Logopäde und später der Sprachheillehrer auf den Plan treten müssen und bei Verhaltensstörungen der Heil- oder Sonderpädagoge, Psychologe bzw. Sozialarbeiter.

Liegen bei einem Kind lediglich minimale Funktionsstörungen vor, so betreffen sie zuallermeist mehrere Bereiche gleichzeitig. Neben einem generellen Bewegungsungeschick können hier Wahrnehmungs- und Verhaltensschwierigkeiten vorliegen. Diese Trias ist sogar die Regel, wobei sich psychomotorische Verhaltensstörungen zumeist erst aufgrund perzeptiver und motorischer Unzulänglichkeiten einstellen. Eine solche Symptomenkombinierung läßt das typische Bild des MCD-Kindes entstehen. Es sind die gleichen Kinder, die in der Schule Schwierigkeiten haben und deren ratsuchende Eltern auf den langen Wartelisten der Erziehungsberatungsstellen stehen.

Bei der genannten und am häufigsten anzutreffenden Klientel wird es mototherapeutisch einerseits notwendig sein, geschicklichkeitsverbessernde und wahrnehmungsschulende Übungsinhalte in kindgemäßer Form anzubieten. Andererseits müssen die Kinder Gelegenheit finden, ihre Bedürfnisse und Probleme auszuagieren und spielend zu überwinden. Hier setzt die Psychomotorische Therapie an. Die Ausübenden dieser Therapieform kommen aus den verschiedensten „Lagern" der Pädagogik, aus Gymnastik und Sport, aus der Rhythmik und Tanz und aus der Sonder-, Heil- und Sozialpädagogik. Ob als Psychomotorik-Therapeuten, wie die Absolventen des Heilpädagogischen Seminars in Zürich offiziell heißen, ob als Vertreter der rééducation psycho-motrice in Frankreich, ob als Motopäden oder Motologen in der BRD, so verfolgen sie doch eine gemeinsame Linie.

Der in Deutschland in einjähriger Fachschulweiterbildung für diese Aufgaben vorbereitete Bewegungsfachmann für das Kindesalter ist der staatl. geprüfte Motopäde. Seine Grundlagen sind Pädagogik, insbesondere Sport- und Heilpädagogik. „Seine pädagogisch-therapeutischen Bemühungen auf dem Gebiet der Motorik sind als Ergänzungen zu medizinischen, pflegerischen, psychotherapeutischen und allgemein-, sonder- und sportpädagogischen Maßnahmen zu verstehen" (POERSCHKE und Mitarbeiter: Der Motopäde, Seite 1). Die sich daraus ableitenden Aufgaben lauten u. a. „Beteiligung an der Erstellung von Erziehungs-Therapieplänen in Form fachspezifischer Beiträge in Zusammenarbeit mit z.B. Ärzten, Psychologen, Pädagogen, Therapeuten, Krankengymnasten, Sozialarbeitern, Sozialpädagogen" (ebd.)[1].

Zu dieser spezifischen Tätigkeit ist der Motopäde als Bewegungsfachmann für das Kindesalter besonders auch durch seine pädagogisch-psychologische Ausbildung bzw. Weiterbildung geeignet. Unter den in der Fachschule gelehrten Fächern sind neben Sonderpädagogik auch die pädagogische Psychologie (Lernpsychologie, Sozialpsychologie) sowie die Entwicklungspsychologie vertreten. Als weitere Lehrfächer sind vor allem Motopathologie, Motodiagnostik und Mototherapie zu nennen, worunter die funktionale Entwicklungstherapie nach HELLBRÜGGE, das FROSTIG-Wahrnehmungstraining und die sensomotorische sowie psychomotorische Übungsbehandlung nach HÜNNEKENS und KIPHARD zu verstehen sind.

[1] Eigenverlag Fachschule für Bewegungstherapie, Lindemannstr. 8, Dortmund 1979

Bisher haben über 1000 staatl. gepr. Motopädinnen/Motopäden spezifische Tätigkeiten in den Bereichen Motopädagogik oder Mototherapie aufgenommen. Sie sind im Deutschen Berufsverband der Motopäden/Mototherapeuten e.V. organisiert.

Die zweite Berufsgruppe der Diplom-Motologinnen/Motologen, die ihr Zusatzstudium von vier Semestern an der Universität Marburg absolviert hat, ist gleichfalls in einem eigenen Berufsverband organisiert. Das ursprüngliche Anliegen bei der Gründung dieses Studienganges durch SCHILLING war es, den steigenden Bedarf an universitären Fachkräften in Lehre und Forschung zu decken. Die Möglichkeit zur Promotion haben jedoch bisher nur wenige genutzt. Lediglich einzelne haben Lehrtätigkeiten in der Aus- und Weiterbildung übernommen. Die meisten Absolventen haben praktische Tätigkeitsfelder in Kliniken, Heimen sowie in der Altenarbeit — meist in unterbezahlten Stellungen — inne.

Als dritte Berufsgruppe sind die Absolventen der Deutschen Sporthochschule Köln, soweit sie sich während des Studiums auf Behindertensport und Sporttherapie spezialisiert haben, zu nennen. Als Diplom-Sportlehrer sind sie in den letzten Jahren ebenfalls psychomotorisch-mototherapeutisch tätig geworden.

Die Abgrenzung der hierbei genannten Tätigkeiten und Aufgaben gegenüber der Berufsgruppe der Physiotherapeuten bzw. Krankengymasten ergibt sich aus der Tatsache, daß die krankengymnastische Behandlung vor allem bei schweren Bewegungsstörungen schon im Säuglingsalter angezeigt ist. Dagegen richten sich die motopädischen bzw. psychomotorischen Fördermaßnahmen vor allem gegen die Auswirkungen leichterer Funktionsstörungen im Wahrnehmungs- und Bewegungsbereich bei Kindern mit MCD im Vorschul- und frühen Schulalter, ergänzen also die krankengymnastische Arbeit.

Es ist erfahrungsgemäß sogar häufig so, daß die durch intensive Physiotherapie nach BOBATH oder VOJTA gebesserten Patienten bei Eintritt in das Kleinkind- bzw. Vorschulalter von einem Motopäden oder Motologen übernommen werden, damit die noch verbliebenen sensomotorischen Funktionsstörungen und psychomotorischen Verhaltensstörungen über gezielte motorische Lernprozesse in der Kleingruppe abgebaut werden können. Andererseits haben inzwischen auch eine Reihe von Krankengymnasten psychomotorische Therapiegruppen aufgebaut, so daß die Übergänge mitunter fließend sind - sehr zum Nutzen der betroffenen Kinder.

Der *„Aktionskreis Psychomotorik e.V." [1)]*, in welchem die Krankengymnasten die prozentual größte Berufsgruppe stellen, bietet ein 200stündiges Fortbildungsprogramm mit der Möglichkeit der Zusatzqualifikation in Motopädagogik an. Dieses Fortbildungsangebot wird von Krankengymnasten und Pädagogen gleichermaßen genutzt. In mehreren Zusammenkünften zwischen Vorstandsmitgliedern des Aktionskreis Psychomotorik und Vertretern des Zentralverbandes Krankengymnastik wurde die Bildung einer gemeinsamen Curriculum-Kommission angeregt, um für die Zukunft eine weitgehende Koordination in Fort- und Weiterbildung zu erreichen.

Wir haben in Deutschland in der Öffenlichkeitsarbeit des *„Aktionskreis Psychomotorik eV."* auf den Begriff Therapeut bewußt verzichtet, weil wir eine Konfrontation mit den Angehörigen und Vertretern nicht-ärztlicher Heilberufe vermeiden wollten. Statt dessen ist der indifferente Terminus Motopäde (Bewegungsfachmann für das Kindesalter) gewählt worden. Seiner Ausbildung nach kann er sowohl im pädagogi-

[1)]Adresse: Kleiner Schratweg 36, 4920 Lemgo 1

schen Raum, z. B. an Schulen und Heimen, tätig werden als auch im therapeutischen Bereich, an Erziehungsberatungsstellen, kinderpsychiatrischen Kliniken und anderen Rehabilitationseinrichtungen.

Klara von der MALSBURG, ehemalige Leiterin der Hammer Erziehungsberatungsstelle und langjährige Lehrkraft für Krankengymnastik, sieht in einer möglichst eng verzahnten interdisziplinären Zusammenarbeit zwischen Physiotherapie (Krankengymnastik) und psychomotorischer Förderung eine für die Belange der betroffenen Kinder notwendige, optimale Lösung. In dieser Form einer mehrdimensionalen Therapie werden beide, Krankengymnast und Motopäde, an der gleichen Zielgruppe tätig, wobei man generell sagen kann: ,,erst Krankengymnastik, dann psychomotorisches Übungsprogramm. Krankengymnastik und psychomotorische Übungsbehandlung sind danach nicht sich gegenseitig ausschließende, sondern möglichst sich ergänzende Therapieformen" (v. d. MALSBURG: Psychomotorische Therapie und Krankengymnastik, Psychomotorik 2, 1, 1977, 16 - 23.

4.2. Minimale cerebrale Dysfunktion (MCD)

MCD ist eine internationale Abkürzung für minimale cerebrale Dysfunktionen. Damit sind leichte Hirnfunktionsstörungen gemeint, die dem Laien kaum auffallen, die aber das Wahrnehmungs- und Bewegungslernen dieser Kinder oft erheblich beeinträchtigen. Die MCD kommt unter Kindern in der Normalpopulation bis zu 20% vor (BÖHME und BOTZLER 1975). Früher sprach man von leichter frühkindlicher Hirnschädigung. Mit den Mitteln der Kinderneurologie sind solche leichten hirnorganischen Schädigungen jedoch in vielen Fällen nicht nachweisbar. Man kann lediglich die Auswirkungen einer gestörten Hirnfunktion auf verschiedene Leistungs- und Verhaltensbereiche erfassen. Aus diesem Grund spricht man heute allgemein von minimaler cerebraler Dysfunktion (MCD). Im übrigen wird sie auch gern als Verlegenheitsdiagnose benützt, um eine ganze Reihe von kindlichen Auffälligkeiten zu erklären. Immerhin ist eine solche Diagnose der früheren kinderpsychiatrischen Gepflogenheit vorzuziehen, kindliches Fehlverhalten gleich als ,,Charakteropathie" (v. STOCKERT u. a) anzusehen.

Bei der minimalen cerebralen Dysfunktion handelt es sich nach ESSER und SCHMIDT (1987) keineswegs um ein ätiologisch,[1)] morphologisch[2)] und funktionell klar abgrenzbares und einheitliches Sydrom, sondern um einen eher vagen Sammelbegriff für die verschiedensten von der Norm abweichenden Leistungs- und Verhaltensstörungen. Alternativen zum MCD-Konzept sind die Begriffe ,,Teilleistungsstörungen" (GRAICHEN, FROSTIG/MÜLLER), ,,Integrationsstörungen" (GRAICHEN in Anlehnung an AYRES), ,,Minimale Entwicklungsstörungen" (BIERMANN), ,,Psychoneurologische Lernstörungen" (JOHNSON/MYKLEBUST) oder ,,Frühkindliches exogenes Psychosyndrom" (LEMPP). Tatsache ist, daß nur bei einem verschwindend kleinen Teil der sog. MCD-Kinder Hirnfunktionsstörungen nachzuweisen sind. Zu allermeist beruht die Diagnose lediglich auf der Vermutung, daß den kindlichen Störungssymptomen eine leichte Funktionsstörung des Gehirn zugrunde liegt. Dabei bleibt meist die Frage unbeantwortet, wie nun eigentlich diese Hirnstörungen entstehen.

[1)] ursächlich
[2)] die organische Struktur betreffend

NEUHÄUSER (1980) weist darauf hin, daß es Symptome bei MCD gibt, welche nicht als direkte Folge einer Hirnfunktionsstörung anzusehen sind, sondern als Sekundärerscheinungen. Sie sind als Reaktion des Kindes aufzufassen. Damit ist einmal gemeint, daß das Kind persönlich auf Überforderung, Mißerfolg, Strafe usw. mit Fehlverhaltensweisen reagiert, die - vom Kinde aus gesehen - völlig normale psychologische Kompensationen darstellen. So hat LEMPP (1964) - wie auch schon E. HECKER (1959) - auf die Tatsache hingewiesen, daß Kinder mit leichten frühkindlichen Hirnschäden häufig mit Sekundärneurosen auf die oft verständnislose Haltung der Umwelt reagieren.

Angesichts dieser kausalen Überschneidungen hinsichtlich der MCD-Symptomatik erscheint es im Einzelfall schwierig, wenn nicht unmöglich, hirnorganische Bedingtheiten als Anlagefaktoren im weitesten Sinne fein säuberlich von Umweltfaktoren zu trennen. BIERMANN und TOTZEK (1981) sprechen vom ,,Mythos der leichten frühkindlichen Hirnschädigung". Ihrer Ansicht nach spielen psychosoziale Umweltgegebenheiten und lebensgeschichtliche Zusammenhänge bei der sog. MCD eine bisher viel zu gering bewertete Rolle. Danach wäre die minimale Hirnfunktionsstörung in Wahrheit ein gesellschaftliches Phänomen, wobei nicht die kindliche Verhaltensstörung, sondern elterliche Verhaltensstörungen und andere ungünstige Umweltfaktoren therapiebedürftig wären.

Beide geschilderten Positionen: die Annahme einer hirnorganischen Störungsgenese und die letztgenannte Hypothese, wonach kindliche Verhaltens- und Leistungsstörungen umweltbedingt sind, treffen sicher partiell zu, d.h. sie kommen in dem einen oder anderen Fall einzeln oder auch zusammen als Ursache in Frage.

Für den Mototherapeuten, der ein in welcher Weise auch immer gestörtes Kind behandelt, ist das Wissen um eine kausale (ursächliche) Diagnose ohnehin nicht von entscheidender Bedeutung. Für ihn kommt es mehr darauf an zu wissen, welche Art von Funktionsstörung bei dem betreffenden Patienten vorliegt. Eine durch Beobachtung, Checklisten und zusätzliche Testverfahren erhärtete Funktionsdiagnose ist immer auch eine ,,Förderdiagnose" weil sie konkrete Hinweise auf gestörte und damit förderungsbedürftige Funktionen enthält (vgl. ,,Checkliste psychomotorischer Störungsmerkmale" unter 4.2.4.).

Die Indikation zur Bewegungsförderung sollte naturgemäß immer von der Bewegungsstörung her bestimmt sein. Mit anderen Worten: es muß - neben anderen Störungssymptomen - auf jeden Fall eine deutliche Beeinträchtigung der Motorik vorliegen. Aggressivität allein, um nur ein Beispiel zu nennen, genügt nicht, um eine psychomotorische Therapiemaßnahme zu rechtfertigen, zumal bei guter Bewegungsleistung. Allerdings soll betont werden, daß die Bewegungsbeeinträchtigung innerhalb des Symptomenkomplexes kindlicher Entwicklungsstörungen zweifellos eine Schlüsselstellung einnimmt. Daher ist es auch in vielen Fällen möglich, über die Motorik einen Zugang zur gestörten Persönlichkeit des leistungs- oder verhaltensgestörten Kindes zu erhalten. Hierin dokumentiert sich die überaus enge Verknüpfung von Bewegung und Verhalten.

Das Symptomenbündel der MCD umfaßt leichte optische Störungen bei der Figur-Grundwahrnehmung, der Wahrnehmungskonstanz, der Wahrnehmung von Raumlage und Raumbeziehungen (vgl. unter Wahrnehmungsdiagnostik im Band 1: Motopädagogik auf Seite 68-69). Außerdem kommen immer wieder auch leichte Hörbehinderungen vor. Diese optischen und akustischen Wahrnehmungsstörungen fallen in der Regel - wie die feinmotorischen Auge-Hand-Koordinationsstörungen auch - leider erst im Laufe der Grundschulzeit auf. In Einzelfällen durchlaufen sogar mittelschwer hörbehinderte Kinder die Grund- und Hauptschule, ohne daß ihre Störung erkannt wird. Sie werden einfach für mangelhaft intelligent gehalten. Wir haben bei nicht wenigen Kindern während der psychomotorischen Übungsbehandlung durch Reaktionsübungen auf Flüstern leichte Hörbehinderungen vermutet, die sich dann bei der anschließenden audiologischen Untersuchung als tatsächlich vorhanden bestätigten.

Andere schulleistungsmindernde Symptome der MCD sind Verhaltensstörungen im Sinne ungenügender Selbstbeherrschung und Verhaltenssteuerung, mit Labilität der Gefühlsbefindlichkeit und häufigem Wechsel zwischen ängstlichem und frechem oder aggresivem Verhalten. Dazu kommen Störverhaltensweisen, welche den Kontakt zu Erwachsenen, aber auch zu Gleichaltrigen oft schwierig werden lassen. Insgesamt haben diese Kinder eine geringe Frustrationstoleranz und „flippen" schon bei geringen Anlässen aus. Zusätzliche Überaktivität, Bewegungsunruhe „Nervosität", Reizbarkeit und Ablenkbarkeit, Vergeßlichkeit und geringe Konzentrationsausdauer lassen MCD-Kinder trotz guter Intelligenz häufig in der Schule versagen.

Gerade die motorische Unruhe, der nicht zu bremsende Bewegungsdrang, das dauernde „Auf-Achse-Sein", das Nicht-Stillsitzen-Können, das fahrige, sprunghafte, überschießende und zappelige Verhalten stellt eines der schwierigsten pädagogischen Probleme überhaupt dar (vgl. 2.2.1. in MOTOTHERAPIE II). Ursächlich kommen hier sowohl MCD als auch Milieufaktoren infrage. Weitere leistungsmindernde Faktoren, als deren Ursache in der Regel eine leichte Funktionsstörung des kindlichen Gehirns anzunehmen ist, sind die grob- und vor allem feinmotorischen Koordinationsstörungen. Sie werden als Körperkoordinationsstörungen, Handmotorikstörungen und Schreibmotorikstörungen sichtbar. Alle genannten Symptome werden auch als Teilleistungsschwächen oder Teilleistungsstörungen bezeichnet (LEMPP, FROSTIG, GRAICHEN).

Literatur:

Berger, E. (Hrsg.): Teilleistungsschwächen bei Kindern. Bern: Huber 1977

Biermann, G. und Totzek, P.: Kindliche oder elterliche Verhaltensstörungen? Vom Mythos der leichten frühkindlichen Hirnschädigungen. - Ein gesellschaftliches Phänomen. In Biermann (Hrsg.): Handbuch der Kinderpsychotherapie, Bd. IV, München: Reinhardt 1981, 798 - 817

Böhme, G. und Botzler, R.: Minimale cerebrale Dysfunktionen und Sprachstörungen. Mü. Med. Woschr. 117, 1975, 1883

Esser, G. und Schmidt, M.: Minimale cerebrale Dysfunktion — Leerformel oder Syndrom? Stuttgart: Enke 1987

Friedrich, M. H. (Hrsg.): Teilleistungsschwächen und Schule. Bern/Stuttgart/Wien: Huber 1980

Frostig, M. und Maslow, P.: Lernprobleme in der Schule. Stuttgart: Hippokrates 1978

dieselbe und Müller, H. (Hrsg.): Teilleistungsstörungen. Ihre Erkennung und Behandlung bei Kindern. München//Wien/Baltimore: Urban & Schwarzenberg 1981

Graichen, J.: Zum Begriff der Teilleistungsstörungen. In Lempp (Hrsg.): Teilleistungsstörungen im Kindesalter. Bern: Huber 1979

Hecker, E.: Sekundäre Neurotisierung frühkindlicher Hirnschäden. In: Das schwererziehbare Kind. Düsseldorf: Bagel 1969

Johnson, D. J. und Myklebust, H. R.: Lernschwächen. Stuttgart: Hippokrates 1971

Lempp, R.: Frühkindliche Hirnschädigung und Neurose. Bern/Stuttgart: Huber 1964, 1970[2]

Leyendecker, C. H.: Zum Begriff der „cerebralen Dysfunktion" in der Pädagogik und Psychologie Behinderter. Sonderpädagogik 12, 2, 1982, 49 - 58

Neuhäuser, G.: Das leicht hirngeschädigte Kind. Zur Problematik aus medizinischer Sicht. Motorik 3, 2, 1980, 39-50

Schilling, F.: Das Bewegungsverhalten von Kindern mit minimaler Dysfunktion. ebd. 61 - 68

4.2.1. Bewegungsstörungen bei MCD

Pathologische Veränderungen im Bewegungsablauf zeigen sich in vielfältiger Gestalt. Wir alle kennen die sich ungelenk, hölzern, steif und kantig bewegenden Kinder, die plump-schwerfälligen, die schlaffen und kraftlosen Kinder, die langsamen, aber auch die vorschnellen, überaktiven, die unruhigen, übererregbaren Kinder oder auch die in ihrer Psychomotorik gehemmten, verspannten und ängstlichen Kinder. Die Entstehungsursachen sind so komplex und mehrdimensional wie die Erscheinungsbilder. Von den psychisch-endogenen und psychisch-reaktiven, exogen bedingten Bewegungsverhaltensstörungen wird später noch die Rede sein. Hier geht es vor allem um neuromotorische Auffälligkeiten und Störungen, welche als Bewegungsleistungsstörungen in Erscheinung treten.

Neuromotorische Funktionsabläufe sind überall dort zu finden, wo Nerven und Muskeln zusammenarbeiten. Die Muskulatur muß innerviert („benervt") werden, um überhaupt tätig zu werden. Dabei bilden verschiedene, zum Teil weit auseinanderliegende Gehirnabschnitte eigene funktionale Einheiten (vgl. unter 2.6.).

Im Beginn der Säuglingszeit bestehen die neuromuskulären Verknüpfungen noch aus relativ primitiven, starren Reflexschaltungen. Im Verlauf der weiteren Entwicklung bilden sich jedoch immer kompliziertere, verzweigtere und weiterreichende Nervenverbindungen heraus. In ihnen laufen regelkreisähnliche chemo-elektrische Vorgänge ab, die mit der Zeit höchst bewegliche und variable neuromotorische Schaltungen ermöglichen. Die Funktionstüchtigkeit dieser mobilen Hirnorgansysteme mit ihren unüberschaubaren Möglichkeiten, zu bestimmten Situationen die genau passenden Bewegungsantworten abzurufen, bestimmt den Grad der motorischen Koordination und damit die Qualität der Bewegungsausführung.

Zentral bewegungsgestörte Kinder haben gerade im Hinblick auf die Feinsteuerung ihrer muskulären Aktionen größte Schwierigkeiten. Ihre Bewegungsimpulse verlaufen nicht in den vorgesehenen Nervenbahnschaltungen des betreffenden Koordinationsmusters. Statt dessen münden sie in Primitivschaltungen ein, die einen gestörten Bewegungsablauf zur Folge haben.

Bewegungsstörungen können sich ganzkörperlich manifestieren und die Fortbewegung im Kriechen, Krabbeln, Gehen und Hüpfen behindern. Es kann die Handmotorik beim Greifen, Hantieren und Schreiben betroffen sein. Schließlich kann es auch zu Beeinträchtigungen der Mundmotorik beim Kauen, Speichelschlucken und Sprechen sowie der Augenmotorik beim Fixieren und Konvergieren kommen.

WACHHOLDER unterscheidet Störungen der efferenten (zentralen) und solche der afferenten (peripheren) Impulse. Bei der erstgenannten Störungsgruppe kommt es trotz richtiger sensorischer Rückmeldung zu inadäquaten, inadaptiven Bewegungsmustern. Bei der zweiten Symptomengruppe führt die insuffiziente sensorische Erregung zu fehlerhafter neuromuskulärer Innervationsgröße.

GESELL spricht von einer Reduzierung motorischer Funktionen im Gegensatz zu ihrer Ungeordnetheit. Für die Praxis hat es sich deshalb als nützlich erwiesen, die quantitativ reduzierte Motorik (Adynamie, Bradykinese, Lähmung, Seitendifferenz) dem qualitativ veränderten, koordinationsgestörten Bewegungsablauf (Ataxie, Dysmetrie, Hyperkinese, Koordinationsstörung) gegenüberzustellen.

Neurologisch gesehen werden Dyskinesien (Bewegungsstörungen) nach ihrer Zugehörigkeit zum pyramidal-motorischen System bzw. zu extrapyramidal-motorischen Mechanismen unterschieden. Bei der Pyramidenbahn handelt es sich - im Gegensatz zum extrapyramidalen System - um ein anatomisch und funktional klar definierbares Leitungssystem, das von der Hirnrinde zur Muskulatur zieht. Pyramidale Läsionen (Schädigungen) führen zu mehr oder weniger schweren Lähmungen, wobei die Fingermotorik häufig am meisten davon betroffen ist.

Die Pyramidenbahn bildet unterwegs eine große Anzahl von Querverbindungen zu extrapyramidalen Zwischenstationen. Ferner bestehen auch zwischen den pyramidal- und extrapyramidalmotorischen Rindenfeldern fließende Übergänge. Daher ist es nicht richtig, Pyramidalmotorik mit Willkürmotorik und Extrapyramidalmotorik mit unwillkürlicher Motorik gleichzusetzen. Die phylogenetisch (stammesgeschichtlich) jüngere Pyramidenbahn kann nur auf dem Boden extrapyramidaler Strukturen und Mechanismen (einschließlich der von dort hereinkommenden Sinnesinformationen) planvolle feinmotorische Innervationen zustande bringen. Sie ist im Grunde lediglich ein Effektor der tieferen Hirnabschnitte. Umgekehrt sind die extrapyramidalen Funktionen sehr wohl in der Lage, auch ohne Mithilfe der Pyramidenbahn sinnvolle und differenzierte motorische Handlungsmuster zu vollführen.

Pyramidale und extrapyramidale Bahnen beschränken sich aber nicht etwa nur auf motorische Funktionen. Weitaus wichtiger sind die funktionell variablen sensorischen Rückverbindungen sowohl untereinander als auch das Feedback zur Hirnrinde selber. Darüber hinaus nehmen diese Bahnen ständig vielfältigen Einfluß auf vegetative und psychische Abläufe.

Nach neuesten Hypothesen (HENATSCH, HAASE u a.), die allerdings nur als vorläufige Denkansätze zu gelten haben, ist die Großhirnrinde nicht der Initiator für Willkürbewegungen, sondern ein Ausführorgan für subkortikale Primäraktivitäten. Zwar ist die Hirnrinde das zentrale Organ zur Integration aller einlaufenden Informationen und ihrer Verarbeitung und Gedächtnisspeicherung. Der eigentliche Antriebs- und Entscheidungsprozeß für das Abrufen gespeicherter Handlungs- und Bewegungsmuster geschieht aber in den tiefer liegenden Hirnstrukturen des Zwischenhirns, des Limbischen Systems und anderer Hirnanteile (vgl. 2.6.).

Wenn auch vieles noch im Dunkeln liegt, so steht doch fest, daß von diesen Hirnregionen Schlüsselprozesse wie Motivation, aber auch Beurteilung und Bewußtseinsbildung, ihren Ausgang nehmen. Neuere Untersuchungen sprechen dafür, daß sowohl die Kleinhirnrinde als auch die Basalganglien des Stammhirns als Funktionsgeneratoren für die räumlich-zeitlichen Bewegungsmuster in Erscheinung treten und damit den Bewegungsbeginn einleiten. Der Hirnrinde fällt dabei lediglich die Aufgabe der Filterung, einlaufender Informationsdaten zu. Viele der genannten und zum Teil revolutionären Vorstellungen sind durch die Arbeiten des Neurochirurgen PENFIELD und seiner Mitarbeiter belegt (vgl. 2.6. „Neuropsychologische Modellvorstellungen").

So haben wir es in der Praxis häufig mit Integrationsstörungen zu tun. Sie betreffen sowohl die Integration zwischen den einzelnen motorischen Leistungen des Zentralnervensystems als auch die senso-motorische Integration. In leichteren Fällen, z. B. bei feinmotorischen Koordinationsstörungen, liegt im allgemeinen nur eine extrapyramidale Symptomatik vor. Man spricht hier auch von „extrapyramidalen Symptomenkomplexen". Dabei sind fast immer Tonusanomalien im Sinne geringer Hyper- oder Hypotonie vorhanden, was auf ein Mitbetroffensein der Kleinhirnfunktionen schließen läßt. Bei schweren grobmotorischen Störungen sind immer sowohl das Pyramiden-System als auch extrapyramidal-haltungsregulierende Fasern betroffen. Man nimmt sogar an, daß die Spastizität auf die Schädigung dieser Fasern, und nicht eigentlich auf eine Schädigung des pyramidal-motorischen Systems zurückgeht (GANONG 1974).

Es mag aus dem Gesagten klar geworden sein, wie kompliziert und differenziert ineinandergreifend das menschliche Zentralnervensystem funktioniert und daß bei jeder Bewegungsstörung immer mehrere ursächliche Komponenten zusammenwirken. So gesehen ist die motorische Pathologie bei MCD nicht generell anders als bei der CP. Es liegt im Grunde die gleiche Störungssymptomatik vor, nur eben in abgeschwächter Form: Der Kraftmangel schlaffer, kraftloser Kinder ist im Vorfeld einer Lähmung zu sehen und die verkrampfte Motorik mancher MCD-Kinder ist eine „homöopathisch verdünnte" Spastik.

Die folgende Tabelle gibt einen Grobüberblick über die vorkommenden Störungsbilder, wie sie in den Unterkapiteln der Mototherapie II zu besprechen sind. Sie geht von den Krankheitsbildern aus und versucht stichwortartig Wesen, Symptomatik und Ursachen zu beschreiben.

Literatur:

Ganong, W. F.: Lehrbuch der Medizinischen Psychologie. Berlin: Springer 1974

Gesell, A. und Amatruda, C.: Developmental Diagnosis. New York/London: 1948[2]

Haase, J., Henatsch, H. -D., Jung, R., Strata, P., Thoden, U.: Sensomotorik. München/Berlin/Wien: Urban & Schwarzenberg 1976

Keidel, W. D.: Kurzgefaßtes Lehrbuch der Physiologie. Stuttgart: Thieme 1979

Penfield, W. und Rasmussen, T.: The Cerebral Cortex of Man. New York: MacMillan 1950

Touwen, B. C. L.: Die Untersuchung von Kindern mit geringen neurologischen Funktionsstörungen. Stuttgart: Thieme 1982

Wachholder, K.: Willkürliche Haltung und Bewegung. In: Ergebnisse der Physiologie, Bd. 26, München 1928

Motorische Ausfallserscheinungen und Funktionsstörungen

Krankheitsbild	Art der Störung	Symptomatik	Ursache
Cerebralparese (CP)	Gehirnlähmung; grobmotorische und feinmotorische Störung	Spastizität; evtl. Schlaffheit; funktionale Asymmetrie; Fingerungeschick	Hirnrinden-schädigung; vermutlich zusätzliche Beteiligung des Stammhirns
Minimale cerebrale Dysfunktion (MCD)	motorische Antriebs-störung; leichte feinmotor. Koordinationsstörung; psychomotorische Verhaltensstörung	Bewegungsunruhe; Überaktivität; feinmotor. Ungeschick Gleichgewichtsunsicherheit	vermutlich diffuse Stammhirn-störung
Ataxie	schwere Gleichgewichts- und Koordinationsstörung; Tonusschwäche	Stand-, Gang- und Ziel-unsicherheit; Kraftlosigkeit	Kleinhirn-schädigung
Athetose	Hyperkinesie (= unkontrollierbare Extra-bewegung) Tonusstörung	wurmartige, unwillkürliche Drehbewegungen; mangelnde Kopfkontrolle; Sprachstörungen	Stammhirn-schädigung
Chorea minior („Veitstanz")	ebenfalls Hyperkinesie; Tonusminderung	unwillkürlich ausfahrende und herauszuckende Bewegungsimpulse	Stammhirn-schädigung
Parkinsonsche Erkrankung	Bewegungs- und Ausdrucks-armut; Tonuserhöhung	Steifheit; Zittern Bewegungsmonotonie; Reaktionsschwäche; schleppender Gang	vermutlich Stammhirn-schädigung

4.2.2. Wahrnehmungsstörungen bei MCD

Kinder mit Teilleistungsstörungen zeigen eine Vielfalt von Empfindungs- und Wahrnehmungsstörungen. Wie AFFOLTER (1972, 1974, 1975) und AYRES (1979, 1988) zeigen konnten, liegen den höheren Wahrnehmungsfunktionen des Hörens und Sehens häufig Empfindungs- und Wahrnehmungsdefizite der „niederen" sensorischen Funktionssysteme des Tastens, der Lage- und Bewegungsempfindung zugrunde. Dabei gibt es nicht nur taktile Unterempfindung und Überempfindlichkeit, sondern ebenso eine Unter- bzw. Überfunktion des lage- und gleichgewichtsvermittelnden vestibulären Systems (vgl. in Mototherapie II Kap. 1.3. Kinästhetische Wahrnehmungsstörungen). Die hierbei entweder zu starken oder unzureichenden vestibulären Informationen an das Gehirn sowie zu heftige oder zu schwache Rückmeldungen aus den Muskeln und Sehnen bewirken nicht nur Haltungs- und Bewegungsstörungen; sie beeinträchtigen auch die Güte der höheren Wahrnehmungsmodalitäten des Sehens und Hörens sowie der Körperwahrnehmung.

Die Entwicklung des sog. *Körperschemas,* d.h. des Bewußtseins von der Struktur und räumlichen Ausdehnung und Anordnung des Körpers und seiner Teile, benötigt eine Fülle differenzierter Tast- und Bewegungswahrnehmungen, um sich voll auszubilden. Dazu kommen später immer mehr visuelle Eindrücke, die das Bild vom eigenen Körper vervollständigen. Dieses Körperbild ist sowohl kognitiv als auch affektiv in unseren Sinnen repräsentiert. Die kognitive (intellektuelle) Körperkenntnis, das Einschätzen seiner körperlichen Funktionskompetenz bildet die Voraussetzung, die „Eingangsgröße" für jede motorische Handlung. Deswegen haben apraktische, handlungsgestörte Kinder Schwierigkeiten sowohl mit der Handlungsplanung als auch mit der Ausführung. Andererseits bewirkt die affektive (gefühlsmäßige) Komponente, die subjektive Einstellung zum „Körper-Ich" das für erfolgreiche motorische Aktionen notwendige Selbstvertrauen. Körperbild und Selbstbild entsprechen sich im Kindesalter weitgehend. Das heißt, wie ein Kind seinen Körper einschätzt, so schätzt es sich selbst ein.

Auf die bei Kindern mit MCD häufigen Auffälligkeiten und Störungen im visuellen und auditiven Bereich soll hier nicht gesondert eingegangen werden. Darüber wird in **Mototherapie II** unter 1.5 und 1.6 ausführlich berichtet. Das gleiche gilt für autistische Wahrnehmungsstörungen (Kap. 1.7. in **Mototherapie II**).

Wie sehr perzeptiv-motorische und affektiv-soziale Beeinträchtigungen zusammenhängen, zeigt das Beispiel *hyperaktiver Kinder.* Ihre dranghafte Bewegungsunruhe beeinträchtigt einmal die motorisch-koordinative Leistungsfähigkeit (vgl. KIPHARD 1988). Zum zweiten entstehen eine Reihe visueller und/oder auditiver Wahrnehmungsstörungen, die selbst bei überdurchschnittlicher Intelligenz den Schulerfolg in Frage stellen. Sie hören und sehen nur ungenau hin und vergessen das Gehörte und Gesehene ebenso schnell. All diese motorischen, perzeptiven und konzentrativen Auffälligkeiten führen drittens über kurz oder lang zu Leistungs-, Verhaltens- und Handlungsstörungen, wie sie im folgenden dargestellt werden. (Eine detaillierte Analyse emotional-sozialer Verhaltensstörungen wurde im Kapitel 3 der **Mototherapie II** durchgeführt.)

Literatur:

Affolter, F.: Aspekte der Entwicklung und Pathologie von Wahrnehmungsfunktionen. Pädiatr. Fortbildungskurse Prax., 34, 1972, 49-55

dieselbe: Leistungsprofile wahrnehmungsgestörter Kinder. Ebd., 40, 1974, 169-185

dieselbe: Wahrnehmungsprozesse, deren Störungen und Ausweitung auf die Schulleistungen, insbesondere Lesen und Schreiben. Kinderpsychiatrie, 3, 1975, 223-234

Albrecht, P.: Diagnose und Therapie von Wahrnehmungsstörungen nach Jean Ayres. Dortmund: modernes lernen 1980[2]

Augustin, A.: Beschäftigungstherapeutische Behandlung bei Wahrnehmungsstörungen. Ebd. 1980[2]

Ayres, A. J.: Lernstörungen. Sensorisch-integrative Dysfunktionen. Berlin/Heidelberg/New York: Springer 1979

dieselbe: Bausteine der kindlichen Entwicklung. Ebd. 1984

Kiphard, E. J.: Das Problem der Hyperaktivität aus motopädagogischer Sicht. Motorik, 111, 1, 1988, 2-9

Miske-Fleming, D.: Theorie und Methode zur Behandlung von perzeptionsgestörten Kindern. Dortmund: modernes lernen 1980[2]

4.2.3. Verhaltens- und Handlungsstörungen

Während der Begriff der psychomotorischen Störung lange Zeit auf psychopathologische Phänomene innerhalb psychotischer und zwangsneurotischer Manifestationen fixiert war, werden darunter heute psychomotorische und soziomotorische Fehlanpassungen (Fehladaptate) im Sinne sozialer Verhaltensstörungen verstanden. Sie sind zum Teil mit der psychomotorischen Instabilität und mit der Fehlverhaltensweise der psychomotorischen Unruhe identisch. Stark aggressive oder regressive Verhaltensauffälligkeiten entstehen häufig auf neurotischer Basis. Bei diesen reaktiv Verhaltensgestörten sind zumeist Frustrationen, Mangel an Liebe und Zuwendung, aber auch motorische Einschränkungen vorausgegangen. Die psychomotorischen Verhaltensstörungen werden oft erst durch die Anforderung des Kindergartens und der Grundschule manifest.

Bei der psychomotorischen Hemmung wurden, wie man heute annimmt, schon in der frühesten Kindheit expansive und aggressive Tendenzen unterdrückt (SCHULZ-HENCKE 1947, JANOV 1971). Die Folge ist ein blockiertes, regressives, auf einer frühen Entwicklungsstufe fixiertes Antriebsverhalten. Diese Kinder sind muskulär verspannt und können sich psychomotorisch nicht altersgemäß äußern. Sie zeigen sich kontaktgehemmt bis kontaktunfähig. Die motorischen Auffälligkeiten reichen von leichteren Bewegungsunsicherheiten bis zu manifesten Koordinationsstörungen.

SCHILLING (1976) hat in faktorenanalytischen Untersuchungen bei der Konstruktion der „Checkliste motorischer Verhaltensweisen (CMV)" die interessante Beobachtung gemacht, daß Hemmung und Bewegungsungeschick bei Kindern überaus häufig zusammen auftreten. Hemmung bedeutet Übungsmangel, weil das Kind sich nichts zutraut. Andererseits resultiert die Ungeschicklichkeit häufig erst aus der durch Hemmung und Angst bewirkten lokalisierten Verspannungen, aus der muskulären Steifheit oder auch der Schlaffheit. Verspannung, Steifheit und Schlaffheit behindern naturgemäß die Präzision und Koordination kindlicher Bewegungsaktionen. Dazu kommt eine bei psychogenen Bewegungsstörungen häufig zu beobachtende Abwehr gegen kinästhetische Empfindungen, eine Art psychogener sensorischer Blockade der Körperwahrnehmung.

Die ungenügende Ausbildung und Entwicklung des Körpergefühls und Körperbewußtseins beeinträchtigt immer auch die Praxie, d. h. die pragmatische Handlungsfähigkeit eines Kindes. MUMMENTHALER (1969) hält Handlungsstörungen der sog. *Apraxie* oder *Dyspraxie* in vielen Fällen für psychogen. Häufig finden wir aber auch Funktionsbeeinträchtigungen der Propriozeptoren (Körpereigenreizempfänger), durch welche das Kind Kenntnis erhält über seinen Körper, seine Muskeln und Organe. Solche sensorischen Beeinträchtigungen führen oft zu Defiziten in der Körpervorstellung, dem sog. Körperschema. Das ist besonders bei Körperbehinderten, Spastikern und Athetotikern der Fall.

Die kinästhetischen wie auch taktile und visuelle Sinnesempfindungen sind es, die es dem Kind ermöglichen, seinen Körper wahrzunehmen und bewußter mit ihm umzugehen. Das Körperschema, d. h. die Vorstellung von der Struktur des eigenen Körpers, ist eine wichtige Voraussetzung für die motorische Koordination und die Handlungsfähigkeit eines Individuums. *Körperschema-Störungen* wirken sich behindernd auf die gesamte kindliche Umwelterfahrung aus. Sie sind immer gekoppelt mit Wahrnehmungsstörungen. Solche Kinder haben Schwierigkeiten, in ihre Kleidung hineinzufinden, sich im Raum zu orientieren und rechts und links zu unterscheiden, und das, obwohl sie an sich intelligent sind. Hirngeschädigte Kinder benötigen deshalb gezielte Fördermaßnahmen. Leider wird dabei häufig der Fehler gemacht, die wahrnehmungsfördernden Maßnahmen allein intellektuell auszurichten. So werden die Kinder schon im Kindergarten intelligenzfördernden Programmen ausgesetzt - unter völligem Ignorieren ihrer emotionalen und motorischen Bedürfnisse.

Wahrnehmungsschulung ist mehr als nur gezielte Verbesserung der optischen Wahrnehmung. Optische (wie auch akustische) Wahrnehmungsfunktionen - daran sollte man immer denken - entwickeln sich erst auf der Grundlage taktiler und kinästhetischer Erfahrungen. Das heißt, es müssen erst unzählige Tast- und Berührungsreize im kindlichen Gehirn registriert, ausgewertet und koordiniert werden, ehe sie sich mit Hilfe optischer und akustischer Informationen zu höheren Wahrnehmungskomplexen ausdifferenzieren.

Da ein hoher Zusammenhang zwischen den einzelnen Wahrnehmungsbereichen besteht, ist es bei Kindern mit MCD wichtig, mehrere Sinne gleichzeitig zu üben. Das spricht nicht gegen die Forderung, bei sehr jungen Kindern und schwer gestörten Kindern mit CP zunächst „einspurig," vorzugehen, indem Sinneserfahrungen isoliert nur über einen „Kanal" angeboten werden. Im höheren Alter kommt es jedoch gerade darauf an, das Kind zur Fähigkeit zu führen, die einzelnen Sinneseindrücke zu integrieren, d.h. seine Informationen aus mehreren „Kanälen" gleichzeitig zu beziehen und entsprechend auszuwerten.

Die genannte Handlungsstörung der *Dyspraxie* oder *Apraxie* ist ein neuropsychologisches oder psychoneurologisches Problem. Wir haben es dabei weniger mit einer motorischen Ausführungsstörung zu tun als mit einer kognitiven Planungsstörung.

WALLON (1949) beschreibt unter der „dyspraxie idéomotrice" leichte Formen einer bei Kindern vorkommenden Desintegration zwischen mentaler Zielvorstellung und der dazu benötigten pragmatischen, manuell-utilisatorischen Mittel. Dabei spielt ein ungenügendes motorisches Gedächtnis mit hinein. Dieses Defizit führt dazu, daß das betreffende Kind sich Bewegungen (eigene oder fremde) nicht genügend präzise vorstellen kann. Deshalb ist es nicht oder nur ungenügend in der Lage, sich selbst und seine motorischen Handlungsmöglichkeiten im Hinblick auf ein Handlungsziel sinnvoll mit einzuplanen.

Besonders geistig behinderte Kinder haben hier Schwierigkeiten. Sie vermögen aufgrund ihrer *ideomotorischen Schwäche* Einzelteile eines komplexen Bewegungsablaufs nicht zu einem Ganzen zusammenzufügen. Es mangelt ihnen vordergründig an einer genauen Weg-Zielvorstellung. Sie sind weder fähig, die Umweltsituation mit Hilfe der Sinne genügend zu diskriminieren, um sich darin voll und ganz zu orientieren, noch sind sie in der Lage, einen Handlungsablauf zielgerecht zu antizipieren und die dazu benötigten kombinationsmotorischen Abläufe zusammenzubringen und miteinander zu koppeln. Schwer behinderte Kinder aktivieren statt dessen planlos ihre Muskulatur; sie werden tätig, aber eben inadäquat im Hinblick auf das Handlungsziel.

Dyspraktische Störungen sind, wie schon weiter oben angedeutet, oft verbunden mit *Körperschemastörungen.* Die Kinder verfügen in diesem Fall über eine unvollkommene und mangelhafte Vorstellung von der Struktur des eigenen Körpers und seiner Teile und über deren Bewegungsmöglichkeiten. Demzufolge ist die kognitive Raumorganisation im dreidimensionalen Koordinatensystem von oben nach unten, vorn und hinten sowie rechts und links gestört. Die eigentlichen Handlungsstörungen (die sog. konstruktive Apraxie) wie die Ankleide-Apraxie werden von POECK

(1966) als praktische *Raumorientierungsstörungen* bzw. Körperorientierungsstörungen aufgefaßt.

Bei den von SCHILDER (1935) beschriebenen Apraxieformen handelt es sich primär um Störungen des Bewegungsentwurfs. Er unterscheidet dabei zwei Grundformen: Die ,,motorische Apraxie", ist eine generelle Unfähigkeit, die mentalen Bewegungszielvorstellungen in sinnvolle Bewegungsinnervationen umzusetzten (synonym: HEILBRONNERs ",,ideokinetische Apraxie"), während bei der ,,ideatorischen Apraxie" LIEPMANN (1900) überhaupt keine kombinationsmotorische Antizipation gebildet werden kann (= Seelenlähmung).

Unter Altersapraxie wird die kombinationsmotorische Leistungsinsuffizienz aufgrund des naturgemäßen zerebralen Zellabbaus im Greisenalter bezeichnet.

Literatur:

Feldner, J.: Entwicklungspsychiatrie des Kindes. Wien 1955

Fenichel, 0.: The Psychoanalytic Theory of Neurosis. New York 1945

Guilmain, E.: Fonctions psycho-motrice et troubles du comportement. Paris 1935

Haase, H. -J.: Über das Zusammenwirken psychischer Symptome und neurophysiologischer Vorgänge bei ,,extrapyramidalen", ,,Motilitätsstörungen. Schweiz. Arch. Neurol. Psychiatr. 74, 1954, 180- 197

Janov, A.: Anatomie der Neurose. Frankfurt: Fischer 1971

Kiphard, E. J.: Dyspraxie - das Problem kindlicher Handlungsstörungen. Prax. d. Psychomot., 13, 3, 1988, 132-142

Liepmann, H.: Das Krankheitsbild der Apraxie. Zschr. Psychiatr. Neurol. 8, 1900, 15 - 44. 102 - 132, 182 - 197

Mummenthaler, M.: Psychogene Störungen der Sensibilitat und der Motorik und ihre Differentialdiagnose. Schweiz. Med. Woschr. 99, 39, 1969, 1376 - 1380

Poeck, K.: Die funktionelle Asymmetrie beider Hirnhemisphären. Dtsch. Med. Woschr. 47, 1968, 2282 - 2287

Schilder, P.: The Image and Appearance of the Human Body. New York 1935

Schilling, F.: Checklist motorischer Verhaltensweisen (CVM). Braunschweig: Westermann 1976

Schulz-Hencke, H.: Der gehemmte Mensch. Stuttgart 1947

Wallon, H.: Evolution psychologique de l'enfant. Paris 1947

Wilder, J.: Bewegung. In: Hdb. Neurosenlehre und Psychotherap. Bd. 2, 1959, 545 - 554

4.2.4. Psychomotorische Förderdiagnostik

Ein heute weitgehend verbreiteter Fachausdruck ist die sog. Förderdiagnostik. Man will damit zum Ausdruck bringen, daß es Aufgabe jeder Art von Diagnostik ist, konkrete Hinweise darauf zu geben, welche Behandlungsschritte einzuleiten sind. So fügt sich die Bewegunsdiagnostik in den großen Rahmen der therapeutischen und rehabilitativen Bemühungen um das behinderte Kind ein. Sie sollte stets Prozeßcharakter haben, d.h. den therapeutischen Prozeß begleiten. Eine einmalige motodiagnostische Bestandaufnahme mit Hilfe eines Tests genügt hier keinesfalls.

Analog dem IQ (Intelligenzquotienten) vermag der MQ (motorischer Quotient), wie ihn beispielsweise der Körperkoordinationstest ergibt, zwar einen Anhaltswert zur Beurteilung der kindlichen Motorik zu liefern. Wie bei jeder Art der Testung besteht jedoch immer die Gefahr einer Fehlmessung, weil der betreffende Proband möglicherweise zur Zeit der Durchführung des Tests unter leistungsmindernden körperlichen oder seelischen Beeinträchtigungen gelitten hat. In diesem Sinne mißt ein Motoriktest - wie der Intelligenztest auch - eben nur die jeweils zur Zeit des Test verfügbare und mobilisierbare Koordinationsfähigkeit.

Aus dem Gesagten geht hervor, daß der Mototherapeut sich nicht mit einem einzigen Testverfahren begnügen darf, sondern daß er immer mehrere motodiagnostische Mittel anwenden sollte. Vor allem die Möglichkeiten der sich täglich während der Therapiestunden ergebenden Bewegungs- und Verhaltensbeobachtung sollten hier genützt werden. IRMISCHER (1981) gibt detaillierte Hinweise sowohl zur ungebundenen als auch zur strukturierten Bewegungsbeobachtung.

Eine zum Teil auch mit Hilfe der Eltern durchführbare motodiagnostische Praktik ist die möglichst einfache „Bestandsaufnahme", eine Aufzählung von Bewegungs- und Wahrnehmungsfunktionen, die das betreffende Kind schon beherrscht. Man kann dieses „Bewegungs- und Wahrnehmungsvokabular", zur Grundlage und zum Ausgang mototherapeutischer Zielsetzungen machen.

Im Band 1: MOTOPÄDAGOGIK wurden die wichtigsten motorischen und perzeptiven (die Wahrnehmung betreffenden) Testverfahren einschließlich funktioneller entwicklungsdiagnostischer Tabellen und Suchtests, Beobachtungschecklisten und anderer , die Bewegung beobachtender (motoskopischer) und messender (motometrischer) Verfahren vorgestellt. Wir wollen uns deshalb hier mit einer neuen, von KESSELMANN und mir erarbeiteten und von IRMISCHER modifizierten *„Checkliste psychomotorischer Störungsmerkmale"* befassen.

In der folgenden Aufstellung werden die häufigsten in der Praxis vorkommenden psychomotorischen und sensomotorischen Störmerkmale listenmäßig erfaßt. Sie betreffen die Bereiche Bewegung, Wahrnehmung und Verhalten. Die Einzelsymptome stellen bereichsspezifische Ausfälle oder Störungen dar, durch welche die Kinder dem Sportlehrer oder Bewegungstherapeuten auffallen. Ihre Feststellung ist erfahrungsgemäß im Grundschulalter am leichtesten und eindeutigsten durchführbar. Im Kleinkindalter sind die angegebenen Fehlleistungen bzw. das Störverhalten weniger ausgeprägt und daher schwer eruierbar. Jüngere Kinder verfügen noch über eine relativ geringe Bewegungs- und Verhaltenskonstanz. Von daher sind entwicklungstypische Schwächen im Bewegungs- und Wahrnehmungsbereich bei Kleinkindern vielfach nicht klar von pathologischen Phänomenen abzugrenzen. Auch Verhaltensstörungen sind bei ihnen meist nicht in dem Maße ausgeprägt, wie das bei Schulkindern der Fall ist.

Bei der nachstehend abgebildeten Beurteilungsskala handelt es sich keinesfalls um einen Test, sondern vielmehr um ein Grobsieb zur Aussonderung psychomotorisch förderungsbedürftiger Kinder. Die auf dieser Checkliste anzukreuzenden Störungssymptome stellen quantitative und qualitative Mängel innerhalb der Funktionsbereiche der Motorik, Perzeption und des Verhaltens dar. Sie sind allgemein gehalten und beziehen sich nur in Einzelfällen auf konkrete Bewegungssituationen (z.B. Ballfangen bei B. 7.). Zur Charakterisierung des jeweiligen Items sind für das betreffende Verhalten typische Eigenschaftswörter oder andere hinweisende Präzisierungen angegeben.

Die Tabelle verdeutlicht das Übergewicht motorischer Symptome als Auswahlkriterien. Allein die ersten sechs beinhalten körpermotorische Auffälligkeiten, wobei wir uns für eine leicht verständliche Nomenklatur (Schwerfälligkeit statt grobmotorischer Koordinationsstörung) entschieden haben. Selbstverständlich bestehen Zusammenhänge zwischen den Symptomen der verschiedenen Bereiche, z.B. zwischen B. 5. und W. 4. oder zwischen B. 7. und W. 1.

Die listenmäßige Erfassung typischer psychomotorischer oder sensomotorischer Störmerkmale erfolgt aufgrund eingehender Beobachtung der zu beurteilenden Probanden. Im Unterschied zur ,,Checklist motorischer Verhaltensweisen (CVM)" von SCHILLING (1976) soll die Beurteilung nur von erfahrenen Bewegungsfachleuten vorgenommen werden. Ihnen wird das Ausfüllen der Checkliste wichtige Hinweise geben auf die mototherapeutische Schwerpunktsetzung. KESSELMANN und ich hatten anfangs das Symptom ,,Extrabewegungen" (Hyperkinesien) mit in die Skala aufgenommen. Es wurde aber später doch herausgelassen, weil es mototherapeutisch nicht befriedigend anzugehen ist. Insgesamt haben wir uns bemüht, nur die im Sinne einer Förderdiagnostik wichtigen und notwendigen Störungssymptome zusammenzustellen. Verglichen mit der beispielsweise von SHERILL (1974) vorgenommenen ungegegliederten Zusammenstellung von insgesamt 48 Einzelmerkmalen perzeptuell-motorischer Störungen, bringt die im folgenden dargestellte Checkliste wesentliche Vereinfachungen.

Die hier angesprochene Symptomorientiertheit soll einen gezielteren und differenzierteren Einsatz der therapeutischen Mittel durch die psychomotorischen Fachkräfte ermöglichen. Ein solches Vorgehen darf allerdings nicht dahingehend interpretiert werden, als sei mit der Symptombeseitigung in jedem Fall schon eine Heilung erreicht. Zwar kommt es immer wieder auch zu Spontanheilungen unmittelbar nach dem Abklingen entwicklungsbehindernder Störsymptome. Das hängt damit zusammen, daß Bewegungsbehinderungen oft zu einem erheblichen Leidensdruck führen, der erfahrungsgemäß im Zuge der Symptombesserung und des motorischen Leistungsaufbaus relativ rasch abklingen kann.

Andererseits sind die Wirkzusammenhänge in vielen Fällen weit komplexer und nicht gerade leicht zu entschlüsseln. Deshalb hat der psychomotorische Therapieansatz - unabhängig von allen anderen Überlegungen - von einer möglichst breiten und umfassenden, das heißt auf die kindliche Gesamtpersönlichkeit gerichteten Grundkonzeption auszugehen. Dabei können bisher unbefriedigt gebliebene Wünsche und Bedürfnisse der Kinder befriedigt und spannungserzeugende Verdrängungen auf dem Wege über gezielte Übungsangebote, aber auch durch entsprechende methodische Prinzipien systematisch abgebaut werden.

Wie KESSELMANN (1977) deutlich macht, kann eine solche Beobachtungsliste außerordentlich gut als Basisinformation für gezielte Übungsmaßnahmen herangezogen werden. Die daraus hervorgehende Symptomhäufung bestimmt die didaktisch-methodischen Überlegungen bei der Übungsplanung. Für jedes der 17 Störmerkmale lassen sich geeignete Therapiemaßnahmen treffen, die über einen bestimmten Zeitraum schwerpunktmäßig zum Zuge kommen sollen. Je gleichartiger die Störsymptomatik innerhalb einer Gruppe ist, desto spezifischer können entsprechende Übungsreize geplant werden.

Checkliste psychomotorischer Störungsmerkmale (nach KIPHARD u. KESSELMANN)
in den Bereichen: Motorik, Wahrnehmung und Verhalten

Bewegungsbereich (B)

B.1. Bewegungsunruhe: überaktiv/umtriebig/kann nicht stillsitzen

B.2. Bewegungsverarmung: monoton/automatenhaft/ausdrucksarm

B.3. Bewegungsverlangsamung: reagiert schwach/immer der Letzte

B.4. Kraftminderung: „Puddingmotorik"/schlaff/muskelschwach

B.5. Schwerfälligkeit: tolpatschig/tapsig/plump/steif/ungelenk

B.6. Gleichgewichtsmangel: balanceunsicher auf schmalem Standort

B.7. Hand-Auge-Koordinationsstörung: z. B. beim Ballfang und Zielwurf

B.8. Schreibmotorikstörung: steife/ausfahrende/zitterige Schrift

B.9. Sprachmotorikstörung: schwerfällige Artikulation/Stottern

Wahrnehmungsbereich (W)

W.1. Optische Orientierungsstörung: konzentriert sich schlecht — reagiert verzögert — sieht nicht genau hin — erkennt und unterscheidet Gesehenes schlecht — vergißt Gesehenes schnell

W.2. Akustische Orientierungsstörung: akustisch schlecht konzentriert — reagiert verzögert auf Anweisungen — hört ungenau hin — versteht und unterscheidet Gehörtes schlecht — vergißt Gehörtes

W.3. Tastorientierungsstörung: konzentriert sich taktil schlecht — reagiert verzögert auf Tastreiz — hat Schwierigkeiten beim Analysieren und Unterscheiden von Ertastetem, wenn Augen zu

W.4. Körper- und Raumorientierungsstörung: mangelndes Erfassen der eigenen Körperstruktur (Körperschema) — Verwechselungen von Körperteilen, Raumlagen und Raumrichtungen

Verhaltensbereich (V)

V.1. Selbstwertstörung: fühlt sich minderwertig — ist entmutigt

V.2. Kontaktmangel: gehemmt — gemeinschaftsunfähig — abgekapselt

V.3. Aggressivität: distanzlos — unverträglich — greift andere an

V.4. Leistungsflucht: weicht Anforderungen aus — kein Willenseinsatz

Anmerkung: zutreffende Störungssymptome unterstreichen und anschließend die vorn stehenden Nummern entsprechend kennzeichnen (einkreisen, abhaken).

Abb. 38

Prozeßskala psychomotorischen Verhaltens[1)]

Name: Datum:

Insgesamt..........te psychomotorische Übungsbehandlung durch den

Übungsleiter..

Bewegungsbereich (B)		trifft genau zu \	trifft überhaupt nicht zu /
B 1. Bewegungsunruhe	(überaktiv, umtriebig, kann nicht stillsitzen)	1 2 3 4	5 6 7
B 2. Bewegungsverarmung	(„Automatenmotorik", monoton, ausdrucksarm)	1 2 3 4	5 6 7
B 3. Bewegungsverlangsamung	(reagiert schwach, immer der letzte)	1 2 3 4	5 6 7
B 4. Kraftminderung	(Puddingmotorik" schlaff, muskelschwach)	1 2 3 4	5 6 7
B 5. Schwerfälligkeit	(tolpatschig, tapsig, plump, steif, ungelenk)	1 2 3 4	5 6 7
B 6. Gleichgewichtsmangel	(balanceunsicher auf schmalem Standort)	1 2 3 4	5 6 7
B 7. Hand-Auge-Koordinationsstörung	(z. B. beim Ballfangen und Zielwurf)	1 2 3 4	5 6 7
B 8. Schreibmotorikstörung	(steife, ausfahrende/ zittrige Schrift)	1 2 3 4	5 6 7
B 9. Sprachmotorikstörung	(schwerfällige Artikulation, Stottern)	1 2 3 4	5 6 7
Wahrnehmungsbereich (W)			
W 1. Optische Orientierungsstörung	(konzentriert sich schlecht, reagiert verzögert)	1 2 3 4	5 6 7
W 2. Akustische Orientierungsstörung	(nimmt ungenau wahr)	1 2 3 4	5 6 7
W 3. Tastorientierungsstörung	(unterscheidet und behält Wahrgenommenes schlecht)	1 2 3 4	5 6 7
W 4. Körper- und Raumorientierungsstörung	(Körperschema, Raumlage und Raumrichtung ungefestigt)	1 2 3 4	5 6 7
Verhaltensbereich (V)			
V 1. Selbstwertstörung	(fühlt sich minderwertig, ist entmutigt)	1 2 3 4	5 6 7
V 2. Kontaktmangel	(gehemmt, abgekapselt gemeinschaftsunfähig)	1 2 3 4	5 6 7
V 3. Aggressivität	(distanzlos, unverträglich, greift andere an)	1 2 3 4	5 6 7
V 4. Leistungsflucht	(weicht Aufforderungen aus, kein Willenseinsatz)	1 2 3 4	5 6 7

[1)] von IRMISCHER modifizierte Checkliste psychomotorischer Störungsmerkmale von KIPHARD und KESSELMANN

Abb. 39

Die folgende Tabelle soll dem Fachmann Hilfe geben bei der symptomorientierten Förderschwerpunkt-Planung. Dabei werden den einzelnen Störungsmerkmalen spezielle Fördermaßnahmen zugeordnet. Diese Zusammenstellung wurde aufgrund praktischer Erfahrungen mit dem Psychomotorik-Training innerhalb der Kinder- und Jugendpsychiatrie in Zusammenarbeit mit KESSELMANN vorgenommen.

Symptomorientierte psychomotorische Fördermaßnahmen

B.1. **bei Bewegungsunruhe:**
Wasserübungen - Lauf- und Abbremsübungen - rhythmisch-musikalische Übungen - Entspannung

B 2. **bei Bewegungsverarmung:**
Ausdrucks- und Darstellungsübungen - Bewegungsspiele - Rhythmik und Musik

B.3. **bei Verlangsamung:**
Laufspiele - Gerätebahnen und Hindernisse - Reaktionsschulung - rhythmisch-dynamische Übungen

B.4. **bei Kraftminderung:**
Trampolin - Sprungschulung - Krafttraining - Körperspannungsübungen - Organtraining

B.5. **bei Schwerfälligkeit:**
Hindernisüberwindung - Trampolin - Körperschulung - Laufspiele - Reaktionsübungen

B.6. **bei Gleichgewichtsmangel:**
Einbeinbalancieren - Balancierbalken - Sportkreisel - Stelzen - Trampolin

B.7. **bei Hand-Auge-Koordinationsstörung:**
Fangen und Werfen - Zieltreffübungen - Reagieren auf Bälle (ausweichen)

B.8. **bei Schreibmotorikstörung:**
Beidarmige Lockerungs- und Schwungübungen - rhythmisches Klatschen - Fingerbeweglichkeit

B.9. **bei Sprachmotorikstörung:**
Pantomime - Urlaute - Tierrollenspiele - Kriechbewegungen - Rhythmik - Entspannung

W.1. **bei optischer Orientierungsstörung:**
Größen-, Farben-, Form- und Mengenerkennungsübungen - optische Reaktions- und Gedächtnisschulung in Verbindung mit Motorik

W.2. **bei akustischer Orientierungsstörung:**
Geräusch- und Tonunterscheidungsübungen - akustische Reaktions- und Merkübungen - rhythmische Laut- und Sprechübungen mit Händeklatschen - Wortbedeutungsübungen - Silben- und Lautanalysen

W.3. **bei Tastorientierungsstörung:**
Tastdifferenzierung nach Gewicht, Temperatur, Konsistenz, Form und Oberflächenstruktur unter Ausschaltung der Augenkontrolle

W.4. **bei Körper- und Raumorientierungsstörung:**
schnelles Einnehmen von Körper- und Gliederstellungen, auf Vormachen oder nach Anweisung, einschl. der Rechts-Links-Unterscheidung

V.1. **bei Selbstwertstörung:**
methodisch: Ermutigung, Ichstärkung - Erfolge durch „Erfindungsübungen"

V.2. **bei Kontaktmangel:**
rhythmisches Zusammenspiel - Partneraufgaben - Wasserspiele - Bewegungs- und Rollenspiele

V.3. **bei Aggressivität:**
methodisch: Ermutigung, Ichstärkung - Erfolge im Wasser und auf dem Trampolin - Hautkontaktanbahnung

V.4. **bei Leistungsflucht:**
methodisch: Ermutigung, Ichstärkung, Erfolg - Leistungsmotivierung über Spielsituationen

Literatur:

Irmischer, T.: Bewegungsbeobachtung. In Clauss (Hrsg.): Förderung entwicklungsgefährdeter und behinderter Heranwachsender. Erlangen: Perimed 1981

derselbe: Arbeitsmaterialien zur Bewegungsbeobachtung. Dortmund: modernes lernen (in Vorbereitung)

Kesselmann, G.: Versuch einer Systematik zum symptomorientierten psychomotorischen Training. Psychomotorik (Dortmund), 2, 1, 1971, 11 - 16

derselbe: Therapeutisch orientierte Bewegungserziehung im Rahmen einer kinder- und jugendpsychiatrischen Betreuung. Motorik, 7, 2, 1984, 74-85

Kipard, E. J.: Welche Kinder benötigen psychomotorische Fördermaßnahmen. Psychomotorik (Dortmund), 2, 1, 1971, 7 - 11

derselbe: Bewegungsdiagnostik bei Kindern. Gütersloh: Flöttmann 1978[2]

Schilling, F.: Motodiagnostik des Kindesalters. Berlin: Marhold 1973

derselbe: Einführung in die Motodiagnostik des Kindesalters. Psychomotorik (Dortmund) 2, 3, 1977, 90 - 94

Sherill, C.: Do your Students Need Perceptual-Motor Training? Challenge (Washington), 9, 1974, 3

4.2.5. Psychomotorische Therapieprozesse

Psychomotorische Pädagogik und psychomotorische Therapie verstehen sich als ein Komplex zusammengehörender Fördermaßnahmen. Sie beginnen schon im Elternhaus und im Kindergarten und reichen bis weit in das Schulalter hinein. Wer nur einfach abwartet, bis das Kind sich allein entwickelt und seine Fähigkeiten ausbildet, der hat den Sinn des Pädagogischen mißverstanden. Kinder brauchen die Auseinandersetzung mit möglichst variationsreichen Umweltsituationen. Sie brauchen Anregungen zum richtigen Gebrauch ihrer Wahrnehmungsfunktionen und zum Umgang mit ihrem Körper. Man kommt weder in der Motopädagogik noch in der Mototherapie ohne Beeinflussung des kindlichen Verhaltens und Handelns aus.

Selbstverständlich hat alles in rechtem Maß und in kindgemäßer Form zu geschehen. Das setzt ein genaues Beobachten und Registrieren des Verhaltens der betreuten Kinder und ihrer psychomotorischen Äußerungen und Reaktionen voraus. Nur so wird es möglich sein, einerseits die kindliche Handlungs- und Verantwortungsfreiheit weitgehend zu fördern, andererseits aber auch Grenzen und Forderungen zu stellen, an denen das Kind reift und Sicherheit gewinnt. So dienen die mototherapeutischen Übungsangebote letztlich dem Ziel einer positiven Umweltbewältigung. Dabei sind Auseinandersetzungen mit der Erwachsenenwelt und mit den anderen Kindern sowie die Bewältigung selbstgewählter oder angeregter Aufgaben mit eingeschlossen.

Es soll hier angemerkt werden, daß die Inhalte einer psychomotorisch orientierten Therapie sich nicht von denen der Motopädagogik unterscheiden. Es werden deshalb keine neuen Übungssequenzen oder andere psychomotorische Therapieangebote notwendig. Sie sind im Band 1 dieser Schriftenreihe eingehend behandelt worden. RIEBEL (1980) hat in einer Studie die höhere Effektivität eines psychomotorisch-therapeutisch ausgerichteten Bewegungsförderunterrichts gegenüber dem herkömmlichen Plansportunterricht bestätigt gefunden. Über ähnlich positive Ergebnisse bei Lernbehinderten haben SCHUCK und ADDEN (1980[4]) berichtet. Dabei konnten die Untersucher in einer Längsschnittuntersuchung nachweisen, daß schon nach sechs Wochen aufgrund des zusätzlichen psychomotorischen Übungsangebotes positive Auswirkungen auch auf den intellektuellen Persönlichkeitsbereich sichtbar wurden. Leider ist diese Studie wegen der geringen Zahl der untersuchten Kinder (N = 13) nicht repräsentativ.

Es wird mir oft die Frage gestellt, ob es über ein psychomotorisches Training möglich ist, direkt auf die Intelligenz einzuwirken und beispielsweise die Schulleistungen von Kindern zu verbessern. Die Antwort dazu fällt nicht leicht: Es wäre ganz sicher falsch, wenn man behaupten würde, die Bewegung schlechthin sei ein Mittel zur Intelligenzverbesserung. Denn ein Parallelismus motorischer und kognitiver (geistiger) Leistungsbereiche ist in dieser Ausschließlichkeit - außer in der frühen Kindheit - ganz sicher nicht vorhanden. Eher wahrscheinlich ist die Annahme, daß intuitiv-motorisches oder konstruktiv-motorisches Problemlöseverhalten Teilbereiche der Intelligenz mit anfordert. Dabei erhöht die motorisch-koordinative Leistungsfähigkeit des Ausführenden ganz sicher die Effektivität der „praktischen Intelligenz". Nach neuesten Korrelationsstudien von EGGERT (1983) scheint eine direkte positive Beeinflussung schulischer Leistungen auf dem Wege über psychomotorische Lernprozesse bei Lernbehinderten noch bis zu einem Alter von etwa 10 bis 12 Jahren gegeben zu sein. (Vgl. auch EUNICKE - MORELL auf Seite 48.)

Andererseits gibt es eine ganze Reihe intelligenzbeeinflussender Variablen (veränderliche Faktoren), die über psychomotorische Lernprozesse positiv beeinflußt werden können: Motivation, Konzentration, Reaktion, Anpassung, aber auch Selbstbewußtsein und Erfolgserwartung, um nur einige auch für das Zustandekommen von Intelligenzleistungen mitverantwortliche Faktoren zu nennen. Hier ist eine Einflußnahme sicher möglich. Ich möchte aber betonen, daß es keinesfalls in der Absicht und Zielsetzung psychomotorischer und motopädagogischer sowie mototherapeutischer Maßnahmen liegt, etwa einseitiges Intelligenztraining zu betreiben - quasi auf dem Umweg über die Motorik. Das Ziel pädagogischer wie therapeutischer Einflußnahme ist immer eine ganzheitliche, alle Persönlichkeitsbereiche des Kindes erfassende Förderung.

KROMBHOLZ (1988) hat in einer Längsschnittuntersuchung an Grundschülern nur geringe Zusammenhänge zwischen Intelligenz und (Sport-)Motorik festgestellt. Bei Sonderschülern hält der Autor einen positiven Einfluß von motorischen Fördermaßnahmen auf das Selbstwertgefühl für wahrscheinlich. „Eine unmittelbare Steigerung der schulischen Leistungen ist allerdings durch eine motorische Förderung nicht zu erwarten" (S. 363). EUNICKE-MORELL (1989) fand dagegen bei einer Experimentalgruppe von 10 Schülern einer Sonderschule für Lernbehinderte (Altersdurchschnitt 11 Jahre) nach einer 1 1/2jährigen psychomotorischen Förderung (alternativ zum Sportunterricht) einen Anstieg des IQ (Intelligenz-Quotient) von 83,0 auf 109,8, d.h. um fast 27 Punkte. In der nicht geförderten Kontrollgruppe blieb der IQ unverändert. Zwei Jahre nach Abschluß der Untersuchung konnten sogar 3 der 10 geförderten Sonderschüler in die Hauptschule zurückgeschult werden. Diese psychometrisch höchst anspruchsvolle, als klassischer Kontrollgruppenversuch durchgeführte Studie läßt vermuten, daß die Möglichkeiten von Transferwirkungen auf die kognitiven Persönlichkeitsanteile noch lange nicht ausgeschöpft sind.

In der symptomorientierten Arbeit kann es zwar, wie wir gesehen haben, schwerpunktmäßig zur Förderung von Einzelbereichen wie Grob-, Feinmotorik, Hand- oder Mundmotorik, Wahrnehmung und Verhalten kommen. Darüber darf aber nie das Hauptanliegen der Mototherapie vergessen werden: das Kind für die Umweltbewältigung tragfähig und handlungsfähig zu machen. Da vielen Kindern, mit denen wir es zu tun haben, der Bewegungsbereich zu einer Quelle ständiger Frustrationen (Enttäuschungen) geworden ist, müssen sie zunächst erst einmal einen lustbetonten und persönlich erfolgreichen Zugang zur Bewegung erleben.

Je mehr solche Kinder in ihren Wahrnehmungs- und Bewegungsfunktionen behindert sind, desto wichtiger ist es anfangs, ihre spontane Funktionslust anzusprechen. Sie müssen zunächst offene Situationen mit weitestgehender Lernfreiheit vorfinden. Dennoch ist es notwendig, Lernbehinderte mit vorbereiteten Lernsituationen zu konfrontieren, die sie möglichst „auf Anhieb" erfolgreich bestehen können. D.h. die Möglichkeit des Mißlingens muß zu Anfang möglichst gering gehalten werden. Nur so werden diese Kinder eine genügende Lernmotivation entwickeln.

Motorisch ungeschickte Kinder lernen ja nicht eigentlich schlechter als andere Kinder; sie müssen nur eine ihren Vorerfahrungen gemäße Aufgabenschwierigkeit vorfinden. Damit das für alle Kinder einer Gruppe möglich ist, muß ein schwierigkeitsabgestuftes, leistungsgestaffeltes Übungsangebot zur Verfügung stehen. Es soll jedem einzelnen Kind erlauben, sich eine ihm gemäße Schwierigkeit herauszunehmen (vgl. Kapitel „Leistungsdifferenzierung", Motopädagogik, Seite 170 - 172). Zaghafte Kinder wagen zunächst wenig. Sie springen in ihrem übertriebenen Sicherheitsstreben erst einmal über ein viel zu geringes Hindernis. Aber auch bei ihnen entwickelt sich mit der Zeit eine zunächst geringe, dann aber stets zunehmende Risikobereitschaft. So wird die Zuversicht auf erfolgreiche Bewältigung mit der Zeit alte Erinnerungen an Versagenserlebnisse ablösen können.

Wir sehen hieran den kardinalen Unterschied dieser Vorgehensweise gegenüber der traditionell praktizierten Sporterziehung in Schulen und Vereinen:

— Das Kind soll nicht an die sportlichen Leistungsnormen unserer Gesellschaft angepaßt werden, sondern es wird ihm Gelegenheit gegeben, frei mit seinem Körper und seiner Motorik umzugehen und eigene psychomotorische Handlungsmuster auszubilden.

— Statt vorgemachte Übungen nachzuvollziehen, wobei das Kind stets Gefahr läuft, etwas falsch zu machen, darf es seine Bewegungsumwelt nach eigenen Ideen und Bedürfnissen selbst gestalten.

— Viele Kinder fürchten sich vor dem sportlichen Leistungsvergleich und fühlen sich, aus Angst die Leistungsnormen nicht zu erfüllen, minderwertig. Statt dessen setzen wir zunächst das freie Spiel ein, um die eigenen Kräfte erst einmal zu erproben. Dabei vollzieht das Kind meist von selbst einen Leistungsvergleich, nämlich mit der zurückliegenden eigenen Leistung.

— So kommt es in der psychomotorisch orientierten Motopädagogik und Mototherapie nicht darauf an, die Kinder *zum* Sport, *zur* Bewegungsleistung zu erziehen. Wir praktizieren statt dessen eine ,,Erziehung *durch* Bewegung" (KIPHARD und HUPPERTZ 1968), in welcher die Motorik nur ein Mittel ist, um dem Kind zu einer harmonischen Persönlichkeitsentwicklung zu verhelfen und es zum sinnvollen Umgang mit sich selbst und mit der Umwelt zu befähigen.

Traditionelle Sportpädagogik	**Motopädagogik, Mototherapie**
physiologischer, sporttechnischer Ansatz	psychomotorischer, handlungsbezogener Ansatz
Erziehung *zur* Bewegung Erziehung *zum* Sport	Erziehung *durch* Bewegung Erziehung *durch* Wahrnehmung
Methodik: vormachen, nachmachen, Korrektur	Methodik: selbst finden, explorieren, experimentieren
Leistungserziehung	Persönlichkeitserziehung

Dieser Prozeß führt über das Entwickeln kindlicher Fähigkeiten bis zu den im Einzelfall erreichbaren speziellen motorischen Fertigkeiten. Mit anderen Worten: Breit gestreute Grunderfahrungen in den verschiedensten Bewegungsbereichen sollen nicht das Endziel einer psychomotorischen Therapie sein. Probieren und Experimentieren allein genügt nicht. Auf irgend einem Gebiet muß das ältere Kind, muß der Jugendliche die wichtige Lebenserfahrung machen, daß man durch ausdauerndes Üben ,,Meister" wird. Wenn man etwas technisch perfekt beherrscht, so bedeutet dies, daß einem nicht nur die Anerkennung anderer sicher ist, sondern daß sich für den Betreffenden eine ganz neue Dimension des Persönlichkeits- und Erfolgserlebnisses öffnet.

Die Hauptzielgruppe der minimal cerebralgestörten Vorschul- und Grundschulkinder, deren Anzahl sich in den letzten Jahren geradezu erschreckend schnell erhöht hat (meist in Verbindung mit nunmehr manifest werdenden Verhaltensstörungen), ist durch die Krankengymastik allein keinesfalls abzudecken. Hier werden in zunehmendem Maße motopädagogische und psychomotorische Fachkräfte gebraucht, die in der Lage sind, ambulante psychomotorische Übungsgruppen innerhalb von Erziehungsberatungsstellen, DRK-Kreisverbänden, Sonderschulen oder stationären Therapiegruppen in heilpädagogischen Heimen, kinderpsychiatrischen Kliniken und Rehabilitationseinrichtungen aufzubauen.

Literatur:

Eggert, D. (Hrsg.): Psychomotorisches Training. Weinheim/Basel: Beltz 1975

derselbe: persönliche Mitteilung 1983

derselbe und Kiphard, E. J. (Hrsg.): Die Bedeutung der Motorik für die Entwicklung normaler und behinderter Kinder. Schorndorf: Hofmann 1980,

Eunicke-Morell, C.: Untersuchung zum Zusammenhang von Motorik und Intelligenz. Motorik, 12, 2, 1989, 57-65

Hünnekens, H. und Kiphard, E. J.: Bewegung heilt. Psychomotorische Übungsbehandlung bei entwicklungsrückständigen Kindern. Gütersloh: Flöttmann 1985[7]

Irmischer, T.: Zur Lage der Bewegungserziehung an Sonderschulen. Sportpraxis in Schule und Verein, 4, 1980, 74-75

derselbe und Fischer, K. (Red.): Bewegungserziehung und Sport an Schulen für Lernbehinderte. Schorndorf: Hofmann 1982

derselbe und Fischer, K. (Red.): Psychomotorik in der Entwicklung. Ebd. 1989

Karl, H.: Zur psychomotorischen Übungsbehandlung mit körper- und bewegungsbehinderten Kindern. Heilpädagogik. Darmstadt: Wiss. Buchgesellsch. 1980, 259 - 291

Kiphard, E. J. und Huppertz, H.: Erziehung durch Bewegung. Leibesübungen mit behinderten Kindern. Dortmund: modernes lernen 1987[7]

derselbe und Leger, A.: Psychomotorische Elementarerziehung. Ein Bildbericht. Gütersloh. Flöttmann 1986[3]

Krombholz, H.: Sportliche und kognitive Leistungen im Grundschulalter. Frankfurt: Lang 1988

Lempp, R.: Die Entwicklung der Psychomotorik. Sportwissenschaft 4, 1979, 360 - 369

Riebel, H. -J.: Bewegungsdiagnose und Sportförderungs-Programm im Grundschulalter. Bad Homburg: Limpert 1980

Schilling, F.: Psychomotorische Determinanten. In Klauer (Hrsg.): Handbuch der pädagogischen Diagnostik. Bd. 2, Düsseldorf: Schwann 1978, Seite 513 - 523

derselbe: Erziehung durch Bewegung. In Lebenshilfe (Hrsg.): Sport mit Geistigbehinderten. Marburg: Lebenshilfe 18, 3, 1979, 138 - 140

Schuck, K. D. und Adden, D.: Eine Untersuchung über den Einfluß eines motorischen Trainings auf die Intelligenzleistung lernbehinderter Sonderschüler. In Eggert/Kiphard (Hrsg.): Die Bedeutung der Motorik (s. dort), 266 - 282

4.2.6. Methodische Empfehlungen

Wir verwenden in der psychomotorisch orientierten Mototherapie motopädagogische Inhalte. Über die Aktivierung der kindlichen Psychomotorik im Sinne spontaner Bewegungsäußerungen werden tiefere Persönlichkeitsschichten des Antriebes und des Emotionalbereiches erreicht. Bestehende Ängste und Insuffizienzgefühle können dadurch abgebaut und Interesse und freudige Zuwendung geweckt werden. Die Aufgabenschwierigkeit muß dabei allerdings dem Entwicklungsniveau des Kindes entsprechen. Situative motorische Lernangebote sollten auch von schwächeren Kindern ohne verbale Erklärung strukturell erfaßt werden und auf diese Weise eine sofortige Teilnahme aller ermöglichen. Da, wo noch über Versuch und Irrtum gelernt und probiert wird, ist es notwendig, die Kinder über Nachmachen, Mitmachen und Mitdenken allmählich vom Konkret-Anschaulichen zum Bewußtwerden und Abstrahieren von Lernvorgängen zu führen.

Wo irgend möglich, sollten, vor allem bei älteren Kindern, Gruppeninteraktionen angeregt oder arrangiert werden. Ideale Voraussetzungen dafür sind in einer altersinhomogenen Gruppe gegeben. Hier helfen die älteren meist ganz selbstverständlich den jüngeren und schwächeren Gruppenmitgliedern. Der Nachteil einer nicht altersgleichen Gruppe ist die große Streubreite sowohl der Leistungsfähigkeit der Kinder als auch möglicherweise ihrer Interessen und Neigungen. Das macht eine über die ohnehin vorhandenen individuellen Lernunterschiede hinausgehende Leistungsdifferenzierung notwendig.

Wir empfehlen bei bewegungsunerfahrenen, lernunreifen, unruhigen und unkonzentrierten Kindern folgende *allgemeine didaktisch-methodischen Gesichtspunkte* besonders zu berücksichtigen:

— Heraushebung isolierter Wahrnehmungsreize aus möglichst gleichförmigem taktilen, akustischen oder visuellen Hintergrund
— Anbieten kindgemäßer Bewegungssituationen zur Aktivierung einfacher Wahrnehmungs- und Bewegungsmuster
— Variieren und Modifizieren dieser Situationen als Mittel zur Generalisierung dieser Muster
— Gestaltung einer lustvollen und erlebnisreichen Lernatmosphäre
— bestehende Ängste, Hemmungen und Insuffizienzgefühle mit der Zeit abbauen
— Interesse und Zuwendung wecken und, soweit möglich, Mitdenken bei motorischen Aufgaben
— Hinführen von der Anschaulichkeit zur Abstraktion
— vom Einfachen zum Komplexen, Konstruktiven
— exploratives Bewegungsverhalten durch induktive Lehrweise („Erfindungsübungen") anregen
— eigenes Handeln durch entsprechende Motivation, aber auch durch Lob und Zuspruch verstärken
— Nachmachen und Mitmachen als primär soziale Lernerfahrung ermöglichen
— Soziale Interaktionen in Form von Partner- und Gruppenaufgaben vorbereiten
— bei sozialen Konflikten nicht gleich eingreifen, sondern die Kinder selbst nach Lösungsmöglichkeiten der Problembewältigung suchen lassen.

Katalog spezifischer didaktisch-methodischer Empfehlungen

Nach diesen allgemeinen Hinweisen sollen für bestimmte, häufig vorkommende Fehlverhaltenssyndrome und Störungssymptome spezielle methodische Empfehlungen gegeben werden. Sie sollen eine möglichst symptomorientierte Programmierung und Strukturierung psychomotorischer Therapieprogramme ermöglichen.

Verhaltensstörungen bei Geistigbehinderten

- Anregen und Mitreißen bei Antriebsarmut und Torpidität
- umleitendes „Kanalisieren" bei motorischer Unruhe und Erethie
- ablenkendes Strukturieren bei Stereotypien und „Sensorismen',
- übendes Aufholen sensomotorischer Entwicklungsrückstände
- Abbau von Hemmungen und Blockierungen durch „Bewegungsrausch"
- Sichtbare und hörbare Erfolgsmeldungen als Mittel zur Motivationssteigerung
- Anwendung starker Sinnesreize in reizarmer Umgebung zur Konzentrationsverbesserung
- dem Verständnis angemessene Problemlöseaufgaben zur optimalen Ausnützung kognitiver Restpotenzen

Hemmungs- und Steuerungsmangel

- Gelegenheit zu grobmotorischer Entladung („Ventilfunktion")
- Nachholbedarf an primitiven Bewegungsmustern (Wälzen, Rollen, Rutschen, Fahren) decken
- Absättigung des Bedürfnisses zum Toben und Schreien
- eigenes Abbremsen von dynamischen Lauf- und Hüpfbewegungen im Spiel
- großräumige Bewegungssteuerung an Slalom- und Hindernisbahn
- Rhythmus und Musik als ordnende Fremdkräfte
- Erlernen feinmotorischer Impulsdosierung durch Behutsamkeitsübungen
- Entspannung als Mittel zur Minderung zentralmotorischer Erregung
- Yoga zur Verbesserung von Selbstbeherrschung und Selbstmeisterung

Inadaptives Sozialverhalten

- anfänglicher Verzicht auf jede Leistungsanforderung
- Fröhlich-zugewandte Therapeutenhaltung („fun attitude")
- Ermöglichen von konstruktiven und kreativen Explorationen
- Hebung des Selbstwertgefühls durch Leistungserfolge im Neigungsgebiet
- Hinführen zu individuellen Bewegungsfertigkeiten („Tricks")
- Verstärkung von Übungsdauer und Beharrlichkeit
- konstruktive Aufgabenlösung zu zweit oder in Dreiergruppen
- Gelegenheit zur Selbsteinstufung durch leistungsgestaffelte Übungsangebote
- Offerieren einfacher Gemeinschaftsspiele fast ohne Erklärung
- Selbstfindenlassen notwendiger Spielregeln
- Verstärken sportlich fairen und sozial kommunikativen Verhaltens

Motorische Frustrationsproblematik

- Primärmotivation durch Funktionslust und Bewegungsfreude
- individuelle Stärken stützen; Schwächen anfangs ignorieren
- eigenes Explorieren von Bewegungsmöglichkeiten ohne Anweisung und Korrektur
- „Bewegungsfrage", als Stimulus für „Bewegungsantworten",
- besonders anfangs häufige Verstärkung durch Beachtung, Lob und Ermutigung
- später langsames Wegnehmen der Verstärker (intermittierende Verstärkung)

— nicht-direktive verbale Verhaltens- und Leistungsreflexion
— Bei übungsresistenter Bewegungsbehinderung: Akzeptieren des eigenen Handikaps
— bei eigenem Wunsch: Leistungsmessung, Leistungswertung, Leistungsvergleich

Kommunikationsstörung bei Stotternden

— Verbesserung basaler Bewegungsmuster der Grobmotorik
— zeitweiliger Verzicht auf verbale Kommunikation
— dafür Förderung pantomimischer Ausdrucksmöglichkeiten
— sprechmotorischer Vitalausdruck durch „Urlaute"
— rhythmisch-verbale Übungen: Singen, Sprechrhythmus
— Wechsel von Anspannung und Lösung, Bewegung und Ruhe
— grobmotorische Reaktionsübungen mit Abstoppen und Richtungsänderung
— Entspannungstechnik zur Beruhigung und Selbstfindung
— Yoga-Training als Mittel zur Selbstbeherrschung und Selbstmeisterung

Regressive Verhaltensmuster

— entlastende, spielerische Einzelsituation ohne Leistungsanforderung
— gemeinsames Spiel mit dem Therapeuten auf gleicher Ebene
— Ermunterung zur Eigenaktivität und Spielführung
— Einfühlendes Eingehen auf kindliche Spielinitiativen
— Übernahme von „Heldenrollen" (Tarzan, Sheriff, Kommissar)
— Angstabbau durch rollengebundene omnipotente Umwelteroberung
— „Bewegungsrausch" als Mittel zur psychomotorischen Enthemmung
— Humor und Komik als aktivierendes Lustmoment

Aggressive Verhaltensmuster

— Beruhigende und wohlwollende Therapeutenhaltung in der Einzelsituation
— intensiver Körperkontakt über Rangeln in Tierrollen oder Ringkampf
— Akzeptieren und Legalisieren des Aggressionsbedürfnisses im Rollenspiel
— Absolute Passivität des Therapeuten bis zur Aggressionsabsättigung
— weitgehende Freiheit in der Wahl der Spielmöglichkeiten
— Motivation durch attraktive Geräte ohne verbale Übungsanweisungen
— Hinführen zu motorischen Leistungserfolgen in der Einzelsituation
— gemeinsames Spiel mit einem Freund
— Beachten und Verstärken kommunikativen Sozialverhaltens
— gemeinsame Aufgabenlösung zu Partnern, später Dreiergruppen

Oppositions- und Störverhalten

— Nichtbeachten von Provokationen und Störmanövern gegen den Therapeuten
— „Unterlaufen" der Störhaltung durch Vertrauensbeweis
— Appell an Selbständigkeit und Eigenverantwortung
— Beachtung durch Anforderung: „Ich brauche dich"
— Erreichen freiwilliger Einordnung in die Gruppe, dem Therapeuten zuliebe
— intermittierende Verstärkungen durch gelegentliches Herausheben aus der Gruppe
— behutsames schrittweises Rückführen der Sonderstellung.

Literatur:

Corell, W.: Lernstörungen. Donauwörth 1964[2]

Cratty, B. J.: Motorisches Lernen und Bewegungsverhalten. Frankfurt: Limpert 1975

Hünnekens, H. und Kiphard, E. J: Bewegung heilt. Psychomotorische Übungsbehandlung bei entwicklungsrückständigen Kindern. Gütersloh: Flöttmann 1985[7]

Irmischer, T. und Fischer, K. (Red.): Bewegungserziehung und Sport an Schulen für Lernbehinderte. Schorndorf: Hofmann 1982

Kiphard, E. J. und Leger, A.: Psychomotorische Elementarerziehung. Gütersloh: Flöttmann 1986[3]

Riebel, H.-J.: Bewegungsdiagnose und Sportförderungsprogramm im Grundschulalter. Bad Homburg: Limpert 1980

Schuck, K. D. und Adden, D.: Eine Untersuchung über den Einfluß eines motorischen Trainings auf die Intelligenzleistung lernbehinderter Sonderschüler. In Eggert/Kiphard (Hrsg.): Die Bedeutung der Motorik für die Entwicklung normaler und behinderter Kinder. Schorndorf 1980, 4, Seite 266 - 282

4. 3. Bewegungsentwicklungsstörung

4. 3. 1. Motorische Normalentwicklung

Beim normalentwickelten Baby werden die Lebensvorgänge in den ersten Wochen weitgehend durch ein angeborenes Reflexverhalten gesteuert. In dieser Zeit überwiegen neuromotorische Automatismen in Form symmetrischer Massenbewegungen und reflexartiger Gesamtreaktionen. Sie haben im Stammhirn ihren Ursprung. Die Pyramidenbahn von und zur Hirnrinde ist anfangs noch nicht funktionsfähig. Die Strampelbewegungen des Säuglings sind grob und unkoordiniert, die sensorische Kontrolle fehlt.

Im Zuge der Sensibilisierung der optischen, aber auch der taktil-kinästhetischen Sinnesbahnen lernt der Säugling, sein Reflexverhalten allmählich abzubauen und Schritt für Schritt willkürmotorisches Verhalten zu lernen. Die undifferenzierten Massenbewegungen treten im Zuge der „Entmassung" der Motorik (HOMBURGER 1923) zurück und machen feiner gesteuerten Zielbewegungen Platz. Während bei einem zwei oder drei Monate alten Kind die Augen verwundert auf die eigenen Handbewegungen schauen und die Händchen im Grunde die Augen führen, beginnen die Augen zwischen vier und fünf Monaten die Führung und Steuerung zu übernehmen.

In den darauffolgenden Monaten verbessert sich nicht nur die Augen-Hand-Koordination. Durch das Erwachen der optischen Neugierde will der Säugling im zweiten Lebenshalbjahr die engen Raumgrenzen seines Bettchens oder Laufstalles forschend und umwelterobernd überwinden. Dieser Drang unterstützt, wenn genügend Lebensraum gewährt wird, die Lernprozesse der Augen-Körper-Koordination. Damit vollzieht das Kind wichtige Entwicklungsschritte auf dem Wege zur späteren sozialen Selbständigkeit. ERIKSON (1976) spricht von einer motorischen Autonomie, die dann erreicht ist, wenn das Kind laufen, springen und hüpfen kann.

In der weiteren sensomotorischen Entwicklung werden die Bewegungsfunktionen mehr und mehr zur Unterstützung und Ausbildung kognitiver Funktionen verwendet. Die Greifbewegungen und Manipulationen bringen das Wahrnehmungsobjekt in eine günstigere Wahrnehmungsposition. Der Körper bewegt sich mittels Fortbewegung auf Objekte außerhalb der Reichweite zu. Das Kind beginnt, nicht mehr das zu sehen, was gerade vor ihm liegt, sondern was es selbst sehen und erfahren möchte (KEPHART, 1977). Alle späteren intellektuellen Lernerfahrungen sind weitgehend an diese frühen sensomotorischen und motosensorischen Erfahrungen gebunden. GESELL (1954) spricht von der Möglichkeit, „daß alles geistige Leben motorische Grundlagen und motorischen Ursprung hat" (Seite 58). Der Autor sieht, wie er an anderer Stelle vermerkt, in den frühkindlichen Bewegungserfahrungen Basis und Ausgangspunkt für alle kognitiven Vollzüge des Beziehungsdenkens sowie des Urteils- und Begriffsdenkens.

Das Erreichen einer altersgemäßen Körperkontrolle und Körpergeschicklichkeit ist aber auch wesentlich für eine gesunde und harmonische emotional-soziale Entwicklung. Jedes Kind möchte sich im Bewegungsbereich bewähren. Es möchte mittun, sich an den Spielen der anderen beteiligen und sich zur Kindergemeinschaft dazugehörig fühlen. Dazu braucht es körperliche Bewegungsfähigkeit und Steuerungsfähigkeit. Ungeschickte Kinder werden in der Gemeinschaft Gleichaltriger meist nicht aufgenommen. Man akzeptiert sie nicht, stößt sie weg, demütigt sie und spottet über ihre funktionelle Minderwertigkeit. Dadurch wird das behinderte Kind zwangsläufig zum Außenseiter. Es reagiert mit Fehlverhalten (vgl. 3. „Mototherapie bei Verhaltensstörungen" in Mototherapie II).

Literatur:

Erikson, E. H.: Kind und Gesellschaft. Stuttgart: Klett 1976[6]

Gesell, A.: Die Entwicklungsdiagnose des Säuglings und Kindes. In: Handbuch klin. Psychol., Bd. 1, 1. Halbband, Zürich: Rascher 1954

Homburger, A.: Zur Gestaltung der menschlichen Motorik und ihrer Beurteilung. Zsch. ges. Neurol. Psychiatr., Bd. 85, 1923

Kephart, H. G.: Das lernbehinderte Kind im Unterricht. München: Reinhardt 1977

4.3.2. Motorische Entwicklungsretardierung[1)]

Bewegungsrückständige Kinder vollziehen die „Meilensteine" der Bewegungsentwicklung wie Greifen, Herumwälzen, Kriechen (Robben), Krabbeln, Gehen, Laufen, Treppensteigen, Hüpfen, Springen und Balancieren nicht zeitgerecht. Sie machen weniger Umwelterfahrungen. Ihre Anpassungsfähigkeit an motorische Situationen ist entsprechend schlechter entwickelt. Sie verfügen über einen geringen Bestand an Bewegungsmustern. Und sie vermögen diese Bewegungsmuster nicht durch Modifikation der sensomotorischen Regelkreise zu generalisieren. D.h. sie sind nicht oder nur unzureichend in der Lage, der Situation entsprechend neue Koordinationsmuster aufzubauen. Dieser Rückstand in der Ausbildung motorischer Grundfähigkeiten bedeutet eine empfindliche Einbuße an Handlungskompetenz. Geringgradige Bewegungsrückständigkeit ist in Einzelfällen sicher auch bei gesunden, nicht hirngeschädigten, sich aber langsamer entwickelnden Kindern möglich.

---

1) Retardierung = Verzögerung, Verlangsamung

Die Verlegenheitsdiagnose ,,Spätentwicklung" wird leider jedoch oft allzu leichtfertig gestellt, nämlich auch bei hirngeschädigten Kindern. Nach unseren Erfahrungen weisen Bewegungsrückstände von mehr als einem Jahr auch auf eine Mitbeteiligung anderer endogener und exogener Faktoren hin. Bei einer mittelgradigen motorischen Retardierung von 2 - 3 Jahren fanden wir häufig hirngeschädigte Kinder, wenngleich zumeist ohne schwerwiegende motopathologische Symptomatik. Bei einem Rückstand von mehr als drei Jahren jedoch war bei unserem Patientengut immer eine Hirnschädigung im Spiel (KIPHARD 1969). Je schwerer die motorische Retardierung, desto häufiger ist sie auch gekoppelt mit Bewegungspathologie (vgl. nächstes Kapitel).

Nach ENKE (1955) stellen Reifungsstörungen nachweislich pathologische neurologische Symptome dar, denen eine Schädigung der Stammhirnzentren, speziell des Zwischenhirns, zugrundeliegen. Wenn Kinder sich motorisch verspätet entwickeln, so sollte das immer aufhorchen und an die Möglichkeit denken lassen, daß hier eine Hirnschädigung mit hineinspielt. Defizite im Entwicklungs- oder Reifealter gegenüber dem chronologischen Alter sprechen auch nach GESELL und AMATRUDA (1948) selbst bei negativer Anamnese für eine zumindest leichte Hirnschädigung.

BERNART (1958) konnte bei 69 Neuanfängern in der Sonderschule für Lernbehinderte, bei denen es sich zumeist um umgeschulte Volksschulkinder (60 davon mit einem IQ zwischen 70 und 85) handelte, anamnestisch[1)] ein verspätetes Laufenlernen in 29 Fällen feststellen. Bei 24 Kindern geschah das Laufenlernen zwischen 1 1/2 und 2 Jahren, bei 4 Kindern zwischen 2 und 3 Jahren und 1 Kind lernte es noch später. Dieser Anteil ist erstaunlich hoch, vermutlich aufgrund eines hohen Prozentsatzes an frühkindlich Hirngeschädigten. HÜNNEKENS und KIPHARD (1968) fanden bei Untersuchungen an 823 klinisch diagnostizierten Kindern und Jugendlichen das Symptom ,,verzögerte Bewegungsentwicklung," (Laufenlernen mit 18 Monaten oder später) in 45, 6% bei Hirngeschädigten oder auf eine solche Schädigung Verdächtigen, aber nur in 10, 2% der Fälle bei hirngesunden Kindern.

Motorische Entwicklungsretardierungen können aber auch auf ungenügende oder fehlende Außenreize zurückgehen. Sensorische, motorische und vor allem auch soziale Deprivation, d. h. ein Mangel oder ein Fehlen entwicklungsnotwendiger Reize, können Entwicklungsstörungen und Retardierungen (Hospitalismus) bewirken. Auch diese Kinder lernen verspätet sprechen und laufen und sind auch später häufig noch ungeschickter als ihre Altersgenossen. Das hat auch Auswirkungen auf die kognitive Entwicklung.

Literatur:

Bernart, E.: Die Unterstufe der Hilfsschule. Berlin 1961

Enke, W.: Mehrdimensionale Diagnostik bei erziehungsschwierigen Kindern. Zsch. Psychotherap. med. Psychol. 6, 1955

Gesell, A. und Amatruda, C.: Developmental Diagnosis. Normal and Abnormal Development. New York/London 1948[2]

Hünnekens, H. und Kiphard, E. J.: Das Syndrom motorischer Fehlleistungen bei frühkindlichen Hirnschädigungen. Forschungsbericht, unveröff. Manuskript 1968

Kiphard, E. J.: Untersuchungen über den bewegungsdiagnostischen Wert des Oseretzky-Tests. Heilpädag. Forsch., Bd. 11, 1, 1969, 44 - 83

[1)] anamnestisch = die Vorgeschichte betreffend

4.3.3. Motorischer Infantilismus

Eine Rückständigkeit der kindlichen Bewegungsentwicklung im Sinne eines Persistierens (= Überdauern) infantiler Bewegungsmuster über das 5. Lebensjahr hinaus haben HOMBURGER und K. JACOB (1923, 1924, 1925) als „motorischen Infantilismus" bezeichnet. Das ist z.B. der Fall, wenn 5jährige Kinder noch „über den großen Onkel laufen". Die gesamte statomotorische[1] Entwicklung verläuft verlangsamt. Der Bewegungsablauf ist durch überflüssige, unzweckmäßige unwillkürliche Bewegungen gekennzeichnet. Manchmal kommt es zu athetoiden[2] Mitbewegungen an Händen und Füßen. Kennzeichnend ist der oft krasse Wechsel zwischen Schlaffheit (z.B. Kopfhalteschwäche) und hochgespannten, undifferenzierten Massenbewegungen.

Bei diesen statischen und motorischen Infantilismen handelt es sich nicht allein um kortikale[3] Relfungsmängel, sondern um eine komplexere Korrelationsstörung des pyramidal-extrapyramidalen Bezugssystems[4] (HOMBURGER, K. JAKOB). Sie kann sich auf dem Boden leichter hirnorganischer Veränderungen entwickeln. Zum zweiten kommt aber auch dem Hospitalismus[5] ursächlich eine Bedeutung zu bei der Entwicklung motorischer Infantilismen (NITSCHKE, 1952). Hospitalisierte Kinder (wie auch Blinde und Geistigbehinderte) neigen zu motorischen Stereotypien. Es sind dies dranghafte, introvertiert-autistische Verhaltensweisen, welche vom kommunikatorischen Gesamtgeschehen losgelöst sind. Sie laufen ohne Beziehung zur Außenwelt, ohne eigentliche Gestaltungskraft und unter verminderter Reaktivität ab. Bei diesen meist primitiven, rhythmischen Hin- und Herbewegungen steht häufig das befriedigende Lusterlebnis im Vordergrund.

ANNELL (1962) sieht die Besonderheiten des „motorischen Infantilismus" in einer Unfähigkeit zu schnellen Ziel- und exakten Isolationsbewegungen infolge Innervierens[6] einer verhältnismäßig zu großen Muskelmasse, was aus einer mangelnden Hirnrindenreifung zu erklären ist. Wir erkennen hieran schon die Parallelen zu der DUPREschen „débilité motrice" (vgl. nächstes Kapitel). In der Tat sind bei beiden die Grenzen fließend.

4.3.4. Débilité motrice

Bei der „débilité motrice", einer schlecht abgrenzbaren, polymorphen[7] Sammelbezeichnung für kongenitale[8] Bewegungsinsuffizienzen, ist der gesamte neurosensomotorische Funktionsapparat mangelhaft angelegt und ausgestattet. Dennoch sieht DUPRE (1911, 1925) darin nicht primär eine neurologische, sondern eine Entwick-

[1] statomotorisch = Haltung und Bewegung betreffend
[2] athetoid = wurmartig gewundene Drehbewegungen
[3] kortikal = von der Hirnrinde ausgehend
[4] hier sind die verschiedenen Hirnsysteme gemeint
[5] Hospitalismus = Schaden durch langen Krankenhausaufenthalt
[6] innervieren = „benerven", mit Nervenreizen versehen
[7] polymorph = vielgestaltig
[8] kongenital = angeboren
[9] Debilität = leichte geistige Minderleistungsfähigkeit

lungsstörung. Die motorische Debilität[9] manifestiert sich sowohl durch Reflexsteigerungen, Mitbewegungen und Tonusanomalien als auch durch Koordinationsstörungen. STUTTE (1960) vermutet ursächlich eine allgemeine Reifungsdissoziation[1] des Zentralnervensystems.

NAUDASCHER untersuchte Anfang des Jahrhunderts das Syndrom der ,,débilité motrice" an 170 Normalen und 200 geistig Retardierten im Alter zwischen 9 und 17 Jahren. Außer Sehnen- und Fußsohlenreflexen (die ebenfalls dieses Syndrom kennzeichnen) untersuchte er das Phänomen der Synkinesien (kontralaterale Mitbewegungen und -Verspannungen bei Dynamometerversuchen), die manuelle Ungeschicklichkeit (z.B. durch Auf- und Zuknöpfen der Kleidung) und letztlich die Paratonie (Unfähigkeit zur willkürlichen Muskelentspannung). Der Autor fand anhand dieses Symptomenkomplexes die ,,debilité motrice" bestätigt:
bei intellektuell Normalen in 2% der Fälle
bei intellektuell Debilen in 24% der Fälle
bei intellektuell Imbezillen[2] in 44% der Fälle
bei Kindern mit Idiotie in 75% der Fälle.

VERMEYLEN (1923) untersuchte 127 debile und imbezille Jungen. Er kam dabei jedoch zu ganz anderen Ergebnissen. Anhand sehr subtiler (feiner) Untersuchungen aller fünf vom DUPRE angegebenen motorischen und neurologischen Symptome stellte der Autor fest, daß mit Ausnahme von 10, 2%, d.h. 13 Kindern (11 Debile und 2 Imbezille), überall wenigstens eins der Symptome sichtbar war. Abgesehen von dieser allgemein vorherrschenden, teilweisen Debilität im Motorischen fand VERMEYLEN aber nur 2, 3%, d.h. 3 Imbezille (Intelligenzalter zwischen 3 und 4 Jahren), bei denen die gesamte Symptomatik der ,,débilité motrice" anzutreffen war.

Ich finde darin meine Ansicht bestätigt, daß man es in der Praxis viel häufiger mit einzelnen Leistungsminderungen, motorischen Teildefekten, partiellen Insuffizienzen zu tun hat als mit einem umfassenden Syndrom der Bewegungsunzulänglichkeit. Ein generelles motorisches Ungeschick ist höchst selten und eigentlich nur bei geistig schwer Behinderten anzutreffen. Man spricht in letzterem Falle auch von schwerer motorischer Imbezillität bzw. motorischer Idiotie.

Literatur:

Annell, A. L.: Die Psychopathologie der entzündlichen Hirnschädigung im Kindesalter. Acta paedopsychiatr. 1, 1962

Dupré, E.: Pathologie de l' imagination et de l'émotivité. Paris 1925

Jacob, K.: Über pyramidale und expyramidale Symptome bei Kindern und über motorischen Infantilismus. Zsch. ges. Neurol. Psychiatr. 89, 1924

Naudascher: (Le syndrome de débilité mentale, 1908) zit. bei Guilmain, E.: Tests moteurs et Tests psychomoteurs. Paris: Foyer Centrale d'Hygiene 1948

Nitschke, K.: Über Eigenart und Ausdrucksgehalt frühkindlicher Motorik. Dtsch. med. Woschr. 78, 1952

Stutte, H.: Quellennachweis zur kinderpsychiatrischen Prävention, A Crianca Portuguesa, Lissabon 1960

Vermeylen (1923): zit. in Guilmain, E.: Tests moteurs et psychomoteurs. Paris 1948

---

[1] Dissoziation = Störung des geordneten Zusammenspiels
[2] Imbezillität = mittelgradige geistige Behinderung

4.3.5. Motorische Retardierung bei geistiger Behinderung

HOMBURGER (1926) unterscheidet zwischen einer Bewegungsbegabung, die als primitive Geschicklichkeit mehr einem „Bewegungsinstinkt" gleichkommt und einer „intellektualisierten Geschicklichkeit", bei der die praktische Intelligenz eine Rolle spielt. Letztere Form der Bewegungsbegabung ist nach HOMBURGER bei intellektuell Schwachbegabten nicht vorhanden. GÖLLNITZ (1952) bezieht sich auf HOMBURGER, wenn er sagt, daß eine konstruktive motorische Situationsbeherrschung an eine ausreichende Intelligenz gebunden ist.

Geistig behinderte Kinder und Jugendliche zeigen zuweilen eine katzengewandte Motorik als sichtbares Zeichen einer guten Bewegungsbegabung. Diese in Ausnahmefällen anzutreffende überdurchschnittlich entwickelte Bewegungskoordination darf aber nicht darüber hinwegtäuschen, daß die motorische Handlungskompetenz bei diesen Kindern dennoch gestört ist.

Das quantitative Kriterium „motorische Rückständigkeit" besitzt ganz sicher keine Gültigkeit für den gesamten Bereich der Oligophrenien (erblicher Schwachsinn). Keinesfalls handelt es sich bei Debilen generell um „Spätentwickler", wie SEEBANDT (1964) aus den Anamnesen (Vorgeschichten) von 100 Debilen folgert, deren Laufbeginn sich durchschnittlich im 17. Lebensmonat vollzieht. Für Mongoloide[1)] hat die Bewegungsrückständigkeit im Sinne einer verzögerten statokinetischen Entwicklung eher Gültigkeit. Mongoloide erlernen das Gehen durchschnittlich erst mit 2 Jahren.

Bei allen motorisch rückständigen, geistig behinderten Kindern kann man einen generellen Mangel an Bewegungsdrang, Nachahmungsdrang und Spielfreude feststellen. Darüber darf uns auch der scheinbare Bewegungsreichtum erethischer Kinder[2)] nicht hinwegtäuschen. In Wahrheit sind ihre motorischen Äußerungen verarmt. Sie bestehen aus wenigen, äußerst primitiven Bewegungsmustern, die sich teilweise überlagern. Wir alle kennen die bei innerer Erregung auftretenden flatternden, schnellen Drehbewegungen in den Handgelenken mancher Kinder. HELLER (1925) nennt in Anlehnung an PREYER außerdem impulsive Bewegungen, krampfartige Bewegungen und Tics als erstarrte, ehemalige Zweckhandlungen.

Während leichte kognitive Behinderungen auf Hospitalismusschäden und andere exogene Ursachen zurückgehen können, liegt einer schweren geistigen Behinderung immer eine Hirnschädigung zugrunde (PEVZNER 1959). Die motorische Retardierung dieser geistig Behinderten beträgt nach FRANCIS und RARICK (1960) in der Regel zwischen zwei und vier Jahren. Trotzdem bestehen kaum Unterschiede in der Faktorenstruktur motorischer Grundeigenschaften zwischen bewegungsrückständigen geistig behinderten Kindern und normalentwickelten Kindern im Alter von 6 - 12 Jahren (RARICK und McQUILLAN 1977). Der Aufbau von Bewegungsmustern vollzieht sich bei geistig Behinderten in der gleichen Reihenfolge wie bei Gesunden. Sie durchlaufen aber die Entwicklungsphasen stark verzögert.

Im Körperkoordinationstest für Kinder (KTK) erbringen sie zu 98% Minderleistungen, und bei einem Drittel sind sogar nur Nullergebnisse festzustellen (F. SCHILLING, 1977). Wie RAPP und SCHODER (1972) zeigen konnten, holen geistig

---

1) Mongolismus = durch Chromosomenabweichung entstandene Krankheit
2) erethisch = krankhaft unruhig

Behinderte jedoch bei einem entsprechenden Übungsangebot noch im Alter von 14, in Einzelfällen sogar bis 16 Jahren, motorische Entwicklung (gemessen am KTK) auf.

Vergleichende Untersuchungen der letzten beiden Jahrzehnte zwischen Normalen und Geistigbehinderten machen deutlich, daß bei dieser Behindertengruppe nicht nur quantitative Mängel im Bewegungsbereich vorliegen. Es wurden außerdem erhebliche Mängel in der Qualität der Bewegungsausführung, aber auch in der motorischen Lernfähigkeit, festgestellt. Die Muskulatur dieser Kinder ist meist schlaff (hypoton), ihre Bewegungen sind verlangsamt, die Gleichgewichtserhaltung macht Schwierigkeiten. Der Bewegungsverlauf ist unbeholfen, plump, schwerfällig, hölzern, steif, träge und ausdrucksarm. Es besteht die Tendenz zu starken gesamtkörperlichen Mitbewegungen.

Diese motorischen Auffälligkeiten sind aber wahrscheinlich nur zu einem geringen Teil Ausdruck der minderen intellektuellen Leistungsfähigkeit dieser Kinder. Ich würde nicht unbedingt von einer typischen „Schwachsinnsmotorik" sprechen. Zuallermeist gehen die recht undifferenzierten, zum Teil stereotypen, aber auch vielfach bizarren Bewegungsmuster geistigbehinderter Kinder auf Störungen sowohl der Hirnrinde als auch der Stammhirnbereiche zurück.

Bewegungsstörungen treten vor allem dann auf, wenn die Kinder ungewohnten motorischen Situationen gegenüberstehen. Die Alltagsmotorik erscheint dagegen weniger behindert. Nach der Checklist motorischer Verhaltensweisen (CMV von F. SCHILLING) waren nur etwa 50% der geistigbehinderten Kinder bewegungsauffällig (GYEKYE 1975).

Typisch für die motorische Lernbehinderung kognitiv retardierter Kinder sind ihre *Wahrnehmungsstörungen* sowie die verminderte Fähigkeit zur Wahrnehmungsselektion (Wahrnehmungsauswahl). Sie nehmen nur ungenau wahr, bemerken oft nur unwichtige Teile und reagieren auf diese Teilwahrnehmung. Daraus erklärt sich das anfängliche Zögern in ungewohnten Bewegungssituationen, dem dann plötzlich unbedachte Aktionsimpulse folgen. Aufgrund dieser Störungen in der Interaktion von Wahrnehmung und Bewegung fehlen Geistigbehinderten wichtige Grundvoraussetzungen für das motorische Lernen.

Nach LIPMANN (1963) leiden sie vor allem aber auch an einem mangelnden Bewegungsgedächtnis. Während sie sich Namen und anderes gut merken können, haben sie Schwierigkeiten, motorische Vorgänge im Gedächtnis zu speichern. Je komplizierter eine Komplexbewegung ist, d. h. aus je mehr Bewegungsverbindungen sie besteht, desto ungeeigneter ist sie für die Bewegungstherapie mit Geistigbehinderten.

Um die oft gravierenden motorischen Entwicklungsrückstände aufzuholen, müssen zunächst ganz einfache Bewegungsmuster aktiviert werden, wie sie im großräumigen Spiel auf der Straße im Alltag praktiziert werden. Dazu gehören Laufen, Springen, Fallen, Stoßen, Ziehen, Graben, Bauen und Fahren. Auf dieser Eingangsstufe kommt es, wie VERMEER und Mitarbeiter (1977) betonen, nicht darauf an, *was* das Kind tut, sondern daß es überhaupt großräumig tätig wird. Dadurch soll nach Ansicht der Autoren besonders der sozialen Isolation geistigbehinderter Kinder entgegengewirkt werden. Denn es sind vor allem ihre Bewegungsaktivitäten, die ihnen einen engen Kontakt mit den Dingen und Personen ihrer Umwelt ermöglichen.

Literatur:

Day, P.: Bewegungsverhalten geistig Behinderter im Sportunterricht. München: Minerva 1980

Francis R. J. and Rarick, G. L.: Motor Characteristics of the Mentally Retarded. Washington 1960

Göllnitz, G.: Eine motorische Behandlung zur Förderung entwicklungsrückständiger Kinder. Kinderärztl. Prax. 8, 1952

Größing, S. (Hrsg.): Bewegungserziehung und Sportunterricht mit geistig behinderten Kindern und Jugendlichen. Bad Homburg: Limpert 1981

Gyekye, S. A.: Untersuchungen zum Bewegungsverhalten Geistigbehinderter. Diss. humanmed., Marburg 1977

Heller, Th.: Über motorische Rückständigkeiten bei Kindern. Zsch. Kinderforsch. 30, 1, 1925

Höss, H. und Wolf, G. (Hrsg.): Psychomotorische Förderung geistig Behinderter. Stuttgart: Wittwer 1982

Homburger, A.: Psychopathologie des Kindesalters. Berlin 1926

Irmischer, T.: Motopädagogik bei geistig Behinderten. Schorndorf: Hofmann 1980

derselbe: Bewegungserziehung an der Schule für Geistigbehinderte. Dortmund: Wulff 1981

Jochheim, K.-A. und van der Schoot, P. (Hrsg.): Behindertensport und Rehabilitation. Teil 1: Psychisch Behinderte und geistig Retardierte. Schorndorf: Hofmann 1981

Lipmann, R. S.: Learning Verbal, Perceptual-Motor and Classical Conditioning. In: Ellis (Ed.): Handbook of Mental Deficiency., 391 - 423, New York 1963

Pevzner, M. S.: 0ligophrenia. Mental Deficiency in Children. New York 1961

Rapp, G. und Schoder, G.: Bewegungsschwache Kinder - einige diagnostische und therapeutische Hinweise. Die Schulwarte, 11, 1972, 25 - 31

Rarick, G. L. and Dobbins, D. A.: Basic Components in the Motor Performance of Educable Mentally Retarded Children: Implications for Curriculum Development. Dept. of Phys. Educ., Univ. of California, Berkeley, August 1972

Rarick, G. L. and Mc Quillan, J. P.: The Factor Structure of Abilities of Trainable Mentally Retarded Children.: Implications for Curriculum Development. ebd. June 1977

Rieder, H., Buttendorf, Th. und Höss, H. (Hrsg.): Förderung der Motorik geistig Behinderter. Berlin: Marhold 1981

Sandvoß, O.: Die Auswirkung sportmotorischer Förderung auf geistig behinderte Schüler. Ebd. 1983

Schilling, F.: Die Bedeutung der Motorik für die Entwicklungsförderung der Geistigbehinderten. In: Deutscher Sportbund (Hrsg.): Sport für geistig behinderte Kinder, 5. 106 - 122, Frankfurt 1977

Theile, R.: Förderung geistig behinderter Kinder. Psychomotorische Übungsbehandlung und rhythmische Erziehung. Berlin: Marhold 1977

Vermeer, A., Van den Brink, C. and Diemel, A.: Movement Education for Mentally Retarded Children. REAP., 3, 1, 1977, 8 - 19

4. 4. Entwicklungsdiagnostik und -therapie

4.4.1. Motorische Entwicklungsdiagnostik

Für den Motopädagogen oder Mototherapeuten, der eine Gruppe (geistig) behinderter, motorisch retardierter Kinder übernimmt, ist es gut, zunächst für jedes Kind getrennt eine *„Bestandsaufnahme des Bewegungsvokabulars"* vorzunehmen. Man stellt dazu pro Kind eine Liste auf, in der alle gekonnten grobmotorischen Vollzüge vermerkt werden: Kriechen und Krabbeln, freier Stand, freie Hockstellung, selbständiges Aufstehen vom Boden, Gehen und Rennen ohne Umfallen, Treppensteigen hinauf und hinab, mit und ohne Geländer. Ebenfalls Rückwärtsgehen, Vorwärtsgehen auf einem Strich oder in enger Bahn, Stehen auf einem Bein, beidbeiniges und einbeiniges Vorwärtshüpfen, Standsprung (z.B. Herabsprung von der letzten Treppenstufe) und Anlaufsprung.

Es sollen aber im Laufe der Übungsbehandlung auch weitere Entwicklungsvollzüge und Bewegungsfähigkeiten überprüft werden, so z.B. das Klettern an Leiter oder Sprossenwand, Hängen, Hangeln, Schwingen, Rolle vorwärts am Boden (Purzelbaum) u.a.m. Außerdem soll notiert werden, ob das betreffende Kind schon Gocart, Dreirad, Roller oder Fahrrad fahren kann.

Für den handmotorischen Bereich ist ähnlich zu verfahren. Hier wäre beispielsweise zu protokollieren, welches Kind schon etwas ziehen, schieben, rollen, drehen, kreiseln, schwingen, stoßen, schlagen, werfen oder fangen kann. Welches der Kinder kann evtl. schon im Sand graben (Schaufel- und Spatengebrauch), welches kann Holzpflöcke einschlagen oder mit Messer und Schere umgehen? Wessen Finger sind gelenkig genug, um einzeln schnell hintereinander auch den Tisch zu tippen (tapping), Rosinen mit Zeigefinger-Daumengriff flink zu greifen, Malstifte richtig (im Erwachsenengriff) zu handhaben oder mit Spielbausteinen und anderem Baumaterial zu bauen? Die Liste ließe sich beliebig fortsetzen.

Der hier vorgeschlagenen pragmatischen Bestandsaufnahme über das Registrieren einzelner grob- und feinmotorischer Grundfunktionsvollzüge haftet naturgemäß eine gewisse Ungenauigkeit an. Es fehlen Altersbezüge, Altersnormen. Allerdings ist es wirklich die Frage, was der Vergleich eines behinderten, retardierten Bewegungsleistungsniveaus mit sog. normalen Entwicklungsdaten erbringt? Man hat ja aus diesem Grund in den Normtabellen verschiedener motorischer Entwicklungstests außer einem an Normaldaten ausgerichteten Meßwert (Motorischer Quotient, Prozentrang, T-Wert) auch Vergleichsnormen innerhalb von Behindertengruppen (geistig Behinderte, Hirngeschädigte, Verhaltensgestörte) angegeben.

Altersnormierte Entwicklungsdaten sind allerdings dennoch ein Wichtiges diagnostisches Kriterium, vor allem in der *Früherfassung motorischer Retardierungen.* Je jünger ein Kind ist, desto Wichtiger sind genaue Angaben über die Vollzüge innerhalb der Bewegungsentwicklung. Im Säuglingsalter sind sie der wesentliche Gradmesser für die Gesamtentwicklung. Da aber jedes Kind sein eigenes Entwicklungstempo hat, bereitet frühzeitiges Feststellen echter Entwicklungsstörungen oft Schwierigkeiten (vgl. die Tabelle auf Seite 268).

Es hat sich bei der Früherfassung psychomotorischer Entwicklungsretardierungen bewährt, die Mutter mit ihrem Risikokind während etwa vier Wochen einen sog. „diagnostischen Kindergarten" besuchen zu lassen. Positive Erfahrungen liegen (außer in London) in dem zur Orthopädischen Universitätsklinik Münster gehörenden Heinrich-Piepmeyer-Haus vor. Diese Maßnahme dient auch der Abklärung evtl. auftretender pathologischer Haltungs- und Bewegungsmuster. Hier liegt der Schwerpunkt auf einer fachmännischen Beobachtung. Andererseits wird man im Hinblick auf die Beurteilung der motorischen Entwicklung nicht auf Alterstabellen, Checklisten, Funktionsskalen usw. verzichten können.

So ist es vor der Anwendung entwicklungsfördernder Mototherapie-Programme gut, mit Hilfe der Eltern einen Entwicklungsstatus für jedes Kind nicht nur im Motorischen, sondern ebenso im Sensorischen zu erstellen. Welches der vorhandenen Früherfassungsinstrumente man dabei verwendet, bleibt jedem Untersucher selbst überlassen. Dabei bleibt es sich gleich, ob man die entsprechenden Entwicklungsdaten aus psychologischen Abhandlungen über die kindliche Entwicklung extrahiert (z. B. HURLOCK, PIAGET, SCHMIDT-KOLMER usw.) oder aus Entwicklungs-und Intelligenztests (BINET, TERMAN und MERILL, WECHSLER, BÜHLER und HETZER, KRAMER u.a.).

Auch in der medizinischen Literatur finden sich mehr oder weniger präzise Angaben über einzelne Entwicklungsschritte (BROCK und PEIPER, FEER, ILLINGWORTH). Selbst innerhalb der in der BRD eingeführten Vorsorge-Untersuchung findet man außer einer für die entsprechende Altersstufe typische Eindrucksanalyse über den Gesamtentwicklungsstand kaum Bewertungsdaten für die motorische Entwicklung.

Für die DDR haben KLEINPETER und SCHUBERT (1973) einen ,,Siebtest zur Früherfassung entwicklungsgestörter Kinder" erarbeitet, der nur zwei Zeitpunkte zur Entwicklungsuntersuchung vorsieht, und zwar mit 1 1/2 Jahr und mit 2 1/2 Jahren.

Die meisten Entwicklungsskalen decken den Altersbereich von der Geburt bis zum Ende des 2. Lebensjahres ab. So die in deutscher Sprache vorliegende ,,Kontrolliste zum Entwicklungsverlauf" von CUNNINGHAM und SLOPER (1980) oder die von KLINGHAMMER (1966) als unveröffentlichtes Manuskript erarbeitete Übersetzung der GRIFFITHschen Entwicklungsskalen (1954). Am gebräuchlichsten im kinderärztlichen Vorsorge- und Therapiebereich sind neben den Daten der biologischen Reifung von DOBLER (1970) vor allem die von HELLBRÜGGE und Mitarbeitern (1971) publizierte ,,Funktionelle Entwicklungsdiagnostik". (Vgl. auch in HELLBRÜGGE (Hrsg.): ,,Klinische Sozialpädiatrie" die tabellarische Übersicht auf Seite 70/71).

1966 veröffentlichten KNOBLOCH und PASAMANICK ihr für die ersten eineinhalb Lebensjahre geltendes ,,Developmental Screening Inventory". Ebenfalls die beiden ersten Lebensjahre umfassen auch die größtenteils auf PIAGET fußenden sensomotorischen Entwicklungsskalen von BRUNET et LEZINE (1951) und CASATI et LEZINE (1968).

Andere Skalen (CATTELL 1947, GESELL 1952) reichen zum Teil bis zur Schulreife hinauf. Das gilt auch für das von DOMAN und DELACATO herausgegebene Entwicklungsprofil und die in Deutschland von FLEHMIG (1963) vorgenommene Normierung der Denver Entwicklungsskalen. Das von mir erarbeitete ,,Sensomotorische Entwicklungsgitter" (KIPHARD 1975) reicht nur bis zum Alter von vier Jahren. OHLMEIER (1979) bat mich, die Entwicklungsdaten für ihre Frühförderprogramme bis 7 1/2 Jahre aufzustocken. Sie dienen hier aber nicht mehr diagnostischen, sondern vornehmlich therapeutischen Zwecken.

Meilensteine der motorischen Entwicklung bis zur Schulreife

(Altersangaben nach FRANKENBERG and DODDS, 1967 und FLEHMIG, 1973)

Körperbeherrschung (Grobmotorik)

Funktion	**Zeitraum**
Rollt vom Bauch auf Rücken	2 Monate bis 5 Monate
Sitzt frei	5 Monate bis 8 Monate
Zieht sich zum Stand.	6 Monate bis 10 Monate
Steht frei, geht frei.	10 Monate bis 17 Monate
Geht rückwärts	13 Monate bis 19 Monate
Geht Treppe rauf mit Geländer	14 Monate bis 22 Monate
Kickt Fußball	14 Monate bis 24 Monate
Schlußsprung am Ort, fährt Dreirad	21 Monate bis 3 Jahre
Schlußsprung über 20 cm Weite	2 Jahre bis 3 1/2 Jahre
2 Einbeinhüpfer, fährt Roller	3 Jahre bis 5 Jahre
10 Sek. Einbeinstand(nur 1 Bein)	3 Jahre bis 6 Jahre
4 Schritte rückw., Seiltänzergang (Zehen an Ferse)	4 Jahre bis 6 1/2 Jahre
Über 5 cm breite Latte balancieren	(Schulreife)
Schlagballweitwurf (Mädchen 5 m; Knaben 10 m)	(Schulreife)
Treppe frei und flüssig hinabgehen	(Schulreife)
20 min 5 Sek. laufen(= 4 m/Sek.)	(Schulreife)

Die nur in englischer Sprache vorliegenden „Scales of Children`s Abilities" (MCCARTHY 1972) beginnen mit 2 1/2 Jahren und reichen bis 8 1/2 Jahre hinauf. Hier, wie bei allen vorgenannten Entwicklungsskalen, ist die Motorik nur ein Teil der Gesamtentwicklungsdaten.

Reine motorische Entwicklungstests gibt es nur wenige. In deutscher Sprache liegt lediglich der OSERETZKY-Test bzw. die von EGGERT (1971) standardisierte Kurzform der LINCOLN-OSERETZKY-Skala (LOS KF 18) vor. Sie wurde im Band 1: Motopädagogik ab Seite 60 dargestellt, wie im übrigen auch eine Reihe der oben erwähnten Entwicklungsskalen (HELLBRÜGGE, DOMAN und DELACATO, DENVER-Suchtest, Sensomotorisches Entwicklungsgitter).

Der von JOHNSON, ZUCK und WINGATE (1951) auf der Grundlage GESELLscher Studien veröffentlichte „Motor Age Test" (0 - 6 Jahre) eignet sich zur Feststellung schwerer motorischer Entwicklungsrückstände. Er teilt sich in Aufgaben für die Hände und solche für Rumpf und Beine, woraus sich jeweils ein „Upper Motor Quotient" und ein „Lower Motor Quotient" errechnet.

GUILMAIN (1948, 1955) und GUILMAIN und GUILMAIN (1971) haben ganze Testserien zur Überprüfung der motorischen Entwicklung, von 4 Jahren angefangen bis zum Alter von 12 Jahren, in französischer Sprache veröffentlicht.

Der in Band 1: „Motopädagogik" ausführlich dargestellte Körperkoordinationstest für Kinder (KTK) von SCHILLING und KIPHARD (1974) findet Anwendung bei 5- bis 12jährigen Kindern. Auch hier wird ein Motorischer Quotient sowohl für die vier einzelnen Untertests als auch für den Gesamttest errechnet. Im KTK handelt es sich einerseits um einen altersgenormten Entwicklungstest. Andererseits ist er als Leistungstest einzustufen. D. h. der Proband muß in der Testsituation eine bestimmte Leistung erbringen. Das ist bei den oben erwähnten Entwicklungsskalen und Checklisten nicht der Fall (vgl. auch die „Checkliste motorischer Schulfähigkeit" in Band 1 ab Seite 37).

ZIMMER und VOLKAMER (1984) haben einen "Motoriktest für vier- bis sechsjährige Kinder , MOT 4-6" entwickelt, bei dem weitgehend auf zeitgebundene Leistungen verzichtet wird. Bewertet wird die Qualität bzw. Quantität der Ausführung bei insgesamt 17 teils grobmotorischen, teils feinmotorischen (handgeschicklichen) Testaufgaben. Aus der Gesamtpunktzahl läßt sich ein altersentsprechender Prozentrang errechnen.

Literatur:

Brock, J., Thomas, E. und Peiper, A.: Biologische Daten für den Kinderarzt. Grundzüge einer Biologie des Kindesalters. Bd. 2, Berlin: Springer 1934

Brunet, 0. et Lézine, I.: Le développement psychologique de la première enfance. Paris: Presses univers. 1951

Bühler, Ch. und Hetzer, H.: Kleinkindertests. München 1953[2]

Casati, I. et Lézine, I.: Les étapes de l'intelligence sensori-motrice. Epreuves adaptées de J. Piaget. Manual. Paris: Centre de Psychol. appliquée 1968

Cattell, P.: The Measurement of Intelligence of Infants and Young Children. New York: MacMillan 1970

Cunningham, C. und Sloper, P.: Hilfe für ihr behindertes Baby. Früherkennung und Therapie. Frankfurt: Fischer1980

Dobler, H. -J.: Biologische Reifung der neurologischen und statomotorischen Entwicklung. Fortschr. d. Med. 88, 21 - 25, 1970 (FdM. Tabellen für die Praxis, Nr. 1, 1970)

Doman, G., Delacato, C. und Doman, R.: The Doman-Delacato Developmental Profile. The Institutes for the Achievement of Human Potential, Philadelphia o. J.

Eggert, D.: LOS KF 18 - Lincoln-Oseretzky Scala - Kurzform zur Messung des motorischen Entwicklungsstandes normaler und behinderter Kinder. Schorndorf: Hofmann 1973

Feer, E.: Diagnostik der Kinderkrankheiten. Berlin: Springer 1931

Flehmig, I. (Hrsg.): Der Denver-Suchtest. Hamburg-Harburg: Spastiker. Verein 1973

Gesell, A.: Infant Development. New York: Harper 1952

Griffith, R.: The Abilities of Babies. New York: Univ. Press 1954

Guilmain, E.: Tests moteurs et tests psychomoteurs. Paris 1949

derselbe und Guilmain, G.: L'activité psycho-motrice de l'enfant. Son évolution jusqu'à 12 ans. Paris: Vigné 1971

Hellbrügge, Th., Menara, D., Reiner-Schamberger, R. und Stünkel, S.: Funktionelle Entwicklungsdiagnostik mit 1. Lebensjahr. FdM. Tabellen 12. u. 13. Fortschr. Med. 89, 1971

Hurlock, E.: Die Entwicklung des Kindes. Weinheim: Beltz 1970

Johnson, M. K., Zuck, F. N. and Wingate, K.: The Motor Age Test: Measurement of Motor Handicaps in Children with Neuromuscular Disorders such as Cerebral Palsy. Journ. Bone Joint Surg., Vol. 33-A, 3, 1951

Kiphard, E. J.: Wie weit ist ein Kind entwickelt? Dortmund: modernes lernen 1987[6]

derselbe: Checkliste motorischer Schulfähigkeit (CMS). In Kiphard: Motopädagogik, ebd., Seite 37

Kleinpeter, U. und Schubert, C.: Zur Früherfassung entwicklungsgestörter Kinder. Zschr. ärztl. Fortb. 67, 7, 1973 (Jena: Gustav Fischer)

Knobloch, H., Pasamanick, B. and Shepherd, E. S.: A Developmental Screening Inventory for Infants. Pediatrics, Vol. 38, 6, 1966 (Part II)

Ohlmeier, G.: Frühförderungsprogramme für behinderte Kinder. Dortmund: modernes lernen 1979

Schilling, F. und Kiphard, E. J.: Der Körperkoordinationstest für Kinder (KTK). Weinheim: Beltz 1974

Schmidt-Kolmer, E.: Verhalten und Entwicklung des Kleinkindes. Berlin (Ost): Akademie-Verlag 1959

Steiniger, U. und Theile, H.: Funktionsdiagnostik im Kindesalter. Stuttgart: Thieme 1974

Zimmer, R. und **Volkamer, M.:** Motoriktest für vier- bis sechsjährige Kinder, MOT 4-6. Weinheim: Beltz 1984

4.4.2. Körpermotorische Entwicklungsförderung

Die Bewegungsfunktionen des Körpers sind grundlegend wichtig für alles, was mit Fortbewegung, Umwelterkundung und Unabhängigkeit zu tun hat. Entwicklungsfördernd auf die Körper- oder Grobmotorik wirken sich nach einer empirischen Untersuchung an 1- bis 3jährigen Kindern (SCHEID, V.: Zur Bewegungsentwicklung im Kindesalter. Diss. Sportwiss., Univ. Frankfurt 1988) vor allem die Verfügbarkeit von Bewegungsraum und bewegungsanregenden Materialien aus. Außerdem hat sich dabei eine permissive (erlaubende, gewährende) und distanzierte Erzieherhaltung bewährt, die, viel eher als jede Art von Überbehüten und Gängeln, kindliche Aktivitäten freisetzt.

Die 1984 verstorbene ungarische Kinderärztin Emmi PIKLER (1982, 1988) hat sich gegen jede Bevormundung, gegen jeden ,,Eingriff" von außen in das natürliche Entwicklungsgeschehen gewandt. Er-ziehen ist für die Autorin nicht das möglichst rasche Hoch-ziehen mit fremder Hilfe (z.B. zum Stand, aber auch zum Laufen, Springen und Klettern), sondern das beobachtende Geschehenlassen kindlicher Entwicklungsschritte. Dazu bedarf es nicht des Stimulierens, des ständigen Anregens und Aufforderns seiten der Erwachsenen. Das Baby, das Kleinkind braucht im Grunde nur genügend Bewegungsraum, wozu auch nicht-beengende Kleidung gehört, und motivierendes Spiel- und ,,Forschungsmaterial". Das können ganz einfache, außen und innen mit Stoff verkleidete Kistchen verschiedener Größe zum Hinaufklettern, Hinein- und Heraussteigen sein. Auch feste Kartons können ähnliche Dienste leisten. Wichtig sind auch schiefe Ebenen verschiedener Neigungen, von denen sich das kleine Kind schon diejenige auswählt, die es krabbelnd (oder später aufrecht gehend) bewältigen kann. Draußen sollten nach Möglichkeit Sand,

Rasen, Treppen verschiedener Höhe und im Sommer ein Planschbecken mit Wasser zur Verfügung stehen.

Gesunde Säuglinge wechseln von sich aus häufig ihre Körperlage wie auch ihren Ort. Nach Beobachtungen von PIKLER nehmen Kinder immer nur solche Aktivitäten, z.B. das Steigen auf eine Anhöhe, eine Trittleiter, in Angriff, für die sie die nötige motorische Funktionsreife besitzen. Leider bringen Erwachsene ihre Kinder aus eigenem Ehrgeiz oft viel zu früh in Bewegungssituationen, die sie überfordern. Selbstverständlich soll eine Bezugsperson anwesend sein. Eine tragfähige, durch Konstanz und Verläßlichkeit geprägte persönliche Beziehung zu einem liebevollen Erwachsenen bestimmt nach PIKLER das Maß des kindlichen Interesses an seiner Umwelt. Nur soll sich die Mutter, der Vater, der Pädagoge oder Therapeut hüten, dem Kind die Entdeckerfreude zu nehmen, indem er oder sie dem Kind schon vorher zeigt, wie es geht und ihm womöglich durch Helfen zu etwas verhilft, was es instinktiv und seinem Entwicklungsniveau entsprechend nicht anstrebt.

Auch beim behinderten Kind sollte man sich immer wieder zurückhalten und jegliche Form der Gängelung und Manipulation vermeiden, um es nicht zum Objekt werden zu lassen, das hilflos zwischen die Mühlsteine therapeutischer Interventionen gerät. Manche Therapeuten verstehen sich als reflextechnisch versierte Perfektionisten für die verschiedenen sensomotorischen Störungen. Dabei vergessen sie, daß sie es in allererster Linie mit einem menschlichen Subjekt mit all seinen Problemen, aber auch mit seinen Wünschen und Bedürfnissen zu tun haben. Deshalb sollen die folgenden funktionell orientierten Entwicklungsanregungen immer auch aus diesem Blickwinkel heraus betrachtet werden, im Bewußtsein unserer vollen Verantwortung für das entwicklungsrückständige Kind.

In der Körpermotorik gilt es, die hauptsächlichsten ,,Meilensteine" der Bewegungsentwicklung mit hinführenden Übungen anzubahnen: gleichseitiges Strampeln, Kopfheben und Kopfkontrolle, Wälzen vom Rücken auf den Bauch, Vierfüßlerstand, Kniestand, Bauchkriechen, freier Sitz, Hochziehen zum Stand, Krabbeln auf Händen und Knien, freies Stehen und freies Gehen, Rennen ohne Hinfallen, Treppensteigen auf und ab mit Geländer, später ohne, Beidbeinsprung aus dem Stand, Anlaufsprung, Einbeinhüpfen, Treppengehen mit Fußwechsel, Dreiradfahren usw.

Um ein Beispiel zu nennen: Zur Erleichterung von Wälzbewegungen (Körperlängsdrehungen) kann etwa eine Führung entweder von den Beinen her gegeben werden (ein Bein beugen und über das andere, gestreckte hinüberlegen) oder von den Armen her in gleicher Weise, oder vom Kopf her durch leichtes Seitdrehen desselben mit beiden Händen. Ähnliche Hilfen können bei den verschiedenen Sitzarten am Boden oder auf Sitzrollen, Bänken und Stühlen gegeben werden. Das gleiche gilt für die Vierfüßlerposition oder das Krabbeln auf allen vieren.

Ziel bei allen diesen Übungen ist das selbständige Ausführen der betreffenden Entwicklungsschritte. Hier berühren sich Motopädie und Krankengymnastik, weswegen eine enge Zusammenarbeit, Absprache und Festlegung der Grenzbereiche zwischen beiden Disziplinen geboten scheint. Es dürfte wohl selbstverständlich sein, daß in der gemeinsamen Arbeit am behinderten Kind das Helfenwollen absoluten Vorrang hat und Kompetenzstreitigkeiten nicht auf dem Buckel des Kindes ausgetragen werden.

Es gibt bestimmte Therapiegeräte, die zur Anregung der motorischen Entwicklung auch im Elternhaus gezielt eingesetzt werden können:

— Außer dem allgemein bekannten Spastiker-Ball sollen aufblasbare Plastikwalzen oder feste Papprollen (Durchmesser etwas 35 cm) verwendet werden, auf denen das Kind rittlings sitzen bzw. sich bäuchlings quer darüber legen kann.

— In ähnlicher Weise sollte ein Kind, das noch nicht krabbeln kann, in Bauchlage quer auf eine niedrige Hängematte gelegt werden, derart, daß es mit Händen und Knien leicht den Boden berührt.

— Auch die in der Motopädagogik verwendeten *Rollbretter* können die kindliche Aktivität zur Fortbewegung anregen.

— *Schrägbretter,* z. B. mit ausgehängten Türen improvisiert, erleichtern mit Hilfe der Schwerkraft das Wälzen und Kriechen. Als schiefe Ebenen erhöhen sie beim älteren Kind auch die Balancefähigkeit beim aufrechten Hinauf- und Hinuntergehen (Abb. 40-44)

— Hinzu kommen Gleichgewichtsgeräte wie *Schaukelbretter* mit Kufen oder Kippelmulden, ähnlich einem Backtrog, auf denen die Kinder liegen, sitzen oder knien können.

— Bei älteren Kindern dürften auch Schwebebalken oder wenigstens *Balancierlatten* nicht fehlen sowie backsteinförmige Holzklötze oder flache Büchsen zum Hinübersteigen.

Die folgenden *Übungsanregungen* sollen die Normalentwicklung im häuslichen Milieu anregen bzw. nachholen lassen, und zwar parallel zur Krankengymnastik. Oder noch besser: in Absprache und ständiger Rückkopplung mit der behandelnden Krankengymnastin.

Die *Körperlage verändern:* Häufige Lageänderungen des Körpers im Raum regen die Gleichgewichtsorgane im Innenohr an. Sie bilden die Voraussetzung für die Bewegungs- und Körperkontrolle. Genau wie die Anregungen über den Tastsinn der Haut, so wirken sich häufige Körperdrehungen fördernd auf die Entwicklung des Körpergleichgewichts wie auch auf die Entwicklung der optischen Wahrnehmung und die Zusammenarbeit zwischen Auge und Hand aus (vgl. auch 3.1.7. „Das Frankfurter Modell").

— Wir nehmen das Kind auf den Arm und wiegen es in der Weise, daß Kopf und Beine abwechselnd einmal nach oben und darauf nach unten bewegt werden. Alle Übungen sind behutsam an das Kind heranzutragen. Es darf auf keinen Fall Angstgefühle haben. Im allgemeinen wird es bald Freude und Spaß an den Drehbewegungen finden.

— Wir heben das Kind kurzzeitig an den Beinen hoch, so daß es mit dem Kopf nach unten hängt.

— Wir rollen das Kind auf einem weichen Teppich um seine Längsachse.

— Wir legen das Kind waagerecht auf unsere Arme, um es vorsichtig hochzuwerfen und wieder aufzufangen.

— Wir greifen das Kind von hinten unter die Achseln und schleudern es im Karussel herum (vgl. 1.3. „Kinästhetische Wahrnehmungsstörungen," in Mototherapie II).

Die schiefe Ebene als vielseitiges Erfahrungsfeld

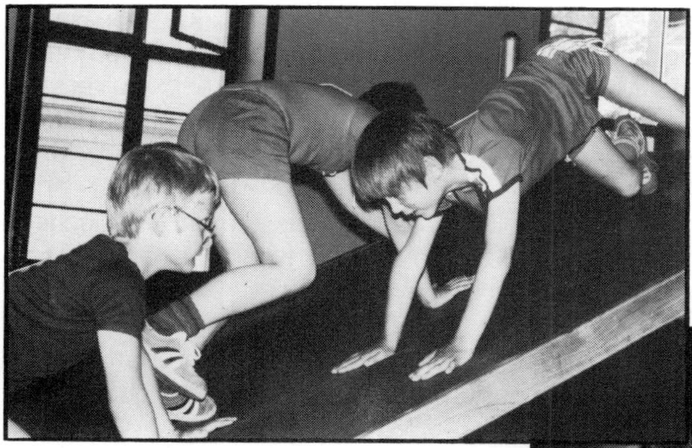

Abb. 40

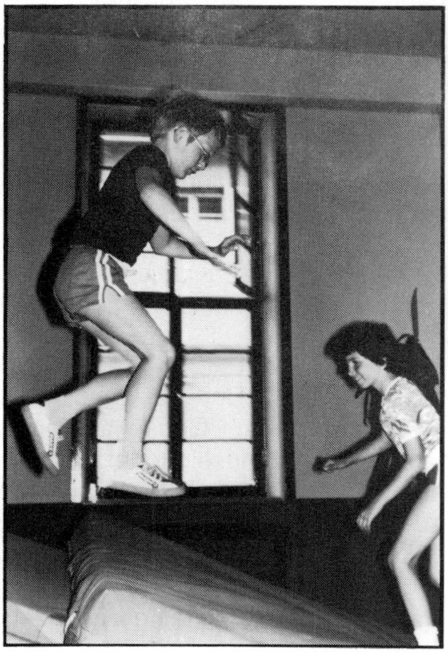

Abb. 41

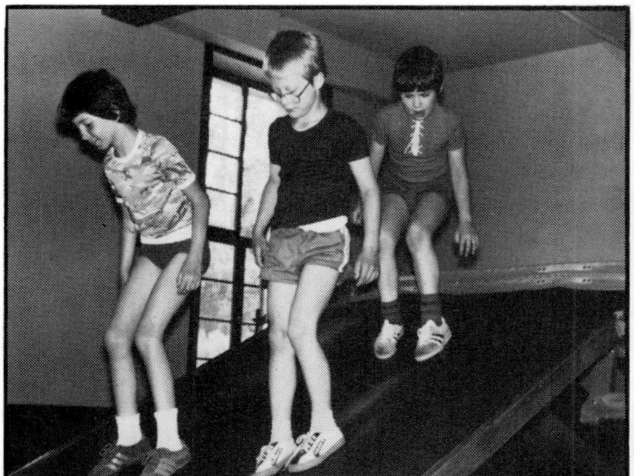

Abb. 42

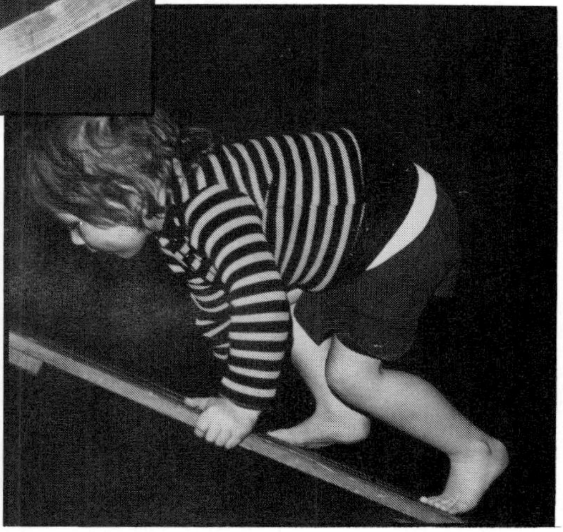

Abb. 43

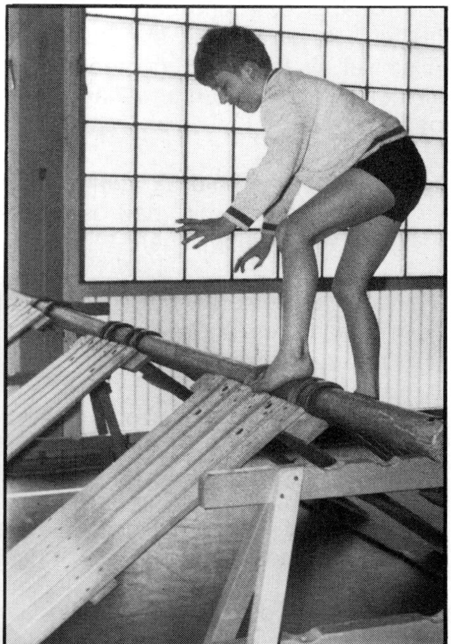

Abb. 44

Die *Haltekraft der Körper- und Gliedermuskeln anregen:* Eine kräftige Haltemuskulatur ist die Voraussetzung dafür, daß das Kind beizeiten zum Sitzen, zum Stehen und Gehen kommt. Ohne Muskelkraft könnten die Gelenke in aufrechter Körperlage nicht blockiert werden. Das Kind würde dann in Knien und Hüften einknicken, und der Kopf würde haltlos nach vorn oder in den Nacken kippen.

— Wir legen das Kind in Bauchlage auf den Boden und plazieren ein geräuscherzeugendes Spielzeug direkt vor sein Gesicht, so daß es Kopf und Oberkörper heben muß, um es zu sehen.

— Wir lassen das Kind sich vom Bauch auf den Rücken und zurück drehen, indem wir seinen Kopf behutsam seitwärts drehen, um damit eine Körperlängsdrehung einzuleiten.

— Die gleiche Körperlängsdrehung durch Drehgriff an den Füßen einleiten.

— Dem Kind in Rückenlage zum Sitz hochhelfen, indem wir die Händchen greifen und nur so viel daran ziehen, daß das Kind selbst genug Kraft zum Hochkommen einsetzen muß.

— Wir stellen das Kind auf seine Füße und geben, falls es in Knien oder Hüfte einknickt, etwas Standhilfe durch leichtes Halten von hinten an den Kniekehlen und Hüftknochen.

— Belohnen Sie jede Anstrengung des Kindes durch Bewunderung, Lob, Streicheln und Kosen.

Eigenbewegungen des Körpers und der Glieder anregen: Bei genügender Haltekraft fängt das Kind damit an, sich fortzubewegen und nach Gegenständen zu greifen. Damit beginnt es, sich mit seiner nahen Umwelt auseinanderzusetzen. Alles soll in fröhlicher, humorvoller Atmosphäre vor sich gehen. Nutzen Sie die kleinen Gelegenheiten im Alltag, um Ihr Kind zum Bewegen und Tätigsein anzuregen.

— Während das Kind auf dem Bauch liegt, legen wir ein interessantes Spielzeug so weit vor ihm hin, daß es Anstrengungen unternimmt, um sich auf den Gegenstand zuzubewegen.

— Legen Sie einen Spielgegenstand für das Kind sichtbar etwas seitlich vor ihm hin, damit es angeregt wird, sich herumzudrehen oder sich in Bauchlage im Kreis zu drehen.

— Hängen Sie ein Spielzeug so hoch an die Gitterstäbe seines Bettchens oder Laufstalles, daß es sich aus der Rückenlage selbst zum Sitz hochziehen muß, um an das Objekt zu gelangen.

— Versuchen Sie es auf gleiche Weise zum Knien oder Stehen mit Anhalten an Gitterstäben oder Möbeln zu bringen.

— Geben sie dem Kind, wenn es am Tisch oder in der Badewanne sitzt, immer wieder interessante Spielsachen wie Töpfe, Löffel, Plastiktassen, Schachteln, Klammern usw.

Körperteile und ihre räumliche Position erkennen: Die eigene Körperkenntnis, das sog. Körperschema, muß nun nach außen projiziert werden und z.B. auf andere Personen oder Kleidungsstücke übertragen werden können. Dabei lernt das Kind die Anordnung der einzelnen Körperteile im Raum kennen. (Vgl. Mertens: Körperwahrnehmung und Körpergeschick. Dortmund: modernes lernen 1986.)

— Wir lassen das Kind zunächst an sich selbst einen benannten Körperteil zeigen: Wo sind deine Augen, deine Haare, Zähne, Füße usw. ?

— Gleiche Aufforderungen, mit dem Unterschied, daß die Körperteile beim Papa, beim Teddy oder an einer Puppe gezeigt werden sollen.

— Wir lassen das Kind mit verbundenen Augen einen Körperteil betasten, z.B. Mamas Hand, oder es darf die Haare, die Füße oder den Bauchnabel bei einer Puppe befühlen.

— Wir fragen das Kind, ob seine Augen vorn oder hinten sind, dgl. der Bauch und der Po, oder welche Körperteile sich an den Seiten befinden (Ohren, Arme).

— Das Kind soll zeigen, wo beim Erwachsenen vorn und hinten ist, was er für Körperteile hat und welche unten sind.

Die Funktionen von Körperteilen erfahren: Das Kind soll befähigt werden, sich zunehmend am eigenen Körper zurechtzufinden und die verschiedenen Bewegungsmöglichkeiten der Körperteile und Gliedmaßen zu erforschen. Da wo das Kind noch keine oder nur wenige selbständige Erfahrungen mit den Funktionen seines Körpers gemacht hat oder wo es die Aufforderungen nicht versteht, ist es notwendig, daß es zunächst passiv immer wieder in die betreffenden Bewegungen (z.B. Beugen und Strecken von Gliedmaßen) hineingeführt wird.

— Das Kind soll zeigen, welche Gliedmaßen es anbeugen und wieder strecken kann (z. B. Arme, Beine), welche sich drehen lassen (Handgelenke, Schultergelenke), mit welchen man klatschen, klopfen oder stampfen kann.

— Das Kind soll sagen oder zeigen, wozu es Beine hat, wozu Hände, Mund, Augen, Ohren und Nase.

— Umgekehrt fragen wir das Kind, welche Körperteile es zum Sitzen, zum Rennen, Werfen, Kegeln, Sprechen, Niesen oder Husten braucht.

— Wir fragen das Kind, wo die Luft zum Einatmen hingeht, wo das Essen vom Mund aus hingeht (und wo es wieder herauskommt), oder ob es - z.B. nach einem Lauf - seinen Herzschlag fühlen kann.

Sich durch Kriechen und Krabbeln fortbewegen: Um an die Dinge der näheren und weiteren Umgebung heranzukommen, ist es notwendig, sich selbständig fortzubewegen. So ist die Fortbewegung die Voraussetzung, der „Zubringer" für eine tätige Umwelterfahrung. Es muß immer ein verlockendes Ziel dasein: ein Lieblingsspielzeug, ein Leckerbissen, eine Spieluhr, eine unbekannte bunte Schachtel u. dgl.

— Wir schaffen wieder Anreize zum Kriechen und Krabbeln, indem Spielzeuge oder Leckerbissen sichtbar in einer nicht zu weiten Entfernung hingelegt werden.

— Zeigt das Kind nicht genügend Antrieb zum Bauchkriechen, so kann man seine Knie abwechselnd anbeugen und den Fußsohlen Widerstand geben. Man kann das Kind dann am Po sanft vorwärtsschieben, damit es merkt, daß es sich fortbewegen muß.

— Wir können das antriebsarme Kind auch mit dem Kopf nach unten auf eine Schräge (ausgehängte, schräg gelagerte Tür) legen, so daß ihm das Bauchkriechen leichter fällt.

— Das Krabbeln auf allen vieren setzt den freien Vierfüßlerstand voraus. Wir können ihn zunächst separat üben, indem das Kind lernt, seine Knie aus der Bauchlage unter sich zu ziehen.

— Bei den ersten Krabbelversuchen des Kindes können wir hinter seinen Füßen knien, um von außen her seine Knie zu umgreifen (mit dem Daumen in der Kniekehle) und sie auf diese Weise abwechselnd rechts und links vorwärtsschieben.

Sich zum Stand hochziehen und an Möbeln entlanggehen: Schon das Sitzen ermöglicht es dem Kind, seine Umwelt besser als im Liegen überblicken zu können. Das ist um so mehr im Stehen der Fall. Die ungewohnte Perspektive regt das Kind zu neuer Umweltentdeckung an. Die senkrechte Körperlage bringt aber erhöhte Gefahren für das Kind. Es muß sich deshalb ganz auf die sichernde Hilfestellung des Erwachsenen verlassen können.

— Wir schaffen Anreize zum selbsttätigen Hochziehen an Möbeln, indem wir einen bunten Gegenstand, eine Mobile usw. über dem Kind aufhängen.

— Wenn dem Kind noch die Beinkraft fehlt, kann man ein bißchen nachhelfen, aber nur so weit, daß es sich selbst noch anstrengen muß. Dabei greift man mit einer Hand unter den Po des Kindes, mit der anderen Hand sichert man den Festhaltegriff am Möbel.

— Der begehrte Gegenstand kann, wenn das Kind steht, ein Stückchen weiter zur Seite hingelegt werden, z.B. ans Ende einer Kommode, Anrichte, usw. Dadurch wird das Kind ermuntert, sich unter Anhalten seitwärts fortzubewegen.

— Stellt man ein zweites Möbelstück, z.B. einen Couchtisch, rechtwinkelig dazu auf, so kann das Kind seine Entdeckungsreise fortsetzen.

— Hat es diese Fertigkeit erreicht, so wird es sich vielleicht schon am Griff des Kinderwagens festhalten und ein paar Schritte vorwärts gehen.

Das Gleichgewicht im freien Stehen und Gehen kontrollieren: Mit dem Erreichen der aufrechten Körperhaltung gelingt dem Kind ein großer Entwicklungssprung. Dabei wird sein Gleichgewichtssinn großen Belastungen ausgesetzt.

— Die aufrechte Haltung kann dadurch gesichert werden, daß ein Erwachsener hinter dem stehenden Kind kniet und zur Gleichgewichtssicherung seine Hüften leicht berührt. Knickt das Kind in Hüft- oder Kniegelenken ein, so muß zusätzlich dort Halt gegeben werden.

— In gleicher Weise, allerdings mit festerem Griff, kann das Gehen dadurch eingeleitet werden, daß man an der einen Hüftseite Druck nach unten gibt und von der anderen Seite her die Hüfte nach vorn schiebt.

— Hinter dem Kind stehend, kann man auch von oben die Schultern fassen (die Daumen liegen hinter den Schulterblättern), um in gleicher Weise durch eine leichte Rotationsbewegung das Gehen zu unterstützen.

— Die ersten freien Schritte können dadurch eingeleitet werden, daß das Kind einem nicht zu weit von ihm wegstehenden Erwachsenen in die Arme läuft.

— Bei großer Gangunsicherheit empfielt es sich, dem Kind einen Laufgurt anzulegen. Es ist aber wichtig, daß das Kind seine Balance übt. Die häufig benutzten rollenden Gehapparate bringen nichts für den so wichtigen Gleichgewichtssinn.

Sich im Gehen den Bodenbeschaffenheiten anpassen: Gehen allein auf ebenem Boden genügt nicht. Das Kind muß im Sinne einer optimalen Umweltbewältigung lernen, seinen Körper auch bei Bodenunebenheiten oder auf einer schrägen Gehfläche zu steuern. Dazu ist es notwendig, über den gewohnten Bewegungsraum Wohnung hinaus, die Natur mit ihren vielfältigen Wahrnehmungs- und Bewegungsreizen einzubeziehen. Vor allem die Wochenenden bringen Gelegenheit zum erlebnisreichen Erforschen von Wiese, Wald, Parks, Gärten und Spielplätzen:

— Mit dem Kind durch Sand laufen, über Rasenflächen, Waldboden, Moos usw., wenn möglich barfuß.

— Wir gehen mit dem Kind durch knöcheltiefes Wasser, zunächst an der Hand, dann frei.

— Das Kind versucht, über eine Luftmatratze oder eine ähnliche wabbelige Unterlage zu gehen.

— Wir lassen es im Gehen Steigungen hinauf und hinunter erproben, anfangs mit geringem Gefälle, später steiler (Böschung, Wiesenabhang).

— Treppen werden zunächst mit Halt am Geländer bewältigt. Dabei zieht das Kind immer den Fuß nach. Erst viel später wechselt es beim Steigen die beiden Füße ab. Es ist im übrigen wesentlich schwieriger, Treppen hinabzusteigen als hinauf.

Raumhindernisse bewältigen: Die Körperbeherrschung eines Kindes erhöht sich in dem Maße, in dem es fähig ist, mit neuen, unbekannten Bewegungssituationen fertigzuwerden. Dafür müssen dem Kinde viele verschiedene Aufgaben zur Bewältigung angeboten werden. Man muß sich schon etwas einfallen lassen, um dem Kind genügend variierte Bewegungsanreize anzubieten. Man muß Ausschau halten nach einem geeigneten Klettergelände mit Hindernissen, Mauern, Hügeln, Gestrüpp und Bäumen.

— Wir klettern hinter dem Kind eine Leiter empor, z.B. auf einem Spielplatz. Als Belohnung darf es anschließend die Rutsche mit dem Papa hinunterrutschen.

— Das Kind kann auch versuchen, die Rutschfläche selbst zu erklimmen.

— Wo ein liegender Kletterbaum zur Verfügung steht, kann das Kind auch versuchen, auf ihm herumzuklettern.

— Das gleiche gilt für andere Spielplatzgeräte, auf denen das Kind herumklettern kann.

— Bei Regenwetter können Wohnung, Flur oder Garage umfunktioniert werden, Wo bei das Kind Kisten, Tisch und Stühle, Sessel und Couch überklettern oder sich durch „Tunnel" hindurchwinden kann. (Vgl. SCHEID und PROHL 1988).

Den Körper im Lauf räumlich steuern: Die Augen steuern den Körper um Raumhindernisse herum. Das ist im Gehen noch relativ einfach. Das rechtzeitige Ausweichen und Umsteuern wird aber um so schwieriger, je schneller das Kind sich dabei fortbewegt. Alles diesbezügliche Üben soll für das Kind spielerisch, lustbetont und erfolgreich sein.

— Wir lassen das Kind auf dem Flur zwischen unregelmäßig aufgestellten Hindernissen wie leere Kartons, Plastikkegel usw. hindurchlaufen.

— Man kann das Kind in ähnlicher Weise in der Wohnung um Stühle oder Tische herumlaufen lassen.

— Draußen läßt sich durch in den Boden gesteckte Stöcke oder Zweige eine Slalomstrecke errichten, die das Kind, in Schlangenlinien laufend, bewältigt.

— Der Erwachsene soll in einem mit Hindernissen verstellten Raum vom Kind gefangen werden, wobei er sich natürlich tolpatschig anstellt.

— Umgekehrt versucht der Erwachsene das Kind zu fangen. Das kann aber auch auf einer Wiese oder auf einem Sandplatz sein. Dabei kann das Kind versuchen, durch Hakenschlagen zu entkommen.

Hüpfen und Springen beherrschen: Wenn der Körper den sicheren Boden verläßt, muß im Sprung einer Drehtendenz entgegengewirkt werden. Deshalb schult das Kind damit neben der Sprungkraft immer auch das Gleichgewicht. Es macht meist schon Spaß, allein zu üben, wenn der Papa zuschaut. Bei den meisten Kindern stellt sich aber irgendwann die Lust zum Wettspiel gegen andere ein. Es ist dann wichtig, daß der Erwachsene öfter den Verlierer spielt, um dem Kind eine Chance zum Gewinnen zu geben.

— Wir legen für Weitsprünge mehrere Taschentücher oder Papierbögen hintereinander. Für das Hochspringen stapeln wir mehrere flache Kartons oder Schaumstoffplatten aufeinander oder spannen eine Schnur (Abb. 47).

— Wenn eine weiche Unterlage vorhanden ist (Matratze, Sand), so kann das Herabspringen von Treppen, Stühlen und Tischen geübt werden (vgl. Abb. 45).

— Hüpfspiele („Hinkeln") schulen die einbeinige Hüpffähigkeit (Abb. 46). Außerdem zwingen die Begrenzungen der Hüpfkästchen zu gezieltem Springen.

— „Gummitwist" eignet sich hervorragend zum Zielen mit den Füßen. Die Gummischnur soll anfangs so niedrig wie möglich gespannt werden, damit es dem Kind nicht so schwer fällt, mit beiden Füßen draufzuspringen.

Sich an das Wasser anpassen: Je vielseitiger und bewegungsanregender die Umweltreize sind, desto besser wird das Kind im Umgang mit den Dingen und Situationen seiner Umwelt fertig werden. Das Wasser ist ein völlig fremdes Element, das dem Kind viele neue Erfahrungen vermittelt. Ein Kind sollte nie gezwungen werden, ins Wasser zu gehen. Vor allem darf es im Wasser nicht frieren. In der Badewanne kann vieles spielerisch vorbereitet werden, bis hin zum mutigen Untertauchen (vgl. auch 4.4.5.).

— Gehen in verschiedenen Wassertiefen, zuerst an der Hand der Erwachsenen, später allein.

— Wir probieren mit dem Kind verschiedene Fortbewegungsarten im Wasser aus, z.B. rückwärts und seitwärts gehen, wobei die Hände kräftig mithelfen dürfen.

— In genügend tiefem Wasser kann das Kind versuchen, beidbeinig und einbeinig vorwärts, rückwärts und seitwärts zu hüpfen.

— Vom Sitzen am Beckenrand ins Wasser gleiten, später an der Hand der Erwachsenen stehend ins Wasser springen.

— Wir spielen Krokodile und kriechen im flachen Wasser, z.B. auf einer Treppenstufe auf dem Bauch oder im Liegestütz vorwärts. Ab und zu tauchen die Krokodile mit ihrem Kopf unter Wasser.

Den Körper willkürlich anspannen und entspannen: Es geht hier um die Fähigkeit, den Körper und seine Teile auch hinsichtlich der Muskelspannung zu kontrollieren. Dadurch wird, je nach Aufgabe, behutsamer, wohldosierter oder geballter Krafteinsatz möglich. Schließlich soll das Kind lernen, seine Muskeln völlig loszulassen, zu entspannen. Es ist hilfreich, wenn der Erwachsene die Übungen zuerst vormacht.

— Den Körper in der Rückenlage ganz fest in Streckspannung bringen und danach alle Muskeln erschlaffen lassen, möglichst mit geschlossenen Augen.

— In Rückenlage den ganzen Körper ganz eng zum “Paketchen” zusammenziehen, um ihn danach wieder völlig zu entspannen.

— Einzelteile des Körpers erst ganz fest anspannen, eine kleine Weile die Spannung halten und dann die Muskeln plötzlich loslassen: z.B. Fäuste machen oder auch nur eine Faust ballen, die anderen Körperteile dabei entspannen; desgleichen einen oder beide Arme kräftig anbeugen, ein oder beide Beine kräftig strecken.

— Das Kind soll versuchen, sich während des Gehens ganz steif zu machen oder auch nur einen Arm oder ein Bein anzuspannen.

— Eine gute Übung der Impulskontrolle ist es, wenn das Kind einmal ganz schnell geht, dann wieder so langsam wie möglich, oder wenn es einen Ball einmal äußerst kräftig kickt bzw. eine Luftballon kräftig nach oben schlägt, ein andermal dagegen nur geringe Kraft einsetzt.

Körperpositionen und Bewegungsfolgen imitieren: Der schnelle Wechsel zwischen verschiedenen Positionen wie Hocke, Bauchlage, Stand schult die Körperbeherrschung des Kindes. Außerdem lernt es blitzschnell wahrzunehmen, wenn ein anderer die Übungen vormacht, um sie gleich darauf nachzumachen. Bei geringer Auffassungsgabe werden dem Kind naturgemäß nur ganz einfache Haltungen oder Bewegungen vorgemacht. Erst wenn es hier erfolgreich ist, soll zu schwierigeren oder komplexeren Aufgaben übergegangen werden.

— Das Kind macht eine vorgemachte Haltung nach, z.B. Seitgrätschstand mit waagerecht zur Seite erhobenen Armen oder Rückenlage mit über den Kopf ausgestreckten Armen, ein Bein in die Höhe gestreckt.

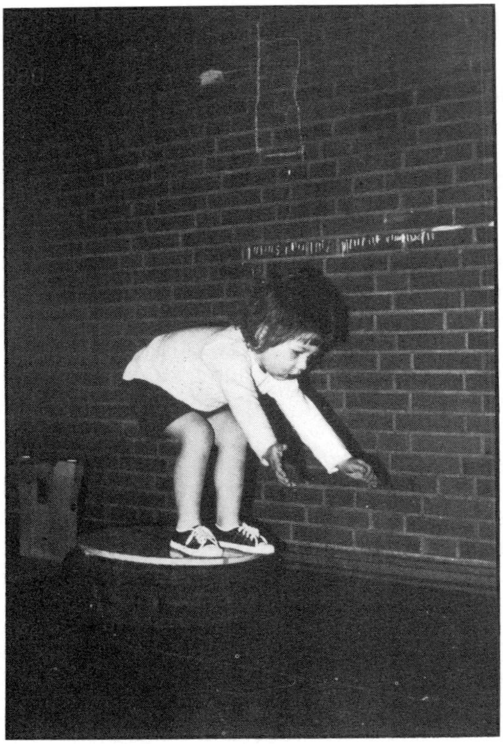

Abb. 45

Das erste Herabspringen ist immer ein Wagnis

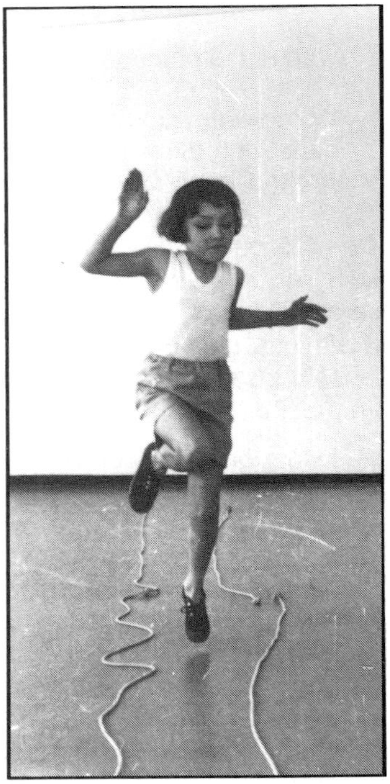

Abb. 46

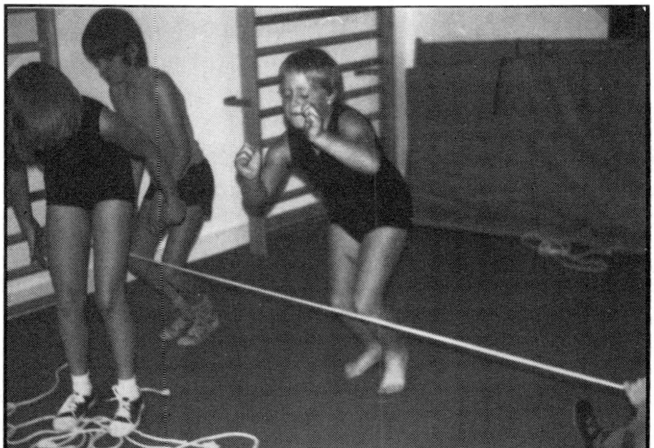

Abb. 47

— Die betreffende Stellung wird, nachdem das Kind sie richtig imitiert hat, geringfügig geändert: ein hochgestreckter Arm wird hängen gelassen oder angewinkelt usw. Das Kind versucht es sofort nachzumachen.

— Der Erwachsene macht nacheinander zwei (später drei) verschiedene Stellungen vor, z.B. Stand mit nach vorn ausgestreckten Armen und Vierfüßlerstand.

— Jetzt darf das Kind zwei oder drei Körperpositionen vormachen, die der Erwachsene nachzumachen hat.

— Es werden Bewegungsfolgen wechselseitig imitiert, die jeweils spontan erfunden werden: z.B. Hüpfen auf der Stelle, danach Händeklatschen und vielleicht als drittes Fußstampfen oder Armkreisen.

Gefühle körperlich ausdrücken: Es ist für die innere Ausgeglichenheit eines Kindes nötig, daß es Möglichkeiten findet, Gefühlserregungen wie Freude, Ärger, Angst und Wut nicht nur sprachlich, sondern auch ganzkörperlich auszudrücken. Dadurch wird verhindert, daß sich Gefühle des seelischen Schmerzes, der Angst und Verzweiflung anstauen. Gefühle zeigen dürfen, wirkt befreiend und ausgleichend.

Pantomime und Theaterspiel macht den meisten Kindern Spaß. Man kann es ruhig etwas spannend machen und die Kinder sich dabei verkleiden lassen.

— Wir spielen Theater und zeigen, wie man im Winter friert, wie man im Sommer schwitzt oder wie man abends müde ist.

— Das Kind soll zeigen, daß es Schmerzen hat. Wir spielen Bauchschmerzen, Zahnschmerzen usw.

— Wir spielen, daß ein Kind sich vor einer Hexe fürchtet. Das Kind darf natürlich auch einmal die Hexe sein.

— Das Kind spielt ein böses, wild knurrendes Tier (Hund, Löwe usw.), das vom Erwachsenen beruhigt wird und sich am Ende zärtlich anschmiegt.

— Es wird ein trotziges Kind dargestellt, daß auf jede Aufforderung des Erwachsenen nur ,,nein" sagt und mit dem Fuß auf den Boden stampft. Danach spielt der Erwachsene das trotzige Kind, und das Kind selbst spielt den Erwachsenen.

Sich auf schmalem/labilen Untergrund ausbalancieren: Bei den folgenden Übungsvorschlägen handelt es sich um Anregungen für den systematischen Aufbau der Körperbalance. Mit ihr steht und fällt die gesamte Körperkoordination und Körperbeherrschung in der täglichen Auseinandersetzung mit den Bewegungssituationen der Umwelt.

Mit den Balanceanforderungen muß sehr behutsam umgegangen werden, und die Schwierigkeiten dürfen nur langsam gesteigert werden. Ehe ein Kind nicht sicher über ein breites Brett gehen kann, hat es wenig Sinn, es über eine schmale Latte balancieren zu lassen.

— Balancieren auf einem Wackelbrett, auf einem halbierten Rundbalken, auf einem Sport- oder Therapiekreisel (zu beziehen über den Sporthandel).

— Auf den Zehenspitzen stehen, auch in der Hocke, mit seitlich ausgestreckten Armen. Das Kind kann auch versuchen, kurzzeitig auf einem Bein zu stehen.

— Mit dem Roller, später auf Rollschuhen oder beim Fahrradfahren versuchen, den Körper im Gleichgewicht zu halten.

— Ein neueres Balancegerät, auf dem man sich stehend durch abwechselndes Gewichtverlagern vorwärtsbewegen kann, ist das Doppelpedalo.

Sich einer federnden Unterlage anpassen: Das Kind soll lernen, auch dann noch das Gleichgewicht zu halten, wenn es beim Springen auf wippenden Unterlagen zusätzlichen Auftrieb durch Sprungfedern u. dgl. erhält. Springen mit zusätzlicher Federkraft ist nicht ungefährlich. Dennoch kommen Unfälle auf dem Trampolin bei kleineren Kindern auf Grund ihres geringen Eigengewichts so gut wie nie vor. Erst bei schweren Personen treten mit der steigenden Sprunghöhe Verletzungsgefahren auf.

— Man kann ein dickes und genügend breites Sperrholzbrett (150x70x2 cm) seitlich auf zwei Vierkantklötzen lagern, wodurch das Brett in der Mitte durchwippt, wenn ein Kind darauf springt.

— Es gibt im Sporthandel gefederte Autoreifen mit einer aufgeschraubten Sprung platte oder andere viereckige Federbretter sowie mit festem Tuch bespannte, aufgepumpte Autoschläuche, auf denen Kinder gern springen (Abb. 48).

— Etwas, das auch ins Wohnzimmer oder Kinderzimmer paßt, ist ein mit einem runden Sitzkissen abgedeckter, mit Gummikabeln federnd gemachter, runder Sprungrahmen mit einer haltbaren Plastikabdeckung (als „Trimmpolin" im Handel) (Abb. 49).

— Schließlich sollten Gelegenheiten genützt werden, um in Freizeitzentren und Ferienparks große Trampoline oder Airtramps (großflächige, mit Luft gefüllte Kissen) durch unser Kind benutzen zu lassen.

Literatur:

Kiphard, E. J.: Motopädagogik im Krippenalter. Motorik, 10, 3, 1987, 85-90

Pikler, E.: Friedliche Babys - zufriedene Mütter. Freiburg: Herder 1982

dieselbe: Laß mir Zeit. Die selbständige Bewegungsentwicklung bis zum freien Gehen. München: Pflaum 1988

Regel, G. und **Wieland, A.** (Hrsg.): Psychomotorik im Kindergarten. Hamburg: Rissen 1984

Scheid, V. und Prohl, R.: Kinder wollen sich bewegen. Bewegungsangebote in Wohnung und Halle für das Kleinkindalter. Dortmund: modernes lernen 1988

Vogt, U.: Die Motorik 3- bis 6jähriger Kinder. Schorndorf: Hofmann 1978

Zimmer, R.: Kreative Bewegungsspiele. Psychomotorische Förderung im Kindergarten. Freiburg/Basel/Wien: Herder 1989

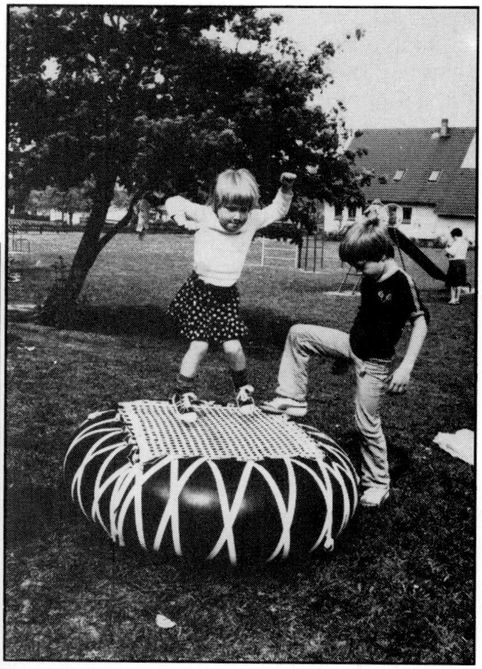

Federnde Sprunggeräte sind äußerst beliebt

Abb. 48

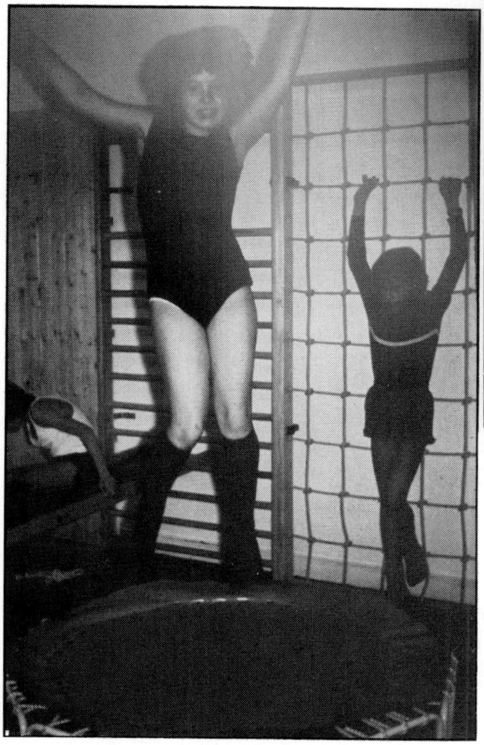

Abb. 49

4.4.3. Handmotorische Entwicklungsförderung

Beim Vollzug einzelner Bewegungsleistungen ergeben Sich qualitative Unterschiede auch aus dem Umfang der beteiligten Muskulatur. WACHHOLDER (1928) weist darauf hin, daß jede Bewegung qualitativ bestimmt wird durch das Verhältnis der beteiligten bewegenden und bremsenden Muskelkräfte. Das würde heißen: bei großräumigen Rumpf- und Gliederbewegungen überwiegen die Antriebskräfte und bei der manuellen Präzisionsmotorik die Bremskräfte.

Kleinbewegungen sind nach BREITKOPF (1939) gekennzeichnet durch ein geringes Maß an Geschwindigkeit, Umfang und Kraftentfaltung. Es ist klar, daß die Kleinbewegungen durch kleine Muskelgruppen und Großbewegungen durch große Muskelgruppen bedingt sind. KOHLMANN (1958) führt am Beispiel der gliedkinetischen Apraxie[1] aus, daß hier infolge einer umschriebenen Hirnverletzung die kleinräumigen Bewegungen ausfallen, während die Großraumbewegungen weiterhin bestehen bleiben. Dieses Beispiel aus der Neuropathologie zeigt mit aller Deutlichkeit die hirntopisch[2] separate Repräsentierung dieser beiden Bewegungsformen.

Handmotorisch entwicklungsretardierte Kinder sind häufig hirngeschädigt und weisen außer ihrer motorischen Rückständigkeit auch qualitative Störungen ihres Hand- und Fingergeschicks auf. Insofern sind Überschneidungen der folgenden entwicklungsfördernden Übungsempfehlungen für die Handmotorik mit den in MOTOTHERAPIE II unter 2. 3. (Mototherapie bei manuellem Ungeschick) dargestellten Übungssequenzen nicht ganz zu vermeiden. Hier geht es zunächst mehr um unspezifische motorische Entwicklungsanregungen, die auch im häuslichen Milieu angewandt werden können.

Empirische Forschungen zur frühkindlichen Bewegungsentwicklung (SCHEID 1988) haben ergeben, daß — anders als bei der Grobmotorik — gerade eine räumliche Begrenzung für die Entwicklung der Hand- und Fingermotorik eine günstige Voraussetzung ist. Eine großräumige Spiel- und Bewegungsfläche wirkt sich bezüglich der manuellen Feinmotorik nachteilig aus. Wir sollten daraus die pädagogisch-therapeutische Konsequenz ziehen, daß Kleinst- und Kleinkinder eben beides nebeneinander oder nacheinander benötigen: die Weite des Bewegungsraums mit großräumigen Materialien, aber auch Raumbegrenzung, gekoppelt mit dem Angebot kleinerer Manipulationsmaterialien. Man darf über der Wichtigkeit großwäumiger, körpermotorischer Entwicklungsanregung nicht vergessen, daß auch die Hände ,,etwas zu tun" haben wollen. Das ist umso wichtiger, als wissenschaftliche Untersuchungen darauf hindeuten, daß frühes Greifen mit der Sprach- und Intelligenzentwicklung korelliert.

Auch Eltern sollten generell über solche Fördermöglichkeiten informiert werden (vgl. u. a. SINNHUBER: Spielmaterial zur Entwicklungsförderung. Dortmund, modernes lernen 1981[2]. Dabei kommt Fingerspielen eine ganz besondere motorische, kognitive und soziale Bedeutung zu (vgl. auch SINNHUBER: Psychomotorische Entwicklungsförderung, Band 5 ,,Optische Wahrnehmung und Handgeschick" ebd. 1983).

Die Beweglichkeit der Hände und Finger ist Voraussetzung sowohl zur Entwicklung der optischen Wahrnehmung als auch zur Entwicklung der Sprache. Handmotorik und Sprachmotorik weisen auf Grund ihres benachbarten Ursprungs in den Hirnrindenarealen eine enge funktionelle Beziehung auf. Die gleiche Hirnverletzung, die normalerweise zu Sprachverlust führt, bewirkt bei Taubstummen den Verlust der Gebärdensprache (BAY 1969).

Russische Forschungen belegen die Wichtigkeit eines frühen Fingertrainings im Hinblick auf die Sprachentwicklung. KOLZOWA (1975) fand heraus, daß nur sprechende Kleinkinder in der Lage sind, ihre Finger einzeln zu bewegen. Die Fähigkeit zur isolierten Fingerbewegung geht also der Sprachmotorik voraus, bzw. macht komplizierte Mundbewegungen, wie sie bei der Artikulation (Lautbildung) vorkommen, überhaupt erst möglich. Die Autorin stellte auf Grund ihrer Untersuchungsergebnisse fest, daß die Finger der noch nicht sprechenden Kinder unbeweglich, schlaff oder steif waren und daß ihnen freie Einzelbewegungen daher noch nicht gelingen.

---

[1] Apraxie = Handlungsunfähigkeit; kinetisch = motorisch
[2] hirntopisch = den Ort im Hirn anbetreffend

FOMINA bewies in ihren Untersuchungsreihen, daß ein tägliches Hand- und Fingergeschicklichkeitstraining von insgesamt 20 Minuten Dauer die Sprachentwicklung signifikant anzuregen und zu fördern vermag. Es hat sich in den ersten Lebensjahren als günstig erwiesen, immer beide Hände zu üben (KOLZOWA). Zeigt das Kind jedoch im Laufe seiner Weiterentwicklung eine deutliche Bevorzugung einer Hand, so soll dieser Tendenz nicht entgegengewirkt werden.

Entsprechende *Materialangebote* sollen helfen, die sich normalerweise im Verlauf der ersten beiden Lebensjahre vollziehenden Entwicklungsschritte vorzubereiten.

— Rassel zum Halten (ab 2 Monate) und Schütteln (ab 4 Monate)

— herunterhängender bunter Ball zum Antippen und Wegstoßen

— auf Schnur gereihte Holzperlen oder ähnliches zum Befühlen (4 Monate) und Hin und Herschieben (6 Monate)

— herunterhängender Schlüsselbund zum Greifen und Untersuchen

— Becher oder Hohlwürfel zum Auf-den-Tisch-Schlagen (7 Monate) und zum Hineinstecken der Faust (9 Monate)

— zwei Hohlwürfel zum Gegeneinanderschlagen (8 Monate) und zum Ineinanderstecken (ab 10 Monate)

— Trommel oder Tamburin zum Draufschlagen (8 Monate) und Bekratzen (15 Monate)

— Stielglocke zum Läuten (9 Monate)

— Klammern und Gefäß (Kochtopf) zum Aus- und Einräumen

— mit Schnur (Band) versehenes Spielzeug zum Heranziehen (11 Monate)

— Würfel und Becher zum Hineinfallenlassen und Herausholen

— handlicher Ball zum Wegwerfen (12 Monate) und Rollen (14 Monate)

— drei Hohlwürfel zum Ineinanderstecken (13 Monate) und Aufeinanderbauen (18 Monate)

— Löffel und Tasse zum Eintauchen (13 Monate) und Umrühren (18 Monate)

— Trommel und Stöcke zum Draufschlagen (ab 14 Monate)

— Farbstifte zum Kritzeln auf großer Fläche (15 Monate)

— Flasche und Rosinen (Perlen) zum Hineinzielen

— Spielklavier zum gezielten Zeigefingergebrauch

— Ringpyramide zum Abnehmen (15 Monate) und Aufstecken (18 Monate)

— Büchsen und Kästchen mit Deckel zum Öffnen und Schließen (ab 16 Monate)

— Bilderbuch zum Durchblättern (anfangs ruhig mehrere Seiten auf einmal)

— gefüllte Streichholzschachtel zum Aufschieben (ab 17 Monate)

— Reißverschluß mit Greifring zum Aufziehen (18 Monate)

— Gabel zum Aufspießen von Bananenscheiben oder ähnlichem

— Papier zum Zerreißen (18 Monate) und Falten (24 Monate)

— Fingerpüppchen als Anreiz für Einzelbewegungen (20 Monate)

— Stock und Pappröhre zum Hineinstecken

— in Papier eingewickelte Überraschung zum Auspacken (21 Monate)

— knetbare Masse (Kuchenteig) zum Bepatschen und Zerreißen

— zwei Becher mit Wasser (Bohnen, Erbsen) zum Umgießen (ab 22 Monate)

— Holzgewinde mit Mutter (auch Schraubdose) zum Auf- und Zuschrauben

— Mehl oder Zucker zum Umfüllen von Gefäß zu Gefäß (23 Monate)

— Sieb und Quirl zum Durchpassieren von Brei

— Papierkorb als Ziel zum Hineinwerfen, Abstand 1/2 m (24 Monate)

— Puppe/Spieltier zum Aus- und Anziehen (ohne Knöpfen)

— Spieldose zu ersten Versuchen des Kurbeldrehens.

Passive Beweglichmachung der Hände: Es kommt hier auf das frühzeitige und regelmäßige Sensibilisieren und Mobilisieren der Hände an. Dabei spielt die kinästhetisch-taktile Stimulierung (Anreizung des Bewegungs- und Tastgefühls) eine Schlüsselrolle. Sie geht der aktiven Hand- und Fingermotorik voraus. Man kann schon vom 4. Lebensmonat an damit beginnen:

— Handgelenke und Handinnenflächen leicht massieren (4 Monate)

— Finger insgesamt durchmassieren und passiv bewegen

— Hände in Körpermitte zusammenführen und aneinanderreiben

— dickes Seil greifen lassen und langsam durch die Hände ziehen

— Handflächen und Finger mit rauhen Textilien bestreichen

— die einzelnen Finger massieren, anbeugen und strecken (mit 6 Monaten beginnen und 3 Monate lang fortsetzen)

— Hände in Behälter mit Kies, Kastanien, Erbsen usw. führen

Arm-, Hand- und Fingerkraft: Wie zum Sprechen eine gewisse Stimmgewalt benötigt wird, so können sich manuelle Geschicklichkeitsleistungen nur auf der Grundlage einer genügenden Muskelkraft entwickeln. Ein behindertes Kind mit ungenügender neuromuskulärer Haltekraft in den Händen wird Schwierigkeiten haben, eine Rassel zu schütteln, ein Quiektier zusammenzudrücken oder einen Schwamm auszupressen. Hier kommen alle Tätigkeiten infrage, die Kraft erfordern, wie Teig kneten, etwas auswringen, ausreißen usw.

Arm-, Hand- und Fingerbeweglichkeit: Genau wie es im ersten Lebensjahr fest zuzugreifen lernt, so muß ein Kind im zweiten Lebensjahr lernen, den Griff absichtlich loszulassen. Der schnelle Wechsel von Anspannung und Entspannung bildet die Voraussetzung zum Werfen, zum Turmbauen oder zum Auffädeln von Perlen. Während das Kind größere Gegenstände noch mit der ganzen Hand erfassen kann, werden zur Manipulation kleiner Objekte die Finger benötigt.

— spielerisch einzelne Finger ineinanderhaken (z.B. Zeigefinger in Zeigefinger) und daran leicht ziehen (Fingerhakeln)

— beidseitig Faust machen und Hand öffnen (14 Monate)

— Hände durch aktives Fingerzappeln lockern

— mit Fingern an Matratze oder Sofa kratzen (Geräusch-Feedback)

— Spinnenlaufen aller Finger über den Boden (ab 16 Monate)

— trockene Brotkrumen zwischen den Fingern zerreiben

— einzelne Finger kratzen allein (zuerst Zeigefinger üben)

— Raupenbewegung: Handballen auflegen und an die Fingerspitzen heranziehen (ab 18 Monate)

— Kind und Erwachsener öffnen gegenseitig des anderen Faust

— Finger abwechselnd spreizen und Hand schließen (20 Monate)

— Daumen — später Kleinfinger — abspreizen.

Im Laufe seiner Entwicklung lernt das Kind, daß es nicht nur Hände hat, sondern auch einzelne Finger. Diese ***Fingerkenntnis*** und die Fähigkeit zur Einzelfingerbeweglichkeit ermöglichen erst das gezielte Greifen kleiner Objekte mit Daumen und Zeigefinger.

Seit jeher haben Mütter mit ihren Kindern Fingerspiele gespielt und sie dabei zu intensivem Wahrnehmen und zur Fingergeschicklichkeit angeregt. Dabei sollen rhythmische Verse und Lieder mit der Fingertätigkeit gekoppelt werden.

— Zur *Ausdifferenzierung des Zeigefingers* wird dieser während des Tages öfters mit einem Fingerhut, einem Fingerling oder mit einem Pflaster versehen oder er wird mit Fingerfarbe angemalt, damit er sich optisch und vom Tastsinn her von den anderen Fingern abhebt.

— Der Zeigefinger wird zunächst bei verschiedenen Tätigkeiten geführt, z. B. beim Hineinstecken in Löcher, beim Aufpicken von Brotkrumen (angefeuchtet) oder beim Berühren der Nasenspitze.

- Der Daumen und andere Finger werden auf gleiche Weise aus dem Handganzen herausgehoben.
- Wir machen Fingerspiele: „Das ist der Daumen, der schüttelt die Pflaumen", „Zehn kleine Negerlein", „Es kommt ein Bär von weitem her".
- Wir machen dem Kind verschiedene Fingerbeweglichkeitsübungen vor, z.B. Fingerspreizen, Faustschluß, Fingerstrecken, Berühren der Daumenkuppe mit anderen Fingern, Kratzen auf einer Trommel, Fingerschnippen usw.

Manuelle Zielfähigkeit: Für die noch ungeübten Muskeln des Kindes besteht die größte Schwierigkeit darin, trotz des manchmal notwendigen Kraftaufwandes das Ziel nicht zu verfehlen, z.B. wenn es darum geht, einen Holzpflock oder Nagel mit dem Hammer zu treffen. Die Kraftimpulse müssen wohlabgemessen sein, Ellbogen und Handgelenk genügend beweglich, damit die Schläge den nötigen Schwung erhalten und richtig sitzen. Es ist gewiß ein langer Weg von den ersten unsicheren Ausstreck-und Reichbewegungen des fünfmonatigen Säuglings bis zum gezielten Greifen und Manipulieren des älteren Kindes. Alles was es tut, ob es sich etwas in den Mund oder eine Scheibe über den Stab steckt, ob es eine Rosine vom Tisch nimmt und sie in einem Loch verschwinden läßt, immer dienen diese Übungen der Vervollkommnung der Hand-Auge-Koordination (vgl. Abb. 50 - 53).

Zielbewegungen mit Hand und Fuß ausführen: Bei jeder Zielbewegung müssen die Augen zunächst das Ziel anvisieren, ehe das Kind mit Hand und Fuß tätig wird. Zielwerfen und Zielschießen (Kicken) fördern das Zusammenspiel von Auge und Hand bzw. Auge und Fuß. Das Treffen eines Zieles muß als Erfolgserlebnis vom Erwachsenen entsprechend gewürdigt werden. Dabei sollte das Kind Preise gewinnen können, z.B. wenn es 10 Mal ein Ziel getroffen hat.

- Mit dem Tennisball aus geringer Entfernung ein Ziel treffen: z.B. einen Karton, eine Zielscheibe, aufeinandergestapelte Dosen.
- Der Ball wird in einen am Boden liegenden Reifen, Karton, Korb usw. geworfen. Abstand mit der Zeit vergrößern.
- Das Kind darf mit dem Ball oder einer Holzkugel in einen offenen Karton kegeln, zwischen zwei Kartons hindurch oder auf Plastikkegel.
- Im Sommer kann das Kind mit einer Wasserpistole versuchen eine Kerze auszuschießen.
- Fußballzielstoßen auf ein Tor macht ebenfalls Spaß, besonders wenn Papa ab und zu ein Tor durchläßt.

Bewegliche Ziele treffen: Nachdem das Kind gelernt hat, feststehende Ziele zu treffen, geht es nun darum, bewegliche Ziele zu treffen. Dabei werden räumlich Anpassung und Reaktion spielerisch geübt. Der Erwachsene hat es in der Hand, die Aufgaben anfangs so leicht zu machen, z.B. durch geringen Abstand zum Ziel, daß das Kind auch erfolgreich sein kann.

- Im Hase-Jäger-Spiel darf das Kind den Jäger spielen und versuchen, die weglaufenden „Hasen" mit Bällen abzuwerfen.
- Das Kind hat die Aufgabe, einen im hohen Bogen zugeworfenen Wasserball mit ein oder zwei Fäusten wegzuboxen, oder ihn, auf dem Rücken liegend, mit den Füßen wegzustoßen.

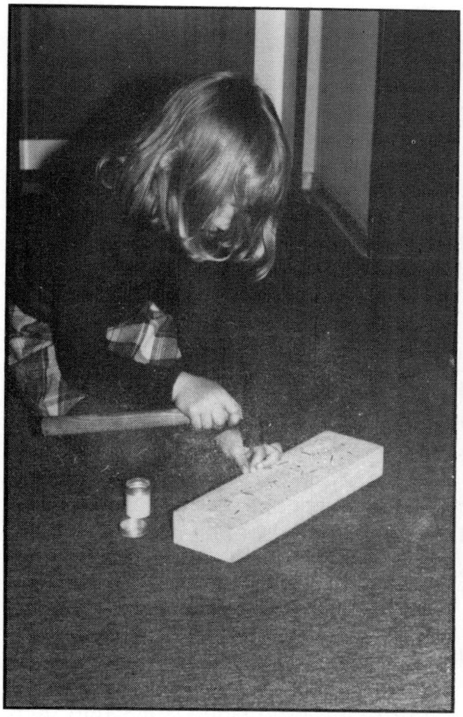

Abb. 50

Spielerisches Erproben des Handgeschicks

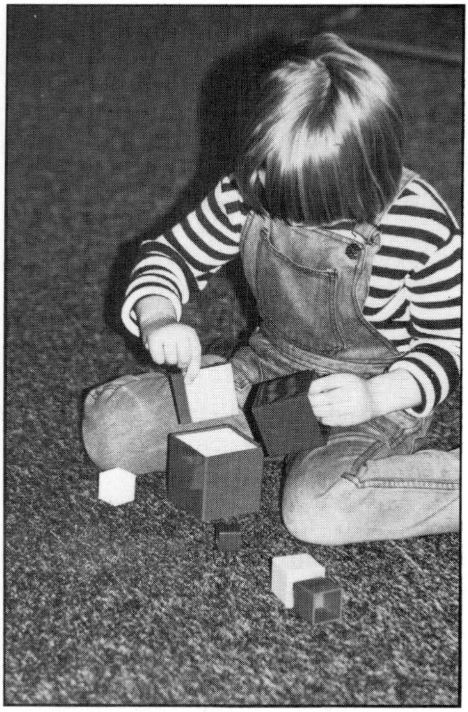

Abb. 51

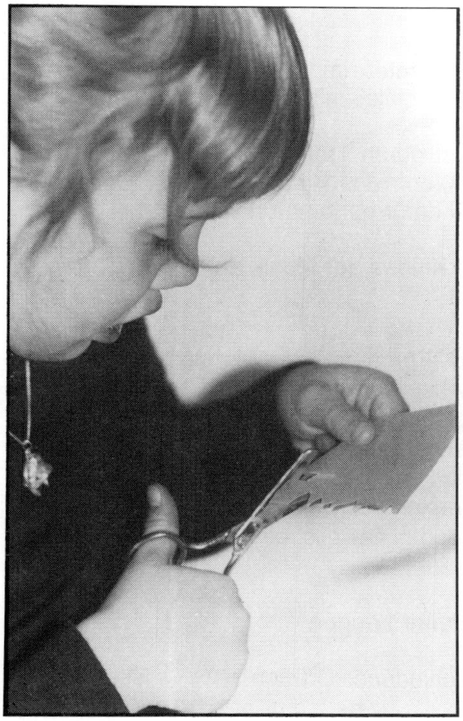

Abb. 52

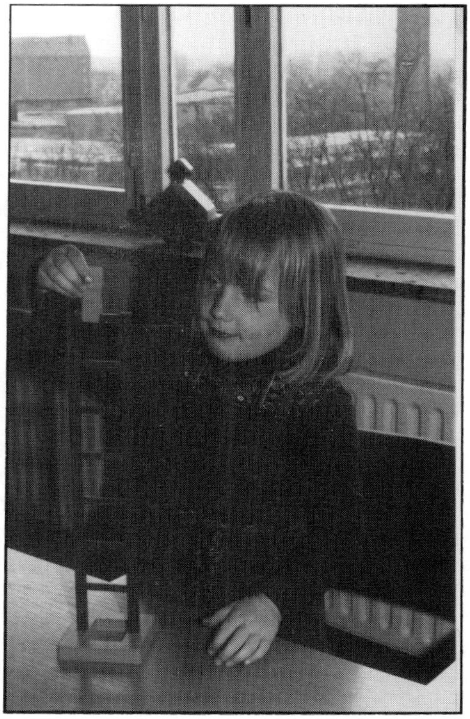

Abb. 53

— Das Kind versucht, einen zugeworfenen oder zugeprellten Ball zu fangen, ihn ein wenig hochzuwerfen und wieder aufzufangen, ihn vor dem Fangen gegen den Boden oder gegen eine Wand zu prellen usw.

— Ein Luftballon wird fortlaufend mit der Hand hochgeschlagen, mit dem Fuß hochgekickt oder mit der Stirn geköpft.

— Das Kind versucht mit seinen Tennisbällen, mit Bohnensäckchen usw. einen vorbeirollenden oder vorbeifliegenden großen Wasserball in der Bewegung zu treffen. Man kann auch ein stabiles Spielfahrzeug als sich bewegendes Ziel nehmen.

Sich einem Fremdrhythmus anpassen: Während es sich bei der vorhergehenden Übungsanregung um eine räumliche Bewegungsanpassung handelte, geht es hier um eine zeitliche Bewegungsanpassung, wobei das Kind sich in seinen Bewegungen nach einer vorgegebenen rhythmisch-musikalischen Zeiteinteilung richtet.

Ein unmusikalisches, arrhythmisches Kind hat seine eigene Zeiteinteilung. Man sollte es nicht darin stören, auch wenn Rhythmus und Bewegung anfangs nicht übereinstimmen. Wenn ein Kind dazu singt, so setzt es dadurch ein weiteres, wichtiges Ausdrucksmittel bewußt ein.

— Gehen nach Musik oder geklatschtem Rhythmus.

— Der Rhythmus oder Takt der Musik wird vom Kind durch Händeklatschen oder Patschen auf den Boden aufgenommen. Dabei kann es auf dem Rücken liegen oder sich selbst im Raum bewegen.

— Die Füße patschen in Rückenlage oder stapfen im Stand zum Rhythmus auf den Boden. Später dürfen Hände und Füße gleichzeitig aktiviert werden.

— Das Kind darf die Musik nach Herzenslust durch Trommeln begleiten. Einfache Tamburine genügen für diesen Zweck. Wenn das Kind Trommelstöcke bevorzugt, so können auch hölzerne Kochlöffel dafür genommen werden.

— Im Tanz paßt sich der ganze Körper des Kindes der Musik an; er schwingt aber auch mit und drückt dadurch Gefühle aus.

Die Entwicklungförderung der Hand- und Fußmotorik ist immer an ein entsprechendes ***Geräteangebot*** gebunden. Abschließend sollen deshalb ein paar diesbezügliche Vorschläge unterbreitet werden. Die folgende Zusammenstellung gibt einen groben Überblick über Möglichkeiten einer relativ billigen Materialausrüstung sowohl für den Bereich der Prävention (Vorbeugung) in Kindergarten, Vorschule und Grundschule als auch für den Bereich der Rehabilitation (Wiedereingliederung) und Therapie. Dabei ist es notwendig, jeweils eine genügende Menge gleichen Materials zu Verfügung zu haben.

— Baumwollschnüre, Bleischnüre verschiedener Längen

— Stäbe, Latten, Brettchen, Holzklötze verschiedener Größen

— Schaumstoffbausteine (10x20x30 cm)

— Schuhkartons, Din-A 4-Pappe, dgl. Papier und Seidenpapier

— Baumwolltücher und Chiffon-Halstücher

— Teppichfliesen und Gummiquadrate verschiedener Farben

— Klanghölzer und abgesägte Besenstielstücke

— geriffelte Plastikschläuche (Heulschläuche)

— Sandsäckchen und Bohnensäckchen

— japanische Papierbälle, Wasserbälle, Luftballons

— Riesenluftballons, Riesenschwungtuch (5x5 m)

— Tischtennisbälle und Schläger

— Handtrommeln und Tennisbälle

— Plastikflaschen, Plastikkegel, Papprollen

— Zwirnrollen, Bierdeckel, Plastikbecher usw.

Literatur:

Bay, E.: Aphasielehre und Neuropsychologie der Sprache. Nervenarzt, 40, 1969, 53 - 61

Bonzio, M. und **Vater, W.**: Frühförderungs- und Entwicklungshilfen für behinderte Kinder. Bonn: Reha 1981

Breitkopf, A.: Großbewegungen und Kleinbewegungen. Zsch. angew. Psychol. Charakterk. 1/2/3, 1939

Kohlmann, Th.: Die Psychologie der motorischen Begabung. Wien/Stuttgart 1958

Kolzowa, M.: Untersuchung zur Sprachentwicklung. Auszugsweise Übersetzung aus: Das Kind lernt sprechen (russ.) von Premer, Kinderarzt 5/6/7, 1975

Scheid, V.: Zur Bewegungsentwicklung im Kindesalter. Diss. Sportwiss., Uni Frankfurt 1988

Sinnhuber, H.: Optische Wahrnehmung und Handgeschick. Übungsanleitungen. Dortmund: modernes lernen 1989[2]

Wachholder, K.: Willkürliche Haltung und Bewegung. In: Ergebnisse der Physiologie, Bd. 26, München 1928

4.4.4. Umweltbezogene (soziale) Entwicklungsförderung

Sich in der sozialen Umwelt geborgen fühlen: Es ist für die seelische Gesundheit und das Selbstwertgefühl eines Menschen grundlegend wichtig, daß er sich geliebt und umsorgt weiß, etwa in dem Sinn: ,,Ich werde geliebt, deshalb bin ich etwas wert." Es kommt darauf an, daß das Kind spürt, daß es in die liebende Fürsorge der Eltern bzw. älterer Geschwister eingebettet ist, daß der Erwachsene sich öfter Zeit für das Kind nimmt und sich ihm ganz allein zuwendet.

— Mehrmals am Tage für das Kind dasein: Es auf den Schoß nehmen und mit ihm schmusen.

— Dem Kind eine spannende Geschichte erzählen, aus einem Buch vorlesen oder Bilderbücher mit ihm betrachten.

— Rhythmische Klatschspiele (backe, backe Kuchen usw.) mit dem Kind spielen.

— Ratespiele (ich seh was, was du nicht siehst) mit dem Kind durchführen.

— Dem Kind die Blumen im Haus oder Garten zeigen, mit ihm Blätter sammeln, Kastanien oder Eicheln.

Die soziale Umwelt über den Tastsinn wahrnehmen: Die Hautberührung ist das direkteste und intensivste Kontaktmittel überhaupt. Wer als Kind nicht genügend ,,Streicheleinheiten" bekommen hat, wird sie sein ganzes Leben lang vermissen. Besonders auch der Vater erhält innigen Zugang zum Kind, wenn er sich am Streicheln, Schmusen oder Kosen beteiligt. Zärtlichkeit muß früh gelernt werden, und Kinder lernen am Vorbild.

— Das Kind mehrmals am Tage streicheln, ihm den Kopf kraulen, Nase an Nase reiben usw.

— Den nackten Körper des Kindes an sich drücken und liebkosen.

— Den nackten Körper des Kindes beklopfen, abklatschen und warmreiben.

— Das Kind nach dem Baden in ein Badetuch hüllen und es singend und kosend abrubbeln und die Haare frottieren.

— Die Hände des Kindes beim Schmusen zum Gesicht der Mutter führen, sie zärtlich in den Mund nehmen und mit den Händen des Kindes die Haare, Ohren, Nase, das Kinn und die Brüste der Mutter berühren lassen.

Die soziale Umwelt akustisch wahrnehmen: Neben dem Tastsinn wird vor allem der akustische Sinn als Vermittler von Zärtlichkeiten, Liebe und Geborgenheit beim Kinde wirksam. In der durch elterliche oder geschwisterliche Laute, Sprechen und Singen erzeugten ,,Geräuschkulisse" fühlt sich ein Kind geborgen. Es sollte deshalb immer dabei sein und nicht räumlich isoliert werden, nur weil es noch zu klein oder zu dumm ist.

— Das Kind beim Schmusen im Bett oder auf dem Schoß mit zärtlichen Kosewörten verwöhnen.

— Scherzend und kosend mit dem Mund ganz nah an das kindliche Ohr kommen und dort alle möglichen Babylaute erzeugen.

— Immer wieder dem Kind etwas vorsummen oder vorsingen.

— Das Kind soll viel dabei sein, wenn sich Geschwister oder Eltern miteinander unterhalten.

— Die ganze Familie sollte öfter zusammen singen, Verse aufsagen oder aus Spaß eine Zeitlang in „Babysprache" miteinander sprechen.

Die soziale Umwelt optisch wahrnehmen: Soziales Wahrnehmen wäre ohne den optischen Sinn nur sehr unvollkommen möglich. Deshalb ist es notwendig, daß das Kind die Menschen seiner näheren Umgebung beobachten lernt. Das Kind soll aufgrund der mimischen Äußerung erkennen lernen, welches Gefühl den betreffenden Menschen erfüllt.

— Wir spielen mit dem Kind und tun so, als ob wir schlafen, indem wir die Augen schließen und ganz still liegen.

— Wir tun aus Spaß so, als seien wir wütend, böse, traurig usw.

— Das Kind selbst übt sich im „bösen Blick", es spielt den Zornigen und schimpft laut oder es tut so, als ob es weint.

— Großen Spaß macht es Kindern, wenn man mit ganz freundlichem Gesicht wütend schimpft oder mit wütendem Gesicht liebe Dinge sagt.

— Wir schauen mit dem Kind Bilderbücher an, in denen dargestellt ist, daß jemand lacht, weint, wütend ist usw.

Die soziale Umwelt erkennen und einordnen lernen: Auf der Basis eines feineren Wahrnehmungsvermögens wird es dem Kind jetzt mehr und mehr gelingen, Ursache und Wirkung des sozialen Verhaltens seiner Mitmenschen zu erkennen. Es geht hier vor allem um das Anregen von Denkprozessen über soziale Bezüge und gesellschaftliche Lebensformen, die dem Kind bisher noch fremd waren.

— Es wird dem Kind bei jeder sich bietenden Gelegenheit klargemacht, warum Vater oder Mutter über ein bestimmtes Verhalten des Kindes ärgerlich sind.

— Das Kind soll beim Erzählen einer Geschichte oder beim Ansehen von Bilderbüchern erkennen, warum die betreffende Person weint, trotzt oder lacht.

— Anhand von akuten Anlässen wird dem Kind gezeigt, wie beispielsweise ein Nachbarkind auf die Wegnahme seines Spielzeugs reagiert hat.

— Das Kind soll anhand praktischer Beispiele über „gutes" und „böses" Verhalten selbst urteilen.

— Alle dem Kind bekannten Personen werden unter dem Aspekt der familiären Zusammengehörigkeit oder freundschaftlichen Bindungen betrachtet: z.B. Rudi und Hanna sind Geschwister. Hannas Freund ist der Ralph usw.

Den Erwachsenen als Kommunikationspartner erfahren: Kommunizieren heißt, miteinander in wechselseitige Beziehung treten, sich miteinander verständigen. Das Kind soll sich dabei seiner Rolle als aktiver und passiver Sozialpartner bewußt werden. Es soll am Vorbild der Eltern lernen, daß Kontakt und Kommunikation immer als gegenseitiger Austausch von Meinungen und sozialen Bedürfnissen im Sinne des Gebens und Nehmens geübt werden müssen.

— Bei der Vorbereitung eines Kinderfestes, einer Party oder einer Karnevalsfeier soll das Kind seine Vorstellung und Wünsche mit einbringen.

— Es wird ein „Kindertag" vereinbart, wobei das betreffende Kind einen Plan macht, was es alles an diesem Tag mit den Eltern tun will.

— Es soll Verständigung und Einigung in einem Streitfall erzielt werden, wobei beide Teile, z.B. zwei Kinder, ihre Meinung äußern und die Meinung des anderen verstehen lernen.

— Wenn ein Geschwister bevorzugt worden ist, soll versucht werden, mit allen Beteiligten eine ausgleichende und für alle akzeptable Lösung zu finden.

— Hat sich ein Kind etwas zuschulden kommen lassen, so soll es selbst darüber nachdenken, welchen aktiven Beitrag es leisten kann, um den Schaden wieder gutzumachen.

Soziale Äußerungsformen des Kindes unterstützen: Positives Sozialverhalten wird dadurch erlernt, daß die entsprechenden sozialen Verhaltensweisen verstärkt, bekräftigt, unterstützt werden. Es ist immer notwendig, positive Ansätze im Sozialverhalten zu bemerken und durch Lob entsprechend herauszustreichen statt, wie so oft, nur auf Negatives, auf „Unarten" oder „Missetaten" zu reagieren.

— Das Kind wird gelobt, wenn es anderen Süßigkeiten abgegeben hat oder sein Dreirad jemandem zur Verfügung gestellt hat

— Das Kind wird gelobt, wenn es der Mutter geholfen hat.

— Das Kind wird gelobt, wenn es für jemanden etwas gemalt oder gebastelt hat.

— Das Kind wird gelobt, wenn es bei einem Streit nachgegeben hat, weil es im Unrecht war.

— Das Kind wird dafür gelobt, daß es in einem Streit für den Unterlegenen bzw. Schwächeren Partei ergriffen hat.

Die Eltern als Vermittler der Umwelt erleben: Die Eltern sollten jede sich bietende Gelegenheit benutzen, um dem Kind die Umwelt nahezubringen, statt diesen „lebenspraktischen Unterricht" allein der Schule zu überlassen. Es gilt immer wieder, das Interesse des Kindes für die Menschen, Erscheinungen und Einrichtungen dieser Welt zu wecken und es anzuregen, unser soziales Zusammenleben zu verstehen.

— Das Kind mit zum Spaziergang nehmen und auf Pflanzen und Tiere aufmerksam machen.

— Dem Kind bei einem Stadtbummel Bauwerke, Kirchen, Türme, Brücken usw. zeigen und deren Funktion erklären.

— Das Kind mit zum Einkaufen nehmen und ihm verständlich machen, warum es Bäcker, Fleischer, Schuster usw. gibt.

— Mit dem Kind in ein Museum gehen, eine Ausstellung, ein Konzert besuchen oder ein Fußballspiel.

— Mit dem Kind Ausflüge und Reisen, auch mit der Bahn, unternehmen.

Aufbauend auf die im Kapitel 4.4.1. vorgeschlagene motorische Grundbestandsaufnahme sollten nunmehr diejenigen Übungsangebote ausgewählt werden, die eine *Erweiterung des „Bewegungsvokabulars"* im grobmotorischen und feinmotorischen Bereich ermöglichen. Wenn also ein Kind noch niemals Roller gefahren ist oder noch nie mit einer Schaufel im Sand gebuddelt hat, sollten diese fehlenden Bewegungserfahrungen übend nachgeholt werden. So kann es mit der Zeit zu einem gewissen Ausgleich von unterschiedlichen, durch individuelle Störungen oder durch ungünstiges Milieu bedingten Lerndefiziten kommen.

In diesem nachholenden und ausgleichenden Bewegungsangebot liegt die große Chance einer frühzeitigen Einflußnahme auf die gestörte Entwicklung behinderter Kinder. Je gravierender die Störungen und Defizite sind, desto mehr haben sich gezielte individuelle Fördermaßnahmen bewährt, die gemeinsam mit oder später von den Eltern alleine durchgeführt werden. Hier genügen nämlich erfahrungsgemäß einmal pro Woche durchgeführte mototherapeutische Bewegungsangebote oft nicht, so daß ein häusliches *Training nach Anweisung* eine wichtige ergänzende Maßnahme darstellt.

Ob im häuslichen Bereich oder in speziellen mototherapeutischen Räumlichkeiten, immer geht es darum, bewegungsrückständige Kinder zum handelnden Umgang mit den biologischen, physikalischen, materialen und sozialen Gegebenheiten der Umwelt zu befähigen. Dazu brauchen wir entsprechend attraktive, motivierende Lernsituationen. Natürliche biologische Umweltangebote sind in der Großstadt kaum mehr zu finden. Wo immer aber die Möglichkeit besteht, sollten die meist unter gärtnerischen oder gartenbauarchitektonischen Gesichtspunkten angelegten Grünflächen zum abenteuerlichen Experimentierfeld für Kinder umgestaltet werden.

Kinder brauchen Sandhänge, Hügel, Halden, Böschungen, Mulden, Gräben, Löcher, Felsenstücke und Steine aller Größen und Formen, Sträucher und Bäume, auf die man wirklich klettern kann. Sie brauchen aber auch Material, um „Buden" zu bauen und Höhlen zu graben: Schaufel, Spaten, Hacke, Säge, Bretter, Bohlen, Balken, Leisten, Kisten und jede Menge Seilwerk. Und, wo irgend möglich, sollte Wasser als eines der wichtigsten Lernelemente vorhanden sein oder wengstens an bestimmten, dafür geeigneten Zeiten mittels Schläuchen dort hingeleitet werden, um eine eingegrabene Plastikwanne zu füllen (vgl. auch nächstes Kapitel).

Wir wollen im folgenden einige im Garten selbst zu bauende Gerätschaften kennenlernen. Die hier gemachten Vorschläge sind als eine Art Grundbestand in Kindergärten oder Behinderteneinrichtungen gedacht. Selbstverständlich sollen sie ergänzt werden durch obengenanntes mobiles Material, wobei die Kinder z. B. selbst mit Brettern verschiedener Länge Aufgänge zum Podest der Holzbrücke schaffen können.

Holzbrücke

Die hölzerne Brücke besteht aus einem Schrägbrett (Länge 2 m, Breite 0, 50 m), an das sich auf Holzpflöcken noch einmal das gleiche Brett in horizontaler Ebene als eigentliche Brücke anschließt. Diese Brücke darf gern eine Höhe von 1 m vom Boden haben. Sie bildet, auf vier oder sechs Holzpflöcke genagelt, das eigentlich fest installierte, im Boden verankerte Teil. Das Schrägbrett soll dagegen abnehmbar sein. Zu diesem Zwecke versieht man es am besten mit zwei großen Haken, welche in entsprechende Ausnehmungen am Ende des Brückenbrettes passen. Wenn man mehrere Schrägbretter in verschiedenen Längen anfertigt (z.B. 1, 50 m und 2, 50 m), so kann man wahlweise die Steigungsgrade Zum Hoch- und Hinunterlaufen bzw. Rutschen verändern. Man kann beispielsweise einen sanften Anstieg auf der einen Brückenseite und einen steileren an der anderen Brückenseite herstellen. Man kann auch das eine Ende der Brücke freilassen, um schon geübten Kindern die Gelegenheit zum Absprung in den Stand zu geben. Sehr zu empfehlen ist als weitere Variation eine ebenfalls mit Haken zu befestigende Holztreppe oder möglicherweise auch zwei Treppen mit unterschiedlicher Stufenhöhe. Hier haben zaghaftere, ungeschicktere Kinder neben der eigentlichen Übung des Treppenabsteigens auch die Möglichkeit, von den niedrigen Stufen seitlich in den Stand hinabzuspringen.

Wenn man ein weiteres tun will, so kann man zwei verschieden lange Leitern (möglicherweise auch mit verschiedenen Sprossenabständen) anfertigen lassen, die ebenfalls an einem beliebigen Ende (Schmalseite) der Brücke eingehängt werden können. So finden die Kinder, je nach Variation des Aufbaus, immer wieder verschiedene Übungsgelegenheiten vor, an die sie sich anzupassen lernen. Letztlich sei vermerkt, daß man selbstverständlich die verschiedenen Schrägbretter, Treppen und Leitern auch von der Breitseite der Brücke her einhaken kann. Entsprechende Ausnehmungen sollte man vorsehen. So wird man schließlich in der Lage sein, auch alle Zusatzgeräte gleichzeitig aufzuhängen.

Selbstverständlich sollte das Holz splitterfrei und mit einem Lackanstrich versehen sein. Wenn möglich, sollen die Zusatzgeräte des Nachts mit einer Plane bedeckt oder unter Dach gestellt werden, um Witterungsschäden vorzubeugen, unter denen Holzgeräte immer leiden. Wenn man will, kann man die Laufbretter und Leitern auch im Sporthandel beziehen, und zwar als Ergänzungsgeräte zu dem für die Halle empfehlenswerten Universalgerät „Lüneburger Stegel".

Sind die Kinder später mit allen Variationsmöglichkeiten der Holzbrücke bekannt, sollte man schmalere Bretter bzw. nicht zu schwere Balancierbalken mit abgeflachter Oberfläche als Auf- oder Abgang benutzen. Auch hier sollte unter dem Schmalbrett bzw. Balken Sand aufgeschüttet werden, um das Abspringen von jeder Höhe gefahrlos zu ermöglichen.

Kletterhaus

Das hölzerne Kletterhaus besteht im Grunde nur aus einem spitzwinkligen Dach, an dessen Außenwänden horizontale Latten in Abständen von 25 cm angenagelt werden, ähnlich wie bei einer Hühnerleiter. Höhe und Neigungswinkel der beiden Dachgiebelwände sollen der Leistungsfähigkeit der Kinder angepaßt sein. Länge der beiden Dachteile 2 - 3 m, Breite 1, 50 - 2 m, innerer Winkel der Dachspitze 45 Grad. Oben soll der Dachfirst abgerundet sein. Unfälle können nur durch seitliches Herunterfallen entstehen, weswegen die Kinder nicht außen, sondern in der Mitte hochsteigen sollen. Es darf aber vermerkt werden, daß die Kinder von selbst die Außenseiten meiden und ihre Kletterhöhe der eigenen Leistungsfähigkeit anpassen.

Das Kletterhaus soll im Boden verankert sein. Es empfiehlt sich wegen der besseren Stabilität, 1/2 m über dem Boden eine horizontale Fußbodenfläche einzuziehen, auf der die Kinder auch innerhalb des Hauses spielen können. Wer ein weiteres tun will, kann im Inneren Strickleitern oder Klettertaue mit einem Knoten am Ende hängen lassen.

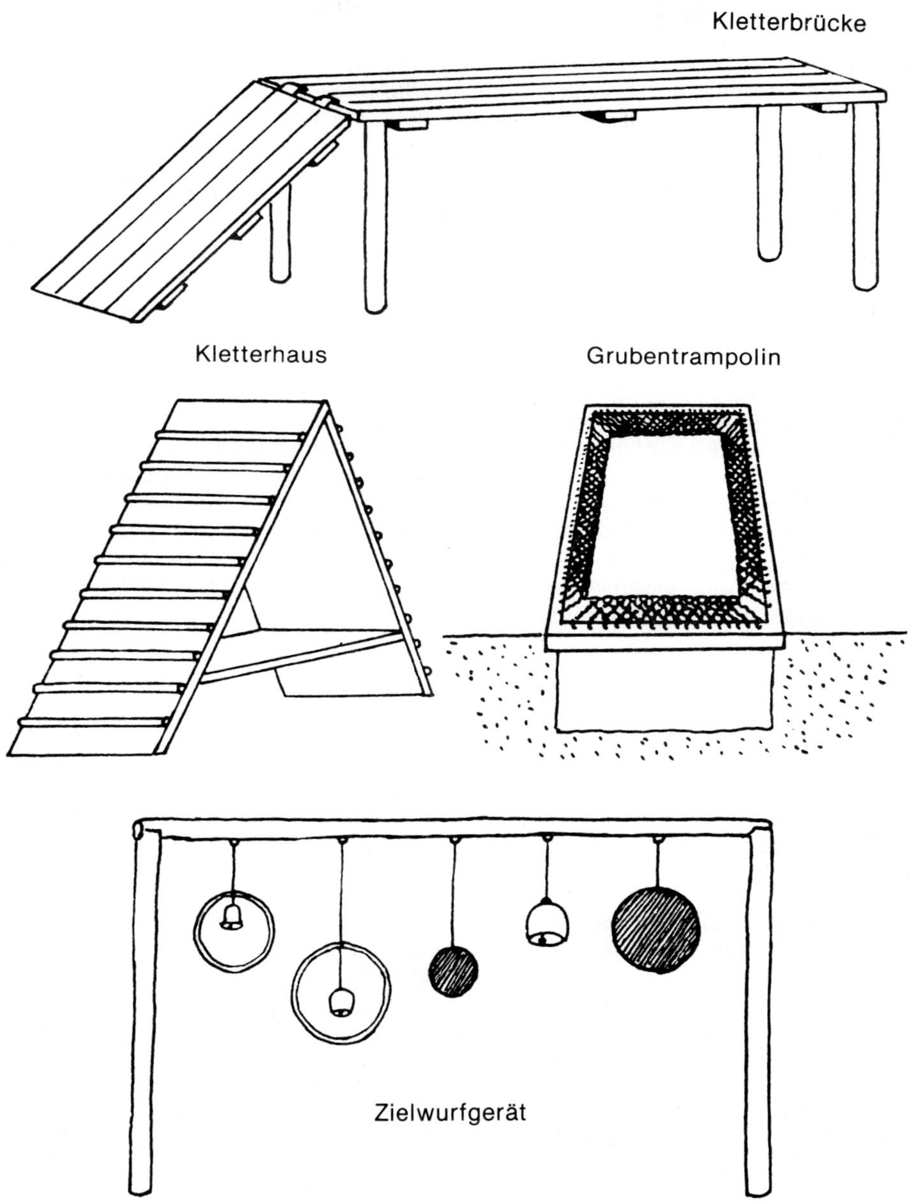

Abb. 54

Pfahltreppe

Die Pfahltreppe besteht aus senkrecht in den Boden gerammten Pallisadenhölzern, deren Oberfläche als Standfläche dient. Nimmt man dünnere Pfähle, so können aufgenagelte Rundbretter zur Vergrößerung der Standfläche dienen. Die Pfähle sollen reihenweise und in steigender Höhe angeordnet sein, so daß die Kinder von Pfahl zu Pfahl höher steigen und vom höchsten Punkt aus in den Sand abspringen können. Fünf solcher Pfähle werden bei kleineren und schwächeren Kindern schon genügen. Man kann außerdem später noch höhere Pfähle hinzufügen. Die niedrigste Pfahlhöhe soll etwa der einer normalen Treppenstufe entsprechen. Das gleiche gilt für den Höhenunterschied von Pfahl zu Pfahl. Der Gleichgewichtssinn der Kinder wird besonders angefordert, wenn im Höhersteigen Zwischenräume zu überwinden sind. Die Zwischenräume zwischen den Pfählen richten sich nach der Leistungsfähigkeit der Kinder. Für besonders zaghafte mögen 10 cm durchaus genügen; andere brauchen 20 cm oder sogar 30 cm als Zwischenräume.

Kletterbaum

Ein Kletterbaum kann liegend oder senkrecht einzementiert verwendet werden. Welche Lösung man vorzieht, richtet sich einmal nach der Struktur des geschlagenen Baumes, zum anderen wiederum nach dem Leistungsstand der betreffenden Kinder. Bei niedrigem Entwicklungs- und Leistungsstand ist der liegende Kletterbaum vorzuziehen. Er muß fest auf einer seiner natürlichen Astgabeln ruhen oder eigens gegen Umkippen gesichert werden. Nach Möglichkeit sollte der liegende Baum mit seinem Stamm Balanciergelegenheit bzw. dort wo er höher führt, Absprunggelegenheit in den Sand ergeben. Erwünscht sind einige höher heraufragende Äste zum Klettern. Selbstverständlich sind alle zu dünnen oder morschen Äste vorher zu beseitigen. Diese Forderung gilt erst recht für den stehenden Kletterbaum, an dessen stärkeren Ästen im übrigen auch Schaukel, Strickleiter und Klettertau angebracht werden können.

Kleintrampolin

Vielseitige Bewegungsanreize vermittelt ein ebenerdig angelegtes Gruben-Kleintrampolin. Dazu muß eine Grube von 50 cm Tiefe ausgehoben und am oberen Rand mit einem Rahmen aus dicken Balken oder Winkeleisen versehen werden. Innere Maße des Rahmens: 1, 70 m x 2, 30 m. Man braucht dazu nur noch ein Trampolintuch (1, 20 m x 1, 80 m) und entsprechende Trampolinfedern, mit denen das Tuch rundherum straff im Rahmen aufgehängt wird.

Statt eines Perlontuches, wie man es im Sporthandel erhält, kann man auch festes Segeltuch nehmen oder ein Netz aus einfachem Bindfaden flechten. Die Seiten des Tuches bzw. Netzes müssen verstärkt und mit Ösen zum Einhängen der Federn versehen werden. Wir empfehlen einen doppelten Federsatz anzuschaffen und die Federn jeweils überkreuz anzubringen, d.h. man hakt immer zwei Federn in jede Tuchöse bzw. in die entprechenden Löcher oder Haken des Rahmens, so daß sie sich schräg überkreuzen. Dadurch erhalten wir eine weiche, dem Kindergewicht angepaßte Federung. Gummikabel sind für Kinder weniger geeignet, weil ihre Dehnungseigenschaften härter und mehr dem Erwachsenengewicht angepaßt sind. Weicher in der Federung sind selbst herzustellende Rundgummis, die beim Zerschneiden von Autoschläuchen entstehen. Der Nachteil liegt hier darin, daß diese Schlauchgummis durch Witterungseinflüsse mit der Zeit porös und daher weniger elastisch werden, so daß man unter Umständen nach ein oder zwei Jahren eine Reihe der Gummis auswechseln muß.

Zielwurfgerät

Ein Zielwurfgerät kann denkbar einfach ausgestattet werden. Von dem Querbalken eines Gerüstes (in Art der Teppichklopfstangen, nur höher) hängen, für die Kinder nicht erreichbar, nur durch Anspringen oder Ballwurf zu treffende Ziele. Es können Reifen sein, durch welche es gilt, hindurchzuwerfen. Besondere Anreize gehen von Geräuschquellen wie Blechdeckel, Kuhglocken oder Tischglocken aus, die den erfolgreichen Werfer sofort durch ihr Scheppern, Klirren oder Klingeln belohnen.

Mit diesen drei Übungsgelegenheiten hat man schon sehr verschieden wirksame und vielfältige Bewegungsanreize geschaffen. Weitere Geräte können bei genügendem Spielraum und vor allem bei einer größeren Zahl von Kindern wahlweise hinzugenommen werden.

Sandbuddelplatz

Daß Sand zum Spielplatz gehört, kam schon verschiedentlich zur Sprache. Man darf damit auf keinen Fall sparen. Nach Möglichkeit sollte in irgendeiner Ecke, separat und räumlich sowie durch Bepflanzung abgetrennt, ein Sandbuddelplatz geschaffen werden. Dabei ist es gut, lose Bretter, Latten und Pfähle und einiges an Seilen und stärkerem Bindfaden zur Verfügung zu haben, die zum konstruktiven Bauen von Brücken, Buden u. dgl. dienen. Es kommen erfahrungsgemäß immer wieder Zeiten, besonders im Anschluß an körperlich anstrengendes Spiel an den vorgenannten Geräten, in denen es die Kinder zu einer ruhigeren, besinnlichen Tätigkeit zieht, z. B. zum Sandspiel oder zum Rollenspiel im Inneren des Kletterhauses.

Je vielfältiger die motorischen Umweltangebote sind, desto eher werden motorisch rückständige Kinder Entwicklungsfortschritte machen, und zwar sowohl motorisch als auch affektiv, kognitiv und sozial. Jede veränderte Bewegungssituation fordert neue Anpassungsvorgänge beim Kinde heraus. Elternhaus, Gymnastik- und Turnhalle werden so zum natürlichen Experimentierfeld, wobei die Auseinandersetzung mit den verschiedensten Geräten und Materialien zu immer wieder neuen Lernerfahrungen Anlaß ist. Selbstverständlich ist die Turnhalle nur ein Ersatz für die natürliche Umwelt. Aber auch hier ist es durch entsprechend variable Geräteangebote möglich, Lernsituationen zu schaffen, welche die Kinder zu pragmatischen Anpassungsleistungen im Sinne des Lösens von jeweils neu auftauchenden situativen Problemen zu führen (vgl. Band 1: Motopädagogik).

Entwicklungsanregende Turngeräte

Sieht man sich in den traditionellen Turnhallen um, so fällt auf, wie rigide, steril, kalt, schwer und unbeweglich die meisten der „Turnvater-Jahn-Geräte" sind. Die übliche Standardausrüstung an fest installierten und beweglichen Großgeräten orientiert sich auch heute noch an den Trainingsbedürfnissen der Kunstturner, und nicht an den Bedürfnissen unserer Kinder. Deshalb sind die meisten Turnhallengeräte von Kindern selbst nicht handhabbar und veränderbar. Selbst die Turnbänke sind so schwer, daß sie nur von älteren, kräftigeren Schülern fortbewegt werden können. Allenfalls genügen die zerlegbaren Turnkästen den hier zu stellenden Forderungen nach selbsttätiger Handhabung durch die Kinder. Die Kasten-Einzelteile können aber kaum anders als in der vorgesehenen Weise verwendet und leider eben auch nicht kombiniert werden.

Man kann sich nur wundern, wenn selbst heute noch Turnhallen in der üblichen konservativen Weise mit enorm teuren Turngeräten bestückt werden, die für Kinder (vielleicht abgesehen von den Tauen) wenig Möglichkeit zum kreativen Materialumgang bieten. Bei der Ausstattung einer neugebauten Turnhalle für bewegungsgestörte Kinder in einer großen jugendpsychiatrischen Einrichtung wurde nicht etwa auf die Erfahrungen der dort seit Jahren tätigen Sporterzieher zurückgegriffen, um behindertengerechte Gerätschaften zu installieren. Statt dessen wurde eine Turnhallengerätefirma beauftragt, die Halle nach Schema F auszustatten. Nachträglich war es denkbar schwierig und umständlich, die verantwortlichen Stellen zu überzeugen, daß bewegungsbehinderte Kinder nicht allzuviel mit einem Spannreck für Kunstturner anfangen können und daß die Gerätefirma zum Umtausch einiger dieser Geräte bereit sein mußte, was dann auch nach langem Hin und Her geschah. Dabei erwies sich beispielsweise der Lüneburger Stegel als ein hervorragendes Kombinationsgerät, allerdings mit dem Nachteil, daß seine Einzelteile für eine freie Handhabung durch die Kinder immer noch zu schwer sind.

Ein Übungsgerät ist dann sinnvoll, wenn es möglichst viele Funktionen oder wenigstens ein variationsreiches Üben einer Bewegungsfunktion ermöglicht. Bleibt die vorgegebene Übungssituation immer gleich, so ist sie geeignet, eine motorische *Fertigkeit* auszubilden, deren Übertragbarkeit auf andere Situationen limitiert (begrenzt) ist. Durch dauerndes Wiederholen fest eingechliffener Bewegungsabläufe sind diese kaum mehr veränderbar und abwandelbar. Daher stören sie bei noch in der Entwicklung befindlichen Kindern den Prozeß des Ausbildens vielfältig anpassungsfähiger Bewegungsmuster.

Dagegen sind motorische *Fähigkeiten* auf jede andere Situation übertragbar. Sie werden dadurch aufgebaut, daß die betreffende Übungssituation immer wieder verändert wird. Mit anderen Worten: Das Bewegungsmuster Gehen muß, um generalisierbar zu sein, außer auf ebenem Boden in den vielfältigsten Übungssituationen erfahren werden. Klettern, um ein anderes Beispiel zu nennen, darf nicht nur an einer bestimmten, nicht variierbaren Sprossenwand geübt worden sein. Und das Bewegungsmuster Fangen sollte nicht nur mit einer Ballgröße erworben worden sein, sondern mit kleinen und großen, leichten und schweren Bällen und selbstverständlich auch mit Tennisringen, Wurfscheiben usw.

Schon mit Hilfe von einigen Langbänken, über eine hohe Reckstange gehängt, evtl. in Verbindung mit Turnkästen und, wenn verfügbar, einigen Schwungbrettern vom Lüneburger Stegel, das Ganze mit glatten Langmatten abgedeckt, läßt sich ein für Kinder höchst faszinierender ,,Berg" bauen (vgl. KIPHARD/LEGER: Psychomotorische Elementarerziehung, Doppelseite 42/43). Der Nachteil ist aber auch hier, daß eine solch motivierende Turnhallensituation nur mit Hilfe kräftiger Erwachsener vorbereitet, nicht aber von den Schülern selbst realisiert werden kann. Ähnlich attraktive Möglichkeiten bietet das Spannen vieler Seile und Strickleitern zwischen zwei ausgeschwenkten und arretierten Sprossenwänden. Hier können die Kinder sogar maßgeblich mitwirken (vgl. KIPHARD: Leibesübungen als Therapie, Abb. Seite 100).

Verbindungen zwischen Geräten lassen sich außer mit Seilen auch durch Leitern, Latten, Balken, Stege, Rutschen und Treppen improvisierend arrangieren. Entsprechend leichte Verbindungsmaterialien kann man aus leichtem Holz, Aluminium oder Plastik herstellen. Dabei sind wegen der unbedingt zu fordernden Sicherheit der von den Kindern selbst bewerkstelligten Geräteverbindungen Verbundsysteme zu schaffen, welche durch Einstecken und Einrasten funktionieren. Hierbei können Klammerverschlüsse, ,,Druckknopf"-Verschlüsse (Loch und Dübel), Nut und Feder sowie evtl. Magnetverschlüsse verwendet werden. (Vgl. Übungsgeräte-Katalog, Firma Schäfer, Lemgo, Kleiner Schratweg.)

Bei den Überlegungen, wie man die starren und kalten Turngeräte durch Anbringen von Zusatzgeräten attraktiver für den Bewegungsunterricht mit Kindern machen kann, sollte man so unkonventionell wie möglich vorgehen. Man kann Hängegeräte wie Trapez, Ringe, Klettertau oder Strickleiter an einem Hochreck befestigen oder eine Wackelbrücke vom Reck zu einem nicht zu weit entfernt stehenden Barren anbringen. Auch in einen Barren können die verschiedensten Zusatzgeräte eingehängt werden. Gerade Hängegeräte, mit denen die Kinder schwingen, schaukeln und sich drehen können, befriedigen ganz wichtige Funktions- und Spielbedürfnisse. Auch Rollenspiele wie „Tarzan" oder „Robinson" werden beim Wanderklettern von einem Gerät zum anderen oft spontan ausgelöst.

Je mehr Variationsmöglichkeiten durch Verwendung aller in der Halle befindlichen Gerätschaften und Materialien verfügbar sind, desto spannender und erlebnisreicher kann Mototherapie gestaltet werden. Mit einiger Phantasie läßt sich auf diese Weise ein über die ganze Turnhalle verteilter Parcours aufbauen, wobei die Aufgabe lauten kann: „Findet einen Weg über die Geräte, ohne den Boden zu berühren". Eine Fülle von Anregungen gibt das Buch von TREESS, TREESS und MÖLLER (vgl. nachfolgendes Literaturverzeichnis).

Kindgemäße Materialien sollen folgende Forderungen erfüllen:

— Attraktivität in Farb- und Formgestaltung

— hautfreundliche, warme Berührungsqualitäten

— geringes Eigengewicht der Bauteile

— leichte Zerlegbarkeit in Einzelteile

— vielfältige Kombinationsmöglichkeiten

— absolut sichere Verbundsysteme

— hohe funktionelle Effektivität.

Kindgemäße Bewegungslandschaften

Erfahrungen mit unbehinderten und behinderten Kindern im Vorschul- und Grundschulalter zeigen, daß sich spiel- und experimentieroffene „Bewegungsbaustellen" (vgl. Abb. 55 - 57) größter Beliebtheit erfreuen. Kindgemäße Möglichkeiten der Umweltveränderung bieten beispielsweise schon ein paar verschieden große, 20 bis 30 cm dicke Schaumstoffrechtecke (Breite ca. 100 cm, Länge bis 200 cm und mehr). Selbst Kleinkinder, die allein nicht in der Lage sind, diese mit Stoff bezogenen Großbausteine zu bewegen, geben hier gezielte Anweisungen zum Bau eines Tunnels, eines hohen Berges oder eines Steilhanges, den sie dann mühsam erklimmen, um von oben mit Schwung hinabzurutschen. Oder sie schwingen sich auf einen hochkant gestellten Schaumstoffblock, um auf diesem „Pferd" nach Herzenslust zu reiten und immer wieder absichtlich seitlich auf die danebenliegenden Weichmatten umzukippen.

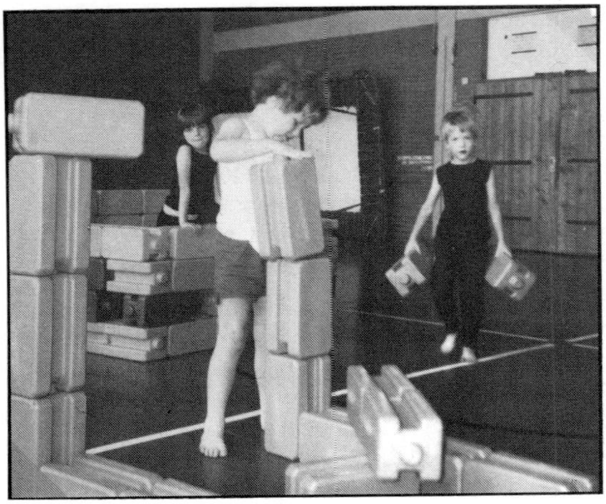

„Bewegungsbaustellen" fördern kreatives Handeln

Abb. 55

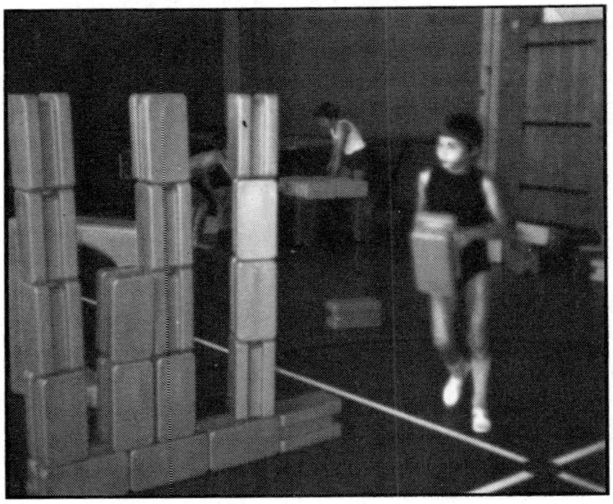

Abb. 56

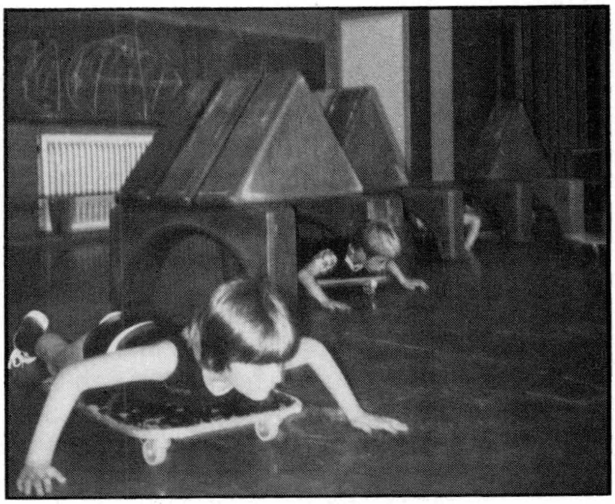

Abb. 57

OLIVER hat in England eine ganze Weichspiellandschaft konstruiert, deren Mitte eine etwa 3x3 m große und 30 cm dicke Schaumstoffplatte als „Moor" oder „Sumpf" bildet[1]. Drum herum können wahlweise freistehende Berge, große Dreiecksblöcke, Riesenstufen, Würfel und Zylinder sowie kleinere geometrische Formen wie Halbkreise, Dreiecke, Würfel und Keile angeordnet werden, wobei allerdings nur die letzterwähnten Schaumstoffteile von den Kindern selbst gehandhabt werden können. Leider kostet diese höchst kindgemäße Ausstattung zwischen 10 000 und 15 000 DM[2].

Eine deutsche Juniorsport- und Spielgerätefirma hat vor nicht allzu langer Zeit ein durchaus ansprechendes Kombinationssystem für kleinere Kinder auf den Markt gebracht[3]. Es handelt sich dabei um bunte, abgerundete und überaus formstabile längliche Bausteine (20x20x100 cm, Gewicht 3200 g), die durch 200 g leichte Verbindungsstecker, auch an den Enden von leichten Aluminiumstangen angebracht, sicher aufeinandergebaut werden können. Zusatzgeräte aus Holz wie Rutschbrett, Leiter und Balken sowie gepolsterte Abdeckungsflächen erhöhen die Variabilität[4].

Funktionsraster der über Materialien zu fördernden Haltungs- und Bewegungsmuster

Bei der Auswahl geeigneter Materialien und Geräte, welche das traditionelle Turnhallen-Geräteangebot ergänzen und erweitern sollen, erscheint es sinnvoll, sich der Haltungs- und Bewegungsmuster klar zu werden, welche mit Hilfe dieser neuen Angebote explorativ erfahren werden sollen. Dabei kann das umweltverändernde Material- und Geräteangebot nicht variationsreich genug sein. Geht es doch darum, daß das Kind Bewegungs- und Handlungsfähigkeiten erwirbt (nicht Fertigkeiten wie im üblichen Sportunterricht), mit deren Hilfe es mit der Zeit in der Lage ist, völlig neue ungewohnte Bewegungssituationen zu bewältigen. Der folgende Funktionsraster enthält sowohl leichte, für behinderte Kinder geeignete als auch schwierige Übungen.

Sitzen, Knien, Stehen auf kleiner Stützfläche: Gymnastikkuppel, umgedrehter Sport-oder Therapiekreisel, Klötze, Büchsen, Pfosten, Pfähle, aufeinandergestapelte Sandsäckchen, Holzstücke, Horizontalstangen. Erschwerung erfinden: z. B. einbeinig darauf stehen.

Auf labiler Stützfläche: Hängebrett, Hängeleiter, Wackelbalken, Drehbalken oder Holzwalze im Wasser, Wippe, Brett über einer Rolle, Kufenschaukelbrett, Sport-Therapiekreisel, Partner in Vierfüßlerstellung, mittelgroße Luftkissen/Airbags, Spastikerball, Pushball, freistehende Leiter aus Leichtholz.

Drehen, Rollen, Wälzen um die Längsachse: sitzend, kniend, stehend auf einem Sportkreisel, an vorher aufgedrehten Ringen hängend oder in einem aufgehängten Drehkorb sitzend, ausgestreckt in einer Tonne liegend.

Um die Querachse: Vorwärtsrollen in Hockstellung in einer Tonne, einem Faß oder Autoreifen, vornüberschlagen um eine Stange.

---

1) vgl. Bericht in Zschr. Psychomotorik 2, 1, 1977, Seite 38 und die Abbildungen in Kiphard: Motopädagogik ab Seite 113
2) Rupert Oliver Designs Ltd., 505 London Road, Croydon, Surrey (England)
3) Grünzig Spielgeräte, Postf. 69, 2813 Eystrup
4) Vgl. Wasmuth/Wilhelm: Juniorsport, Übungsanleitungen

Um die Seitachse: Karusselldrehen in Bauchlage auf flachem Rollwagen, stehend in einem kleinen Rhönrad - „Rhöni".

Rutschen, Gleiten: liegend, kniend, kauernd, stehend eine schiefe Ebene/Rutsche hinunter, auch Wasserrutschbahn, Schneeabhang mit Schlitten oder Gleitschuhen/Ski, Eisbahn/Schlitterbahn mit und ohne Schlittschuh, als Ersatz Schmierseife auf Fußboden oder Wasserstrahl auf große Plastikfolie halten, am besten auf dem Rasen.

Fahren: auf glattem Hallenboden, evtl. eine Rampe hinunter oder sich selbst Schwung gebend, z.B. auf flachem Rollwagen in Bauchlage mit den Händen Schwung holend oder ein Pedalo drehend. Man kann sich auch im Sitzen, Knien oder Stehen mit gummigepufferten Turnstäben abstoßen oder einen kleinen Turnkasten stehend daraufbauen und sich wie beim Rollerfahren mit einem Fuß Schwung geben; dgl. Rollerfahren, Rollschuh, Skateboard, Pedalo, Fahrrad, Einrad oder sich Stehend auf Tonne/Faß/Walze/Kabeltrommel fortbewegen.

Gehen, Laufen auf verändertem Untergrund: barfuß über verschiedene Textilien und Oberflächenbeschaffenheiten, durch Gras, Sand oder Wasser verschiedener Tiefen, Steigungen hinauf und hinab, auf einem sich drehenden „Teufelsrad"/„Holländerscheibe", über ein Trampolin oder Airtramp (großes Luftkissen) oder über eine Reihe hintereinandergelegter Luftmatrazen, auch auf das Wasser gelegt und von Kindern gehalten, über eine Wackelbrücke/Hängebrücke, über eine Reihe von Sportkreiseln, über einen Balken, über schmale Latten oder straffes Seil.

Mit etwas unter den Füßen: mit Schwimmflossen, Klotz- oder Büchsenstelzen, mit zwei Rollwagen oder Therapiekreiseln unter den Füßen, auf dem Trockenen mit Ski oder Schlittschuhen gehen, auf dem Wasser auf Styroporbrettern stehend, mit Skistöcken, ebenfalls mit Styropor zum Abstützen.

Hüpfen und Springen: sitzend auf einem Känguruhball, stehend mit Tennisring um beide Fußgelenke vorwärtshüpfend, über verschieden hohe Hürden oder Schaumstoffhindernisse, von Trimmpolin zu Trimmpolin, auf dem großen Trampolin, vom Minitramp/Federbrett/gefederter Autoreifen über Hindernisse oder ins Wasser, mit Federschuhen an den Füßen oder auf einer spatenförmigen Hüpfstelze stehend, auf Therapiekreisel oder Wackelbrett mit zwei untergeschraubten Kreiseln stehend, sich mit Armschwung vorwärts- oder rückwärtsbewegen, dgl. durch „Wedeln".

Klettern, Hängen, Hangeln: verschieden kombinierte Hindernisse aus Turnhallengeräten, Sprossenwand, Leitern, Gitterleitern, Kletternetze, Strickleiter, Taue, Kletterstangen, Reckstangen zum Hangeln, dgl. Horizontalleitern und Horizontalseil, Kletterbaum u.a.m.

Schwingen und Schaukeln: Schaukel, Trapez- Ringe, Klettertaue und Hängematten, schlaff durchhängende Horizontalseile/Schlappseile sowie Schaukelleitern, Schaukelbalken und große Schaukelbretter. Es empfiehlt sich, für die beiden letztgenannten Funktionsgruppen regelrechte Klettergärten zu installieren mit einem Gewirr von oben herabhängender Brücken, Trampolintücher, auch an Gummikabeln oder Expanderfedern aufgehängt, dazu Hängematten, Strickleitern, horizontale und vertikale Seile, Kletternetze usw., welche durch einfache Handgriffe von den Kindern selbst variiert und anders kombiniert werden können.

Schwimmen: Auftriebshilfen (Schwimmringe, Schwimmtiere, Korkgürtel, Styroporbretter, Schwimmflügel, Schwimmsprossen, Wasserbälle, Plastikhohlkörper, Luftmatrazen, selbstgebautes Floß).

Antriebshilfen (in erster Linie Schwimmflossen für die Füße und für die Hände, aber auch ohne dieselben, z.B. bäuchlings auf einer Luftmatratze oder einem Surfbrett liegend, mit den Händen paddeln oder in einem Schwimmring mit Armen und Beinen für Antrieb sorgen).

Literatur:

Autorenkollektiv Frankfurter Arbeitsgruppe: Planen als didaktische Re-Konstruktion. Zur Reform der Sportlehrerausbildung. Institut für Sportwissenschaften, Frankfurt/M., Juni 1980

Ehni, H., Kretschmer, J. u.a.: Kinderwelt - Bewegungswelt. Bildband. Seelze: Friedrich 1982

Ermer, R., Fritsch, U., Landau, G, Maraun, H. -K. und Scheel, D.: Analysieren als Lernprozeß in der Sportlehrerausbildung, ebd. 1979

Funke, S.: Curriculumrevision im Schulsport. Ahrensburg 1979

Grupe, O.: Grundlagen der Sportpädagogik. München 1969

Kiphard, E. J.: Psychomotorische Entwicklungsförderung. Band 1: Motopädagogik, Dortmund: modernes lernen 1990[4]

ders. und Huppertz, H.: Erziehung durch Bewegung. Ebd. 1987[7]

ders. und Leger, A.: Psychomotorische Elementarerziehung. Gütersloh 1986[3]

Landau, G.: Ordnung im Sportunterricht. Schorndorf 1979

Miedzienski, K.: Die Bewegungsbaustelle. Dortmund: modernes lernen 1983

Moog, W. und Moog, E. S.: Die entwicklungspsychologische Bedeutung von Umweltbedingungen im Säuglings- und Kleinkindalter. Berlin: Marhold 1976

Rouard, M. und Simon, J.: Spielraum für Kinder. Bildband. Stuttgart: Hatje 1976

Scherler, K. -H.: Sensomotorische Entwicklung und materiale Erfahrung. Schorndorf 1979[2]

Schilling, F.: Grundzüge der Motodiagnostik, Motopathologie, Mototherapie. Habilitationsschrift, Marburg 1976.

Treeß, H., Treeß, U. und Möller, M.: Soziale Kommunikation und Integration. Dortmund: modernes lernen 1990

Wasmund-Bodenstedt, U.: Die tägliche Bewegungszeit in der Grundschule. Schorndorf: Hofmann 1984

Zimmer, R.: Motorik und Persönlichkeitsentwicklung bei Kindern im Vorschulalter. Schorndorf: Hofmann 1981

4.4.5. Frühe Wassererfahrung als Entwicklungsanregung

In einer großangelegten, 1980 veröffentlichten „Längsschnittuntersuchung über die Wirkung frühzeitiger motorischer Stimulation auf die Gesamtentwicklung des Kindes im 4. bis 6. Lebensjahr" (DIEM, LEHR, OLBRICH, UNDEUTSCH) wurde — neben einem spielerischen Bewegungslernprogramm — auch das Wasser als

„Bewegungsraum und Spielplatz" genützt. Dabei wurden insgesamt sechs Teilstichproben von Kindern im Alter zwischen dem 3. Lebensmonat und 3;6 Jahren sowie zum Vergleich solche, die keine Förderung erhielten, über einen mehrjährigen Zeitraum verfolgt. Als Ergebnis zeigten sich — bei aller individueller Unterschiedlichkeit der Entwicklungsverläufe — positive Effekte hinsichtlich der kindlichen Gesamtpersönlichkeitsentwicklung. Die Kinder wurden (gegenüber der nicht geförderten Vergleichsgruppe) allgemein selbständiger, erweiterten von sich aus ihren Bewegungsraum, verloren zunehmend ihre Ängstlichkeit, wurden leistungsmotivierter, konnten sich müheloser an neuartige Situationen anpassen und ließen eine größere soziale Kontaktbereitschaft erkennen. Was ihre intellektuellen Fähigkeiten anbetrifft, so ergaben die Untersuchungen, „daß die Frühschwimmer... höhere Intelligenzwerte aufwiesen als die Kinder aus den später geförderten Gruppen" (DIEM, LEHR, OLBRICH, UNDEUTSCH 1980, S. 230).

Wenn hier von "Schwimmen" die Rede ist, so bedarf dies einiger Erklärungen. In sehr frühem Lebensalter handelt es sich nicht eigentlich um das Erlernen bestimmter sportmotorischer Schwimmtechniken. Babys schwimmen spontan unter Benutzung primitiver Bewegungsmuster, ähnlich dem Hundepaddeln. Es handelt sich dabei um einen physiologischen Schwimmreflex, der mit etwa einem halben Jahr (zwischen 5 und 6 Lebensmonaten) erlischt. Auch kommt ihnen beim Untertauchen ein reflektorisches Luftanhalten hilfreich entgegen, ein sog. Tauchreflex, der sich jedoch ebenfalls ab einem halben Lebensjahr allmählich verliert. Wird das Luftanhalten jedoch vor diesem Zeitpunkt erlernt, so wird aus dem unbedingten Reflex durch Übungseinwirkung allmählich ein bedingter Reflex.

Während man früher das Untertauchen des Babys (nach vorherigem Anspritzen des Gesichts zur Auslösung des Tauchreflexes) allgemein zur Nachahmung empfohlen hat, halten Kinderärzte wie auch Baby-Schwimmlehrer dies heute nicht mehr für unbedenklich. Nicht bei allen Säuglingen funktioniert das reflektorische Luftanhalten unter Wasser für die ganze Zeit des Untertauchens. Insbesondere behinderte Kinder haben damit häufig Schwierigkeiten. Es besteht dabei nicht nur die Gefahr des Wasserschluckens; das Wasser kann auch in die Lungen eindringen, was zu ernsten Komplikationen führen kann.

Leider läßt sich das Schwimmen nicht so leicht durch Übung wiedererwerben. Der Säugling hatte vorher die Schwimmbewegungen ja auch nicht erlernt. Er paddelte und schwamm aufgrund angeborener Reflexmuster. Vor dem 3. Lebensjahr erscheint es wenig sinnvoll, einem Kind das Schwimmen beizubringen. Aber auch dann braucht es sehr viel mehr Anstrengung als später, wenn das Kind mit 6 oder noch besser mit 8 Jahren das günstigste Schwimmlernalter erreicht hat. Das gilt in besonderem Maße für behinderte Kinder. Vorher fällt es dem Lernenden einfach noch zu schwer, seine Arm- und Beinbewegungen zu koordinieren.

Zurück zum Schwimmen und zum Wasserlernen. Da es im Säuglings- und Kleinkindalter weniger auf das Schwimmenlernen ankommt als auf die Erweiterung und Verbesserung der Bewegungsmuster durch die besonderen physikalischen Bedingungen im Wasser, werden im allgemeinen Auftriebshilfen eingesetzt, die ein Untertauchen verhindern sollen (Abb. 58 - 60)[1)]. Die Schwimmflügel haben zumeist eingearbeitete Styroporteile oder bestehen aus einzeln aneinanderfügbaren Styroporscheiben mit entsprechenden Armlöchern. In dem Armloch befindet sich ein

---

1) Diese und die folgenden Aufnahmen wurden von Ulla Müller mit freundlicher Genehmigung der Frankfurter Schwimmschulen Cherek und Delphin sowie der Eltern der gezeigten Kinder zur Verfügung gestellt.

elastisches, ziehharmonikaartiges zusammenschiebbares Innenteil, welches es ermöglicht, die Schwimmscheiben vom Babyalter bis etwa zu 12 Jahren anzuwenden. Während zunächst pro Arm 4 dieser dünnen Scheiben, die mit Noppen ineinanderrasten, verwendet werden und einen ausreichenden Auftrieb gewährleisten, werden später zur Aktivierung von Eigenbewegungen jeweils eine Scheibe rechts und links entfernt (vgl. Abb. 58).

Die genannten Oberarmauftriebshilfen ermöglichen es dem Kind, frei im Wasser zu schweben und seine Lage mittels Kopfbewegungen zu verändern. So lernt es sich um die Sagittalachse (Querachse) und um die Longitudinalachse (Längsachse) selbständig zu drehen. Der Therapeut braucht zur Einleitung dieser Drehbewegungen nur ein Spielzeug vor die Augen des Kindes zu halten und diesen Gegenstand langsam im Kreise zu bewegen (Abb. 60). Im Gegensatz zu den tonischen Reflexen, welche unabhängig von der Schwerkraft sind (vgl. PEIPER 1961, 3, S. 155 - 219), folgen die Stellreflexe und Gleichgewichtsreaktionen im Wasser anderen Gesetzmäßigkeiten als an Land. Bei allen Rotationsbewegungen spielt die Kopfkontrolle eine wesentliche Rolle, was sicher von Bedeutung ist für das Erlernen der Bewegungssteuerung beim behinderten Kind.

Wenn das Kind älter wird, so reizt das nasse Element schon von selbst zum Ausprobieren neuer Bewegungsformen, zum spielerischen Erfahren des Wasserwiderstandes und zum Experimentieren mit den Auftriebskräften. Wenn es im flachen Wasser auf dem Beckenboden zu stehen versucht, so macht es hier ganz neue Bewegungserfahrungen. Je tiefer das Wasser ist, desto weniger werden die Beine durch Verbreiterung der Standfläche balancestabilisierend eingesetzt und desto mehr gewinnt die Steuerungsfunktion des Kopfes, neben ausgleichenden Arm- und Handbewegungen, an Bedeutung. Befindet sich der Körper in horizontaler Schwimmlage, so sind, neben den Armen, wiederum ganz wesentlich die Beine an der Balancestabilität beteiligt, indem sie Längsdrehungen des Körpers vermeiden helfen.

INNENMOSER (1978, S. 7) konnte bei älteren behinderten Kindern eine Verbesserung der Gleichgewichtsreaktionen an Land sowie eine Steigerung der Bewegungsgenauigkeit feststellen. Sie sind das Ergebnis eines Transfers der vom Wasser ausgehenden neuromotorischen Stimuli auf die Situation des Trockenen.

Der Aufenthalt im Wasser wird auch von Säuglingen und Kleinstkindern zumeist als lustvoll erlebt. Allerdings ist dazu eine ausreichende Wassertemperatur notwendig. Es ist gut, wenn vorbereitend schon daheim das zunächst körperwarme (ca. 37 Grad Celsius) Wannenbad allmählich auf etwa 33 Grad gesenkt wird. Kälteres Wasser ist - zumal bei längerem Aufenthalt darin - abzulehnen. Babys verfügen noch nicht über die notwendige Wärmeregulation. Unter Kältereiz kann es dabei sogar zu einem Zerfall des Hämoglobins (Blutfarbstoff) kommen (LEKSZAS et. al. 1981, Seite 87).

Warmes Wasser wirkt körperlich und seelisch tonusmindernd und entspannend. Bei Vorliegen spastischer Muskelverkrampfungen ist es allerdings notwendig, das Wasser auf 36 - 38 Grad zu erwärmen. Die oben erwähnte Lustempfindung im Wasser löst spontane Bewegungsfreude aus. Wo sonst könnte sich ein behindertes Kind so frei und unbehindert bewegen wie gerade im Wasser? Das führt zu einer Erweiterung an Bewegungserfahrungen durch Abwandlung schon beherrschter Bewegungsmuster in der neuen Wassersituation. Jede Art von Anpassung an neuartige Umweltgegebenheiten wirkt als starker Entwicklungsreiz und wirkt sich, wie Untersuchungen an der Deutschen Sporthochschule Köln zeigen, auch auf soziale und kognitive Persönlichkeitsbereiche günstig aus (vgl. DIEM u.a. 1980).

Auftriebshilfen durch Styropor-Schwimmscheiben oder durch aufblasbare Schwimmflügel mit innerer Styroporscheibe

Abb. 58

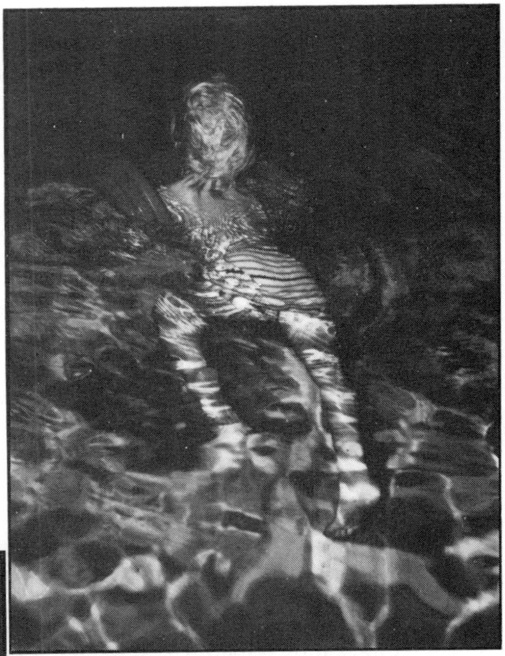

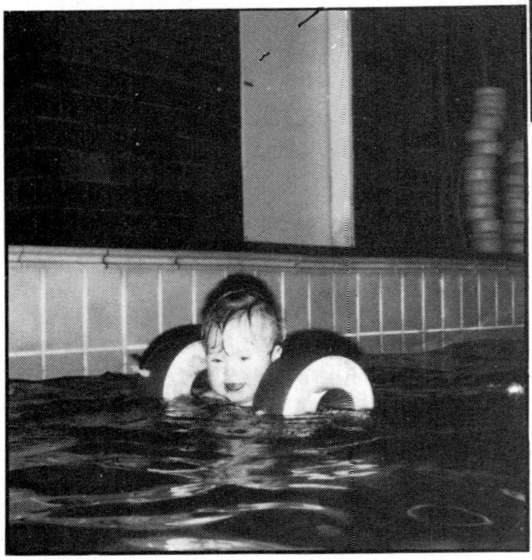

18 Monate altes Mädchen (Morbus down)

Abb. 59

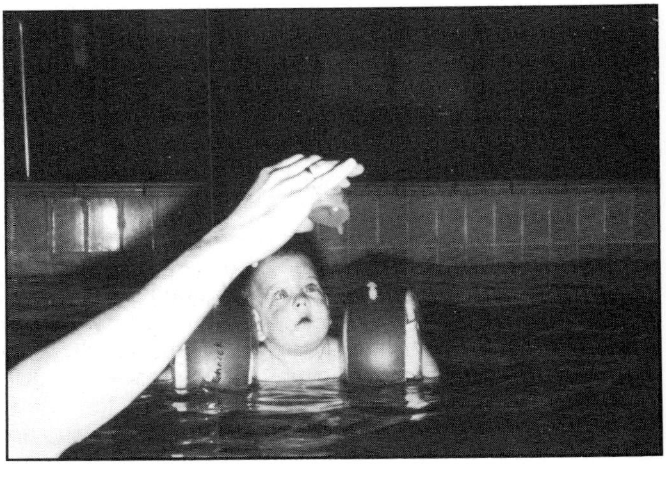

9 Monate alter Junge beim Fixieren eines Spielzeugs

Abb. 60

Plantschen und Spielen im Wasser stärken darüber hinaus die körperliche Widerstandskraft. Lunge und Herz werden mehr als an Land beansprucht. Die Kinder atmen gegen den auf der Brust lastenden Wasserwiderstand ein und bewegen sich gegen den Wasserwiderstand.

Über das Babyschwimmen mit behinderten Kindern liegen, soweit mir bekannt ist, keine Untersuchungen vor. Es ist jedoch anzunehmen, daß behinderte Säuglinge, die durch Beiß- und Würgereflexe Schwierigkeiten beim Trinken und bei der Nahrungsaufnahme haben, auch Schwierigkeiten beim Tauchen haben werden. Deshalb empfiehlt es sich gerade im Anfang, die erwähnten Oberarm-Auftriebshilfen zu benutzen.

Die in verschiedenen Schwimmschulen gemachten Erfahrungen beim Baby- und Kleinkindschwimmen mit Behinderten bestätigen die entwicklungsfördernden Anreize, welche von der sensomotorischen Wasserbewältigung auszugehen scheinen.

Der Aufenthalt im Wasser vermittelt auch behinderten Kindern ein völlig neues Sinnes- und Bewegungserleben. Dabei kosten sie - genau wie nicht behinderte Kinder - die wohltuenden Hautreize des warmen Wassers aus. Der erhöhte Wasserdruck läßt taktile Berührungen viel intensiver empfinden. Das ist um so mehr bei aktiven Bewegungen gegen den Wasserwiderstand der Fall. Insofern erhält das im Wasser befindliche Kind nicht nur über den Muskelsinn, sondern insbesondere auch über den Tastsinn eine ständige Rückkopplung über den auf der Haut lastenden Gegendruck. Dadurch erlebt es seine motorischen Aktionen bewußter als an Land.

Jeder Schwimmlehrer, der über genügend Erfahrungen verfügt, arbeitet mit einem bestimmten Übungskatalog, wobei die Kinder auch ohne Auftriebshilfen passiv im Wasser bewegt werden. CHEREK (1981) beschreibt 14 aufeinanderfolgende Übungsroutinen, mit deren Hilfe die Babys zu immer größerer Aktivität und Körperkontrolle geführt werden. Die Wassersituation scheint auch geeignet zu sein, motoskopisch relevante Hinweise über das Vorliegen von Asymmetrien und Seitendifferenzen schon bei Säuglingen zu geben. Eine wissenschaftliche Überprüfung dieser motodiagnostischen Phänomene steht jedoch zur Zeit noch aus.

Frühe Wassererfahrungen sollten - mit gebotener Vorsicht - in jedem Fall auch an behinderte Kinder herangetragen werden. Sie bieten die Möglichkeit, motorische Entwicklungsrückstände durch die sich im Wasser vollziehenden sensomotorischen und psychomotorischen Anpassungsvorgänge mit der Zeit aufzuholen. Und selbst beim Vorliegen pathologicher Bewegungsmuster liegt eine große Chance darin, sich in einem Element, in welchem die Schwerkraft zum großen Teil durch die Auftriebskraft des Wassers aufgehoben ist, zu betätigen, und zwar ehe sich die pathologischen Bewegungsmuster verfestigt haben. Aller Anschein spricht dafür, daß ein systematisches Bewegungstraining im Wasser zu einem möglichst frühen Zeitpunkt, d. h. schon mit einem Vierteljahr beginnend, der Ausbildung tonischer Reflexmuster entgegenwirken kann. Beweise für diese Annahme sind allerdings noch zu erbringen. Dennoch sind bisher nur günstige Wirkungen eines möglichst frühen Wasseraufenthalts beobachtet und berichtet worden. Von besonderer Bedeutung ist auch die sich dabei vollziehende Förderung im psycho-sozialen Bereich. Bei einer Reihe von Übungen wird das Kind Gesicht zu Gesicht gehalten, so daß es immer Kontakt nehmen kann mit seiner Bezugsperson bzw. seinem Elternteil. Finden die Wasserübungen in Kreisform statt, so können die Kinder sich gegenseitig sehen und Blickkontakt aufnehmen.

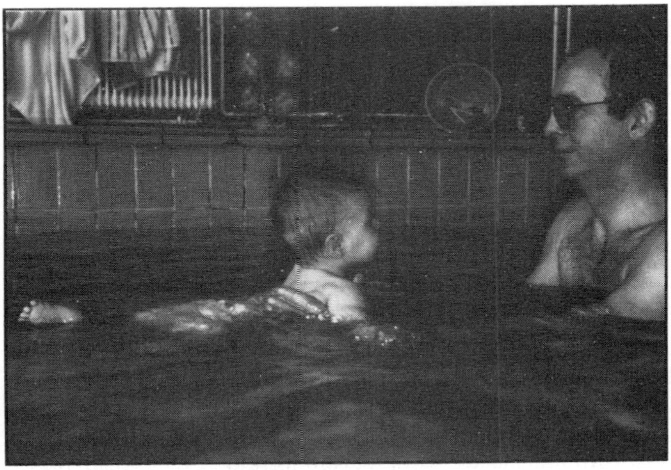

Unter Anleitung des Schwimmlehrers vermitteln Eltern ihren Babys erste Bewegungs- und Sinneserfahrungen im „nassen Element"
Abb. 61

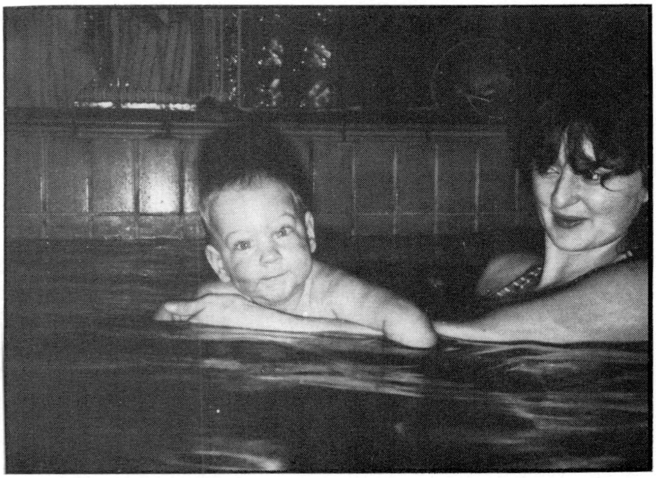

Der 9 Monate alte, recht vergnügt dreinschauende Säugling wird von seiner Mutter im „Badewannensicherheitsgriff" unter den Achseln gehalten
Abb. 62

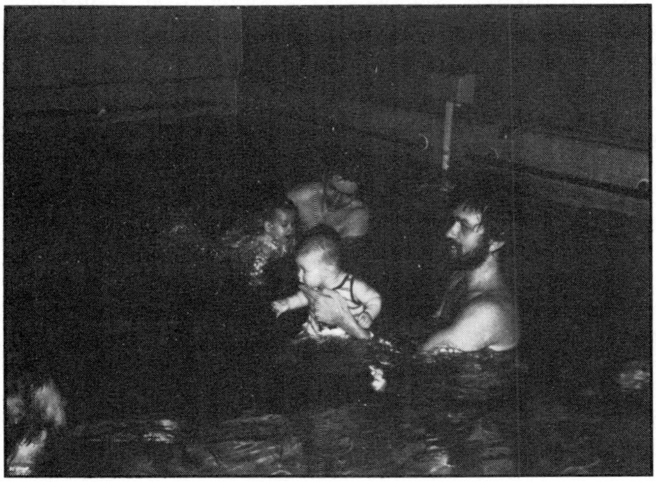

Auch Väter lernen hier im fröhlichen Spiel mit ihren Babys im Wasser umzugehen
Abb. 63

Literatur:

Ahr, B.: Babyschwimmen. Krankengymnastik 33, 1, 1981, 14 ff.

Bauermeister, H.: In der Badewanne fängt es an. München: Copress 1972

derselbe: Zusammenfassung des Forschungsergebnisses zum Baby-, Klein- und Vorschulkinderschwimmen. Deutscher Schwimmsport 22, 12/13, 1972, 184 - 185 und 201 - 204

Bresges, L.: Schwimmen im 1. und 2. Lebensjahr (HRSG. L. Diem). München: Kösel 1973

Cherek, R.: Babyschwimmen als Entwicklungsanregung bei behinderten und unbehinderten Kindern. Motorik 4, 4, 1981, 150 - 159

derselbe: Schwimmen als Therapie. Prax. d. Psychomot. 7, 2, 1982, 41 - 49

derselbe: Körperwahrnehmung im Wasser. Ebd., 14, 2, 1989, 80-86

Clevenger, C.: Baby-Schwimmen - spielend im Wasser lernen. München: Goldmann 1986

Diem, L., Lehr, U., Olbrich, E. und Undeutsch, U.: Längsschnittuntersuchungen über die Wirkung frühzeitiger motorischer Stimulation auf die Gesamtentwicklung des Kindes im 4. - 6. Lebensjahr. Schorndorf: Hofmann 1980

Innenmoser, J.: Wissenschaftliche Grundlagen des Schwimmens im Behindertensport. Teil 1 und 2, Behindertensport 28, 1979, 4 und 6

Kiphard, E., J.: Begleitendes Forschungsprojekt zur Schwimmtherapie bei Säuglingen und Kleinkindern in Frankfurt. Motorik 4, 4, 1981, 159

Lekszas, G. und andere: Heilsport in der Orthopädie. Stuttgart: Enke 1981. Darin Seite 82 - 108 "Heilbehandlung im Wasser".

Lopata, K. -F.: Untersuchungen über das Schwimmverhalten 28 bis 36 Monate alter Kinder. Dipl. . Arb. Deutsche Sporthochschule Köln, WS 1974/75

Mayerhofer, A.: Diskussionsbeitrag zum Kleinstkinderschwimmen. Theorie und Praxis der Körperkultur. Sonderheft Sportmedizin und Schwimmen 24, 1958

Mertens, K.: Zurück zur Natur. Das Wasser in der Entwicklungsförderung. Dortmund: modernes lernen 1988

Peiper, A.: Die Eigenart der kindlichen Hirntätigkeit. Leipzig 1961[3]